国家卫生健康委员会"十四五"规划教材

全国高等学校配套教材

供本科护理学类专业用

U0292827

内科护理学
实践与学习指导

主　编　尤黎明　吴　瑛

副主编　孙国珍　胡　荣　高丽红　曹艳佩

编　者　（以姓氏笔画为序）

尤黎明　（中山大学护理学院）

冯晓玲　（中山大学孙逸仙纪念医院）

吕爱莉　（西安交通大学医学部护理系）

朱　晶　（四川大学华西医院）

朱小平　（武汉大学中南医院）

刘光维　（重庆医科大学附属第一医院）

刘志燕　（贵州医科大学护理学院）

许　珂　（山西医科大学第三临床医学院）

孙国珍　（南京医科大学护理学院）

李红梅　（山西医科大学汾阳学院）

李英丽　（嘉兴学院医学院）

李湘萍　（北京大学护理学院）

吴　瑛　（首都医科大学护理学院）

沈　勤　（浙江中医药大学护理学院）

张会君　（锦州医科大学护理学院）

陈三妹　（绍兴文理学院医学院）

罗　健　（华中科技大学同济医学院附属协和医院）

周　薇　（广州医科大学护理学院）

郑　晶　（广东药科大学护理学院）

单伟超　（承德医学院附属医院）

赵娟娟　（中山大学护理学院）

胡　荣　（福建医科大学护理学院）

胡细玲　（中山大学附属第三医院）

侯云英　（苏州大学护理学院）

高丽红　（中国医科大学附属第一医院）

曹艳佩　（复旦大学附属华山医院）

常　红　（首都医科大学宣武医院）

谢伦芳　（安徽医科大学护理学院）

编写秘书　赵娟娟　（中山大学护理学院）

人民卫生出版社

·北京·

版权所有，侵权必究！

图书在版编目（CIP）数据

内科护理学实践与学习指导 / 尤黎明，吴瑛主编
. —北京：人民卫生出版社，2023.1（2024.5 重印）
ISBN 978-7-117-34352-7

Ⅰ.①内… Ⅱ.①尤…②吴… Ⅲ.①内科学–护理
学 – 高等学校 – 教学参考资料 Ⅳ.①R473.5

中国版本图书馆 CIP 数据核字（2022）第 257388 号

| 人卫智网 | www.ipmph.com | 医学教育、学术、考试、健康，购书智慧智能综合服务平台 |
| 人卫官网 | www.pmph.com | 人卫官方资讯发布平台 |

内科护理学实践与学习指导
Neike Hulixue Shijian yu Xuexi Zhidao

主　　编：尤黎明　吴　瑛
出版发行：人民卫生出版社（中继线 010-59780011）
地　　址：北京市朝阳区潘家园南里 19 号
邮　　编：100021
E - mail：pmph @ pmph.com
购书热线：010-59787592　010-59787584　010-65264830
印　　刷：人卫印务（北京）有限公司
经　　销：新华书店
开　　本：850×1168　1/16　印张：18
字　　数：557 千字
版　　次：2023 年 1 月第 1 版
印　　次：2024 年 5 月第 4 次印刷
标准书号：ISBN 978-7-117-34352-7
定　　价：52.00 元
打击盗版举报电话：010-59787491　E-mail：WQ @ pmph.com
质量问题联系电话：010-59787234　E-mail：zhiliang @ pmph.com
数字融合服务电话：4001118166　E-mail：zengzhi @ pmph.com

　　1987年,本科护理学专业《内科护理学》教材第1版问世。历经数十年建设,本教材在我国高等学校本科护理学专业教学中广泛使用,在护理人才培养中发挥了重要作用,得到广大师生的欢迎和好评,是"十一五""十二五"普通高等教育本科国家级规划教材,2021年获评首届全国优秀教材(高等教育类)二等奖。为适应医学科学技术及临床实际工作的快速发展,更新教材内容,进一步提高教材质量,使教材更好地为人才培养服务,我们进行了本教材第7版的修订,同时编写了《内科护理学实践与学习指导》。

　　本书作为《内科护理学》的配套教材,其主要内容是主教材各章节内容的学习要求与重点难点,根据主教材内容编写的习题及参考答案、个案护理计划、临床案例护理实践练习,以及内科护理学课程的临床见习指导和实习指导。其中,各章节内容的学习要求分为了解、熟悉、掌握3个层次,习题的形式包括名词解释、选择题、简答题和论述思考题。习题中选择题均为A型题(在5个备选答案中选出1个最佳答案)。其中A_1型题简明扼要地提出问题,考查学生对单个知识点的掌握情况;A_2型题通过一段简要病历考查学生的分析判断能力;A_3型题叙述一个以病人为中心的临床情景并提出多个问题,以考查学生处理临床问题的能力;A_4型题叙述一个以病人为中心的临床情景并提出多个问题,可随病情的发展逐步增加部分新信息,以考查学生临床综合能力。除了论述思考题以外,其他练习题(名词解释、选择题、简答题)均提供了参考答案。内科护理学课程的临床见习指导和实习指导是根据国内部分院校的教学计划编写而成,因各地区各院校的情况不同,仅供参考。

　　本配套教材的练习题、个案护理计划和临床案例护理实践练习均基于以病人为中心的临床情景进行编写。其基本考虑是:《内科护理学》作为主教材,它阐述的是对内科各系统各专科病人护理中有关的理论知识和临床实践经验进行归纳、提炼而成的具有共性的内容。在临床工作中,每个具体病人的情况是错综复杂的,要求护士以求真务实、严谨慎独、关爱病人的职业素养,应用科学的临床思维和工作方法,全面认识和考虑病人的具体情况,才能为病人计划并实施个体化的整体护理。因此,我们期待基于临床情景编写的练习题和护理案例作为范例,有助于学生学习在临床护理具体病人中,如何应用所学的知识和技能,主动思考、及时发现和正确解决临床护理问题。

　　本书主要供我国高等护理学类专业普通教育本科学生使用,也可供高等职业教育和成人高等教育学生自主学习,以及供广大临床护理工作者使用和参考。希望本书有助于丰富教学内容,以辅助教师教学、学生自主学习及实践训练。

本书编写过程中得到各有关学校大力支持,在此一并表示诚挚的感谢。本书全体编者都以高度认真负责的态度参与了工作,但因时间仓促和水平限制,内容不当之处难免。殷请各院校师生、临床护理工作者在使用本教材过程中,提出意见和建议,以求再版时改进与完善。

尤黎明　吴　瑛

2022 年 8 月

NURSING

目录

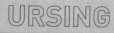

第一章

呼吸系统疾病病人的护理

一、学习要求与重点难点

（一）概述

学习要求

1. 了解上、下呼吸道的定义。

2. 熟悉呼吸系统的结构功能与疾病的关系。

3. 熟悉呼吸运动的调节。

4. 掌握呼吸系统疾病病人护理评估的要点。

5. 具有尊重生命、关爱病人、保护病人隐私、科学严谨、慎独的职业精神。

重点难点

1. 呼吸系统结构功能与疾病的关系。

2. 肺功能检查的常用评价指标及其临床意义。

3. 呼吸系统疾病病人的护理评估要点。

（二）呼吸系统疾病病人常见症状体征的护理

学习要求

1. 熟悉呼吸系统疾病病人常见症状体征的定义。

2. 了解呼吸系统疾病病人常见症状体征的病因。

3. 掌握咳嗽、咳痰、肺源性呼吸困难病人的护理评估要点、常用护理诊断/问题、主要护理措施及依据。

4. 熟悉咯血的定义。

5. 熟悉大咯血所致窒息的临床表现、易发因素及处理措施。

6. 具有尊重生命、关爱病人、保护病人隐私、科学严谨、慎独的职业精神。

重点难点

1. 促进有效排痰措施的主要适应证、方法及注意事项。

2. 肺源性呼吸困难的临床分型及特点、常用护理诊断/问题及护理措施。

3. 大咯血所致窒息的发生机制、临床表现及急救处理措施。

（三）急性呼吸道感染

学习要求

1. 熟悉急性上呼吸道感染的常见病因和临床表现。

2. 了解急性上呼吸道感染的治疗要点。

3. 掌握急性上呼吸道感染病人的常用护理诊断/问题及护理措施。

4. 熟悉急性气管-支气管炎的常见病因和临床表现。

5. 了解急性气管-支气管炎的治疗要点。

6. 掌握急性气管-支气管炎病人的常用护理诊断/问题及护理措施。

7. 具有尊重生命、关爱病人、保护病人隐私、科学严谨、慎独的职业精神。

重点难点

1. 急性上呼吸道感染的常见病因、临床表现和护理措施。

2. 急性气管-支气管炎的常见病因、临床表现和护理措施。

（四）肺部感染性疾病

学习要求

1. 掌握肺炎、社区获得性肺炎和医院获得性肺炎的概念。

2. 了解肺炎的分类。

3. 熟悉肺炎的诊断流程、诊断要点及治疗要点。

4. 掌握肺部感染性疾病病人的常用护理诊断/问题及护理措施。

5. 熟悉肺部感染性疾病病人的健康指导内容。

6. 熟悉肺炎链球菌肺炎、葡萄球菌肺炎的病因、发病机制及诊断要点。

7. 掌握肺炎链球菌肺炎、葡萄球菌肺炎的临床表现及治疗要点。

8. 了解其他类型肺炎的易感因素、诊断要点及预后。

9. 熟悉其他类型肺炎的临床表现和治疗要点。

10. 掌握肺脓肿的概念与分类。

11. 了解肺脓肿的病因、发病机制及诊断要点。

12. 熟悉肺脓肿的临床分型、临床表现及治疗要点。

13. 具有尊重生命、关爱病人、保护病人隐私、科学严谨、慎独的职业精神。

重点难点

1. 社区获得性肺炎和医院获得性肺炎的概念。

2. 肺炎病人经抗生素治疗后效果的评价。

3. 肺炎链球菌肺炎和葡萄球菌肺炎的病因、发病机制、临床表现、诊断要点及治疗要点。

4. 其他类型肺炎及肺脓肿的临床表现及治疗要点。

5. 肺部感染性疾病病人的常用护理诊断/问题及护理措施。

（五）支气管扩张症

学习要求

1. 熟悉支气管扩张症的概念。

2. 了解支气管扩张症的病因与发病机制。

3. 掌握支气管扩张症的临床表现。

4. 熟悉支气管扩张症的实验室及其他检查的临床意义、诊断要点和治疗要点。

5. 掌握支气管扩张症病人的常用护理诊断/问题及护理措施、健康指导。

6. 具有尊重生命、关爱病人、保护病人隐私、科学严谨、慎独的职业精神。

重点难点

1. 支气管扩张症的临床表现。

2. 支气管扩张症的饮食护理和体位引流的护理。

3. 支气管扩张症病人"有窒息的危险"护理诊断的护理措施。

（六）肺结核

学习要求

1. 了解结核分枝杆菌的生物学特性。

2. 掌握肺结核的病因、主要传播途径和传染源。

3. 了解肺结核的发生与发展及耐多药结核病的概念。

4. 掌握结核菌素试验的方法、结果判断及临床意义。

5. 掌握肺结核的临床表现。

6. 熟悉肺结核的诊断要点、化学治疗的原则。

7. 熟悉全面督导短程化疗的概念。

8. 掌握常用抗结核药物及其不良反应。

9. 掌握肺结核病人的常用护理诊断/问题及护理措施。

10. 掌握结核病的预防及控制措施。

11. 掌握肺结核病人的健康指导内容。

12. 具有尊重生命、关爱病人、保护病人隐私、科学严谨、慎独的职业精神。

重点难点

1. 肺结核的主要传播途径、传染源及传染性的判断。

2. 结核分枝杆菌的生物学特性。

3. 肺结核的发生与发展及临床表现。

4. 结核菌素试验的结果判断及临床意义。

5. 肺结核化学治疗的原则、常用抗结核药物的作用及常见不良反应。

6. 肺结核病人大咯血的护理措施。

7. 结核病的预防及控制措施。

8. 肺结核病人的健康指导。

（七）支气管哮喘

学习要求

1. 掌握支气管哮喘的概念。

2. 了解支气管哮喘的病因与发病机制。

3. 掌握支气管哮喘的临床表现。

4. 熟悉支气管哮喘的实验室及其他检查的临床意义、诊断要点和治疗要点。

5. 掌握支气管哮喘病人的护理评估、常用护理诊断/问题和护理措施。

6. 掌握支气管哮喘的健康指导。

7. 具有尊重生命、关爱病人、保护病人隐私、科学严谨、慎独的职业精神。

重点难点

1. 支气管哮喘的发病机制、症状和体征。

2. 支气管哮喘的分期、急性发作期的严重程度分级、慢性持续期的控制水平分级。

3. 支气管哮喘病人呼吸功能检查结果的临床意义。

4. 支气管舒张药物的作用机制、使用方法和常见不良反应。

5. 支气管哮喘病人的护理评估。

6. 支气管哮喘病人"气体交换受损"护理诊断的护理措施。

7. 支气管哮喘病人自我监测病情和正确使用雾化吸入装置的指导。

（八）慢性支气管炎和慢性阻塞性肺疾病

学习要求

1. 掌握慢性支气管炎和慢性阻塞性肺疾病的概念。

2. 了解慢性支气管炎和慢性阻塞性肺疾病的病因与发病机制。

3. 掌握慢性支气管炎和慢性阻塞性肺疾病的临床表现。

4. 熟悉慢性支气管炎和慢性阻塞性肺疾病的实验室及其他检查的临床意义、诊断要点和治疗要点。

5. 掌握慢性支气管炎和慢性阻塞性肺疾病病人的常用护理诊断/问题、护理措施及健康指导。

6. 具有尊重生命、关爱病人、保护病人隐私、科学严谨、慎独的职业精神。

重点难点

1. 慢性阻塞性肺疾病的症状、体征、严重程度分级和病程分期。

2. 慢性阻塞性肺疾病病人"气体交换受损"护理诊断的护理措施。

3. 慢性阻塞性肺疾病病人"清理呼吸道无效"护理诊断的护理措施。

4. 慢性阻塞性肺疾病病人的饮食、家庭氧疗和呼吸功能锻炼的指导。

（九）慢性肺源性心脏病

学习要求

1. 熟悉慢性肺源性心脏病的概念。

2. 了解慢性肺源性心脏病的病因与发病机制。

3. 掌握慢性肺源性心脏病的临床表现。

4. 熟悉慢性肺源性心脏病的实验室及其他检查的临床意义、诊断要点和治疗要点。

5. 掌握慢性肺源性心脏病病人的常用护理诊断/问题及护理措施。

6. 熟悉慢性肺源性心脏病病人的健康指导。

7. 具有尊重生命、关爱病人、保护病人隐私、科学严谨、慎独的职业精神。

重点难点

1. 肺动脉高压的形成机制。

2. 肺、心功能代偿期和失代偿期的临床表现。

3. 慢性肺源性心脏病的 X 线检查、超声心动图、心电图和动脉血气分析结果的临床意义。

4. 慢性肺源性心脏病病人心力衰竭的治疗要点。

5. 慢性肺源性心脏病病人"体液过多"护理诊断的相关因素及护理措施。

6. 肺性脑病病人的病情观察与护理。

（十）肺血栓栓塞症

学习要求

1. 掌握肺血栓栓塞症的有关概念及继发性危险因素。

2. 了解肺血栓栓塞症的原发性危险因素和发病机制。

3. 掌握肺血栓栓塞症的临床表现和临床分型。

4. 了解肺血栓栓塞症的实验室及其他检查的临床意义、诊断要点。

5. 熟悉肺血栓栓塞症的治疗要点。

6. 掌握肺血栓栓塞症的预防措施、常用护理诊断/问题及护理措施。

7. 掌握下肢周径的测量方法和下肢深静脉血栓形成的判断。

8. 掌握肺血栓栓塞症病人的健康指导。

9. 具有尊重生命、关爱病人、保护病人隐私、科学严谨、慎独的职业精神。

重点难点

1. 肺血栓栓塞症的继发性危险因素、预防措施和早期发现。

2. 肺血栓栓塞症抗凝治疗的护理。

3. 肺血栓栓塞症的预防措施。

（十一）原发性支气管肺癌

学习要求

1. 熟悉原发性支气管肺癌的病因和病理分类。

2. 掌握原发性支气管肺癌的临床表现。

3. 熟悉原发性支气管肺癌的实验室及其他检查的临床意义。

4. 了解原发性支气管肺癌的诊断要点和治疗要点。

5. 掌握原发性支气管肺癌病人的常用护理诊断/问题、护理措施及健康指导。

6. 具有尊重生命、关爱病人、保护病人隐私、科学严谨、慎独的职业精神。

重点难点

1. 原发性支气管肺癌的病因与发病机制。

2. 原发性支气管肺癌的临床表现。

3. 原发性支气管肺癌病人常用护理诊断/问题及护理措施。

4. 原发性支气管肺癌病人的健康指导。

（十二）胸膜疾病

学习要求

1. 掌握胸腔积液及自发性气胸的概念。

2. 了解胸腔内液体的循环机制。

3. 熟悉胸腔积液和自发性气胸的病因与发病机制。

4. 掌握胸腔积液和自发性气胸的临床表现。

5. 熟悉胸腔积液和自发性气胸的实验室及其他检查的临床意义、渗出液和漏出液的区别。

6. 掌握胸腔积液和自发性气胸的诊断要点。

7. 熟悉结核性胸膜炎所致胸腔积液的治疗要点。

8. 了解类肺炎性胸腔积液、脓胸和恶性胸腔积液的治疗要点。

9. 掌握自发性气胸的分类、各类气胸的特征及识别、张力性气胸的紧急处理措施。

10. 掌握胸腔积液和自发性气胸病人的常用护理诊断/问题、护理措施及健康指导。

11. 具有尊重生命、关爱病人、保护病人隐私、科学严谨、慎独的职业精神。

重点难点

1. 三类自发性气胸的临床特征。

2. 稳定型气胸与不稳定型气胸的识别。

3. 张力性气胸的紧急处理措施。

4. 胸腔积液和自发性气胸病人的病情观察。

5. 胸腔闭式引流的护理措施。

6. 自发性气胸病人的健康指导。

（十三）睡眠呼吸暂停低通气综合征

学习要求

1. 熟悉睡眠呼吸暂停、低通气、睡眠呼吸暂停综合征及阻塞型睡眠呼吸暂停低通气综合征的概念。

2. 了解睡眠呼吸暂停低通气综合征的病因与发病机制。

3. 熟悉阻塞型睡眠呼吸暂停低通气综合征的临床表现。

4. 了解阻塞型睡眠呼吸暂停低通气综合征的实验室及其他检查的临床意义。

5. 熟悉阻塞型睡眠呼吸暂停低通气综合征的诊断要点和治疗要点。

6. 掌握阻塞型睡眠呼吸暂停低通气综合征病人的常用护理诊断/问题、护理措施及健康指导。

7. 具有尊重生命、关爱病人、保护病人隐私、科学严谨、慎独的职业精神。

重点难点

1. 阻塞型睡眠呼吸暂停低通气综合征的概念和临床表现。

2. 阻塞型睡眠呼吸暂停低通气综合征的多导睡眠监测及病情分度。

3. 阻塞型睡眠呼吸暂停低通气综合征病人的无创正压通气治疗。

4. 阻塞型睡眠呼吸暂停低通气综合征病人的常用护理诊断/问题及护理措施。

（十四）呼吸衰竭和急性呼吸窘迫综合征

学习要求

1. 掌握呼吸衰竭和急性呼吸窘迫综合征的概念。

2. 熟悉呼吸衰竭的病因、低氧血症和高碳酸血症的发生机制。

3. 掌握低氧血症和高碳酸血症对机体的影响。

4. 熟悉呼吸衰竭和急性呼吸窘迫综合征的分类及分类标准。

5. 掌握呼吸衰竭的临床表现。

6. 了解呼吸衰竭的实验室及其他检查的临床意义。

7. 掌握呼吸衰竭的诊断要点、Ⅰ型呼吸衰竭和Ⅱ型呼吸衰竭的临床判断标准。

8. 掌握呼吸衰竭的治疗要点。

9. 了解急性呼吸窘迫综合征的病因、发病机制及病理。

10. 熟悉急性呼吸窘迫综合征的临床表现。

11. 了解急性呼吸窘迫综合征的实验室及其他检查的临床意义。

12. 了解急性呼吸窘迫综合征的治疗要点。

13. 掌握呼吸衰竭和急性呼吸窘迫综合征的常用护理诊断/问题及护理措施。

14. 熟悉呼吸衰竭和急性呼吸窘迫综合征的健康指导。

15. 具有尊重生命、关爱病人、保护病人隐私、科学严谨、慎独的职业精神。

重点难点

1. 低氧血症和高碳酸血症对机体的影响。

2. Ⅰ型呼吸衰竭和Ⅱ型呼吸衰竭的临床判断标准。

3. 呼吸衰竭和急性呼吸窘迫综合征的临床表现、常用护理诊断/问题及护理措施。

4. 急性呼吸窘迫综合征的给氧方法及观察要点。

5. 呼吸衰竭和急性呼吸窘迫综合征病人谵妄和虚弱并发症的预防。

（十五）呼吸系统常用诊疗技术及护理

学习要求

1. 了解支气管镜检查及胸膜腔穿刺术的适应证和禁忌证。

2. 了解支气管镜检查及胸膜腔穿刺术的操作过程及术中配合。

3. 掌握支气管镜检查及胸膜腔穿刺术的术前准备及术后护理。

4. 熟悉机械通气的基本概念、有创和无创机械通气的区别。

5. 了解有创和无创机械通气的适应证、禁忌证和应用指征。

6. 熟悉有创机械通气的实施。

7. 熟悉有创机械通气对机体生理功能的影响及常见并发症。

8. 了解有创机械通气的撤离方法。

9. 熟悉有创机械通气的护理。

10. 掌握人工气道的护理。

11. 掌握无创机械通气的实施及护理。

12. 了解无创机械通气的撤离方法。

13. 具有尊重生命、关爱病人、保护病人隐私、科学严谨、慎独的职业精神。

重点难点

1. 纤维支气管镜检查及胸膜腔穿刺术的术前准备及术后护理。
2. 有创机械通气对机体生理功能的影响及常见并发症。
3. 有创机械通气病人人工气道的护理。
4. 有创机械通气病人的监护。
5. 无创机械通气的实施及护理。

二、习　　题

【名词解释】

1. 肺换气	2. 三凹征	3. 呼吸困难
4. 急性上呼吸道感染	5. 急性病毒性喉炎	6. 肺炎
7. 医院获得性肺炎	8. 病毒性肺炎	9. 肺真菌病
10. 肺脓肿	11. 血源性肺脓肿	12. 支气管扩张症
13. 体位引流	14. 肺结核	15. 原发型肺结核
16. 继发型肺结核	17. 支气管哮喘	18. 气道高反应性
19. 哮喘急性发作期	20. 慢性支气管炎	21. 慢性阻塞性肺疾病
22. 慢性肺源性心脏病	23. 肺血管重构	24. 肺血栓栓塞症
25. 肺血栓 Virchow 三要素	26. 原发性支气管肺癌	27. 上腔静脉阻塞综合征
28. 胸腔积液	29. 自发性气胸	30. 张力性气胸
31. 阻塞型睡眠呼吸暂停低通气综合征	32. 呼吸衰竭	33. 通气/血流比例失调
34. 氧合指数	35. 婴儿肺	36. 胸膜腔穿刺术
37. 机械通气	38. 通气模式	39. 呼吸机相关性肺炎

【选择题】

A₁ 型题

1. 肺泡与毛细血管间进行气体交换的场所是
    A. Ⅰ型肺泡上皮细胞
    B. 肺泡巨噬细胞
    C. Ⅱ型肺泡上皮细胞
    D. 肺泡-毛细血管膜
    E. 肺间质

2. 咳粉红色泡沫样痰液多见于
    A. 肺炎链球菌肺炎
    B. 急性肺水肿
    C. 厌氧菌感染
    D. 真菌感染
    E. 铜绿假单胞菌感染

3. 少量咯血是指病人 1 天咯血量小于
    A. 10ml
    B. 50ml
    C. 100ml
    D. 300ml
    E. 500ml

4. 下列疾病最易发生大咯血的是
    A. 支气管扩张症
    B. 肺血栓栓塞
    C. 肺炎链球菌肺炎
    D. 肺炎支原体肺炎
    E. 支气管肺癌

5. 引起急性上呼吸道感染的最常见病原体是
    A. 细菌
    B. 病毒
    C. 支原体
    D. 衣原体
    E. 真菌

6. 普通感冒最主要的临床表现是
    A. 鼻咽部卡他症状   B. 咳嗽伴咽喉疼痛   C. 咽部发痒和烧灼感
    D. 明显咽痛、畏寒、发热   E. 全身症状为主

7. 按病因学对肺炎进行临床分类,则最常见的肺炎类型是
    A. 细菌性肺炎   B. 真菌性肺炎   C. 病毒性肺炎
    D. 非典型性肺炎   E. 理化因素所致肺炎

8. 社区获得性肺炎最常见的致病菌是
    A. 金黄色葡萄球菌   B. 肺炎链球菌   C. 甲型溶血性链球菌
    D. 肺炎克雷伯菌   E. 铜绿假单胞菌

9. 关于医院获得性肺炎的描述,**错误**的是
    A. 病人多数有基础疾病,免疫功能低下   B. 发病机制主要为误吸口咽部定植菌
    C. 多为条件致病菌感染   D. 主要致病菌为肺炎链球菌
    E. 预后不佳,死亡率高

10. 大叶性肺炎的特点是
    A. 最常见的致病菌是肺炎支原体   B. 病变起于支气管或细支气管
    C. 主要表现为肺实质炎症   D. 病变主要累及支气管壁
    E. 呼吸道症状较轻

11. 导致吸入性肺脓肿的最常见病原体
    A. 支原体   B. 真菌   C. 需氧菌
    D. 兼性厌氧菌   E. 厌氧菌

12. 支气管扩张症的主要病因是
    A. 先天性发育缺陷   B. 支气管阻塞   C. 支气管外部纤维的牵拉
    D. 遗传因素   E. 过敏体质

13. 关于结核菌素的主要成分菌体蛋白质的描述正确的是
    A. 与结核病的组织坏死有关   B. 与结核病的干酪液化有关
    C. 与结核病的空洞发生有关   D. 可以诱发皮肤变态反应
    E. 参与血清反应等免疫应答

14. 肺结核最重要的传播途径是
    A. 经消化道传播   B. 经皮肤途径传播   C. 飞沫传播
    D. 血液传播   E. 母婴传播

15. 肺结核病人最常见的全身症状是
    A. 午后低热   B. 晨起高热   C. 全身乏力
    D. 食欲减退   E. 畏寒寒战

16. 下列治疗哮喘的药物属于白三烯调节剂的是
    A. 甲泼尼龙   B. 孟鲁司特   C. 异丙托溴铵
    D. 沙丁胺醇   E. 氨茶碱

17. 哮喘发作时应用肾上腺素受体激动药,最适宜的选择是
    A. 异丙肾上腺素   B. 麻黄素   C. 去甲肾上腺素
    D. 沙丁胺醇   E. 肾上腺素

18. 下列关于支气管哮喘体征的描述最为恰当的是
    A. 局限性吸气性干啰音   B. 弥漫性呼气性干啰音
    C. 反复发作的吸气性干啰音   D. 弥漫性吸气性干啰音
    E. 局限性呼气性干啰音

19. 诊断 COPD 的必备条件是
    A. 完全可逆的气流受限
    B. 不完全可逆的气流受限
    C. 可逆的气流受限
    D. 不可逆的气流受限
    E. 完全气流受限

20. 慢性肺源性心脏病最常见的病因是
    A. 支气管哮喘
    B. 胸廓畸形
    C. 肺结核
    D. 慢性阻塞性肺疾病
    E. 支气管扩张症

21. 肺血栓栓塞症发生后，病人常即刻出现
    A. 胸痛
    B. 咳嗽
    C. 咯血
    D. 烦躁不安
    E. 呼吸困难

22. 当怀疑病人的临床症状可能是肺血栓栓塞时，首先要考虑的诊断性检查为
    A. 血浆 D-二聚体测定
    B. 螺旋 CT
    C. $\dot{V}_A/\dot{Q}$ 扫描
    D. MRI
    E. 肺动脉造影

23. 肺栓塞病人采用华法林进行抗凝治疗时，需要定期检测的指标是
    A. 血小板计数
    B. 凝血时间
    C. 凝血酶原时间
    D. 部分活化凝血酶时间
    E. 出血时间

24. 肺癌早期最常见的表现是
    A. 咳嗽
    B. 血痰或咯血
    C. 气短或喘鸣
    D. 发热
    E. 体重下降

25. 下列关于肺癌的治疗，正确的是
    A. 化疗是早期肺癌的最佳治疗方案
    B. 所有手术后的肺癌病人均需化疗
    C. 小细胞癌对放疗敏感性高
    D. 呈恶病质者首选放疗
    E. 非小细胞肺癌比小细胞肺癌对化疗更为敏感

26. 如胸腔积液检查结果为：外观草黄色，比重 1.020，蛋白质含量 26g/L，白细胞计数 600×10^9/L，该胸腔积液最有可能是
    A. 漏出液
    B. 渗出液
    C. 血液
    D. 脓液
    E. 乳糜液

27. 当病人发生气胸后，气体可随呼气和吸气自由进出胸膜腔，气胸侧胸膜腔内压在 $0cmH_2O$ 左右，据此可判断该病人发生的气胸为
    A. 稳定性气胸
    B. 原发性气胸
    C. 闭合性气胸
    D. 交通性气胸
    E. 张力性气胸

28. 当气胸病人 X 线胸片上气胸线到侧胸壁的距离为 2.1cm 时，气胸容量至少占单侧胸腔容量的百分数是
    A. 25%
    B. 30%
    C. 40%
    D. 50%
    E. 60%

29. 确诊阻塞型睡眠呼吸暂停低通气综合征最主要的检查是
    A. 胸部 X 线检查
    B. 动脉血气分析
    C. 肺功能检查
    D. 鼻咽镜检查
    E. 多导睡眠监测

30. 动静脉分流或功能性分流时，最有可能的通气/血流比例是
    A. 0.6
    B. 0.8
    C. 1.0
    D. 1.2
    E. 1.4

31. 下列因素中**不会**影响气体弥散量的是
    A. 气体弥散的面积　　　　B. 肺泡膜的通透性　　　　C. 肺泡表面张力
    D. 肺泡膜的厚度　　　　　E. 呼吸速率

32. 如果 ARDS 病人动脉血氧分压为 100mmHg,吸入氧浓度为 100%,此时 ARDS 的严重程度是
    A. 无 ARDS　　　　　　　B. 轻度　　　　　　　　C. 中度
    D. 重度　　　　　　　　　E. 极重度

33. 临床上用于监测 ARDS 治疗效果的最常用指标是
    A. 吸氧指数　　　　　　　B. 分流指数　　　　　　C. 呼吸指数
    D. 氧合指数　　　　　　　E. 心脏指数

34. 下列属于支气管镜检查的相对禁忌证的是
    A. 血小板计数 $70 \times 10^9/L$　　B. 气道异物　　　　　C. 活动性大咯血
    D. 器官移植术后　　　　　E. 大气道狭窄

35. 下列属于经口气管插管优点的是
    A. 不刺激咽反射　　　　　B. 适用于紧急抢救　　　C. 可在清醒状态下插管
    D. 留置时间长　　　　　　E. 病人耐受性好

36. 呼吸机使用过程中出现高压报警的原因是
    A. 痰液阻塞　　　　　　　B. 呼吸机管道脱落　　　C. 气管插管气囊漏气
    D. 病人血氧饱和度低　　　E. 病人呼吸频率过快

37. 呼吸机完全代替病人自主呼吸的通气模式是
    A. PSV　　　　　　　　　B. CMV　　　　　　　　C. SIMV
    D. AC-MV　　　　　　　　E. CPAP

A₂ 型题

1. 王某,男,47 岁。因急性有机磷农药中毒致呼吸肌麻痹而出现呼吸衰竭,给予机械通气治疗。动脉血气分析结果显示该病人存在肺泡通气不足,呼吸机设定参数为呼吸频率 12 次/min,潮气量为 500ml,若无效腔气量为 150ml,则该病人每分钟通气量(ml/min)和肺泡通气量(ml/min)分别为
    A. 4 000,3 200　　　　　B. 4 000,2 400　　　　　C. 4 000,1 800
    D. 6 000,4 200　　　　　E. 6 000,3 600

2. 李某,男,8 岁。吃了一颗葡萄后突然出现严重呼吸困难,不能说话,不能咳嗽,伴明显发绀,其最有可能发生了
    A. 哮喘　　　　　　　　　B. 气道异物梗阻　　　　C. 喉头水肿
    D. 急性疱疹性咽峡炎　　　E. 急性肺水肿

3. 黄某,女,46 岁。因低热、乏力、盗汗 2 个月,加重伴咳嗽、咳痰 1 周,入院进一步诊治。护士对该病人留取痰标本,做法**不妥**的是
    A. 指导病人晨起后清水漱口数次后留取痰标本
    B. 指导病人用力咳出气道深处第一口痰并留取
    C. 痰液留取后应于 2 小时内送检
    D. 如病人无痰,首选经纤维支气管镜留取标本
    E. 留取痰标本应尽可能在使用或更换抗生素前进行

4. 蔡某,男,62 岁。因慢性阻塞性肺疾病急性加重收入院。动脉血气分析结果显示 pH 7.31,PaO_2 52mmHg,$PaCO_2$ 65mmHg,目前该病人呼吸运动的维持主要依靠
    A. 缺氧对外周化学感受器的刺激　　　　B. H^+ 对外周化学感受器的刺激
    C. H^+ 对中枢化学感受器的刺激　　　　D. 二氧化碳对外周化学感受器的刺激
    E. 二氧化碳对中枢化学感受器的刺激

5. 李某,女,70 岁。慢性阻塞性肺疾病 20 余年,神志清楚,端坐位呼吸,洗脸、漱口等动作时均感呼吸困难,该病人呼吸困难的程度为

    A. 无呼吸困难　　　　　　B. 轻度呼吸困难　　　　　　C. 中度呼吸困难

    D. 重度呼吸困难　　　　　　E. 极重度呼吸困难

6. 王某,男,3 岁。因"突发咳嗽、呼吸困难,伴发绀 2 小时"就诊,既往体健,家属述其在进食花生时大笑,突然出现上述症状,该病人最有可能发生了

    A. 自发性气胸　　　　　　B. 支气管哮喘急性发作　　　　　　C. 食物过敏

    D. 气道异物吸入　　　　　　E. 急性感染性喉炎

7. 蔡某,女,26 岁。呼气性呼吸困难反复发作 2 年。导致该病人呼气性呼吸困难反复发作最可能的原因是

    A. 喉水肿、痉挛

    B. 气管异物

    C. 上呼吸道机械性梗阻

    D. 小支气管痉挛和/或肺组织弹性减弱

    E. 肺部病变广泛,呼吸面积减少

8. 张某,男,70 岁。诊断为"慢性阻塞性肺疾病",诉近 2 周咳嗽、痰液黏稠不能咳出,下床活动后稍感呼吸困难。身体评估:体温 37.6℃,脉搏 98 次/min,呼吸 22 次/min,神志清楚,消瘦,可听见喉部有痰鸣音,双肺闻及湿啰音,该病人目前最主要的护理诊断/问题是

    A. 清理呼吸道无效　　　　　　B. 低效型呼吸型态　　　　　　C. 营养失调:低于机体需要量

    D. 体温过高　　　　　　E. 焦虑

9. 项某,男,37 岁。近日工作较为劳累,3 天前加班时受凉,出现咽干、咽痒感,其后出现鼻塞,间断打喷嚏伴流涕,为清水样。自测体温不高。据此判断该病人可能发生了

    A. 普通感冒　　　　　　B. 单纯型流行性感冒　　　　　　C. 肺炎型流行性感冒

    D. 胃肠型流行性感冒　　　　　　E. 中毒型流行性感冒

10. 蒋某,女,25 岁。在连续熬夜数日后突然出现发热,继之感觉腰背酸痛、疲乏、虚弱和头痛等全身不适,体温达 39~40℃,持续 2 天后逐渐回落,自服感冒药后症状逐渐缓解。对该病人而言,为预防上呼吸道感染的发生,今后应注意避免

    A. 受凉　　　　　　B. 过度疲劳　　　　　　C. 精神紧张

    D. 去人群密集的公共场所　　　　　　E. 静坐的生活方式

11. 刘某,男,18 岁,高三学生。淋雨受凉后突然出现发热,伴头痛、喷嚏、鼻塞、咳嗽等症状,症状持续 2 天后逐渐缓解。病人平时喜欢上网,经常熬夜,对该病人而言,为预防上呼吸道感染的发生,增强免疫力,所采取的方法**不必要**的是

    A. 生活规律　　　　　　B. 劳逸结合　　　　　　C. 坚持规律体育活动

    D. 进行耐寒训练　　　　　　E. 接种流感疫苗

12. 张某,男,29 岁。5 天前突然出现咽痛、声音嘶哑伴鼻塞和流涕,其后开始频繁咳嗽,咳少量黏液痰,此后痰液转为黏液脓性,痰量较前逐渐增多,体温波动在 38.5℃左右,感全身乏力、胸闷和气促。身体评估:两肺呼吸音粗,可闻及散在干、湿啰音,并可闻及哮鸣音,X 线胸片检查未见明显异常,门诊初步判断为急性气管-支气管炎。引起该病人胸闷和气促的主要原因是

    A. 支气管痉挛　　　　　　　　　　　　　B. 炎症累及气管

    C. 炎症累及下呼吸道　　　　　　　　　　D. 炎症导致大气道狭窄

    E. 炎症导致肺组织弹性减弱

13. 尹某,男,82 岁。患慢性阻塞性肺疾病近 20 年,1 周前突发高热、咳嗽伴咳痰,急诊入院治疗。入院后给予抗生素经验性治疗,体温仍持续 39~40℃,且出现明显的寒战,医生怀疑其发生菌血症,嘱采血 3 次做

血培养。为提高血培养阳性检出率,护士每次采血量应为

    A. 3ml   B. 5ml   C. 8ml   D. 10ml   E. 15ml

14. 陆某,女,36岁。因患社区获得性肺炎,门诊接受抗生素经验性治疗,在抗生素治疗72小时后,**不能**用于反映抗生素治疗有效的指标是

    A. 体温下降   B. 症状改善   C. 白细胞逐渐降低

    D. 白细胞恢复正常   E. X线胸片病灶吸收程度

15. 丁某,男,36岁。因肺炎杆菌肺炎并发败血症入院。入院后为及时发现并处理感染中毒性休克,护士应密切观察的项目中**不包括**

    A. 心率、脉率   B. 咳痰量、性质及气味

    C. 皮肤、黏膜有无发绀或肢端湿冷   D. 有无尿量减少

    E. 精神和意识状态

16. 汪某,女,59岁。因肺脓肿住院治疗,其肺脓肿病程已接近4个月,经内科治疗病变未见明显吸收,且脓腔直径达8cm。为此,医生建议病人接受

    A. 超大剂量抗生素治疗   B. 两种以上抗生素联合治疗

    C. 纤维支气管镜冲洗及吸引治疗   D. 脓腔局部注入抗生素治疗

    E. 外科手术治疗

17. 洪某,女,39岁。因肺脓肿伴大量咯血入院。护士为预防咯血造成窒息,应嘱病人休息时采取的体位是

    A. 健侧卧位   B. 患侧卧位   C. 半卧位

    D. 仰卧位   E. 仰卧中凹位

18. 黄某,男,81岁。因反复咳嗽、咳痰、发热2个月,症状加重7天,诊断为肺脓肿入院。既往有高血压和糖尿病病史20余年,未规律监测血压和血糖。病人入院后每天咳大量脓性痰且伴腥臭味,体温在38.5℃左右,BMI 18.0kg/m²。护士采取的护理措施中**不妥**的是

    A. 定时开窗使室内空气流通   B. 指导病人进行有效咳嗽

    C. 嘱病人经常活动和变换体位   D. 根据病变部位指导病人行体位引流

    E. 协助病人在每次咳痰后及时漱口

19. 昌某,女,83岁。因肺脓肿入院。病人发病后气促明显,伴乏力、精神不振和食欲减退,体质较为虚弱,每天咳大量脓性痰且伴腥臭味,护士采取的护理措施中**不妥**的是

    A. 鼓励病人增加饮水量   B. 给予清淡、易消化饮食

    C. 保证食物中富含蛋白质及足够热量   D. 嘱家属协助病人进行体位引流

    E. 观察并记录痰量、颜色、性质、气味

20. 兰某,男,39岁。因肺脓肿收入院,经抗生素治疗和痰液引流后病情明显缓解。出院前,护士应向病人讲解抗生素治疗的重要性并强调其疗程应为

    A. 1~2周   B. 3~4周   C. 5~6周   D. 7~8周   E. 8~12周

21. 何某,女,56岁。10年前患慢性支气管炎,1年前发现支气管扩张症。3天前着凉后病情加重,频繁咳嗽,咳痰,痰液黏稠,不易咳出,该病人目前最主要的护理诊断/问题是

    A. 活动耐力下降   B. 气体交换受损   C. 低效性呼吸型态

    D. 清理呼吸道无效   E. 知识缺乏

22. 曾某,男,38岁。诊断为支气管扩张症。病人咳嗽、痰多且黏稠。身体评估:心率80次/min,呼吸18次/min,血压109/65mmHg。X线胸片显示双肺下叶纹理增多、排列紊乱呈卷发状阴影。护士为其进行体位引流,对该病人的指导**错误**的是

    A. 头低位引流

    B. 引流时如出现头晕、心悸、血压下降等不适,可进行深呼吸

C. 饭后 2 小时进行引流

D. 每次引流时间 15 分钟

E. 每天引流 2 次

23. 陈某,女,82 岁。患有慢性支气管炎和支气管扩张症多年,近日天气降温后病情反复,出现咳嗽、咳痰和咯血,入院当天咯血量约 100ml,对该病人正确的饮食指导是

　　A. 禁食　　　　　　　　　　B. 进温凉流食　　　　　　　　C. 进温热流食

　　D. 禁水　　　　　　　　　　E. 进普通饮食

24. 单某,男,85 岁。以支气管扩张症为诊断入院,目前病人持续咳嗽,咳痰无力,听诊左肺底湿啰音明显,护士采取的护理措施**错误**的是

　　A. 经鼻腔进行吸痰　　　　　　　　　　　　B. 吸痰前后适当调高吸氧浓度

　　C. 每天饮水 1 500ml 以上　　　　　　　　　D. 遵医嘱给予雾化吸入

　　E. 采取左侧卧位进行体位引流

25. 左某,男,68 岁。有 COPD 病史 10 余年。近日发绀明显,咳嗽、咳痰,腹胀,恶心,颈静脉怒张,心律不齐,首选的治疗措施为

　　A. 用利尿药降低心脏前负荷　　　　　　　　B. 用洋地黄药物增加心脏泵功能

　　C. 用血管扩张药减轻右心前后负荷　　　　　D. 氧疗改善呼吸功能

　　E. 机械通气,改善呼吸功能

26. 汪某,男,69 岁。诊断为慢性肺源性心脏病。近日气短加重,有下肢水肿,应用利尿药治疗,下列**不属于**利尿药不良反应的是

　　A. 低钠血症　　　　　　　　B. 低钾血症　　　　　　　　C. 低氯血症

　　D. 痰液黏稠　　　　　　　　E. 血液浓缩

27. 齐某,男,56 岁。诊断为慢性肺源性心脏病,动脉血气分析结果示:PaO_2 53mmHg,$PaCO_2$ 61mmHg。该病人适宜的氧疗方法是

　　A. 持续低流量给氧　　　　　　B. 间断低流量给氧　　　　　C. 间断高浓度给氧

　　D. 持续中浓度给氧　　　　　　E. 持续高浓度给氧

28. 王某,男,72 岁。诊断为"肺癌"。1 周前出现右侧面部无汗、上眼睑下垂、瞳孔缩小、眼球内陷,胸片示右胸膜顶部可见一致密团块影。病人出现上述症状是由于病变损害了

　　A. 颈交感神经　　　　　　　　B. 喉返神经　　　　　　　　C. 臂丛神经

　　D. 肺动脉　　　　　　　　　　E. 上腔静脉

29. 夏某,男,61 岁。既往体健,体检发现肺部肿块,诊断为"肺鳞癌",区域淋巴结无转移,该病人首选的治疗方式是

　　A. 手术治疗　　　　　　　　B. 化疗　　　　　　　　C. 放疗

　　D. 化疗 + 放疗　　　　　　　E. 靶向药物治疗

30. 翟某,男,67 岁。因"咳嗽、间断性痰中带血 1 月"入院,诊断为"小细胞肺癌"。因拟行化疗,化疗前需评估其体力状况。目前该病人神志清楚,精神较好,诉偶有乏力,日常行动自如,生活自理。该病人的体力状况评分为

　　A. 0 分　　　　　　　　　　B. 1 分　　　　　　　　　　C. 2 分

　　D. 3 分　　　　　　　　　　E. 4 分

31. 钱某,女,53 岁。体检时发现右肺部阴影,行支气管镜检查,病理报告示"肺腺癌"。关于该类型肺癌,下列描述正确的是

　　A. 早期侵犯淋巴管　　　　　　　　　　　B. 腺癌多为中央型

　　C. 血行转移发生晚　　　　　　　　　　　D. 多起源于段支气管黏膜

　　E. 早期常引起支气管狭窄

32. 窦某,男,46岁。体型肥胖,主诉夜间打鼾,常有因憋气而惊醒,醒后感胸闷、心慌、心前区不适,深呼吸后好转,白天嗜睡,多导睡眠监测结果 AHI 16 次/h,夜间最低 SaO_2 80%,该病人最可能的疾病诊断是

  A. 库欣综合征   B. 睡眠呼吸暂停低通气综合征

  C. 单纯性鼾症   D. 冠状动脉粥样硬化性心脏病

  E. 支气管哮喘

33. 左某,男,52岁。因"睡眠时打鼾伴憋气5年,白天嗜睡、晨起后咽干、头痛,加重3月余"入院。动脉血气分析显示低氧血症,医生考虑该病人可能患有 OSAHS。护士在评估病人时需重点关注

  A. 神志   B. 咳嗽咳痰   C. 呼吸状态

  D. 出入量   E. 睡眠状态

34. 郑某,女,48岁。AHI 6 次/h,夜间最低 SaO_2 85%,根据睡眠呼吸暂停低通气综合征的病情分度,判断目前该病人病情属于

  A. 轻度   B. 中度   C. 重度

  D. 危重度   E. 极危重度

35. 王某,男,40岁。诊断为阻塞性睡眠呼吸暂停低通气综合征,多导睡眠监测结果显示 AHI 24 次/h,夜间最低 SaO_2 80%,该病人目前首选的治疗方式是

  A. 随访观察   B. 气道正压通气治疗   C. 口腔矫治器治疗

  D. 药物治疗   E. 扁桃体切除术

36. 樊某,男,74岁。因体检发现右上肺肿块,拟在局麻下行支气管镜检查以明确诊断,护士进行检查前准备及健康指导,正确的是

  A. 常规予以阿托品 1mg 肌内注射

  B. 血小板计数 $75 \times 10^9/L$ 不能进行活检

  C. 术前禁食、禁水 8 小时

  D. 局麻下检查可不用取出活动性义齿

  E. 检查前建立静脉通道

37. 白某,男,70岁。既往 COPD 病史,右肺鳞癌行"右肺上叶切除伴淋巴结清扫术"后,咳痰费力,痰液引流不畅,医生拟行支气管镜治疗。病人询问护士为什么要做该项治疗,下列回答正确的是

  A. 明确病因,协助诊断   B. 清除黏稠的分泌物

  C. 行支气管肺泡灌洗   D. 查看术后切口恢复情况

  E. 引导气管导管进行经鼻气管插管

38. 胡某,女,38岁。拟行胸膜腔穿刺抽液检查,穿刺过程中护士发现病人面色苍白、出冷汗、脉搏细速、病人自诉头晕、心慌、胸部不适,该病人可能出现了

  A. 自发性气胸   B. 心肌梗死   C. 急性肺栓塞

  D. 胸膜过敏反应   E. 急性肺水肿

39. 齐某,男,62岁。诊断为大量胸腔积液,拟行减压抽液治疗。对该病人首次胸腔穿刺放液量不应超过

  A. 100ml   B. 300ml   C. 500ml

  D. 700ml   E. 1 000ml

40. 蔡某,男,70岁。因 COPD 急性加重遵医嘱使用无创通气治疗,护士评估病人:神志清楚,呼吸频率30 次/min,张口呼吸,一口义齿仅在进食时佩戴。护士为其实施无创通气做法正确的是

  A. 人机连接方式选择鼻罩

  B. 协助病人取半卧位

  C. 将初始吸气压力调整为病人能耐受的最大压力

  D. 开机待呼吸机运转正常再佩戴鼻罩

  E. 为避免漏气,头带尽量紧

41. 杨某,女,63岁。因稳定期COPD需家庭无创通气治疗,护士指导病人及家属不要在饱餐后使用无创通气,这样做可以预防的并发症是

    A. 口咽干燥　　　　　　　B. 胃胀气　　　　　　　　C. 误吸

    D. 排痰障碍　　　　　　　E. 上气道狭窄

42. 林某,男,73岁。因重症肺炎行气管插管机械通气治疗,治疗过程中呼吸机突然发出压力过低报警,最可能的原因是

    A. 呼吸机管道脱落　　　　B. 痰液阻塞　　　　　　　C. 呼吸机管道扭曲

    D. 病人咳嗽　　　　　　　E. 病人心率过快

43. 程某,男,70岁。因慢性阻塞性肺疾病急性加重伴Ⅱ型呼吸衰竭入院,医嘱予以无创正压通气治疗,通气模式应选择

    A. CPAP　　　　　　　　B. BiPAP　　　　　　　　C. SIMV

    D. PSV　　　　　　　　　E. APAP

A₃型题

(1~2题共用题干)

马某,男,40岁。因"反复咯血1年余,加重伴胸痛5天"入院,入院后间断咯血,夜间值班护士小张在巡视病房时,病人突然咯血约200ml。

1. 根据病人的咯血量可判断病人是

    A. 痰中带血　　　　　　　B. 少量咯血　　　　　　　C. 中量咯血

    D. 大量咯血　　　　　　　E. 超大量咯血

2. 护士为该病人提供的首要处理措施是

    A. 保持呼吸道通畅　　　　B. 监测生命体征　　　　　C. 无创正压通气治疗

    D. 给予止血药物　　　　　E. 病人取平卧位

(3~4题共用题干)

张某,女,80岁。慢性阻塞性肺疾病病史20余年,1个月前因"重症肺炎、Ⅱ型呼吸衰竭"入住重症监护病房,咳嗽、咳黄色黏痰,痰培养结果:耐甲氧西林金黄色葡萄球菌感染,给予抗生素治疗,逐渐好转,近1周来咳黄白色黏痰,2天前病人痰液出现拉丝状。

3. 该病人痰液出现拉丝状最有可能的原因是合并

    A. 肺炎链球菌感染　　　　B. 肺炎支原体感染　　　　C. 真菌感染

    D. 肺炎衣原体感染　　　　E. 厌氧菌感染

4. 为明确病因,应进行的检查是

    A. 胸部X线检查　　　　　B. 胸部CT检查　　　　　C. 痰涂片及培养

    D. 痰涂片查抗酸杆菌　　　E. 支气管镜检查

(5~6题共用题干)

徐某,女,36岁。1天前突然出现高热伴寒战,体温达39~40℃,随后出现全身不适、腰背酸痛和头痛症状,门诊初步诊断为"普通感冒"。

5. 最有可能引起该病人发病的病毒为

    A. 鼻病毒　　　　　　　　B. 流感病毒　　　　　　　C. 副流感病毒

    D. 呼吸道合胞病毒　　　　E. 腺病毒

6. 病人询问护士在不服用药物的情况下,发热会持续几天,护士正确的回答是

    A. 一般持续1天后即逐渐回落　　　　　　B. 一般持续2~3天后逐渐回落

    C. 一般持续4~5天后逐渐回落　　　　　　D. 一般持续5天以上

    E. 一般持续7天以上

(7~8 题共用题干)

邹某,男,18 岁,军人。3 天前出现咽痛、流涕、干咳、发热,体温在 38℃左右,咳嗽夜间较重,逐渐加重且频繁,甚至感觉右侧胸痛,自服感冒药症状未见明显改善,其营房中有出现类似情况的军人数名。身体评估:右下肺少量干啰音。X 线胸片显示右下肺淡薄阴影。血清肺炎支原体 IgM 抗体阳性。

7. 据此可以推测导致该病人感染的病原体可能是

    A. 流感病毒   B. 肺炎支原体   C. 肺炎衣原体

    D. 流感嗜血杆菌   E. 肺炎克雷伯菌

8. 病人询问胸痛的原因,护士的解释是

    A. 炎症累及气管   B. 炎症累及右侧肋骨   C. 炎症累及脏层胸膜

    D. 剧烈咳嗽使肌肉损伤   E. 剧烈咳嗽造成了气胸

(9~10 题共用题干)

夏某,女,57 岁。1 周前无明显诱因突然出现鼻塞、咽痛、头痛、全身肌肉酸痛并感明显倦怠,其后出现干咳、咳少量白色黏液痰,不伴明显胸痛。门诊诊断为病毒性肺炎。

9. 下列检查结果中符合病毒性肺炎临床诊断的是

    A. 血常规白细胞计数 22.8×10^9/L,中性粒细胞 91.2%

    B. 痰涂片所见的白细胞以单核细胞为主

    C. 痰涂片所见的白细胞以嗜酸性粒细胞为主

    D. 痰涂片所见的白细胞以嗜碱性粒细胞为主

    E. 痰培养可见致病细菌生长

10. 医护人员给予该病人的主要治疗措施一般**不包括**

    A. 鼓励病人卧床休息,注意保暖   B. 定期对病人的餐具、用具进行消毒

    C. 采取呼吸道隔离,以避免交叉感染   D. 提供含足够蛋白质、维生素的软食

    E. 及时选用抗生素抗感染治疗

(11~14 题共用题干)

冯某,男,50 岁。受凉后突起寒战、高热、胸痛伴咳嗽 1 天。病人既往无慢性呼吸系统疾病及糖尿病病史,吸烟 30 余年,每天约 20 支,已戒烟 2 年,长期酗酒,10 年前诊断为慢性肾炎,长期服用糖皮质激素治疗。痰涂片可见革兰氏阴性细菌。临床初步判断为肺炎。

11. 该病人发生肺炎的易感因素最**不可能**包括的是

    A. 受凉   B. 吸烟   C. 长期酗酒

    D. 长期服用糖皮质激素   E. 年龄因素

12. 入院后,病人咳砖红色胶冻样痰,量约 150ml。护士可根据病人咳出痰液的特征判断出可能的致病菌是

    A. 肺炎球菌   B. 肺炎克雷伯菌   C. 金黄色葡萄球菌

    D. 真菌   E. 铜绿假单胞菌

13. 若对病原菌的判断正确,则下列导致该肺炎发病的描述,**不妥**的是

    A. 病原体存在于正常人的上呼吸道及肠道

    B. 当机体免疫力低下时,病原体经呼吸道吸入肺内而感染

    C. 男性好发

    D. 久病体弱者好发

    E. 常发生于年龄 40 岁以下者

14. 病人入院后医嘱予头孢曲松每天 2g,阿米卡星每天 0.4~0.6g 静脉滴注。在病人用药期间,护士尤其需要监测

    A. 心功能   B. 肝功能   C. 肾功能

    D. 电解质水平   E. 意识状态

（15~16 题共用题干）

孙某，男，32 岁，进城务工人员。因发热伴咳嗽 1 个月入院。病人既往体健，近 1 个月来自觉乏力、午后低热，体温在 38℃左右，且夜间多汗。身体评估：体温 37.5℃，脉搏 90 次/min，呼吸 20 次/min，血压 110/70mmHg。神志清楚，口唇无发绀，左肺叩诊浊音，上肺呼吸音粗，下肺呼吸音消失。心率 90 次/min，心律齐，余（－）。X 线胸片结果显示左胸膜腔大量积液。病人近 1 个月体重减轻约 5kg。

15. 该病人最可能的疾病诊断是

    A. 脓气胸   B. 肺癌   C. 肺炎球菌肺炎

    D. 肺脓肿   E. 结核性胸膜炎

16. 护士为病人制订的饮食计划中**不妥**的一项是

    A. 饮食富含较高热量

    B. 富含维生素易消化饮食

    C. 每天蛋白质摄入量为 1.5~2.0g/kg

    D. 优质蛋白摄入量不超过日蛋白摄入量的一半

    E. 每天摄入一定量的新鲜蔬菜和水果

（17~18 题共用题干）

文某，女，18 岁，大学一年级。因发热伴咳嗽 2 个月入院。病人既往体健，近 2 个月来出现发热、乏力、咳嗽，咳少量白色黏液痰且夜间多汗，发热多于午后明显，体温在 38℃左右。身体评估：体温 37.3℃，脉搏 86 次/min，呼吸 22 次/min，血压 105/70mmHg。神志清楚，口唇无发绀，右上肺呼吸音粗，叩诊浊音。余（－）。X 线胸片显示为右锁骨下片状阴影，边缘模糊。

17. 医嘱要求病人留取痰标本用于查找病原菌，护士应指导病人留取痰量为

    A. 至少 1ml   B. 2~3ml   C. 4~5ml

    D. 5~10ml   E. 15ml 以上

18. 为明确病因，医生可能会安排的检查是

    A. 心电图检查   B. 痰涂片脱落细胞检查   C. 痰涂片及培养

    D. 动脉血气分析   E. 胸腔镜检查

（19~20 题共用题干）

吴某，男，34 岁。有哮喘病史 15 年，2 周前哮喘发作，自行反复使用 β_2 受体激动药不见缓解，遂住院治疗。身体评估：胸腹矛盾运动，双肺未闻及哮鸣音。

19. 结合病人的发病过程，引起该病人目前病情变化的主要原因是

    A. 哮喘轻度急性发作

    B. 哮喘中度急性发作

    C. β_2 受体激动药用药量不足

    D. β_2 受体功能亢进

    E. β_2 受体激动药使用方法不当

20. 该病人出院前，护士指导其进行哮喘的自我监控，以下关于 PEF 值的描述，正确的是

    A. PEF 上升，提示将发生哮喘急性发作

    B. PEF 经常有规律地保持在 80%~100%，说明哮喘控制理想

    C. PEF 50%~80% 为警告区，需立即到医院就诊

    D. PEF<50% 为危险区，需立即调整治疗方案

    E. PEF 变异率≥12%，符合气道气流受限可逆性改变

（21~22 题共用题干）

武某，女，34 岁。呼气性呼吸困难 2 周，诊断为支气管哮喘，经住院治疗后缓解，出院继续使用氟替卡松，并逐步改为吸入给药（250μg，每天 2 次吸入）。

21. 护士对病人进行的用药指导中**不妥**的是
    A. 用药后要立即用清水充分漱口
    B. 用吸入剂替代口服剂时需同时使用 2 周后再逐步减少口服药量
    C. 口服此药时宜在饭后服用
    D. 可适当使用保护胃黏膜的药物
    E. 病情缓解后可自行停药

22. 护士对病人进行 MDI 使用方法的指导中,正确的是
    A. 深吸气至不能再吸时将 MDI 口含嘴置于口中
    B. 用牙咬住口含嘴
    C. 吸气时应深而快
    D. 吸气末屏气 5 秒
    E. 可连续两次用药,两次之间间隔 3 分钟

(23~26 题共用题干)

楚某,男,55 岁。反复发作喘息、气急、咳嗽,接触花粉后发病。身体评估:端坐呼吸,大汗淋漓,呼吸 35 次/min,心率 125 次/min,双肺可闻及散在呼气相为主的哮鸣音,呼气流量明显降低。动脉血气分析:$PaCO_2$ 50mmHg,PaO_2 50mmHg。

23. 该病人目前的诊断为
    A. 哮喘急性发作轻度　　　B. 哮喘急性发作中度　　　C. 哮喘急性发作重度
    D. 哮喘急性发作危重度　　E. 哮喘急性发作严重持续

24. 下列治疗措施**不正确**的是
    A. 雾化吸入 β_2 受体激动药　　B. 吸入抗胆碱药　　　C. 静脉滴注氨茶碱
    D. 静脉滴注糖皮质激素　　　E. 每天定时吸入糖皮质激素

25. 有关茶碱类药物使用的描述,**不恰当**的是
    A. 静脉使用时浓度不宜过高
    B. 静脉使用时速度不宜过快
    C. 静脉使用时观察病人是否出现胃肠道症状
    D. 安全用药浓度 9~15μg/ml
    E. 静脉使用时观察病人是否出现心律失常

26. 经治疗后病人病情缓解,准备出院。护士向其介绍峰流速仪使用及相关知识,**不正确**的是
    A. 病人用唇齿包住口含器后,以最快的速度呼气
    B. 游标最终停止的刻度就是此次峰流速值
    C. 峰流速测定是发现早期哮喘发作最简便易行的方法
    D. PEF 保持在 50%~80% 为警告区,说明哮喘严重,须立即就医
    E. PEF 可为疾病预防和治疗提供参考资料

(27~30 题共用题干)

魏某,男,63 岁。8 年前确诊为慢性阻塞性肺疾病,近年来呼吸困难逐渐加重,经常咳嗽、咳痰,遵医嘱服用 β_2 受体激动药和长期家庭氧疗。

27. 为改善呼吸功能,病人需要进行呼吸功能锻炼,适宜的锻炼方法是
    A. 加强腹式呼吸 + 用鼻吸气,经口缓呼,呼气时口唇收拢
    B. 加强胸式呼吸 + 用鼻吸气,经口用力快速呼气
    C. 加强腹式呼吸 + 用鼻吸气,经口用力快速呼气
    D. 加强胸式呼吸,经鼻用力呼气
    E. 同时加强胸式和腹式呼吸

28. 下列对病人缩唇呼吸的指导内容,**不正确**的是
    A. 闭嘴经鼻吸气　　　　　　　　　　　B. 通过缩唇缓慢呼气
    C. 呼气时收缩腹部　　　　　　　　　　D. 吸气与呼气时间比为 1:2 或 1:3
    E. 通过缩唇形成的微弱阻力延长吸气时间

29. 有关长期家庭氧疗的使用指征和使用要求,下列描述**不正确**的是
    A. $PaO_2<55mmHg$ 时使用　　　　　　B. PaO_2 55~60mmHg 并有心力衰竭时使用
    C. 使用时吸氧流量 1~2L/min　　　　　D. 使用后使病人达到 $PaO_2>70mmHg$
    E. 长期家庭氧疗吸氧时间每天 >15 小时

30. 病人在治疗过程中出现的下列反应,**不属于** β_2 受体激动药不良反应的是
    A. 心悸　　　　　　　B. 低钙血症　　　　　　C. 骨骼肌震颤
    D. 低钾血症　　　　　E. 头痛

(31~32 题共用题干)

赵某,女,72 岁。吸烟 20 年。近 1 周着凉后出现咳嗽,咳少量白痰,活动后气短。身体评估:双肺呼吸音弱,未闻及干、湿啰音。胸部 CT 显示双肺肺气肿改变,肺功能显示 $FEV_1/FVC<70\%$,FEV_1 为 70% 预计值。

31. 按照 COPD 严重程度分级,该病人属于
    A. 轻度　　　　　　B. 中度　　　　　　C. 重度　　　　　　D. 极重度　　　　　　E. Ⅲ 级

32. 病人病情稳定后,护士给予的健康指导,正确的是
    A. 每天持续氧疗 2 小时
    B. 指导病人缩唇呼吸,吸气与呼气时间为 2:3
    C. 腹式呼吸时用口缓慢吸气,用鼻呼出
    D. 盐酸氨溴索是润滑性祛痰药,不良反应较重
    E. 进高热量、高蛋白、高维生素的饮食

(33~35 题共用题干)

周某,男,59 岁。主诉进行性呼吸困难 2 年入院治疗。病人神志清楚,咳嗽、咳痰,痰多黏稠,活动后气喘加重,FEV_1 65% 预计值,FEV_1/FVC 45%,$PaCO_2$ 55mmHg,PaO_2 55mmHg。

33. 该病人可能的疾病诊断为
    A. 轻度慢性阻塞性肺疾病　　B. 中度慢性阻塞性肺疾病　　C. 重度慢性阻塞性肺疾病
    D. 极重度慢性阻塞性肺疾病　　E. 危重慢性阻塞性肺疾病

34. 根据病人的目前情况,最适宜的给氧方法是
    A. 呼吸机辅助呼吸　　　　B. 长期家庭氧疗　　　　C. 给予面罩吸氧
    D. 鼻导管持续低流量吸氧　　E. 持续气道正压通气

35. 住院期间,护士给病人进行的呼吸功能锻炼指导,**不正确**的是
    A. 缩唇呼吸　　　　　　B. 膈式呼吸　　　　　　C. 胸式呼吸
    D. 腹式呼吸　　　　　　E. 使用吸气阻力器

(36~39 题共用题干)

张某,女,62 岁。既往有冠心病和支气管哮喘病史。在家不慎跌倒后造成股骨颈骨折,入院行髋关节置换术,术后第 3 天,病人突然发生呼吸困难、气促、胸痛。实验室检查:血浆 D-二聚体 1 200μg/L。

36. 该病人最可能是发生了
    A. 自发性气胸　　　　　B. 哮喘急性发作　　　　C. 急性呼吸窘迫综合征
    D. 急性心肌梗死　　　　E. 肺血栓栓塞症

37. 该病人在体检时最有可能发现的异常体征是
    A. 口唇甲床发绀　　　　B. 呼吸有烂苹果味　　　　C. 心动过缓
    D. 肺部闻及干啰音　　　E. 发热

38. 为了能够明确诊断,医生可能首选的检查是
    A. 动脉血气分析　　　　　　　B. 静息心电图　　　　　　　C. 超声心动图
    D. 螺旋 CT　　　　　　　　　　E. 肺动脉造影

39. 如果医生的判断正确,下列叙述中**不属于**该病人出现呼吸困难的原因的是
    A. 心排血量降低导致混合静脉血氧饱和度下降
    B. 栓塞区和非栓塞区血流量改变致通气/血流比例失调
    C. 左心房压升高使功能性闭合的卵圆孔重新开放
    D. 栓塞部位肺泡表面活性物质分泌减少致肺泡萎陷
    E. 炎性介质和血管活性物质释放引起肺泡毛细血管通透性增高

(40~41 题共用题干)

蒋某,男,68 岁。吸烟 40 余年,每天 20 支。1 个月前出现咳嗽咳痰、痰中带少量鲜红色血丝,无发热,胸部 CT 示左肺上叶近肺门处可见一肿块影,呈分叶状,边缘毛糙。

40. 该病人最可能的疾病诊断是
    A. 肺结核　　　　　　　　　　B. 支气管扩张症　　　　　　C. 肺癌
    D. 肺不张　　　　　　　　　　E. 肺炎

41. 如果上述诊断成立,此病大多起源于
    A. 肺毛细血管　　　　　　　　B. 肺动脉　　　　　　　　　C. 肺静脉
    D. 支气管黏膜上皮细胞　　　　E. 肺泡 I 型细胞

(42~43 题共用题干)

高某,男,68 岁。以"刺激性咳嗽 2 年,背部疼痛 2 周"为主诉入院。身体评估:体温 37.2℃,脉搏 90 次/min,血压 165/90mmHg。X 线胸片示右肺门可见一类圆形阴影,边缘毛糙。既往有 COPD、糖尿病、高血压病史,吸烟 30 包年。需做痰脱落细胞学检查帮助明确诊断。

42. 下列关于留取痰标本的方法正确的是
    A. 留取痰液标本,2 小时内送检　　　　　B. 痰标本送检 1 次即可
    C. 病人有痰时,随时留取标本　　　　　　D. 一般收集午后 2 点左右的痰液,及时送检
    E. 痰液可咳在纸巾中包裹送检

43. 该病人初步诊断为肺癌,其最主要的肺癌易患因素是
    A. 男性　　　　　　　　　　　B. 长期吸烟史　　　　　　　C. 年龄
    D. 高血压病史　　　　　　　　E. 糖尿病病史

(44~47 题共用题干)

程某,女,52 岁。因肺结核累及胸膜,发生结核性胸膜炎,出现呼吸困难,伴有午后低热、干咳。身体评估:体温 38.1℃、脉搏 110 次/min、呼吸 32 次/min、血压 108/78mmHg,左侧肋间隙饱满、语颤减弱、叩诊呈浊音、肺下叶呼吸音减弱,右侧胸部外形正常,右侧肺部语颤正常、叩诊清音、呼吸音清。

44. 该病人发生呼吸困难的可能机制是
    A. 胸膜毛细血管内静水压增高使胸液产生过多
    B. 胸膜通透性增加导致胸液产生过多
    C. 胸膜毛细血管内胶体渗透压降低使胸液产生过多
    D. 壁层胸膜淋巴引流障碍使胸液重吸收障碍
    E. 结核性胸膜炎症导致呼吸运动受限

45. 根据上述临床特征,该病人最可能的疾病诊断是
    A. 胸腔积液　　　　　　　　　　　　　　B. 自发性气胸
    C. 急性呼吸窘迫综合征　　　　　　　　　D. 急性肺水肿
    E. 肺结核空洞形成

46. 为了明确诊断,首选的检查是
    A. 结核菌素试验　　　　　　　B. 肺功能监测　　　　　　　C. 动脉血气分析
    D. X 线检查　　　　　　　　　E. 支气管镜检查

47. 如诊断正确,该病人可能出现的胸腔积液检查结果是
    A. 细胞数 400×10^6/L,以间皮细胞为主
    B. 细胞数 800×10^6/L,以淋巴细胞为主
    C. 细胞数 400×10^6/L,以中性粒细胞为主
    D. 细胞数 800×10^6/L,以中性粒细胞为主
    E. 细胞数 400×10^6/L,以红细胞为主

(48~51 题共用题干)

范某,男,27 岁。以气短、胸痛 1 月余为主诉就诊,神志清楚,诉气促、胸闷明显,不能平卧,X 线胸片示左侧胸腔大量积液,收入院治疗。

48. 为明确诊断病因,首选的检查是
    A. 胸部 CT　　　　　　　　　B. 支气管镜检查　　　　　　C. 胸腔穿刺抽液检查
    D. 肺功能检查　　　　　　　　E. 痰标本检查

49. 为缓解该病人呼吸困难的症状,最有效的治疗措施是
    A. 吸氧　　　　　　　　　　　B. 胸腔穿刺抽液　　　　　　C. 无创呼吸机通气
    D. 使用平喘药物　　　　　　　E. 卧床休息

50. 该病人行胸腔穿刺抽液,首次抽液量**不应**超过
    A. 100ml　　　　　　　　　　B. 300ml　　　　　　　　　C. 500ml
    D. 700ml　　　　　　　　　　E. 1 000ml

51. 该病人行胸腔穿刺检查时,护理措施正确的是
    A. 穿刺时取左侧卧位
    B. 告知病人穿刺过程中不舒适时可做深呼吸
    C. 穿刺前给予止痛药物肌内注射
    D. 穿刺前常规建立静脉通道
    E. 穿刺后记录抽液的量

A₄ 型题

(1~4 题共用题干)

陈某,男,42 岁。3 天前饮酒后突然出现发热、畏寒、咳嗽及咳痰,痰液为黄色脓性痰,略有臭味。痰涂片可见革兰氏阴性杆菌,但普通培养无细菌生长。X 线胸片示左下肺脓肿。病人 1 周前曾在当地小诊所行龋齿拔除术。

1. 据此判断导致该病人发生肺脓肿最有可能的原因是
    A. 受凉使气道防御清除功能减弱
    B. 醉酒状态使病原菌随口腔分泌物、呕吐物吸入肺内而致病
    C. 疾病所致的机体免疫力低下
    D. 拔牙时脓性分泌物经气管误吸入肺内致病
    E. 拔牙时应用麻醉药所致的吞咽困难

2. 可提高肺脓肿治疗效果并缩短病程的一项治疗措施是
    A. 加大抗生素用量　　　　　　　　　　B. 纤维支气管镜冲洗及吸引治疗
    C. 高流量吸氧　　　　　　　　　　　　D. 雾化吸入治疗
    E. 腹式呼吸及缩唇呼气训练

3. 病人于入院第 2 天咳出脓血痰,随后出现咯血,量约 200ml,病人精神非常紧张,担心疾病恶化,情绪很不稳定。此时值班护士除安慰病人外还应加强巡视,以便及时发现并处理

    A. 感染所致中毒性休克   B. 咯血造成的窒息

    C. 持续咳嗽引起的气胸   D. 高热引起的惊厥

    E. 肺脓肿破溃到胸膜腔引起的脓气胸

4. 病人经过抗感染和痰液引流等治疗,病情好转即将出院,出院前护士对其所做的健康教育内容中,**不妥**的一项是

    A. 到正规医院彻底治疗龋齿   B. 重视口腔清洁,经常漱口

    C. 有效咳嗽、体位引流的方法   D. 疑有异物吸入时及时就医

    E. 抗生素服药疗程至少 2 周

(5~8 题共用题干)

吕某,女,69 岁。患支气管扩张症 20 年,1 年来反复咳嗽、咳黄痰,10 天前感冒后上述症状加重,1 天前出现 1 次少量咯血(量约 50ml)来院就诊。

5. 该病人的首选治疗**不包括**

    A. 保持呼吸道引流通畅   B. 控制感染   C. 改善气流受限

    D. 处理咯血   E. 手术治疗

6. 为促进排痰,护士为病人进行体位引流,正确的做法是

    A. 引流前 30 分钟遵医嘱给予支气管扩张药

    B. 首先引流下叶

    C. 如果有两个以上需要引流的部位,应先引流痰液较少部位

    D. 一般于晨起或饭前进行体位引流

    E. 协助病人采取头低脚高卧位进行体位引流

7. 病人于今晨阵咳后突然咯血 500ml,护士立即采取的措施中,**不正确**的是

    A. 鼓励病人将气管内的痰液和积血轻轻咳出,保持呼吸道通畅

    B. 用力叩击健侧背部协助咳出血块

    C. 病床边备好急救物品

    D. 给予高流量吸氧

    E. 做好气管插管或气管切开的准备

8. 遵医嘱使用垂体后叶素止血,关于垂体后叶素以下描述**不正确**的是

    A. 常见不良反应为恶心、便意、心悸、面色苍白等

    B. 可引起子宫、肠道平滑肌收缩

    C. 用药前应评估病人血压

    D. 可收缩小静脉

    E. 静脉滴注速度不宜过快

(9~12 题共用题干)

张某,女,22 岁。受凉后发热、咳嗽、胸痛 1 周入院。经抗感染治疗后胸痛消失,但出现胸闷、憋气、低热、乏力。身体评估:体温 37.3℃,脉搏 80 次/min,呼吸 22 次/min,血压 120/80mmHg。右中下肺叩诊浊音,呼吸音消失。血常规:白细胞计数 11.4×10^9/L,中性粒细胞 78%,红细胞沉降率 35mm/h。入院初步诊断:结核性胸膜炎。

9. 为该病人抽出胸腔积液时,病人突然头晕、胸闷、心悸、出汗、面色苍白,护士判断此时病人可能是发生了

    A. 麻醉药过敏   B. 胸膜过敏反应

    C. 肺复张后肺水肿   D. 胸膜刺破所致气胸

    E. 穿破血管致失血性休克早期反应

10. 为病人抽出黄色、清亮的胸腔积液,据此可判断该积液的特点为

    A. 浆液性渗出液   B. 血性渗出液   C. 脓性渗出液

    D. 乳糜性渗出液   E. 脓性漏出液

11. 护士在病人左前臂屈侧皮内注射 5IU 结核菌素,并在注射 72 小时后测得注射部位皮肤硬结的平均直径为 8mm,局部出现小水疱。据此判断该病人结核菌素试验为

    A. 阴性   B. 弱阳性   C. 阳性

    D. 阳性~强阳性   E. 强阳性

12. 入院后给予病人吸氧、泼尼松、利福平、异烟肼、链霉素、乙胺丁醇、吡嗪酰胺抗结核治疗。病人用药后发现尿液颜色变橘红色,护士解释其原因为

    A. 利福平及其代谢产物颜色是橘红色,使尿液颜色改变

    B. 泼尼松使尿液中产生橘红色产物所致

    C. 异烟肼损害病人肝功能使肝代谢清除毒物功能减退所致

    D. 链霉素损害病人肾功能导致尿液颜色改变

    E. 乙胺丁醇致病人对颜色的鉴别力障碍所致

（13~16 题共用题干）

沈某,男,67 岁。10 年前确诊为慢性阻塞性肺疾病,近半年来呼吸困难加重,伴下肢水肿。2 天前受凉后出现咳嗽、痰量多、气促、水肿加重,诊断为肺源性心脏病,收住院治疗。

13. 护士对病人的饮食指导中,**错误**的是

    A. 宜进高纤维素、易消化、清淡饮食   B. 避免含糖高的食物

    C. 要多饮水以促进排痰   D. 碳水化合物摄入占总热量≤60%

    E. 进餐前后漱口,保持口腔清洁

14. 该病人咳痰无力,近日出现头痛、烦躁不安、表情淡漠、神志恍惚,该病人可能发生了

    A. 心力衰竭   B. 肺性脑病   C. 气胸

    D. 脑梗死   E. 休克

15. 出现上述情况后,正确的氧疗方法是

    A. 持续低流量高浓度吸氧   B. 1~2L/min 持续吸氧

    C. 吸氧浓度控制在 30%~35%   D. 给予面罩吸氧

    E. 给予加压给氧

16. 病人经上述治疗后病情未缓解,医嘱给予尼可刹米静脉滴注,护士观察病人用药后反应,**不属于**该药不良反应的是

    A. 心悸   B. 呕吐   C. 震颤

    D. 惊厥   E. 高热

（17~20 题共用题干）

梁某,女,71 岁。在家中不慎绊倒,随即出现左髋部疼痛,移动时疼痛加剧,不能站起。家属拨打"120"后,被救护车送到医院急诊。X 线摄片示左股骨颈骨折,入院行石膏固定骨牵引治疗。医嘱:卧硬板床 8 周,预防深静脉血栓护理常规。

17. 下列**不属于**促使该病人形成深静脉血栓的因素是

    A. 女性   B. 71 岁   C. 股骨颈骨折

    D. 石膏固定骨牵引   E. 卧硬板床 8 周

18. 护士采取的下列措施中,可以有效预防深静脉血栓形成的是

    A. 指导病人深呼吸、有效咳嗽   B. 指导病人保持左下肢制动

    C. 按时按摩受压部位皮肤   D. 监测左下肢足背动脉搏动

    E. 应用间歇序贯加压充气泵

19. 住院第 2 周,病人突然出现呼吸困难,血压 145/84mmHg,心率 112 次/min,呼吸 28 次/min,医生怀疑病人为肺血栓栓塞症,此时,应首先做的检查是

    A. 放射性核素肺通气/灌注扫描　　　　　　B. 血浆 D-二聚体测定

    C. 螺旋 CT　　　　　　　　　　　　　　　D. 磁共振成像

    E. 肺动脉造影检查

20. 病人在检查过程中出现呼吸困难症状加重,体温 37.2℃,脉搏 120 次/min,呼吸 34 次/min,血压 80/54mmHg,心电图示窦性心动过速,V_1~V_4 导联 ST 段异常和 T 波倒置,无容量不足表现。如该病人的肺血栓栓塞症诊断成立,其最有可能的临床类型是

    A. 急性广泛前壁心肌梗死　　　　　　　　B. 急性肺梗死

    C. 大面积肺血栓栓塞症　　　　　　　　　D. 非大面积肺血栓栓塞症

    E. 次大面积肺血栓栓塞症

(21~24 题共用题干)

王某,男,24 岁,公司职员。在与同事说笑时突然感到左侧胸部一阵撕裂样痛,随之感到胸闷和轻微呼吸困难,即到医院急诊。既往体健。身体评估:体温 37.0℃,心率 100 次/min,呼吸 30 次/min,血压 120/80mmHg;身高 180cm,体重 50kg;气管居中,左侧肋间隙比右侧稍宽,无语颤减弱;左侧胸部叩诊过清音,心浊音界在正常范围。

21. 根据现有资料,该病人最有可能发生的疾病是

    A. 肺血栓栓塞症　　　　B. 急性胸腔积液　　　　C. 结核性胸膜炎

    D. 继发性自发性气胸　　E. 原发性自发性气胸

22. 医嘱拍摄 X 线胸片,胸片上出现什么表现可以明确上述诊断

    A. 尖端指向肺门的楔形阴影,肺纹理变细

    B. 片状、絮状阴影,融合形成空洞

    C. 外凸弧形线状阴影,线外透亮度增强

    D. 肋膈角消失,呈内低外高的弧形影

    E. 斑片状或条索状阴影,密度不均匀

23. 病人在急诊室等待床位时,出现呼吸困难加重,口唇发绀,呼吸 36 次/min,SaO_2 89%,应立即采取的最有效的处理措施为

    A. 高浓度面罩吸氧　　　　B. 酌情给予镇静药物　　　　C. 胸腔穿刺放液

    D. 胸腔闭式引流　　　　　E. 化学性胸膜固定术

24. 病人经治疗后病情好转,准备出院,下列出院指导内容中**不正确**的是

    A. 避免剧烈咳嗽和用力排便　　　　　　　B. 出院 1 个月内不进行剧烈运动

    C. 出院 2 个月后可进行举重等锻炼　　　　D. 保持心情愉快,避免情绪波动

    E. 感到胸闷气急时应及时就诊

(25~28 题共用题干)

邓某,男,41 岁。近 3 年来无明显诱因出现夜间打鼾,半年前加重伴憋气,间断有憋醒伴喘息。病人白天嗜睡,常感觉疲倦、乏力。身体评估:身高 170cm,体重 102kg,血压 160/94mmHg,脉搏 84 次/min,呼吸 20 次/min。

25. 该病人最可能的疾病诊断是

    A. 支气管哮喘　　　　　　　　　　　　　B. 睡眠呼吸暂停低通气综合征

    C. 肥胖症　　　　　　　　　　　　　　　D. 冠状动脉粥样硬化性心脏病

    E. 鼾症

26. 病人多导睡眠监测结果显示,AHI 30 次/h,夜间最低 SaO_2 75%,以 OSA 为主,诊断为 OSAHS,该病人病情分级为

　　A. 轻度　　　　　　　　　　B. 中度　　　　　　　　　　C. 重度

　　D. 极重度　　　　　　　　　E. 危重度

27. 根据病人症状及多导睡眠监测的结果,遵医嘱予以无创正压通气治疗,该病人最佳的通气模式是

　　A. 持续气道正压通气　　　　　　　　　B. 双水平气道正压通气

　　C. 自动气道正压通气　　　　　　　　　D. 压力支持通气

　　E. 压力控制通气

28. 护士对该病人首次实施无创通气治疗,正确的措施是

　　A. 连接方式优先选择鼻面罩

　　B. 参数设置为病人能够耐受的最大压力

　　C. 使用前进行压力滴定

　　D. 病人回家后在感觉憋气的时候使用无创通气

　　E. 使用无创通气时尽量加快呼吸频率

(29~32 题共用题干)

　　秦某,女,46 岁。因化脓性胆囊炎中毒性休克收住外科 ICU。经抗感染抗休克治疗后,病人病情逐渐好转。入院第 3 天,病人出现严重呼吸困难,挣扎坐起。监护仪上心率 130 次/min,呼吸 36 次/min,血压 104/60mmHg,SaO_2 82%。即改用无重吸面罩吸入 90% 氧气,急查动脉血气分析:pH 7.40,SaO_2 86%,PaO_2 120mmHg,$PaCO_2$ 32mmHg。测 PCWP 为 12mmHg。

29. 根据病人目前的情况及现有资料,需高度怀疑发生了

　　A. 休克再度加重　　　　　　　　　　B. Ⅱ型呼吸衰竭

　　C. 急性左心衰　　　　　　　　　　　D. 多器官功能衰竭综合征

　　E. 急性呼吸窘迫综合征

30. 为了明确诊断,还需做的检查是

　　A. X 线胸片　　　　　　　B. 肺功能检查　　　　　　C. 通气/灌注扫描

　　D. 超声心动图　　　　　　E. 纤维支气管镜检查

31. 病人情况进一步恶化,医生决定进行有创机械通气。该病人体重 60kg,下列关于呼吸机的设置,护士需要与医生进一步确认的医嘱是

　　A. 压力控制通气　　　　　B. 潮气量 800ml　　　　　C. PEEP 10cmH_2O

　　D. 吸呼比 1∶1　　　　　　E. FiO_2 100%

32. 为了进一步缓解低氧血症,拟给病人进行俯卧位通气。在摆放俯卧位前,护士在病人的眼部涂抗生素软膏,并用胶布将病人的眼睛合上。此操作的目的是预防

　　A. 眼睛擦伤　　　　　　　B. 面部水肿　　　　　　　C. 角膜水肿

　　D. 角膜溃疡　　　　　　　E. 眼部压力性损伤

【简答题】

1. 简述气道的主要防御机制并列出导致呼吸道防御功能降低的常见因素。

2. 简述正确留取痰标本和血培养标本的方法及注意事项。

3. 简述肺源性呼吸困难的分类及临床特点。

4. 简述大咯血病人出现窒息的临床表现及紧急救护措施。

5. 简述急性上呼吸道感染的病因与发病机制。

6. 简述护士对急性气管-支气管炎病人的健康指导内容。

7. 简述我国重症肺炎的诊断标准。

8. 简述护士对肺炎病人发热的护理要点。

9. 简述葡萄球菌肺炎感染的主要途径及易感人群。

10. 简述医院内铜绿假单胞菌肺炎的感染途径及易感人群。

11. 简述诱发肺部真菌感染的原因及其预防。

12. 简述引起吸入性肺脓肿发生的易患因素。

13. 简述肺脓肿病人口腔护理的意义及护理要点。

14. 简述支气管扩张症病人的临床表现。

15. 简述体位引流过程中需要观察的内容。

16. 简述结核菌素试验的方法和结果判断。

17. 简述肺结核化学治疗的原则。

18. 简述护士对肺结核病人坚持用药的指导内容。

19. 简述结核病预防与控制过程中切断传播途径的主要措施。

20. 简述 MDI 的使用方法。

21. 简述 β_2 受体激动药的用药护理。

22. 简述重度哮喘病人急性发作的临床表现。

23. 简述支气管哮喘的并发症。

24. 简述长期家庭氧疗的适应证。

25. 简述保持 COPD 病人呼吸道通畅的护理措施。

26. 简述护士对长期家庭氧疗病人和家属的指导内容。

27. 简述肺源性心脏病病人的皮肤护理措施。

28. 简述肺性脑病的护理措施。

29. 简述肺源性心脏病病人利尿药的使用原则及用药护理。

30. 简述肺血栓栓塞症导致的循环和呼吸功能改变。

31. 简述肺血栓栓塞症病人溶栓治疗的主要不良反应及护理。

32. 简述预防肺血栓栓塞症发生的护理措施。

33. 简述肺癌病人原发肿瘤引起的症状和体征。

34. 简述肺癌病人疼痛的用药护理。

35. 简述肺癌预防指导的内容。

36. 简述促进胸腔积液病人呼吸功能的护理措施。

37. 简述气胸的发病机制。

38. 简述张力性气胸的紧急处理方法。

39. 简述阻塞型睡眠呼吸暂停低通气综合征的临床表现。

40. 简述睡眠呼吸暂停低通气综合征的病情分度。

41. 简述呼吸衰竭时低氧血症和高碳酸血症的发生机制。

42. 简述 ARDS 的诊断标准。

43. 简述呼吸衰竭和 ARDS 病人的病情监测要点。

44. 简述预防 ARDS 病人并发谵妄的措施。

45. 简述支气管镜检查的术后护理。

46. 简述胸膜腔穿刺术的术后护理。

47. 简述有创机械通气病人的呼吸系统病情监护要点。

48. 简述无创机械通气的常见并发症及预防措施。

【论述思考题】

1. 曹某,女,65 岁。因反复咳嗽、咳脓痰 40 余年,间断咯血 10 余年,加重 1 周入院。病人于 1 周前无明显诱因出现咳嗽,咳少量白痰,间断咯血,每次 10~20ml,色鲜红,于外院治疗后症状缓解。昨日无明显诱因出现咯血加重,最多 1 次约咯血 200ml,色鲜红。身体评估:体温 36.7℃,脉搏 92 次/min,呼吸 18 次/min,血压 95/55mmHg;神志清楚,口唇无发绀,无贫血貌,颈静脉无怒张;右下肺闻及固定而持久的湿啰音;心律齐,各瓣膜听诊区未闻及杂音。动脉血气分析:pH 7.41,PaO_2 72mmHg,$PaCO_2$ 46mmHg,SaO_2 94%。初步诊断:支气管扩张症。入院后给予吸氧、垂体后叶素止血等治疗。病人目前情绪焦虑,夜间睡眠差,仍反复咯血。

问题:

(1) 该病人以咯血为主要症状,如何判断病人是咯血而不是呕血?

(2) 根据病人入院前 1 天咯血量判断,该病人是否属于大量咯血? 并解释原因。

(3) 该病人可能发生的最严重并发症是什么? 护理上需要注意什么?

(4) 病人目前最主要的护理诊断/问题是什么? 相应的护理措施有哪些?

2. 张某,男,43 岁。3 天前于受凉后突然出现发热,体温高达 39℃以上,伴有明显咽痛、畏寒、鼻塞及咳嗽,无恶心、呕吐及腹泻。身体评估:体温 39.2℃;咽部明显充血,扁桃体肿大、充血,表面有脓性分泌物,颌下淋巴结肿大伴压痛;两肺呼吸音清;心率 106 次/min,心律齐,各瓣膜听诊区未闻及杂音;腹软、无压痛,肝、脾肋下未触及,余(−)。血常规:白细胞计数 12.8×10^9/L,中性粒细胞 85%,淋巴细胞 15%。胸部 X 线检查未见明显异常。门诊初步诊断为:急性上呼吸道感染,并给予清咽滴丸、阿奇霉素口服治疗。

问题:

(1) 该病人诊断为急性上呼吸道感染的主要依据有哪些? 可能的致病菌是什么?

(2) 如果治疗不及时,该病人可能出现哪些并发症?

(3) 该病人主要的护理诊断/问题是什么? 请列出主要的护理措施。

3. 于某,男,23 岁。因高热、咳嗽 5 天急诊入院。病人 5 天前洗澡受凉后出现寒战,体温高达 40℃,伴咳嗽、咳痰,痰少,呈铁锈色,无痰中带血及胸痛,门诊口服头孢氨苄及止咳、退热药物治疗后 3 天未见明显好转,体温仍波动在 38.5~40℃。病后食欲差,睡眠不佳,二便正常,体重无变化。病人既往体健,无药物过敏史。身体评估:体温 39℃,脉搏 100 次/min,呼吸 20 次/min,血压 120/80mmHg。神志清楚,急性病容,无皮疹及浅表淋巴结肿大,巩膜无黄染,咽部无充血、红肿;气管居中,左中上肺叩诊浊音,语颤增强,可闻及湿啰音;叩诊心界不大,心率 100 次/min,心律齐,各瓣膜听诊区未闻及杂音;腹平软,肝、脾肋下未触及;四肢及神经系统检查正常。实验室检查:血红蛋白 140g/L,白细胞计数 12.2×10^9/L,中性粒细胞 84%,淋巴细胞 16%,血小板计数 180×10^9/L;尿常规(−);粪便常规(−)。初步诊断为:左侧肺炎(肺炎球菌性)。

问题:

(1) 初步判断该病人致病菌为肺炎球菌的依据是什么? 若要明确致病菌需要做什么检查?

(2) 请分析该病人门诊口服头孢氨苄及止咳、退热药物治疗后 3 天未见明显好转的可能原因有哪些?

(3) 该病人抗生素治疗的疗程如何确定?

(4) 该病人目前主要的护理诊断/问题是什么? 相应的护理措施有哪些?

4. 张某,女,38 岁。因间断发热伴咳嗽 1 周,加重 2 天入院。发病前病人曾在加班后回家途中淋雨受凉,入院前 1 周出现发热,体温波动在 37.5~38.3℃,伴畏寒、咳嗽、头痛、咽痛、乏力、肌痛,夜间咳嗽明显,为发作性干咳,近 2 天咳嗽加重,自觉身体虚弱,且剧烈咳嗽时感胸部疼痛,无胸闷、气促。病人入院后食欲可,睡眠平稳,大小便正常。身体评估:体温 37.6℃,呼吸 32 次/min,脉搏 88 次/min,血压 120/80mmHg;神志清楚,精神尚可,全身未见皮疹、出血点,双侧颈部、颌下可及多个轻度肿大淋巴结,活动度好,无触痛,咽部稍红,双侧扁桃体无明显肿大;右肺呼吸音减低,左肺呼吸音清晰,未闻及干、湿啰音;心率 88 次/min,心律齐,各瓣膜听诊区未闻及杂音;腹软,肝、脾肋下未触及,肠鸣音活跃;神经系统无异常体征。血常规:血红蛋白 128g/L,白细胞计数 4.4×10^9/L,中性粒细胞 63%,淋巴细胞 26.6%,血小板计数 191×10^9/L;血沉 19mm/h;肺炎支原体 IgM 抗体(+);痰涂片及培养未见致病菌。胸部 CT 检查:右肺炎症,右侧胸腔少量积液。初步诊断:肺炎支原体肺炎。治疗 10 天后胸部 X 线表现:右肺中上野纹理粗多,炎症吸收期。

问题:

(1) 该病人诊断为肺炎支原体肺炎的主要依据有哪些?

(2) 肺炎支原体肺炎传播途径及该病人感染的诱因是什么?

（3）目前病人主要的护理诊断/问题及相应的护理措施是什么？

5. 孙某，男，29岁。因反复高热、乏力、盗汗、食欲差、消瘦4个月就诊。起病前无明显诱因出现高热，体温波动于38~41℃，无咳嗽、咯痰等呼吸道症状。病人有慢性肾炎史，长期服用泼尼松每天10mg至入院前。身体评估：体温39℃，脉搏110次/min，呼吸18次/min，血压135/80mmHg。精神萎靡，面色萎黄，明显消瘦；两肺呼吸音粗，以左下肺为甚；腹肌略紧张，全腹无压痛及反跳痛，腹水征阴性；余（−）。实验室检查：血红蛋白85g/L，白细胞计数36.2×10^9/L，中性粒细胞82%，淋巴细胞18%，血沉75mm/h，ALT 125U/L，A/G=30/35。X线胸片示：左肺下野大片密度增高影，诊断为左肺下叶肺炎。腹部B超示：肝脾大，肝内实质性占位病变，考虑为肝脓肿。初步诊断为"左下肺炎、肝脓肿"收入院。入院后给予头孢唑啉、甲硝唑、阿米卡星治疗2周，复查X线胸片及腹部B超病灶未见吸收。连续3次痰涂片找抗酸杆菌阴性，结核菌素试验阴性，肝脏CT扫描考虑肝脓肿。继续原抗感染方案治疗3周。行肝脏穿刺术，找到大量结核分枝杆菌，确诊为左肺下叶肺结核，肝结核。给予抗结核治疗1个月，病情明显好转，复查X线胸片左肺下叶结核病灶略有吸收，腹部B超示肝内结核球。

问题：

（1）该病人结核菌素试验结果为阴性，其可能的原因是什么？

（2）该病人患有肺结核、肝结核，其传染性如何？请解释其原因。

（3）该病人目前最主要的护理诊断/问题是什么？依据是什么？请为其制订护理计划。

6. 李某，女，25岁。因发热、咳嗽、胸闷1周入院。病人1周前无明显诱因出现发热，午后多见，体温最高达39℃，伴咳嗽、胸闷、气急，自服"感冒药"后体温恢复正常。2天前再次发热、咳嗽，体温达39.1℃，并感呼吸困难。既往体健，无吸烟及饮酒嗜好。身体评估：体温37.3℃，脉搏80次/min，呼吸22次/min，血压120/80mmHg。神志清楚，口唇无发绀。左侧胸廓饱满，无胸骨压痛，左肺叩诊浊音，左下肺呼吸音消失，气管向右侧移位，未闻及干、湿啰音。腹平软，肝脾未触及，四肢及神经系统检查正常。实验室及其他检查：血沉35mm/h；胸部X线示：左侧胸腔大量积液；胸腔积液常规：白细胞计数1.31×10^9/L，淋巴细胞97%，蛋白质142g/L，乳酸脱氢酶357U/L；胸膜活检病理：左侧胸膜肉芽肿性改变，提示结核病变。入院初步诊断：结核性渗出性胸膜炎。

入院后给予吸氧、泼尼松、利福平、异烟肼、链霉素、乙胺丁醇、吡嗪酰胺抗结核治疗，胸腔穿刺抽液。病人精神状态好，食欲可，二便正常，睡眠无异常。

问题：

（1）该病人诊断为结核性渗出性胸膜炎的依据有哪些？对于结核病的诊断，最具特异性的检查是什么？

（2）结核病人接受化学药物抗结核治疗的原则是什么？目前病人所用的抗结核药物有哪些不良反应？用药护理应注意哪些问题？

（3）该病人目前最主要的护理诊断/问题是什么？相应的护理措施有哪些？

7. 费某，女，35岁。哮喘病史10年，前5年反复发作喘息、气急、咳嗽，可自行缓解，近5年上述症状发作逐渐频繁。昨天朋友聚会，食用螃蟹后先感鼻痒、打喷嚏和流鼻涕，随即气急、咳嗽、不能平卧，自服氨茶碱片未见好转。今晨气急加剧、张口呼吸、喘鸣严重、口唇青紫、大汗淋漓、四肢厥冷，遂急诊入院。身体评估：体温37.6℃，脉搏124次/min，呼吸32次/min，血压100/60mmHg；急性病容，端坐位，表情痛苦，口唇发绀，颈静脉怒张；胸廓较膨隆，双侧语颤均减弱，叩诊过清音，双肺布满哮鸣音及少量湿啰音，语音传导增强；心率124次/min，心律齐，心脏听诊无杂音；肝、脾肋下未触及。实验室及其他检查：血常规：白细胞计数8×10^9/L，中性粒细胞占70%，淋巴细胞22%，嗜酸性粒细胞8%。X线胸片：可见肺气肿征象，两肺纹理粗乱。肺功能：FEV_1 80%预计值，PEF变异率为25%。

问题：

（1）该病人目前可能的疾病诊断是什么？

（2）可引起该疾病发作的环境因素有哪些？

（3）根据上述症状评估病情，该病人的病情程度为哪级？

（4）该病人目前主要的护理诊断/问题及护理措施有哪些？

8. 龙某，男，69岁。既往慢性阻塞性肺疾病病史15年，2周前感冒后出现咳嗽、咳痰、气促，活动后心悸、呼吸困难、乏力，活动耐力下降。身体评估：颈静脉充盈，四肢末梢发绀；听诊双肺底偶有湿啰音；剑突下心脏搏动，心音遥远，三尖瓣区可闻及收缩期杂音。

问题：

（1）该病人可能的疾病诊断是什么？

（2）该病人目前主要的护理诊断/问题有哪些？

（3）护士如何指导病人休息与活动？

9. 王某，男，61岁，农民。于15年前无明显诱因反复出现咳嗽、咳白色泡沫痰，晨起较重，秋冬好发，每年累计时间超过3个月。5年前在原有症状基础上出现气促，起初于快步走、重体力劳动时气促加重，经休息可缓解，1年来步行即感气促。3天前因发热、咳嗽、咳痰、气急加重，伴颜面、四肢水肿就诊。自患病以来，病人精神状态较差，体重无明显变化，食欲不佳，大、小便正常，睡眠无异常。吸烟史40年，20支/d，已戒烟2年。身体评估：体温38.2℃，脉搏122次/min，呼吸36次/min，血压122/70mmHg。神志清楚，口唇发绀；呈桶状胸，两侧对称；呼吸急促，双侧语颤音减弱，双肺叩诊过清音；双肺呼吸音减弱、呼气相延长，双下肺可闻及湿啰音。实验室及其他检查：血常规：白细胞计数$18.2×10^9$/L，中性粒细胞80.8%，淋巴细胞7.1%，单核细胞11.6%，嗜酸性粒细胞0.5%，血小板计数$104×10^9$/L，超敏C反应蛋白（CRP）124.06ng/ml，降钙素原（PCT）0.306ng/ml。动脉血气分析：pH7.35，$PaCO_2$ 62mmHg，PaO_2 50mmHg，SaO_2 88%。血生化：钾4.5mmol/L，钠138mmol/L。胸部CT：肺气肿，右肺上叶及左肺下叶可见多发不规则斑片状阴影。心脏彩超：右房增大，右室壁增厚，肺动脉增宽，三尖瓣中度反流。入院诊断：COPD加重期，右心功能不全，肺动脉高压。给予抗感染、支气管舒张、平喘、祛痰、利尿、吸氧等治疗措施。

问题：

（1）对该病人的病情和严重程度评估，需要从哪几个方面进行？

（2）该病人主要的护理诊断/问题是什么？应该采取哪些护理措施？

10. 廖某，男，65岁。因急性前间壁心肌梗死收住院。紧急冠状动脉造影显示左主干狭窄达50%，左前降支狭窄90%，转外科行冠状动脉旁路移植术，手术顺利，术后转心脏外科ICU。术后予心电监护，经颈静脉放置肺动脉导管进行血流动力学监测，左侧桡动脉插管行有创血压监测，胸腔闭式引流，留置导尿，两路外周静脉通路。术后第3天，病人恢复良好，停血流动力学监测，拔除肺动脉导管，停有创动脉压监测，停留置导尿。护士协助病人床上主动肢体活动。术后第4天，病人情况进一步好转，上午10点，护士协助病人下地活动。30分钟后，病人突然感到胸闷、呼吸困难、胸痛，并随呼吸运动加重。病人表情惊恐，烦躁不安，口唇发绀。心率124次/min，偶有室性期前收缩，血压88/60mmHg，SaO_2 90%，肺部可闻及细湿啰音，无颈静脉怒张，肝颈静脉回流征阴性。螺旋CT诊断为肺血栓栓塞症，给予rt-PA溶栓治疗后普通肝素抗凝治疗。

问题：

（1）该病人存在哪些肺血栓栓塞症的危险因素？

（2）该病人确诊肺血栓栓塞症需按照什么诊断程序进行？

（3）该病人目前最主要的护理诊断/问题有哪些？依据是什么？需采取哪些有针对性的护理措施？

11. 张某，男，60岁。因"反复咳嗽、咳痰10余年，加重伴咯血2个月"入院。病人10余年前出现咳嗽、咳痰，为少量白色黏痰，常在秋冬季节发作，每次持续3个月以上，自行口服药物或住院治疗后好转。2年前出现呼吸困难，活动后加重。近1个月来症状加重，并出现痰中带少量鲜红色血丝，伴右胸间断隐痛，自行服用感冒药及抗生素治疗后未缓解，为进一步治疗入院。近1个月来食欲及睡眠稍差，体重下降约5kg，二便正常。吸烟40包年，少量饮酒。身体评估：体温37.2℃，脉搏70次/min，呼吸25次/min，血压102/70mmHg。神志清楚，慢性病容，体型消瘦，身高175cm，体重53kg。气管居中，球结膜无水肿，全身淋巴结未扪及肿大。口唇无发绀，未见杵状指。胸廓对称无畸形，听诊右肺呼吸音低，左肺呼吸音正常，双肺未闻及湿啰音。胸部 CT 提示:右肺上叶团块影。

问题:

(1) 病人拟行支气管镜活检确诊,检查前及检查后护士需采取哪些护理措施?

(2) 支气管镜检查结果为"右上肺鳞癌",肺癌的主要危险因素有哪些?

(3) 病人目前主要的护理诊断/问题有哪些? 主要护理措施有哪些?

(4) 该病人行"胸腔镜下右肺上叶切除术 + 淋巴结清扫术",术后 1 周出院,拟行化疗,护士应予哪些健康指导促进病人术后康复及配合下一步的治疗?

12. 黄某,男,41 岁。因艾滋病合并卡氏肺孢子菌感染收住院治疗。入院第 4 天凌晨,病人感到左侧胸部一阵刀割样疼痛后出现胸闷、呼吸困难,立即坐起以缓解呼吸困难,说话时因需呼吸而中断。身体评估:病人表情紧张、发绀、额头有汗,心率 122 次/min,呼吸 30 次/min,血压 130/80mmHg,SaO_2 90%,气管居中,左胸腋下语颤减弱、叩诊过清音、呼吸音消失。立即拍摄床边 X 线胸片示左侧胸腔有气胸线,线外透亮度增强,无肺纹理,气胸线到侧胸壁的距离为 2cm,诊断为左胸自发性气胸。医嘱:面罩吸氧,流量 10L/min,立即放置左侧胸腔引流管行胸腔闭式引流。

问题:

(1) 该病人发生气胸的原因和机制是什么?

(2) 该病人的气胸是稳定性还是非稳定性? 依据是什么? 目前气胸容积约为多少?

(3) 医生为什么要给予病人高流量吸氧?

(4) 该病人主要的护理诊断/问题有哪些? 依据是什么? 病人在放置胸腔闭式引流后的护理要点是什么?

13. 王某,男,63 岁。因"打鼾 40 余年,睡眠时呼吸暂停伴日间嗜睡 10 年,间断夜间憋醒 5 年"就诊。病人诉年轻时就有睡眠打鼾,10 年前妻子发现其打鼾后有呼吸暂停,伴有晨起头痛、咽干。近 5 年打鼾及呼吸暂停加重,间断出现睡眠中突然憋醒、大汗淋漓、面色青紫,深呼吸后可缓解,白天嗜睡及乏力逐渐加重,数次因开车打瞌睡而造成交通事故。5 年前体检时发现高血压,口服美托洛尔、硝苯地平控释片治疗,但效果不佳;3 年前发现血糖升高,诊断为 2 型糖尿病,间断服用降血糖药物治疗。既往饮酒、吸烟 40 余年,每天吸烟 20 余支。身体评估:脉搏 90 次/min,呼吸 21 次/min,血压 160/110mmHg。神志清楚,体型肥胖,身高 170cm,体重 110kg,鼻咽通畅,口唇轻度发绀,下腹部及臀部可见纵行紫纹。心电图:ST 段压低;腹部 B 超:中度脂肪肝;多导睡眠监测:AHI:45 次/h,夜间最低血氧饱和度 66%。初步诊断:阻塞型睡眠呼吸暂停低通气综合征。

问题:

(1) 该病人主要的诊断依据是什么?

(2) 病人目前主要的护理诊断/问题是什么? 主要护理措施有哪些?

(3) 病人出院回家后长期无创通气治疗,护士进行健康指导的内容有哪些?

14. 常某,男,70 岁。COPD 病史 30 年,慢性呼吸衰竭病史 10 年,半天前出现呼吸困难加重伴意识模糊、躁动,被家属送入医院。既往吸烟史 40 年,每天 1 包,10 年前已戒烟。身体评估:体温 39.0℃,脉搏 124 次/min,呼吸 30 次/min,血压 150/92mmHg。半卧位,意识模糊,唇颊发绀;双肺语颤减弱,叩诊过清音,可闻及哮鸣音和湿啰音。实验室检查:白细胞计数 $14×10^9$/L,中性粒细胞 92%,PaO_2 52mmHg,$PaCO_2$ 70mmHg。

问题:

(1) 根据现有资料,分析该病人入院前可能发生了什么情况?

(2) 该病人为什么会出现意识模糊和躁动?

(3) 该病人目前主要的护理诊断/问题有哪些? 依据是什么? 主要护理措施有哪些?

15. 梁某,男,80 岁。因"反复咳嗽咳痰 30 余年,呼吸困难 5 年,症状加重伴双下肢水肿 10 天"入院。病人慢性阻塞性肺疾病病史 30 余年,10 天前受凉后咳嗽,痰量增加,伴端坐呼吸,并出现双下肢水肿,为进一步救治急诊入院。身体评估:体温 37℃,脉搏 120 次/min,呼吸 28 次/min,血压 135/70mmHg。神志清楚,慢性病容,张口呼吸,口唇发绀。SpO_2 85%。动脉血气分析:pH 7.31,PaO_2 55mmHg,$PaCO_2$ 60mmHg,遵医嘱予以无创正压通气治疗。治疗 3 小时后,病人症状无缓解,不能有效排痰,动脉血气分析示 pH 7.21,PaO_2 50mmHg,$PaCO_2$ 65mmHg,予以气管插管行有创通气治疗。

问题:

(1) 该病人入院时使用无创通气治疗的指征是什么?护士对病人的健康教育内容有哪些?无创通气治疗过程中的病情观察要点有哪些?

(2) 该病人气管插管后应如何进行气道管理?

(3) 有创通气治疗 1 周后病人出现发热,体温 39.4 ℃,脉搏 124 次/min,呼吸 32 次/min,血压 140/84mmHg,SaO_2 下降到 86%。听诊肺部湿啰音较前增加,气管插管内吸出黄色黏痰,量多。请问该病人可能发生了什么并发症?如何能够明确诊断?该病人目前主要的护理诊断/问题及依据是什么?主要护理措施有哪些?

三、参 考 答 案

【名词解释】

1. 肺换气:指肺泡与肺毛细血管血液之间通过呼吸膜以弥散的方式进行的气体交换。

2. 三凹征:重症吸气性呼吸困难病人吸气时呼吸肌用力收缩,胸内负压极度增高,而引起胸骨上窝、锁骨上窝及肋间隙向内凹陷,称为"三凹征"。

3. 呼吸困难:指病人主观上感到空气不足、呼吸费力;客观上表现为呼吸运动用力,严重时可出现张口呼吸、鼻翼扇动、端坐呼吸,甚至发绀、辅助呼吸肌参与呼吸运动,并可有呼吸频率、深度、节律的改变。

4. 急性上呼吸道感染:是鼻腔、咽或喉部急性炎症的总称。常见病原体为病毒,少数由细菌引起。

5. 急性病毒性喉炎:由鼻病毒、流感病毒、副流感病毒和腺病毒等所致,以声音嘶哑、讲话困难、咳嗽伴咽喉疼痛为特征,常有发热。

6. 肺炎:是指终末气道、肺泡和肺间质的炎症,可由多种病因引起,如感染、理化因素、免疫损伤等。

7. 医院获得性肺炎:简称医院内肺炎,是指病人在入院时既不存在,也不处于潜伏期,而是在住院48小时后发生的感染,也包括出院后48小时内发生的肺炎。

8. 病毒性肺炎:是由上呼吸道病毒感染向下蔓延,侵犯肺实质所致的肺部炎症。

9. 肺真菌病:是指由真菌引起的肺部疾病,主要指肺和支气管的真菌性炎症或相关病变。

10. 肺脓肿:是由多种病原菌引起的肺组织坏死性病变,形成包含坏死物或液化坏死物的脓腔。

11. 血源性肺脓肿:是因皮肤外伤感染、疖、痈、骨髓炎所致的菌血症,病原菌、脓栓经血行播散到肺,引起小血管栓塞、肺组织化脓性炎症、坏死而形成肺脓肿。

12. 支气管扩张症:指急、慢性呼吸道感染和支气管阻塞后,反复发生支气管化脓性炎症,致使支气管壁结构破坏,管壁增厚,引起支气管异常和持久性扩张的一类异质性疾病的总称。

13. 体位引流:是利用重力作用促使呼吸道分泌物流入气管、支气管排出体外的方法。其效果与需引流部位对应的体位有关。

14. 肺结核:是结核分枝杆菌引起的肺部慢性传染性疾病。

15. 原发型肺结核:也称初染结核,包括原发综合征及胸内淋巴结结核,多见于少年儿童及从边远山区、农村初进城市的成人。

16. 继发型肺结核:包括浸润性肺结核、纤维空洞性肺结核和干酪性肺炎等。多由体内潜伏病灶中的结核菌重新活动而发病,少数为外源性再感染,多见于成年人,病程长,易反复。

17. 支气管哮喘:是一种以慢性气道炎症和气道高反应性为特征的异质性疾病,包括气道慢性炎症、气道对多种刺激因素呈现的高反应性、多变的可逆性气流受限和气道重塑等主要特征。

18. 气道高反应性：指气道对各种刺激因子如变应原、理化因素、运动和药物等呈现的高度敏感状态，表现为病人接触上述刺激因子时气道出现过强或过早的收缩反应。

19. 哮喘急性发作期：指哮喘病人喘息、气急、胸闷或咳嗽等症状突然发生或加重，伴有呼气流量降低，常因接触变应原等刺激物质或治疗不当所致。

20. 慢性支气管炎：是气管、支气管黏膜及其周围组织的慢性非特异性炎症。

21. 慢性阻塞性肺疾病：是一种常见的、可以预防和治疗的疾病，其特征是持续存在的呼吸系统症状和气流受限，通常与显著暴露于有害颗粒或气体引起的气道和/或肺泡异常有关。

22. 慢性肺源性心脏病：指由于支气管-肺组织、胸廓或肺血管病变引起肺血管阻力增加，产生肺动脉高压，继而右心室结构和/或功能改变的疾病。

23. 肺血管重构：慢性缺氧使肺血管收缩，管壁张力增高。缺氧时肺内产生多种生长因子，可直接刺激管壁平滑肌细胞、内膜弹力纤维及胶原纤维增生。

24. 肺血栓栓塞症：是指由血栓阻塞肺动脉或其分支时所引起的以肺循环和呼吸功能障碍为主要临床和病理生理特征的疾病。

25. 肺血栓 Virchow 三要素：指导致病人发生深静脉血栓（DVT）和肺血栓栓塞症（PTE）的 3 个主要危险因素，即血液淤滞、静脉系统内皮损伤和血液高凝状态。

26. 原发性支气管肺癌：简称肺癌，是起源于呼吸上皮细胞（支气管、细支气管和肺泡）的恶性肿瘤。

27. 上腔静脉阻塞综合征：上腔静脉受到阻塞或压迫时，导致静脉回流受阻，表现为颈面部及上肢水肿、颈静脉扩张和胸壁静脉曲张。严重者皮肤可呈暗紫色，眼结膜充血，视物模糊，头晕、头痛。

28. 胸腔积液：指任何原因使胸液形成过多或吸收过少时，导致胸液异常积聚，称为胸腔积液。

29. 自发性气胸：指肺组织及脏层胸膜的自发破裂，或胸膜下肺大疱自发破裂，使肺及支气管内气体进入胸膜腔所致的气胸。

30. 张力性气胸：指胸膜破裂口呈单向活瓣或活塞作用，吸气时因胸廓扩大、胸膜腔内压变小而开启，空气进入胸膜腔；呼气时因胸膜腔内压升高压迫活瓣而关闭，使气体不能排出，致使胸膜腔内气体不断积聚，压力持续升高，可高达 $10\sim20cmH_2O$，抽气后胸膜腔内压可下降，但又迅速复升。

31. 阻塞型睡眠呼吸暂停低通气综合征：指由多种原因导致睡眠过程中反复出现低通气和/或呼吸暂停，引起慢性间歇性低氧血症、高碳酸血症和睡眠结构紊乱，进而使机体发生一系列病理生理改变的临床综合征。

32. 呼吸衰竭：指各种原因引起的肺通气和/或换气功能严重障碍，以致在静息状态下亦不能维持足够的气体交换，导致低氧血症伴或不伴高碳酸血症，进而引起一系列病理生理改变和相应临床表现的综合征。

33. 通气/血流比例失调：指每分钟肺泡通气量与每分钟肺毛细血管总血流量之比（$\dot{V}_A/\dot{Q}$），正常成人安静时约为 0.8，任何原因导致 $\dot{V}_A/\dot{Q}$ 大于或小于 0.8，均称为通气/血流比例失调。

34. 氧合指数：指动脉血氧分压与吸入氧浓度的比值，单位为 mmHg，是 ARDS 建立诊断、严重程度分级和疗效评价的重要指标。

35. 婴儿肺：急性呼吸窘迫综合征病人由于肺泡大量积水，使肺泡表面物质减少，出现小气道陷闭和肺泡萎陷，使两肺功能残气量和有效参与气体交换的肺泡数量减少，称为"婴儿肺"。

36. 胸膜腔穿刺术：是自胸膜腔内抽取积液或积气的操作，常用于检查胸腔积液的性质，抽气、抽液减压以及进行胸膜腔内给药等。

37. 机械通气：是在病人自然通气和/或氧合功能出现障碍时，运用机械装置（主要是呼吸机）使病人恢复有效通气并改善氧合的方法。

38. 通气模式：指呼吸机在每一个呼吸周期中气流发生的特点，主要体现在吸气触发方式、吸-呼切换方式、潮气量大小和流速波形。

39. 呼吸机相关性肺炎：在接受机械通气 48 小时后发生的肺炎，包括机械通气撤机、拔管后 48 小时内发生的肺炎。

【选择题】

A₁型题

1. D	2. B	3. C	4. A	5. B	6. A	7. A	8. B	9. D	10. C
11. E	12. B	13. D	14. C	15. A	16. B	17. D	18. B	19. B	20. D
21. E	22. A	23. C	24. A	25. C	26. B	27. D	28. D	29. E	30. A
31. C	32. C	33. D	34. C	35. B	36. A	37. B			

A₂型题

1. D	2. B	3. D	4. A	5. E	6. D	7. D	8. A	9. A	10. B
11. E	12. A	13. D	14. E	15. B	16. E	17. D	18. D	19. E	20. E
21. D	22. B	23. B	24. E	25. B	26. A	27. A	28. A	29. B	30. D
31. A	32. D	33. C	34. E	35. B	36. E	37. E	38. D	39. D	40. E
41. C	42. A	43. B							

A₃型题

1. D	2. A	3. C	4. C	5. A	6. B	7. B	8. D	9. B	10. E
11. B	12. E	13. E	14. C	15. E	16. E	17. D	18. C	19. E	20. B
21. E	22. E	23. C	24. E	25. C	26. E	27. A	28. E	29. D	30. B
31. B	32. E	33. C	34. D	35. C	36. E	37. E	38. D	39. D	40. C
41. D	42. A	43. B	44. B	45. A	46. D	47. E	48. E	49. B	50. D
51. E									

A₄型题

1. D	2. B	3. B	4. E	5. E	6. D	7. B	8. D	9. B	10. A
11. E	12. E	13. D	14. B	15. B	16. B	17. D	18. E	19. B	20. C
21. E	22. C	23. D	24. C	25. B	26. C	27. A	28. C	29. B	30. A
31. B	32. D								

【简答题】

1. (1)气道的主要防御机制有3个:①物理防御机制:通过对致病因子的沉积、滞留和气道黏液-纤毛运载系统的作用完成;②生物防御机制:上呼吸道的正常菌群对机体是一种防御机制;③神经防御机制:主要是由有害因子刺激鼻黏膜、喉及气管时产生咳嗽反射、喷嚏和支气管收缩等完成,从而将异物或微生物排出体外。

(2) 导致呼吸道防御功能降低常见因素:经口呼吸、理化刺激、气管切开或气管插管、缺氧、高浓度吸氧及药物(如糖皮质激素、免疫抑制药物及麻醉药)等因素的影响,使呼吸道防御功能降低,为病原体入侵创造条件。

2. 正确留取痰标本和血培养标本的方法及注意事项为:①留取痰标本应尽可能在使用(或更换)抗生素前进行,采集来自下呼吸道的分泌物。怀疑普通细菌感染,需留取痰量 >1ml,真菌和寄生虫 3~5ml,分枝杆菌 5~10ml。②血培养是诊断菌血症的重要方法。成人每次应采集 2~3 套,每套从不同穿刺点进行采集。从同一穿刺点采集的血液标本通常分别注入需氧和厌氧培养瓶,每瓶采血量为 8~10ml,以提高阳性检出率。采血应在寒战或发热初起时进行,抗菌药物应用之前采集最佳。

3. 肺源性呼吸困难的分类及临床特点为:①吸气性呼吸困难:主要表现为吸气显著费力,重症者会出现吸气"三凹征",伴有干咳及高调吸气性哮鸣音。常见于喉部、气管、大支气管的狭窄与阻塞。②呼气性呼吸困难:主要表现为呼气费力、缓慢,呼气时间明显延长,常伴有呼气期哮鸣音。主要与肺泡弹性减弱和/或小支气管的痉挛或炎症有关。③混合性呼吸困难:吸气期及呼气期均感呼吸费力、呼吸频率增快、深度变浅,可伴有呼吸音异常或病理性呼吸音。主要与肺或胸膜腔病变致呼吸面积减少,换气功能障碍有关。

4. 大咯血病人出现窒息的临床表现：咯血突然减少或中止，表情紧张或惊恐，大汗淋漓，两手乱动或手指喉头（示意空气吸不进来），继而出现发绀、呼吸音减弱、全身抽搐，甚至心跳呼吸停止而死亡。抢救措施包括：①立即清除积血，保持呼吸道通畅。取头低脚高45°俯卧位，头偏向一侧，轻拍背部，迅速排出气道和口咽部的血块，或直接刺激咽部以咳出血块。必要时用吸痰管进行负压吸引。②氧疗。气道通畅后，给予高流量吸氧。③建立静脉通道，遵医嘱给予止血药物及补充血容量。④做好气管插管或气管切开的准备与配合工作，必要时遵医嘱建立人工气道行机械通气，以解除呼吸道阻塞。

5. 急性上呼吸道感染的病因与发病机制：急性上呼吸道感染70%~80%由病毒引起，其中主要包括鼻病毒、流感病毒（甲、乙、丙）、副流感病毒、呼吸道合胞病毒、腺病毒、埃可病毒、柯萨奇病毒、麻疹病毒、风疹病毒等。细菌感染占20%~30%，可直接或继发于病毒感染后发生，病原菌以口腔定植菌溶血性链球菌最为多见，其次为流感嗜血杆菌、肺炎链球菌和葡萄球菌等，偶见革兰氏阴性杆菌。接触病原体后是否发病，取决于传播途径和人群易感性，当机体或呼吸道局部防御功能降低时（如受凉、淋雨、过度疲劳等），原已存在于上呼吸道或从外界侵入的病毒或细菌可迅速繁殖引起本病。

6. 急性气管-支气管炎病人的健康指导内容包括：①疾病预防指导：戒烟，冬季注意防寒，避免急性上呼吸道感染等诱发因素；增强体质，可选择合适的体育活动，如健身操、太极拳、跑步等，可进行耐寒训练，如冷水洗脸、冬泳等。②疾病知识指导：患病期间增加休息时间，避免劳累；饮食宜清淡、富于营养；按医嘱用药，如2周后症状仍持续应及时就诊。

7. 重症肺炎诊断标准包括主要标准和次要标准。主要标准：①需要气管插管，行机械通气治疗；②脓毒血症休克经积极液体复苏后仍需要血管活性药物治疗。次要标准：①呼吸频率≥30次/min；②氧合指数≤250mmHg；③多肺叶浸润；④意识障碍和/或定向障碍；⑤血尿素氮（BUN）≥7.14mmol/L；⑥收缩压<90mmHg，需要积极的液体复苏。符合1项主要标准，或至少3项次要标准者，可诊断为重症肺炎，需要密切观察，积极救治，有条件时收入ICU治疗。

8. 肺炎病人发热的护理措施：可采用温水擦浴、冰袋、冰帽等物理降温措施，以逐渐降温为宜，防止虚脱。病人大汗时，及时协助擦拭和更换衣服，避免受凉。必要时遵医嘱使用退热药或静脉补液，补充因发热而丢失较多的水分和电解质，加快毒素排泄和热量散发。心脏病和/或老年人应注意补液速度，避免补液过快导致急性肺水肿。

9. 葡萄球菌肺炎感染的主要途径及易感人群：①葡萄球菌的感染途径主要有两种：一种为继发于呼吸道感染，常见于儿童流感或麻疹后；另一种为血源性感染，是来自皮肤感染灶（痈疖、伤口感染、蜂窝织炎）或静脉导管置入污染，葡萄球菌经血液循环到肺部，引起肺炎、组织坏死并形成单个或多发肺脓肿。医院获得性肺炎中葡萄球菌感染所占的比例较高，由耐甲氧西林金黄色葡萄球菌（MRSA）导致的肺炎在治疗上较为困难。②易感人群：糖尿病、血液恶性肿瘤、慢性肝病、艾滋病及其他慢性消耗性疾病病人，长期应用糖皮质激素、抗肿瘤药物和其他免疫抑制剂者，长期应用广谱抗生素而致体内菌群失调者以及静脉应用毒品者。

10. 医院内铜绿假单胞菌肺炎的感染途径及易感人群：①铜绿假单胞菌是一种条件致病菌，在正常人皮肤（如腋下、会阴部和耳道内）、呼吸道和肠道均存在。感染途径一部分来自病人自身，另一来源为其他病人或带菌的医务人员，经手、飞沫或污染的器械而传播。②易感人群包括老年人、有严重基础疾病、营养不良或使用免疫抑制剂治疗者，如慢性阻塞性肺疾病、多器官功能障碍综合征、白血病、糖尿病、住监护病房、接受人工气道或机械通气的病人。

11. 诱发肺部真菌感染的原因及其预防：健康人对真菌具有高度的抵抗力，当机体免疫力下降时，通过呼吸道吸入或寄生于口腔及体内其他部位的真菌导致肺真菌病的机会增加。肺真菌病重在预防，合理应用抗生素、糖皮质激素，改善营养状况，加强口鼻腔的清洁护理，是减少肺真菌病的主要措施。

12. 引起吸入性肺脓肿发生的易患因素：正常情况下，呼吸道有咳嗽反射、黏液-纤毛运载系统及肺巨噬细胞等，能防止误吸并迅速清除气道吸入物。吸入性肺脓肿多由厌氧菌经口、鼻、咽吸入而致病，误吸是致病的主要原因。当存在意识障碍、全身麻醉或气管插管等情况则易发生误吸，使得牙槽脓肿、扁桃体炎、鼻窦炎等脓性分泌物、口腔、鼻、咽部手术后的血块或分泌物等，经气管吸入肺内致病；或存在食管、神经系统疾病所致的吞咽困难，以及受寒、醉酒和极度疲劳所致的机体免疫力低下与气道防御清除功能减弱，亦可使病原菌随口腔分泌物、呕吐物吸入肺内而致病。

13. 肺脓肿病人口腔护理的意义及护理要点：①肺脓肿病人的口腔护理尤为重要，主要原因是：病人高热持续时间长，使口腔内唾液分泌减少，口腔黏膜干燥；病人咳大量脓痰，利于细菌繁殖，易引起口腔炎及黏膜溃疡；治疗中大量应用抗生素，易致菌群失调而诱发真菌感染。②护理要点主要是协助病人在晨起、饭后、体位引流后、临睡前漱口，尤其是咳大量脓臭痰的病人，应嘱其每次咳痰后及时漱口。

14. 支气管扩张症病人的临床表现：①症状，包括慢性咳嗽、大量脓痰，反复咯血，反复肺部感染，慢性感染中毒症状。②体征，早期或干性支气管扩张症无异常肺部体征，病变重或继发感染时，在下胸部、背部可闻及固定而持久的局限性粗湿啰音，有时可闻及哮鸣音，部分病人伴有杵状指(趾)。

15. 体位引流过程中需要观察的内容：引流时应有护士或家人协助，观察病人有无出汗、脉搏细弱、头晕、疲劳、面色苍白等表现，评估病人对体位引流的耐受程度，如病人出现心率超过 120 次/min、心律失常、高血压、低血压、眩晕或发绀，应立即停止引流并通知医生。

16. 结核菌素试验的方法和结果判断：①结核菌素试验的方法：通常取 0.1ml(5IU)结核菌素，在左前臂屈侧上中三分之一处交界做皮内注射，以局部出现 7~8mm 大小的圆形橘皮样皮丘为宜。②结果的判断：注射 72 小时(48~96 小时)后测量皮肤硬结的横径和纵径，得出平均直径 =(横径 + 纵径)/2。阴性(−)：硬结直径 <5mm 或无反应；阳性(+)：硬结直径≥5mm，其中 <10mm 为一般阳性；10~15mm 为中度阳性；≥15mm 或局部出现双圈、水疱、坏死或淋巴管炎为强阳性。

17. 肺结核化学治疗的原则：早期、规律、全程、适量和联合治疗。①早期是指一旦发现和确诊结核后均应立即给予化学治疗，以迅速控制病情及减少传染性。②规律即严格按化疗方案的规定用药，不可随意更改方案、遗漏或随意中断用药，以避免细菌产生耐药。③全程指病人必须按治疗方案坚持完成规定疗程，这是提高治愈率和减少复发率的重要措施。④适量指严格遵照适当的药物剂量用药。用药剂量过低不能达到有效血药浓度，影响疗效，易产生耐药性，剂量过大易发生药物不良反应。⑤联合是指根据病情及抗结核药的作用特点，联合使用两种以上药物。联合用药可杀死病灶中不同生长速度的菌群，提高疗效，还可减少和预防耐药菌的产生，增加药物的协同作用。

18. 肺结核病人坚持用药的指导内容：①抗结核化疗对控制结核病起决定性作用，护士应向病人及其家属反复强调化疗的重要性及意义，督促病人按医嘱服药，坚持完成规则、全程化疗，以提高治愈率、减少复发。②向病人说明化疗药的用法、疗程、可能出现的不良反应及表现，督促病人定期检查肝、肾功能及听力情况，如出现巩膜黄染、肝区疼痛、胃肠不适、眩晕、耳鸣等不良反应要及时与医生联系，不要自行停药，大部分不良反应经相应处理可以消除。

19. 结核病预防与控制过程中切断传播途径的主要措施包括：①开窗通风，保持空气新鲜，可有效降低结核病传播。涂阳肺结核病人住院治疗时需进行呼吸道隔离，每天紫外线消毒病室。②结核菌主要通过呼吸道传播，病人咳嗽或打喷嚏时应用双层纸巾遮掩；不随地吐痰，痰液应吐入带盖的容器内，与等量的 1% 消毒灵浸泡 1 小时后再弃去，或吐入纸巾中，含有痰液的纸巾应焚烧处理；接触痰液后用流动水清洗双手。③餐具煮沸消毒或用消毒液浸泡消毒，同桌共餐时使用公筷，以防传染。④衣物、寝具、书籍等污染物可在烈日下暴晒进行杀菌。

20. MDI 的使用方法：打开盖子，摇匀药液，深呼气至不能再呼时张口，将 MDI 喷嘴置于口中，双唇包住咬口，以慢而深的方式经口吸气，同时以手指按压喷药，至吸气末屏气 10 秒钟，使较小的雾粒沉降在气道远端，然后缓慢呼气，休息 3 分钟后可再重复使用 1 次。

21. β_2 受体激动药的用药护理包括：①指导病人按医嘱用药，不宜长期、规律、单一、大量使用，因为长期应用可引起 β_2 受体功能下降和气道反应性增高，出现耐药性。②指导病人正确使用雾化吸入器，以保证药物的疗效。③静脉滴注沙丁胺醇时应注意控制滴速。用药过程观察有无心悸、骨骼肌震颤、低血钾等不良反应。

22. 重度哮喘病人急性发作的临床表现为：日常生活受限，喘息持续发作，只能单字讲话，端坐呼吸，大汗淋漓；呼吸频率 >30 次/min，哮鸣音响亮而弥漫；脉率 >120 次/min，常有焦虑和烦躁。

23. 支气管哮喘严重发作时可并发气胸、纵隔气肿、肺不张，长期反复发作和感染可并发慢性支气管炎、肺气肿、支气管扩张症、间质性肺炎、肺纤维化和肺源性心脏病。

24. 长期家庭氧疗的适应证：①PaO_2<55mmHg 或 SaO_2≤88%，有或没有高碳酸血症；②$PaO_2$55~60mmHg 或 SaO_2<89%，并有肺动脉高压、右心衰竭或红细胞增多症。

25. 保持 COPD 病人呼吸道通畅的护理措施：①湿化气道。痰多黏稠、难以咳出的病人需多饮水，以达到稀释痰液的目的，也可遵医嘱每天进行雾化吸入。②有效咳痰。如晨起时咳嗽，排出夜间聚积在肺内的痰液；就寝前咳嗽排痰有利于病人的睡眠。咳嗽时，病人取坐位，头略前倾，双肩放松，屈膝，前臂垫枕，如有可能应使双足着地，有利于胸腔的扩展，增加咳痰的有效性。咳痰后恢复坐位，进行放松性深呼吸。③协助排痰。护士或家属给予胸部叩击或体位引流，有利于分泌物的排出。也可用特制的按摩器协助排痰。

26. 长期家庭氧疗的指导内容：①了解氧疗的目的、必要性及注意事项；②注意安全：供氧装置周围严禁烟火，防止氧气燃烧爆炸；③氧疗装置定期更换、清洁、消毒。

27. 肺源性心脏病病人的皮肤护理措施：注意观察全身水肿情况、有无压力性损伤发生。因肺心病病人常有营养不良和身体下垂部位水肿，若长期卧床，极易形成压力性损伤。指导病人穿宽松、柔软的衣服；定时更换体位，受压处垫气圈或海绵垫，或使用气垫床。

28. 肺性脑病的护理措施：①休息和安全：病人绝对卧床休息，呼吸困难者取半卧位，有意识障碍者，予床挡进行安全保护，必要时专人护理。②吸氧护理：持续低流量、低浓度给氧，氧流量 1~2L/min，浓度在 25%~29%。防止高浓度吸氧抑制呼吸，加重缺氧和二氧化碳潴留。③用药护理：遵医嘱应用呼吸兴奋药，观察药物的疗效和不良反应。出现心悸、呕吐、震颤、惊厥等症状，立即通知医生。④病情观察：定期监测动脉血气分析，密切观察病情变化，出现头痛、烦躁不安、表情淡漠、神志恍惚、精神错乱、嗜睡和昏迷等症状时，及时通知医生并协助处理。

29. 肺源性心脏病病人利尿药的使用原则和用药护理：①使用原则：选用作用温和的利尿药，联合保钾利尿药，宜短期、小剂量使用。如氢氯噻嗪25mg，每天 1~3 次；联用螺内酯20~40mg，每天 1~2 次。②用药护理：应用利尿药后易出现低血钾、低氯性碱中毒而加重缺氧，过度脱水引起血液浓缩、痰液黏稠不易排出等不良反应，应注意观察及预防。使用排钾利尿药时，督促病人遵医嘱补钾。利尿药尽可能在白天给药，避免夜间频繁排尿而影响病人睡眠。

30. 肺血栓栓塞症导致的循环功能改变主要表现为血流动力学改变，包括肺动脉压升高、右心功能不全、低血压休克、右心室心肌缺血。肺血栓栓塞症导致的呼吸功能不全主要是由于血流动力学改变所致，包括：①心排血量降低导致混合静脉血氧饱和度下降。②栓塞部位血流减少和非栓塞区血流增加导致通气/血流比例失调。③右心房压升高超过左心房压，使功能性闭合的卵圆孔重新开放，导致心内右向左分流。④栓塞部位肺泡表面活性物质分泌减少，肺泡萎陷，呼吸面积减小；同时肺顺应性下降使肺体积缩小，导致肺不张。⑤由于各种炎性介质和血管活性物质释放引起毛细血管通透性增高，间质和肺泡内液体增多或出血，累及胸膜可出现胸腔积液。

31. 溶栓治疗的主要不良反应是出血，最常见的出血部位为血管穿刺处，严重的出血包括腹膜后出血和颅内出血，其主要护理措施是：①密切观察出血征象，如皮肤青紫、血管穿刺处出血过多、血尿、腹部或背部疼痛、严重头疼、神志改变等。②严密监测血压，当血压过高时及时报告医生进行适当处理。③给药前宜留置外周静脉套管针，以方便溶栓过程中取血监测，避免反复穿刺血管。静脉穿刺部位压迫止血需加大力量并延长压迫时间。④溶栓治疗后，应每 2~4 小时测定 1 次 PT 或 APTT，当其水平降至正常值的 2 倍时才开始应用肝素抗凝。

32. 预防肺血栓栓塞症发生的护理措施主要有两方面。

（1）防止血液淤滞：①对存在发生 DVT 危险因素者，应指导其避免可能增加静脉血流淤滞的行为，如长时间保持坐位特别是卧时跷"二郎腿"以及卧床时膝下放置枕头等。②鼓励卧床病人进行床上肢体活动，不能自主活动的病人需进行被动关节活动,病情允许时需协助早期下地活动和走路。不能活动的病人,将腿抬高至心脏以上水平,可促进下肢静脉血液回流。③卧床病人可利用机械作用如穿加压弹力抗栓袜、应用下肢间歇序贯加压充气泵等促进下肢静脉血液回流。

(2) 改善血液高凝状态/降低导致血液高凝状态的风险:①指导病人适当增加液体摄入,防止血液浓缩;②指导病人积极治疗导致血液高凝状态的疾病;③对于血栓形成高危病人,应指导其按医嘱使用抗凝剂防止血栓形成。

33. 肺癌病人原发肿瘤引起的症状和体征包括:①咳嗽:为早期症状,表现为无痰或少痰的刺激性干咳。当肿瘤引起支气管狭窄时,咳嗽加重,多为持续性,呈高调金属音性咳嗽或刺激性呛咳。肺泡细胞癌可咳大量黏液痰。继发感染时,痰量增多,呈黏液脓性。②血痰或咯血:多见于中央型肺癌,肿瘤向管腔内生长可有间断或持续性痰中带血。表面糜烂严重侵蚀大血管时,可引起大咯血。③气短或喘鸣:肿瘤向支气管内生长,或转移到肺门淋巴结导致肿大的淋巴结压迫主支气管或隆突,或引起部分气道阻塞,出现呼吸困难、气短、喘息,偶尔表现为喘鸣,听诊时有局限或单侧哮鸣音。④发热:肿瘤组织坏死可引起发热,但多数发热由肿瘤引起的阻塞性肺炎所致,抗生素治疗效果不佳。⑤消瘦:消瘦为恶性肿瘤的常见症状之一。肿瘤发展到晚期,由于肿瘤毒素和消耗的原因,并有感染、疼痛导致的食欲减退,表现为消瘦或恶病质。

34. 肺癌病人疼痛的用药护理:①疼痛影响病人的情绪或日常生活时,应尽早建议遵医嘱使用止痛药物,用药期间加强观察,以确定有效止痛的药物及剂量。尽量使用口服给药,有需要时应按时用药,而不是在疼痛发作时再给药。②止痛药剂量应根据病人需求由小到大直至病人疼痛消失为止。③及时评估药物的疗效,了解疼痛缓解的程度及止痛药物作用持续时间,对生活质量的改善情况。根据评估的结果及时与医生沟通,按需调整用药方案。④加强药物不良反应的预防及护理,如阿片类药物有便秘、恶心、呕吐、精神紊乱等不良反应,应指导病人多进食富含纤维素的蔬菜和水果,或使用缓泻药等,以预防和缓解便秘。

35. 预防肺癌的指导包括:①戒烟:鼓励病人戒烟,避免被动吸烟。戒烟门诊、戒烟热线等可为病人戒烟提供帮助。②改善工作和生活环境:避免接触与肺癌发生有关的因素,加强职业接触中的劳动保护。③早期筛查:对肺癌高危人群进行定期体检,以早发现、早诊断、早治疗。

36. 促进胸腔积液病人呼吸功能的护理措施包括:①体位:按照胸腔积液的部位采取适当体位,一般取半卧位或患侧卧位,减少胸腔积液对健侧肺的压迫。②加强胸腔抽液或引流的护理。③保持呼吸道通畅:鼓励病人积极排痰,以保持呼吸道通畅。④呼吸锻炼:胸膜炎病人在恢复期,每天督导病人进行缓慢的腹式呼吸。经常进行呼吸锻炼可减少胸膜粘连的发生,提高肺泡通气量。⑤缓解胸痛:胸腔积液的病人常有胸痛,并随呼吸运动而加剧,为了减轻疼痛,病人常采取浅快的呼吸方式,可导致缺氧加重和肺不张,因此,需协助病人取患侧卧位,必要时用宽胶布固定胸壁,以减少胸廓活动幅度,减轻疼痛,或遵医嘱给予止痛药。⑥康复锻炼:待体温恢复正常,胸液抽吸或吸收后,鼓励病人逐渐下床活动,增加肺活量。

37. 气胸的发病机制:各种原因导致气胸发生后,胸膜腔内压力增高,失去了负压对肺的牵引作用,且正压对肺产生压迫,使肺失去膨胀能力,导致限制性通气功能障碍,表现为肺容量减小、肺活量降低、最大通气量降低。但由于初期血流量并不减少,产生通气/血流比例下降、动静脉分流增加,从而出现低氧血症。大量气胸时,不但失去了胸腔负压对静脉血回心的吸引作用,而且胸膜腔内正压还对心脏和大血管产生压迫作用,使心脏充盈减少,导致心排血量减少,出现心率加快、血压降低甚至休克。张力性气胸可引起纵隔移位,导致循环障碍,甚至窒息死亡。

38. 张力性气胸的紧急处理方法:立即胸腔穿刺排气。在无其他抽气设备时,为了抢救病人生命,可立即将无菌粗针头经患侧肋间插入胸膜腔,使胸腔内高压气体得以排出,达到暂时减压和挽救病人生命的目的。亦可将橡皮指套扎在该粗针头的尾部,在指套顶端剪一裂缝,使高压气体从小裂缝排出,待胸腔内压减至负压时,套囊塌陷,裂缝关闭,外界空气不能进入胸腔。

39. 阻塞型睡眠呼吸暂停低通气综合征病人白天的表现为嗜睡、头晕乏力、精神行为异常、头痛、个性变化、性功能减退等;夜间的表现为打鼾、呼吸暂停、憋醒、多动不安、多汗、夜尿、睡眠行为异常等。

40. 根据 AHI 和夜间最低 SaO_2,睡眠呼吸暂停低通气综合征病情分为:

病情分度	AHI/(次·h^{-1})	夜间最低 SaO_2/%
轻度	5~15	85~90
中度	>15,≤30	≥80,<85
重度	>30	<80

41. 呼吸衰竭时低氧血症和高碳酸血症的主要发生机制包括肺泡通气不足、弥散障碍、肺泡通气/血流比例失调、肺内动静脉解剖分流增加和氧耗量增加,使通气和/或换气过程发生障碍,导致呼吸衰竭。临床上往往是多种机制并存。

42. 根据 ARDS 柏林定义,符合下列 4 项条件者可诊断为 ARDS:①有明确的 ARDS 致病因素且在 1 周内出现的急性或进展性呼吸困难。②胸部 X 线平片/胸部 CT 显示两肺浸润阴影,不能完全用胸腔积液、肺叶/全肺不张和结节影解释。③呼吸衰竭不能完全用心力衰竭和液体负荷过重解释。如果临床没有危险因素,需要用客观检查(如超声心动图)来评价心源性肺水肿。④低氧血症,氧合指数≤300mmHg。

43. 呼吸衰竭和 ARDS 病人均需收住 ICU 进行严密监护,监测内容包括:①呼吸状况:呼吸频率、节律和深度,使用辅助呼吸肌呼吸的情况,呼吸困难的程度。②缺氧及二氧化碳潴留情况:观察有无发绀、球结膜水肿、肺部有无异常呼吸音及啰音。③循环状况:监测心率、心律及血压,必要时进行血流动力学监测。④意识状况及神经精神状态:观察有无肺性脑病的表现,如有异常应及时通知医生。昏迷者应评估瞳孔、肌张力、腱反射及病理反射。⑤液体平衡状态:观察和记录每小时尿量和液体出入量,有肺水肿的病人需适当保持负平衡。⑥实验室检查结果:监测动脉血气分析和生化检查结果,了解电解质和酸碱平衡情况。

44. 预防 ARDS 病人并发谵妄常用 ABCDEF 集束化干预。A 是对疼痛进行评估、预防和管理。B 是针对使用镇静药的病人进行早期苏醒试验,对于有创机械通气的病人需进行早期自主呼吸试验,以达到早期撤机的目的。C 是指镇静药和止痛药的选择,由于应用镇静药和止痛药是 ICU 病人发生谵妄的主要危险因素之一,因此,需选用导致谵妄风险相对较低的药物。D 是需对 ICU 病人进行常规的 ICU 谵妄评估和管理,包括进行谵妄常规评估(每天 2 次)、反复定向训练、改善昼夜睡眠-苏醒周期、减少听力和视力障碍等。E 是进行早期活动和早期锻炼。F 是指给家属赋能并鼓励家属参与病人的照护。ABCDEF 集束化干预的效果取决于护理人员在实施过程中的依从性,因此,需要根据病人存在的具体危险因素,选择适当的干预措施,并严格按要求实施集束化护理。

45. 支气管镜检查术后护理包括:①密切观察病人生命体征,观察有无发热、胸痛、呼吸困难及咯血等。向病人说明术后数小时内,特别是活检后会有少量咯血及痰中带血,缓解病人紧张情绪。对咯血者应通知医生,并观察咯血的性质及量。行支气管肺活检的病人注意观察有无气胸的发生。②局麻术后 2 小时或全麻术后 6 小时后才可饮水、进食。进食前试验小口喝水,无呛咳再进食。③嘱病人术后数小时内避免谈话和咳嗽,使声带得以休息,以免声音嘶哑和咽喉部疼痛。

46. 胸膜腔穿刺术的术后护理包括:①记录穿刺的时间,抽液抽气的量,胸腔积液的颜色、性质以及病人在术中的情况;②嘱病人静卧休息,鼓励深呼吸,促进肺膨胀;③术后密切观察病人的脉搏、呼吸、血压、主诉症状等,注意有无血胸、气胸、肺水肿等并发症的发生;④术后保持穿刺部位敷料清洁干燥,穿刺部位如出现红、肿、热、痛、液体溢出或体温升高时及时通知医生。

47. 有创机械通气病人的呼吸系统病情监护要点包括:①观察呼吸频率、节律、深度,监测有无自主呼吸,自主呼吸与呼吸机是否同步;评估有无呼吸困难、人机对抗等。②监测血氧饱和度、动脉血气分析及气末二氧化碳浓度,评估通气、氧合及机体酸碱平衡情况。③仔细观察呼吸道分泌物的颜色、性质、量和黏稠度,为肺部感染的治疗和气道护理提供主要依据。④胸部 X 线检查:可及时发现肺不张、VILI、VAP 等机械通气引起的并发症,亦可了解气管插管的位置。

48. 无创机械通气的常见并发症及预防措施:①口咽干燥:使用加热湿化器、避免漏气和间断饮水可以缓解症状。②罩压迫和鼻面部皮肤损伤:在鼻面部使用皮肤保护敷料和减压贴,选择大小合适的罩,避免同一部位长时间受压。③胃胀气:尽量避免吸气压力过高。④误吸:对于有反流和误吸高风险的病人应避免使用 NPPV;避免饱餐后使用 NPPV;治疗过程中协助病人取半卧位并按医嘱使用促进胃动力的药物可以预防误吸的发生。⑤排痰障碍:鼓励病人主动咳嗽排痰,必要时经口/鼻吸痰或经支气管镜吸痰。⑥漏气:治疗过程中应经常检查是否存在漏气并及时调整罩的位置和固定带的张力。⑦不耐受:选择适合的连接方式,规范操作程序。⑧恐惧(幽闭症):有效的病人教育和合适的解释通常能减轻或消除恐惧。⑨睡眠性上气道阻塞:可采用侧卧位或在睡眠时增加 PEEP。

【论述思考题】

答案略。

四、个案护理计划

【病例简介与护理计划一:肺炎】

1. 病史　刘某,男,72 岁。因发热、咳嗽、咳痰 5 天,收入呼吸内科。病人 5 天前无明显诱因发热,体温达 39.1℃,咳嗽,咳少量白色黏痰,无寒战、胸痛。给予克林霉素口服后,症状未见好转。2 天前咳嗽加重,咳黄色黏痰,痰量较多且不易咳出。精神良好,睡眠无异常,室内活动后自觉乏力、气短加剧。20 年前发现血压增高,最高达 170/95mmHg,一直规律服用降压药物治疗,血压稳定在 130/80mmHg 左右,无糖尿病、冠心病及高脂血症病史。

2. 身体评估　体温 39.0℃,脉搏 108 次/min,呼吸 28 次/min,血压 135/80mmHg。神志清楚,口唇轻度发绀,无颈静脉怒张,全身无皮疹,浅表淋巴结未触及;双肺叩诊清音,呼吸音粗,右下肺可闻及湿啰音;心率 108 次/min,心律齐,各瓣膜听诊区未闻及杂音;腹软,肝、脾肋下未触及;四肢及神经系统检查无异常。

3. 实验室及其他检查　血常规:白细胞 $13.3 \times 10^9/L$,中性粒细胞 81.2%,淋巴细胞 11.6%;痰培养:肺炎球菌;动脉血气分析:pH 7.41,$PaCO_2$ 40.9mmHg,PaO_2 70.5mmHg,SaO_2 91.1%;胸部 X 线检查:右下肺叶可见密度均匀的阴影。

初步诊断为右下肺炎。病人青霉素过敏。入院后予头孢曲松钠、盐酸氨溴索等药物治疗。

4. 护理计划

护理诊断/问题	目标	护理措施
1. **体温过高**　与肺部感染有关	(1) 住院期间病人的体温降至正常 (2) 主诉舒适感增加	(1) 严密监测病人生命体征变化,遵医嘱指导病人正确留取痰标本,并及时送检 (2) 降温护理:给予温水擦浴和冰袋等物理降温,必要时遵医嘱给予药物降温 (3) 给予高蛋白、高热量、高维生素流质或半流质饮食;同时嘱病人多饮水,每天饮水量至少应达到 1.5~2L (4) 做好生活护理,包括口腔、皮肤等清洁护理;病人大量出汗时,及时更换衣服、床单,保持整洁、干燥及舒适 (5) 应用抗生素的护理:遵医嘱为病人做头孢曲松钠皮试;用药期间注意观察药物的疗效及不良反应,如过敏反应、消化道反应及肝肾功能异常

护理诊断/问题	目标	护理措施
2. 清理呼吸道无效　与呼吸道分泌物过多、痰液黏稠且病人咳嗽无效有关	(1) 住院期间,病人能掌握有效咳嗽的方法 (2) 痰液由黏稠变为稀薄,易于咳出 (3) 在护士指导下能正确运用体位引流等方法排出痰液	(1) 评估病人咳嗽、咳痰能力,详细记录痰液的颜色、性质和量 (2) 保持病室空气清新,温湿度适宜,定时开窗通风,为病人提供安静、舒适的休息环境 (3) 指导并鼓励病人有效地咳嗽、咳痰,让病人尽量取坐位或半卧位,先进行几次深呼吸,然后再深吸气并保持张口,用力进行 2 次短促咳嗽,将痰从气道深处咳出,必要时吸痰 (4) 体位引流:指导病人利用体位引流促进痰液排出,每天 2 次,每次 15~30min,餐前 1h 进行,引流过程中密切观察病人有无头晕、出汗、发绀、心悸等不适表现 (5) 遵医嘱给予气道湿化及雾化治疗以稀释痰液,并协助叩背,促进痰液排出
3. 气体交换受损　与呼吸道炎症致呼吸面积减少及换气功能障碍有关	(1) 住院期间,病人缺氧症状逐渐改善 (2) 出院前,病人胸片改善,$SpO_2 \geq 95\%$	(1) 遵医嘱予吸氧治疗,记录吸氧方式、吸氧浓度及吸氧时间;加强巡视,保持鼻导管通畅,维持吸入氧流量/浓度的恒定,嘱病人不要自行调节氧流量 (2) 观察氧疗的效果、病人呼吸及神志的变化。如病人出现意识障碍应及时通知医生进行处理 (3) 给予心理护理:安慰病人,在病人呼叫时及时出现在病人身边,并给予心理支持以增强其安全感,保持其情绪稳定
4. 活动耐力下降　与呼吸功能受损导致的机体缺氧状态有关	(1) 住院期间,病人室内活动乏力、气短症状缓解 (2) 出院前,病人活动耐力较前提高	(1) 休息:协助病人采取舒适体位,保证病人充分休息 (2) 活动:在保证充足睡眠的基础上,与病人协商并制订日间的休息与活动计划,如病情允许可逐步增加每天活动量,以不感觉疲乏为宜,逐步提高活动耐力

【病例简介与护理计划二:支气管哮喘】

1. **病史**　黄某,男,53 岁。以"过敏性鼻炎、过敏性哮喘 20 年,症状加重 2 周"为主诉入院。20 年前无明显诱因出现全身痒疹,有鼻炎、喘憋症状,于当地医院诊断为"过敏性鼻炎、过敏性哮喘",经氨茶碱、地塞米松治疗后症状缓解,但症状反复。近 2 周症状逐渐加重,并伴有呼吸困难、周身肌肉酸痛、关节痛,时有头晕、干呕症状。入院后次日晨 6:00 诉呼吸困难,给予生理盐水 2ml+ 氨溴索 2ml+ 复方异丙托溴铵 2ml+ 布地奈德混悬液 2ml 雾化吸入,10 分钟后喘息好转,半小时后测体温 38.3℃,抽取血培养标本,嘱病人多饮水。7:00 测体温 38.6℃,给予退热药物洛索洛芬钠片 30mg 口服,半小时后体温下降为 36.9℃。8:00 病人再次出现呼吸困难,应用甲泼尼龙 40mg、多索茶碱 0.3g 静脉注射,并予雾化吸入治疗后,喘息不缓解,口唇发绀明显。监护仪显示:心率 140 次/min,血压 202/140mmHg,呼吸 40 次/min,$SpO_2$70%;听诊右肺呼吸音弱,呼气末可闻及少量哮鸣音,左肺可闻及广泛哮鸣音。遵医嘱给予尼卡地平 300μg/min 静脉滴注,经家属同意转入内科重症监护室。个人史:花粉过敏,无吸烟史,无饮酒史。

2. **身体评估**　病人于上午 10:30 入内科重症监护室。体温 38.0℃,脉搏 122 次/min,呼吸 35 次/min,血压 200/100mmHg,体重 65kg。神志模糊,端坐位,喘息,双肺听诊呼吸音弱,偶可闻及细小干啰音。心前区无隆起及凹陷,心相对浊音界正常,心率 122 次/min,律齐,各瓣膜听诊区未闻及病理性杂音。腹软,无压痛、反跳痛及肌紧张。双足背动脉搏动良好,双下肢无水肿。

3. **实验室及其他检查**　动脉血气分析结果:pH 7.26,$PaCO_2$ 88mmHg,PaO_2 46mmHg(双鼻导管吸氧 4L/min)。胸部 X 线显示双肺纹理增强,以左肺为重。血常规:白细胞 7.33×10^9/L,中性粒细胞 73.6%,淋巴细胞 16.5%,嗜酸性粒细胞 6%。血清 IgE 377.6IU/ml。肺功能检查:FVC 为 66.7% 预计值,FEV_1 为 57.9% 预计值,FEV_1/FVC 73.93%,检查意见为混合性通气功能障碍,小气道功能障碍。

目前诊断:重度哮喘。

目前治疗:无创机械通气,予美罗培南及莫西沙星抗感染,多索茶碱、甲泼尼龙平喘,复方异丙托溴铵、布地奈德及氨溴索化痰。

4. 护理计划

护理诊断/问题	目标	护理措施
1. 气体交换受损　与支气管痉挛和气道炎症有关	(1) 住院期间,病人喘息症状逐渐减轻 (2) PaCO_2 达到 50mmHg 以下,PaO_2 达到 80mmHg 以上	(1) 环境与体位:提供安静、舒适、温湿度适宜的环境,病室不摆放花草,避免使用皮毛、羽绒或蚕丝织物等。保持室内清洁、空气流通,禁止探视者送鲜花。病人床头及床尾支架分别抬高 30°~60° 和 15°~20°,头稍后仰以有效开放气道,利于通气。端坐呼吸时,提供床旁桌支撑 (2) 无创机械通气的护理:①根据病人脸型选择合适面罩,保持管道的连接及密闭性,注意调整面罩的位置及固定带的松紧度。②密切观察呼吸机的参数及报警情况,根据病人耐受性及治疗反应调至合适水平。③密切观察氧疗效果:观察病人意识状态、呼吸频率、节律、深度,是否有辅助呼吸肌参与呼吸运动,监测呼吸音、哮鸣音变化,监测心率、血压、动脉血气分析结果的改善情况。如病情无缓解,及时做好抢救准备,配合医生进行气管插管及机械通气。④无创机械通气并发症的预防:观察和预防压力性损伤、口鼻腔干燥、排痰障碍、漏气、胃肠胀气、刺激性角膜炎、误吸、幽闭恐惧症等的发生 (3) 用药护理:观察药物疗效和不良反应。①糖皮质激素:可引起骨质疏松、高血压、糖尿病和下丘脑-垂体-肾上腺轴的抑制等不良反应;②茶碱类:静脉输液时速度不宜过快,不良反应有恶心、呕吐、心律失常、血压下降和呼吸中枢兴奋,监测病人生命体征和血药浓度 (4) 饮食护理:给予清淡、易消化、足够热量的饮食,避免硬、冷、油煎食物;避免与哮喘发作有关的食物如鱼、虾、蟹等;少食多餐 (5) 加强病人心理护理,做好病人家属的心理支持工作
2. 清理呼吸道无效　与支气管黏膜分泌物增多和痰液黏稠有关	住院期间,病人可以有效排痰,痰量逐渐减少	(1) 气道湿化:无创机械通气时采用加热湿化器湿化,湿化器内加入灭菌注射用水,保持吸入气体温度 32~35℃ (2) 促进排痰:指导病人有效咳嗽,定时叩背,遵医嘱应用化痰药物和雾化吸入 (3) 补充水分:建立静脉通道,遵医嘱及时、充分补液,准确记录 24h 出入液量,保证出入液量平衡,纠正电解质紊乱和酸碱平衡失调 (4) 病情观察:观察痰液的颜色、性状和量
3. 体温过高　与呼吸道痉挛狭窄及感染有关	住院期间,病人体温逐渐降至正常	(1) 遵医嘱按时给予抗生素静脉滴注 (2) 观察体温变化,每天测量 4 次体温 (3) 遵医嘱给予洛索洛芬钠片口服后,注意观察病人出汗情况,及时更换衣物 (4) 协助生活护理:协助病人多饮水,每天进行温水擦浴,勤换衣服和床单,保持皮肤的清洁、干燥和舒适。保持口腔清洁,给予口腔护理,每天 2 次
4. 有受伤的危险　与血压过高有关	(1) 2~6h 内,病人血压降至安全水平(160/100mmHg) (2) 24~48h 内,血压逐步降低至正常水平	(1) 有创血压监测:经动脉穿刺置管,持续动态进行动脉压力监测 (2) 用药护理:遵医嘱应用降压药物治疗,用药过程监测血压的变化以判断疗效,避免出现血压骤降,并密切观察药物不良反应。病人血压下降后,及时通知医生调整降压药物的用量 (3) 病情监测:持续监测血压,发现血压急剧升高、剧烈头痛、呕吐、大汗、视物模糊、面色及神志改变、肢体运动障碍等症状,立即通知医生 (4) 避免受伤:病人有头晕、眼花等症状时,嘱病人卧床休息。避免迅速改变体位,必要时加用床挡

【病例简介与护理计划三:慢性阻塞性肺疾病】

1. **病史** 孙某,男,62岁,中学文化,退休公务员。病人反复咳嗽、咳痰10余年,每于受凉后及天气转凉出现,经治疗症状可明显改善,但每天晨起时仍有咳嗽,以白色黏痰为主。近2年来出现活动后胸闷、气促,休息后可缓解,由于患病时间长,病情反复并有逐渐加重趋势,每于出现症状时病人情绪低落、焦虑。1周前受凉后咳嗽、咳痰加剧,痰液转为黄色黏稠,稍活动则气促明显加重,频繁咳嗽但无力。2天前出现发热,最高达38.8℃,黄色黏稠痰明显增多,不易咳出,伴有呼吸费力,气促加重,床边端坐位。自服"抗菌药"后症状无改善急诊就诊,以"慢性阻塞性肺疾病急性加重期"轮椅送入院。吸烟30余年,每天约1包,不饮酒。病人第1次住院治疗,对所患疾病了解不多。已婚,与配偶同住,家庭关系融洽,配偶及子女体健。

2. **身体评估** 体温38.2℃,脉搏102次/min,呼吸28次/min,血压130/70mmHg。神志清楚;球结膜无明显充血,口唇干燥,唇舌及肢端发绀;颈静脉充盈,气管居中;胸廓呈桶状胸,胸式呼吸运动减弱,语颤降低,双肺叩诊过清音,肺泡呼吸音弱,双肺闻及广泛干、湿啰音,以中下肺明显;心脏及腹部检查未发现明显异常;下肢无凹陷性水肿。

3. **实验室及其他检查** 动脉血气分析:pH 7.48,PaO_2 62mmHg,$PaCO_2$ 78mmHg。X线胸片见双肺纹理增粗,双下肺见片状炎症阴影。

目前治疗:持续吸氧2L/min,美罗培南及莫西沙星静脉滴注抗感染,沙丁胺醇加异丙托溴铵雾化吸入扩张支气管,盐酸氨溴索静脉滴注化痰。

4. **护理计划**

护理诊断/问题	目标	护理措施
1. 气体交换受损 与气道阻塞、分泌物过多有关	住院期间,病人气促明显减轻	(1) 休息与活动:予卧床休息,协助病人采取舒适体位,室内保持合适的温湿度 (2) 病情观察:观察咳嗽、咳痰及呼吸困难的程度,监测动脉血气分析和水、电解质、酸碱平衡情况 (3) 氧疗护理:予鼻导管持续低流量吸氧,氧流量1~2L/min,避免吸入氧浓度过高而引起二氧化碳潴留。观察氧疗的效果,如病人呼吸困难减轻、呼吸频率减慢、发绀减轻、心率减慢、活动耐力增加,提示氧疗有效 (4) 用药护理:遵医嘱应用支气管舒张药,观察疗效及不良反应 (5) 呼吸功能锻炼:病人呼吸平稳之后,指导缩唇呼吸、膈式或腹式呼吸、吸气阻力器的使用等呼吸训练
2. 清理呼吸道无效 与分泌物增多而黏稠、气道湿度减低和无效咳嗽有关	住院期间,病人痰液逐渐减少,呼吸道通畅	(1) 保持呼吸道通畅:①湿化气道:指导病人多饮水,以达到稀释痰液的目的。遵医嘱进行雾化吸入。②有效咳痰:咳嗽时,病人取坐位、头略前倾、双肩放松、屈膝、前臂垫枕,如有可能应使双足着地,有利于胸腔的扩展,增加咳痰的有效性。咳痰后恢复坐位,进行放松性深呼吸。③协助排痰:护士或家属给予胸部叩击或体位引流,有利于分泌物的排出。也可用特制的按摩器协助排痰 (2) 用药护理:遵医嘱应用祛痰药和抗生素,注意观察药物疗效和不良反应 (3) 病情观察:密切观察咳嗽、咳痰的情况,包括痰液的颜色、性状及量,以及咳痰是否顺畅
3. 焦虑 与健康状况的改变、病情危重有关	住院期间,病人焦虑症状逐渐缓解	(1) 帮助病人树立信心:针对病人及家属对疾病的认知和态度,以及由此引起的心理、性格、生活方式等方面的改变,与病人及家属共同制订和实施康复计划,避免诱因、定期进行呼吸肌功能锻炼、坚持合理用药,减轻症状,增强战胜疾病的信心 (2) 指导病人放松技巧:指导病人缓解焦虑的方法,如听轻音乐、下棋、游戏等娱乐活动,以分散注意力,减轻焦虑

【病例简介与护理计划四：急性呼吸窘迫综合征】

1. 病史　郑某，男，62岁。因结肠肿瘤行结肠切除术，手术顺利。术后麻醉清醒前病人呕吐2次，其他无特殊，于术后第2天转入普通病房。术后第3天晚上10点左右，病人主诉不适，胸廓紧束，呼吸急促，口唇发绀，测 SpO_2 84%，血压 90/60mmHg。通知医生后，即予无重吸储氧面罩吸入100%纯氧，生理盐水500ml快速静脉滴注，多巴胺 3~5μg/(kg·min) 静脉滴注，万古霉素1g静脉注射，每12小时1次。以"急性呼吸窘迫综合征"当晚12点转入ICU。高血压病史15年，服用美托洛尔，血压控制良好。无其他心肺疾病和糖尿病。

2. 身体评估　转入ICU时，体温38.8℃，脉搏140次/min，呼吸34次/min，血压100/62mmHg，SpO_2 80%。身高170cm，体重68kg。急性病容，烦躁不安，口唇发绀，呼吸窘迫，可见三凹征。无颈静脉怒张，肝颈静脉回流征（−），双肺布满湿啰音；腹部伤口无感染迹象，肝、脾肋下未及。

3. 实验室及其他检查　动脉血气分析结果：pH7.36，PaO_2 56mmHg，SaO_2 82%，$PaCO_2$ 32mmHg，HCO_3^- 22mmol/L，FiO_2 100%。胸部X线检查：肺纹理增多，边缘模糊。床边留置肺动脉导管行血流动力学监测，肺毛细血管楔压（PCWP）为12mmHg。

初步处理：立即经口气管插管进行机械通气，气管插管气囊为高容低压套囊。呼吸机参数设置为：

SIMV	6次/min	PEEP	$5cmH_2O$
FiO_2	90%	压力支持	$7cmH_2O$
潮气量	600ml	吸呼比	1：1.2

病人呼吸频率为16~34次/min，气管插管内有血水样分泌物。2小时后动脉血气分析结果：pH7.34，SaO_2 84%，PaO_2 150mmHg，$PaCO_2$ 30mmHg，HCO_3^- 20.3mmol/L。立即调整呼吸机参数：FiO_2 调高至100%，PEEP增加至 $10cmH_2O$，吸呼比改为1：1。

4. 护理计划

护理诊断/问题	目标	护理措施
1. 气体交换受损　与非心源性肺水肿、通气/血流比例失调等有关	（1）8h内，病人缺氧状态逐渐改善，氧合指数>200mmHg，SaO_2>90% （2）24h内，FiO_2 逐渐降低到60%以下 （3）住院期间，病人其他重要器官不发生缺氧性损伤	（1）评估病人是否存在俯卧位禁忌证，如无禁忌证则按医嘱规范实施俯卧位辅助通气，通气期间采取有效护理措施预防压力性损伤的发生 （2）实施机械通气病人的各项护理常规措施 （3）严密监测病情，内容包括：①呼吸和缺氧情况：呼吸频率、呼吸节律、发绀、SaO_2、动脉血气分析和肺部啰音；②循环状态：心率、心律、血压和血流动力学；③意识状况、谵妄、神经精神症状；④液体平衡状态：观察和记录每小时尿量和24h液体出入量；⑤动脉血气分析结果及电解质、酸碱平衡状态；⑥呼吸机的各项参数；⑦气管插管位置：每班测量和记录气管插管外露的长度，妥善固定气管插管，每2h观察气囊压力 （4）根据 SaO_2 和动脉血气分析结果随时调节 FiO_2 （5）心理支持：如果病人采用间断镇静，在病人清醒时，采用写字板的方式了解和关心病人的心理状况，指导病人应用放松、分散注意力和引导性想象技术 （6）做好配合抢救的准备，保证各种抢救设备功能良好，抢救药品齐全

护理诊断/问题	目标	护理措施
2. 清理呼吸道无效 与肺血管通透性增高、大量液体和蛋白质漏入肺泡、气管插管无法自主咳痰有关	机械通气期间,气道分泌物得到有效清理,气道通畅	(1) 加强吸痰,使用密闭系统进行吸痰,吸痰时不中断 PEEP。每次吸痰前后应给予高浓度(FiO₂>70%)氧气吸入 2min,每次吸痰时间不超过 15s (2) 采取俯卧位辅助通气有利于气道内分泌物的引流;未采取俯卧位辅助通气的病人,每 2h 翻身 1 次,可以采用 45° 侧卧,并给予叩背 (3) 观察气管插管和呼吸机连接管内是否有气道引流液并及时清理 (4) 观察与记录气道分泌物的色、质、量、味及实验室检查结果
3. 体温过高 与肺部感染有关	住院期间,病人体温逐渐下降至正常	(1) 正确留取痰液标本进行细菌学检查和药物敏感试验 (2) 按医嘱正确使用抗生素,密切观察药物的疗效与不良反应 (3) 采用温水擦浴的方法进行物理降温,根据医嘱应用降温药物
4. 潜在并发症:误吸、呼吸机相关性肺炎、呼吸机相关性肺损伤等	(1) 机械通气期间,病人不发生误吸、呼吸机相关性肺炎和呼吸机相关性肺损伤 (2) 一旦发生误吸、呼吸机相关性肺炎和呼吸机相关性肺损伤能及时发现并处理	(1) 经常检查气管插管气囊的充气情况,有漏气时及时充气 (2) 按动脉血气分析结果及医嘱减小潮气量 (3) 密切监测气道平台压,使之不超过 35cmH₂O (4) 密切观察呼吸情况、氧合情况和胸部 X 线检查结果,如出现氧合改善后突然恶化,需考虑发生误吸、呼吸机相关性肺炎、呼吸机相关性肺损伤的可能
5. 言语沟通障碍 与建立人工气道有关	机械通气期间,病人学会表达不适和需求的方法,能够有效表达自己的意愿	(1) 帮助病人学会应用手势、写字等非言语沟通方式表达其需求 (2) 经常巡视,采用"是否要……"的句式询问病人的需求
6. 自理缺陷 与严重缺氧、机械通气有关	卧床期间,病人的日常生活需求得到满足	(1) 随时评估并帮助病人满足各项生理需要 (2) 口腔护理:每天 2 次 (3) 皮肤护理:每天行床上擦浴,及时更换衣服及床单 (4) 排泄护理:保持会阴部清洁

【病例简介与护理计划五:机械通气病人的护理】

1. 病史 刘某,男,86 岁。因"反复咳嗽、咳痰 20 年,加重 1 周"入院。20 年前病人常因受凉后出现咳嗽、咳痰,偶有呼吸困难,常于秋冬季节好发,曾诊断"慢性阻塞性肺疾病",近 3 年来感呼吸困难逐渐加重,近 1 年来间断家庭氧疗及无创通气治疗。1 周前受凉后出现咳嗽、咳痰症状加重,自行服用"头孢菌素、抗病毒冲剂"治疗后无缓解,伴呼吸困难、尿少、双下肢水肿来我院急诊科就诊,给予抗感染、止咳化痰等治疗,期间病情进行性加重,2 天前病人突发呼之不应,SpO₂ 进行性下降至 50% 以下,立即予以气管插管,有创机械通气后转入 ICU 治疗。有创通气 3 天后病情改善,动脉血气分析结果良好,拔出气管插管,给予无创正压通气治疗后转入普通病房。既往高血压病史,规律服用美托洛尔治疗,血压控制较好。吸烟 30 年,每天半包,已戒烟 5 年。

2. 身体评估 转入普通病房时,神志清楚,精神差,无牙齿,张口呼吸,呼吸 22~26 次/min,无创呼吸机口鼻面罩辅助通气,通气参数:BiPAP,S/T 模式,吸气压 14cmH₂O,呼气压 4cmH₂O,FiO₂ 50%。监测 SpO₂ 90%,血压波动在(130~150)/(80~100)mmHg。发热,最高体温 39.1℃,偶有咳嗽,咳黄色黏痰,咳嗽无力,需间断吸痰。

3. 实验室及其他检查 动脉血气分析(无创呼吸机辅助通气,FiO₂ 50%):pH 7.36,PaO₂57.6mmHg,PaCO₂

59.7mmHg,HCO_3^- 32.9mmol/L,SaO_2 89.9%。血常规:白细胞 4.94×10^9/L,中性粒细胞 86.0%,淋巴细胞 6.5%,血红蛋白 118g/L,血小板 77×10^9/L。

4. 护理计划

护理诊断/问题	目标	护理措施
1. 气体交换受损　与通气不足、呼吸肌疲劳、呼吸道炎症致呼吸面积减少及换气功能障碍有关	(1) 住院期间,病人缺氧及二氧化碳潴留的情况逐渐改善 (2) 无创呼吸机压力支持水平逐渐下降,时间逐渐缩短,直至脱机 (3) 出院前,在低浓度氧疗支持下,SpO_2 维持在 90% 以上	(1) 评估病人缺氧及二氧化碳潴留的症状及表现,准确观察并记录呼吸机各项参数,病人潮气量、血氧饱和度及人机协调性等 (2) 动态监测动脉血气分析,根据动脉血气分析结果及病人的耐受性遵医嘱调节呼吸机参数 (3) 密切观察病人的治疗效果及神志变化,如果出现意识状态的变化及时通知医生 (4) 做好无创通气治疗的健康指导及心理护理:告知病人及家属治疗的作用和目的,呼吸机连接和拆除的方法,治疗过程中可能出现的各种感觉和症状及相关应对措施,减轻病人紧张焦虑等不适。指导病人有规律地放松呼吸,增强人机协调性。治疗过程中加强巡视,给予病人及家属心理支持 (5) 根据病情,遵医嘱帮助病人逐渐降低呼吸机支持力度及时间,逐渐脱机转为鼻导管氧疗 (6) 指导病人进行缩唇呼吸和腹式呼吸训练,每天 3~4 次,每次重复 8~10 遍
2. 清理呼吸道无效　与呼吸道分泌物过多、黏稠,病人咳嗽无力有关	(1) 住院期间,病人能有效咳嗽及咳痰,呼吸道通畅 (2) 痰液稀薄,易于咳出	(1) 评估并记录病人的痰液情况,包括痰液的颜色、性质及量,以及病人咳嗽咳痰的能力 (2) 保持室内温度、湿度适宜,定时开窗通风,为病人提供安静、舒适的休息环境 (3) 无创呼吸机使用加温加湿器,根据病人痰液的情况及感受调节湿化温度 (4) 指导并鼓励病人有效咳嗽、咳痰 (5) 指导并协助病人定时变化体位,并给予叩背 (6) 遵医嘱给予雾化吸入,每天 2~3 次,每次 15~20min (7) 遵医嘱给予止咳及化痰药物治疗,观察药物的疗效及不良反应 (8) 床旁备吸痰装置,必要时经口、鼻腔吸痰,吸痰时注意动作迅速、轻柔,吸痰前后适当提高吸入氧气浓度,每次吸引时间不超过 15s;吸痰过程中注意观察病人生命体征、血氧饱和度等的变化
3. 体温过高　与肺部感染有关	(1) 住院期间,病人体温降至正常 (2) 主诉舒适感增加	(1) 观察并记录病人的生命体征 (2) 加强营养:按医嘱给予高热量、高蛋白、高维生素的半流质及流质饮食,以补充每天消耗。如病情允许,适当增加饮水量,以保证足够的入量并有利于稀释痰液 (3) 高热护理:高热时可采用温水擦浴、冰袋等物理降温措施,出汗时注意及时更换衣服及保暖,必要时遵医嘱使用退热药物或静脉补液,补充因发热而丢失的水分和电解质,补液时注意补液速度,避免导致急性肺水肿 (4) 生活护理:做好口腔护理,鼓励病人经常漱口;做好皮肤护理,保持皮肤清洁干燥 (5) 遵医嘱使用抗生素,观察疗效及不良反应

续表

护理诊断/问题	目标	护理措施
4. 活动耐力下降 与呼吸困难、缺氧及心、肺功能减退有关	(1) 住院期间,病人活动耐力逐渐提高 (2) 出院前,能掌握正确安全的活动方式	(1) 休息与活动:指导病人及家属理解保证充分的休息有利于心肺功能的恢复。根据病人的耐力指导病人在床上进行肌肉松弛活动。病情稳定后根据病情及病人的活动耐力进行运动,运动训练的方式包括有氧训练、抗阻训练、拉伸训练、呼吸肌训练或多种结合,循序渐进,逐步提高运动耐力 (2) 体位:协助病人采取舒适体位,如半卧位或坐位,定时翻身,改变体位。指导病人采取有利于气体交换又能节省能量的姿势,如卧位时抬高床头并适当抬高床尾,使下肢关节轻度屈曲;坐位时注意凳高合适,使两足正好平放在地上,身体稍向前倾,两手放于双腿或趴在小桌上,桌上垫软枕 (3) 活动及改变体位时注意病人安全,防止跌倒或坠床的发生
5. 潜在并发症:口咽干燥、鼻面部皮肤损伤、胃胀气、误吸、漏气、无创机械通气不耐受等	(1) 住院期间,病人不发生口咽干燥、鼻面部皮肤损伤、胃胀气、误吸、漏气、不耐受等并发症 (2) 一旦发生口咽干燥、鼻面部皮肤损伤、胃胀气、误吸、漏气、无创机械通气不耐受等并发症能及时发现并处理	(1) 病情监测:观察病人有无口咽干燥、鼻面部皮肤损伤、胃胀气等情况的发生,如有相关情况及时通知医生并处理 (2) 使用无创通气前根据病人的病情及脸型选择大小合适的连接方式,并使用皮肤保护敷料和减压贴;头带松紧合适,以头带下可插入 1~2 根手指为宜,减少漏气及对鼻面部皮肤的压迫 (3) 通气模式选择及参数设置:根据病人病情选择 BiPAP,S/T 模式,初始吸气压力从低压力开始,20~30min 内逐渐增加到病人能够耐受的最高压力,并在治疗过程中根据动脉血气分析及病人的耐受程度调整压力,在保证治疗效果的同时,增加病人的耐受性及舒适度 (4) 评估病人误吸的风险,不在饱餐后使用无创通气,治疗过程中协助病人取半卧位以预防误吸的发生 (5) 病人教育:内容包括无创通气治疗的作用和目的;连接和拆除的方法;治疗过程中可能出现的各种治问题及应对措施等。治疗过程中护士加强巡视、关心病人的反应,增加治疗信心

五、临床案例护理实践练习

练习方法与要求:学生 2 人一组,依据提供的病人资料和临床情景,以角色扮演的方式,1 人根据提供的资料扮演病人,1 人扮演护士,针对病人的病情给予相应的护理操作。

【临床案例一:肺炎链球菌肺炎】

1. 病史 王某,女,70 岁。以"发热、咳嗽、咳痰半个月,症状加重 1 周"为主诉入院。病人半个月前感冒后出现发热,体温 37.0~38.0℃之间,近 1 周发热加重,体温最高达 40.0℃,伴畏寒、寒战、乏力和关节肌肉酸痛,咳嗽加重并咳黄痰,伴右侧胸痛,咳嗽时加重。曾在院外诊所服用"头孢及感冒药"治疗(具体不详),症状加重,急诊以"肺炎"收入呼吸内科。病人既往糖尿病病史 5 年,口服二甲双胍,血糖控制较好。否认呼吸系统疾病病史,无住院及手术史,无烟酒嗜好。否认传染性疾病接触史。

2. 身体评估 体温 38.5℃,脉搏 94 次/min,呼吸 28 次/min,血压 100/50mmHg。神志清楚,口唇略发绀,口周可见结痂及疱疹,全身无皮疹,浅表淋巴结未触及;双侧胸廓对称,听诊左肺呼吸音粗,右肺呼吸音减弱;心率 94 次/min,心律齐,各瓣膜听诊区未闻及杂音;腹软,肝、脾肋下未触及,双肾区无叩击痛;双下肢无水肿,四肢及神经系统检查无异常。

3. 实验室及其他检查 血常规:白细胞计数 $17.9 \times 10^9/L$,中性粒细胞 82.9%;肝功能检查:ALT 73U/L,AST 69U/L;动脉血气分析:pH 7.48,$PaCO_2$ 37.5mmHg,PaO_2 76.2mmHg。胸部 CT:右肺阴影,双侧胸腔少量积液。

> 护理要求:对病人进行入院护理和护理评估。
> 主要护理操作:①入院宣教;②协助病人取合适体位;③正确实施氧疗;④询问病史;⑤进行身体评估。

病人住院期间资料补充内容一:

该病人高龄,有糖尿病史,遵医嘱予以痰涂片、痰培养及药敏试验,拟给予头孢哌酮抗感染治疗。

> 护理要求:指导病人正确留取痰标本。
> 主要护理操作:①向病人说明留取痰标本的目的和意义;②指导病人正确留取痰标本的注意事项;③标本留取后尽快送检。

病人住院期间资料补充内容二:

病人入院后出现精神萎靡、四肢湿冷。立即监测生命体征:体温不升,脉搏细速,脉率 120 次/min,呼吸 30 次/min,血压 85/50mmHg,考虑发生"感染性休克"。

> 护理要求:依据病人目前的情况,立即予以"感染性休克"的抢救配合。
> 主要护理操作:①协助病人取中凹卧位;②遵医嘱给予中、高流量吸氧;③快速建立两条静脉通道,遵医嘱正确补充血容量;④密切监测生命体征、意识变化及出入量;⑤遵医嘱使用血管活性药物,给予头孢哌酮/舒巴坦静脉抗感染治疗等,观察药物疗效及不良反应。

病人住院期间资料补充内容三:

经抢救,病人休克得到控制。痰涂片见革兰氏阳性球菌、未查见真菌,痰培养为肺炎链球菌,药敏试验对头孢哌酮敏感,继续予以静脉滴注头孢哌酮/舒巴坦。复查 X 线胸片显示肺部阴影逐渐吸收,拟近日出院。

> 护理要求:依据病人目前的情况,给予相应的出院指导。
> 主要护理操作:做好病人出院指导。①疾病预防相关知识:避免上呼吸道感染、过度劳累、淋雨受寒等,加强锻炼,增加抵抗力;②遵医嘱按疗程用药;③自我监测病情,出现高热、咳嗽、咳痰等症状时及时就诊;④可接种流感疫苗、肺炎疫苗;⑤做好自我血糖监测,继续遵医嘱治疗糖尿病,控制好血糖。

【临床案例二:慢性阻塞性肺疾病】

1. 病史 张某,男,70 岁,小学文化,退休工人。反复咳嗽、咳痰 20 余年,每于受凉后及天气转凉出现,经治疗症状可明显改善,但每天晨起时仍有咳嗽,以白色黏痰为主。近 5 年来出现活动后胸闷、气促,休息后可缓解。5 天前受凉后咳嗽、咳痰加剧,痰液转为黄色黏稠。2 天前出现发热,最高时 38.5℃,黄色黏稠痰明显增多,不易咳出,伴有呼吸费力,气促加重,平卧时更为明显。因自服"消炎药"后症状无改善急诊就诊,以"慢性阻塞性肺疾病急性加重期"诊断,轮椅送入院。病人有吸烟史 40 余年,每天约 1 包,偶尔少量饮酒。性格较为开朗,第 1 次住院治疗,对所患疾病了解不多。已婚,配偶子女健在,与配偶同住,家庭关系融洽。

2. 身体评估 体温 37.8℃,脉搏 98 次/min,呼吸 26 次/min,血压 140/95mmHg。神志清楚,床边端坐位,稍活动则气促明显加重;频繁咳嗽但无力,有黏稠黄色脓痰,难以咳出;球结膜无明显充血,口唇干燥,唇舌及肢端发绀;颈静脉充盈,气管居中;胸廓呈桶状胸,胸式呼吸运动减弱,语颤减低,双肺叩诊过清音,肺泡呼吸音弱,双肺广泛闻及干、湿啰音,以中下肺明显;心脏及腹部检查未发现明显异常;下肢无凹陷性水肿。

3. **实验室及其他检查** 动脉血气分析:pH 7.42,PaO_2 50.0mmHg,$PaCO_2$ 45.2mmHg;X 线胸片见双肺纹理增粗,双下肺见片状炎症阴影。

> 护理要求:依据病人目前的情况,给予相应的护理。
> 主要护理操作:①给病人合适的体位;②正确实施氧疗;③胸部叩击排痰。

病人住院期间资料补充内容一:

经治疗及护理,病人病情改善。目前体温 36.8℃,脉搏 90 次/min,呼吸 24 次/min,但痰液仍然较多。护士观察到病人咳嗽浅而无力,导致咳嗽排痰的效果较差。

> 护理要求:依据病人目前的情况,给予相应的护理。
> 主要护理操作:①指导病人掌握有效咳嗽方法;②正确实施雾化吸入治疗。

病人住院期间资料补充内容二:

病人病情已经稳定,准备出院。护士观察到病人的呼吸方式较为浅快,并以提胸张口呼吸为主。

> 护理要求:依据病人目前的情况,给予相应的健康指导。
> 主要护理操作:①对病人进行生活方式指导;②教会病人掌握腹式及缩唇呼吸方法;③疾病知识指导、用药指导、心理指导;④定期随访和遵医行为指导。

【临床案例三:自发性气胸】

1. **病史** 杨某,男,18 岁,高三学生,校篮球队成员。今天下午在进行篮球比赛时,突然感到左胸一阵刺痛,继之出现胸闷,以为活动过于激烈所致,即下场休息。半小时后胸闷症状进一步加重,老师和同学发现其面色苍白、呼吸费力,即拨打"120"送到医院急诊。初步诊断为左侧自发性气胸,收住呼吸内科病房,轮椅送入。病人平时体健,既往无类似发作病史。否认有呼吸系统疾病病史,无住院及手术史,无烟酒嗜好。性格开朗,与同学关系融洽。

2. **身体评估** 体温 36.2℃,脉搏 120 次/min,呼吸 32 次/min,血压 105/75mmHg;身高 182cm,体重 52kg。一般情况尚可,急性痛苦病容,意识清楚,定向力好,浅表淋巴结未及。气管居中,胸廓对称无塌陷,左侧语颤及呼吸音减弱,左肩胛下叩呈实音,未闻及胸膜摩擦音。心脏及腹部无异常,双下肢无水肿。

3. **实验室及其他检查** 血常规:白细胞计数 10.4×10^9/L,红细胞计数 2.88×10^{12}/L,血红蛋白 102g/L;血细胞比容 0.36。心电图除窦性心动过速外,无其他异常。X 线胸片示左侧大量气胸,肺压缩 50%。

> 护理要求:对病人进行入院护理和护理评估。
> 主要护理操作:①入院宣教;②协助病人取合适体位;③正确实施氧疗;④询问病史;⑤进行身体评估。

病人住院期间资料补充内容一:

病人呼吸困难症状进一步加重,医嘱放置胸腔引流管进行胸腔闭式引流。

> 护理要求:对病人实施胸腔闭式引流的护理。
> 主要护理操作:①术前护理;②胸腔闭式引流的护理,包括确保引流装置安全、观察引流管通畅情况、搬动病人时的护理;③更换胸腔引流装置;④胸腔引流管伤口敷料的更换;⑤肺功能锻炼,指导病人深呼吸、有效咳嗽。

病人住院期间资料补充内容二：

病人经胸腔闭式引流后症状逐渐缓解，左肺呼吸音恢复。治疗1周后气胸消失，准备拔管，2天后出院。

护理要求：依据病人目前的情况，给予拔管护理及出院指导。

主要护理操作：①观察引流管拔除指征；②拔管前准备；③拔管后护理；④出院指导。

（吴　瑛　高丽红　李湘萍　朱　晶）

URSING
第二章

循环系统疾病病人的护理

一、学习要求与重点难点

(一) 概述

学习要求

1. 了解循环系统的结构功能与疾病的关系。

2. 了解心血管病的分类。

3. 熟悉循环系统疾病病人的护理评估要点。

4. 具有尊重生命、关爱病人、保护病人隐私、科学严谨、慎独的职业精神。

重点难点

1. 心脏的传导系统。

2. 心脏的血液供应。

3. 调节循环系统的体液因素。

4. 循环系统疾病病人的病史评估、身体评估、实验室及其他检查的评估。

(二) 循环系统疾病病人常见症状体征的护理

学习要求

1. 掌握心源性呼吸困难的原因、特点及护理。

2. 熟悉心源性水肿、胸痛、心悸、心源性晕厥的原因及特点。

3. 具有尊重生命、关爱病人、保护病人隐私、科学严谨、慎独的职业精神。

重点难点

1. 心源性呼吸困难的特点及护理。

2. 心源性水肿的特点。

3. 几种常见胸痛的特点比较。

4. 心源性晕厥的概念。

(三) 心力衰竭

学习要求

1. 熟悉心力衰竭的概念、基本病因和诱因。

2. 了解慢性心力衰竭的病理生理。

3. 熟悉左心衰竭、右心衰竭的临床表现。

4. 掌握心功能分级的判断标准。

5. 熟悉慢性心力衰竭的实验室及其他检查的临床意义、诊断要点和治疗要点。

6. 掌握慢性心力衰竭病人的常用护理诊断/问题、护理措施及健康指导。

7. 掌握急性左心衰竭病人的临床表现、诊断要点、抢救配合与护理。

8. 具有尊重生命、关爱病人、保护病人隐私、科学严谨、慎独的职业精神。

重点难点

1. 慢性心力衰竭的基本病因和诱因。

2. 压力负荷与容量负荷的特点。

3. 慢性心力衰竭的代偿机制、病理生理特点。

4. 左心衰竭、右心衰竭的临床表现。

5. 心功能分级、心力衰竭分期、6 分钟步行试验。

6. 慢性心力衰竭的药物治疗。

7. 慢性心力衰竭的用药护理(洋地黄、利尿药、血管紧张素转化酶抑制剂、β 受体拮抗药等)。

8. 根据心功能分级制订慢性心力衰竭病人活动计划。

9. 慢性心力衰竭病人的健康指导。

10. 急性左心衰竭的临床表现、抢救配合与护理。

(四) 心律失常

学习要求

1. 了解心律失常的分类、发病机制。

2. 了解各类心律失常的定义和病因。

3. 掌握各类常见心律失常的心电图特征。

4. 熟悉各类心律失常的临床表现和治疗要点。

5. 掌握心律失常病人的常用护理诊断/问题、护理措施及健康指导。

6. 具有尊重生命、关爱病人、保护病人隐私、科学严谨、慎独的职业精神。

重点难点

1. 心律失常的发病机制。

2. 病态窦房结综合征的概念、临床表现、心电图特征和治疗要点。

3. 心房扑动与心房颤动的临床表现、心电图特征和治疗要点。

4. 阵发性室上性心动过速的临床表现、心电图特征和治疗要点。

5. 预激综合征的心电图特征和治疗要点。

6. 各型室性心律失常的临床表现、心电图特征和治疗要点。

7. 心脏传导阻滞的临床表现、心电图特征和治疗要点。

8. 心律失常病人的用药护理、心电监护和抢救配合。

(五) 心脏骤停与心脏性猝死

学习要求

1. 掌握心脏骤停、心脏性猝死的概念。

2. 了解心脏骤停、心脏性猝死的病因与发病机制。

3. 熟悉心脏性猝死的临床表现。

4. 掌握心脏骤停的处理(心脏骤停的识别,初级心肺复苏,高级心肺复苏)。

5. 具有尊重生命、关爱病人、保护病人隐私、科学严谨、慎独的职业精神。

重点难点

1. 心脏骤停、心脏性猝死的概念。

2. 心脏骤停的处理。

3. 心脏骤停与心脏性猝死之间的关系。

（六）心脏瓣膜病

学习要求

1. 熟悉心脏瓣膜病、风湿性心脏病的概念。

2. 熟悉心脏瓣膜病的病理解剖与病理生理。

3. 熟悉心脏瓣膜病的临床表现。

4. 了解心脏瓣膜病的实验室及其他检查的临床意义、诊断要点与治疗要点。

5. 掌握心脏瓣膜病病人的常用护理诊断/问题、护理措施及健康指导。

6. 具有尊重生命、关爱病人、保护病人隐私、科学严谨、慎独的职业精神。

重点难点

1. 心脏瓣膜病的病理解剖与病理生理。

2. 心脏瓣膜病的临床表现与病理生理的相互关系。

3. 心脏瓣膜病病人的主要护理措施及健康指导。

（七）冠状动脉粥样硬化性心脏病

学习要求

1. 掌握冠状动脉粥样硬化性心脏病（简称冠心病）、稳定型心绞痛、急性冠状动脉综合征的概念。

2. 熟悉动脉粥样硬化的危险因素、冠心病的临床分型。

3. 了解稳定型心绞痛和急性冠状动脉综合征的病因与发病机制、实验室及其他检查的临床意义。

4. 熟悉稳定型心绞痛、急性冠状动脉综合征的临床表现及治疗要点。

5. 掌握稳定型心绞痛和急性冠状动脉综合征病人的常用护理诊断/问题、护理措施及健康指导。

6. 熟悉冠心病二级预防 ABCDE 原则。

7. 具有尊重生命、关爱病人、保护病人隐私、科学严谨、慎独的职业精神。

重点难点

1. 冠心病、稳定型心绞痛、急性冠状动脉综合征的概念。

2. 稳定型心绞痛的临床表现、治疗要点。

3. 急性冠状动脉综合征的临床表现、治疗要点。

4. 稳定型心绞痛病人的主要护理诊断/问题、护理措施及健康指导。

5. 急性冠状动脉综合征病人的主要护理诊断/问题、护理措施及健康指导。

6. 冠心病二级预防 ABCDE 原则。

（八）原发性高血压

学习要求

1. 掌握原发性高血压的定义及诊断标准。

2. 了解原发性高血压的病因与发病机制。

3. 熟悉原发性高血压的临床表现。

4. 掌握高血压（亚）急症的概念及临床特点。

5. 了解原发性高血压的实验室及其他检查的临床意义。

6. 熟悉原发性高血压的诊断要点和治疗要点。

7. 掌握原发性高血压病人的常用护理诊断/问题、护理措施及健康指导。

8. 具有尊重生命、关爱病人、保护病人隐私、科学严谨、慎独的职业精神。

重点难点

1. 原发性高血压的病因与发病机制。

2. 原发性高血压的临床表现。

3. 原发性高血压的诊断标准和心血管风险分层。

4. 原发性高血压的非药物治疗。

5. 降压药物的种类、作用特点与应用原则。

6. 高血压急症及亚急症的治疗要点。

7. 原发性高血压病人的主要护理诊断/问题、护理措施及健康指导。

（九）心肌疾病

学习要求

1. 了解心肌疾病的定义、分类。

2. 熟悉扩张型心肌病、肥厚型心肌病、心肌炎的概念。

3. 了解扩张型心肌病、肥厚型心肌病、病毒性心肌炎的病因与发病机制。

4. 熟悉扩张型心肌病、肥厚型心肌病、病毒性心肌炎的临床表现。

5. 了解扩张型心肌病、肥厚型心肌病、病毒性心肌炎的实验室及其他检查的临床意义、诊断要点和治疗要点。

6. 掌握扩张型心肌病、肥厚型心肌病、病毒性心肌炎病人的常用护理诊断/问题、护理措施及健康指导。

7. 具有尊重生命、关爱病人、保护病人隐私、科学严谨、慎独的职业精神。

重点难点

1. 扩张型心肌病、肥厚型心肌病、病毒性心肌炎的病因与发病机制。

2. 扩张型心肌病、肥厚型心肌病、病毒性心肌炎的临床表现。

3. 扩张型心肌病、肥厚型心肌病、病毒性心肌炎病人的护理。

4. 扩张型心肌病、肥厚型心肌病、病毒性心肌炎病人的健康教育。

（十）感染性心内膜炎

学习要求

1. 掌握感染性心内膜炎的定义。

2. 了解感染性心内膜炎的病因与发病机制。

3. 熟悉感染性心内膜炎的临床表现。

4. 熟悉感染性心内膜炎实验室及其他检查的临床意义。

5. 熟悉感染性心内膜炎的诊断要点和治疗要点。

6. 掌握感染性心内膜炎病人的常用护理诊断/问题、护理措施及健康指导。

7. 具有尊重生命、关爱病人、保护病人隐私、科学严谨、慎独的职业精神。

重点难点

1. 感染性心内膜炎的发病机制。

2. 感染性心内膜炎的临床表现。

3. 血培养标本的正确采集方法。

4. 感染性心内膜炎的诊断标准。

5. 感染性心内膜炎的治疗要点。

6. 感染性心内膜炎的护理措施。

（十一）心包疾病

学习要求

1. 了解心包疾病的定义、病因与发病机制。

2. 熟悉心包疾病的临床表现。

3. 了解心包疾病实验室及其他检查的临床意义。

4. 了解心包疾病的诊断要点和治疗要点。

5. 熟悉心包疾病病人的常用护理诊断/问题、护理措施及健康指导。

6. 具有尊重生命、关爱病人、保护病人隐私、科学严谨、慎独的职业精神。

重点难点

1. 急性心包炎、缩窄性心包炎和心脏压塞的临床表现。

2. 心包疾病实验室及其他检查的临床意义。

3. 心包疾病的治疗要点。

4. 心包穿刺技术及护理配合。

5. 心包疾病的护理措施。

(十二) 循环系统常用诊疗技术及护理

学习要求

1. 了解常用诊疗技术的适应证和禁忌证。

2. 熟悉常用诊疗技术的术前护理及术后护理、心脏起搏治疗病人的健康指导。

3. 了解常用诊疗技术的术中护理。

4. 熟悉心脏电复律、电除颤术的操作方法与护理配合。

5. 具有尊重生命、关爱病人、保护病人隐私、科学严谨、慎独的职业精神。

重点难点

1. 心脏起搏治疗病人的健康指导。

2. 心脏电复律、电除颤术的操作方法与护理配合。

3. 常用心脏介入诊疗技术的适应证和禁忌证。

4. 主动脉内球囊反搏的工作原理。

5. 常用诊疗技术的术前护理、术中配合及术后护理。

二、习　题

【名词解释】

1. 心悸
2. 心源性晕厥
3. 心力衰竭
4. 急性心力衰竭
5. 心律失常
6. 病态窦房结综合征
7. 预激综合征
8. 房室传导阻滞
9. 室性心动过速
10. 心脏骤停
11. 心脏性猝死
12. 高级心血管生命支持
13. 心脏瓣膜病
14. 周围血管征
15. 冠状动脉粥样硬化性心脏病
16. 稳定型心绞痛
17. 急性冠脉综合征
18. STEMI
19. 高血压病
20. 高血压急症
21. 扩张型心肌病
22. 肥厚型心肌病
23. 感染性心内膜炎
24. 急性心包炎
25. Beck 三联征
26. 心脏压塞
27. 缩窄性心包炎
28. 心脏起搏器
29. 心脏电复律
30. 射频消融术

【选择题】

A₁ 型题

1. 心脏正常的起搏点位于
   - A. 窦房结
   - B. 房室结
   - C. 房室束
   - D. 冠状窦
   - E. 浦肯野纤维

2. 以下属于后天性心血管病的是
   - A. 房间隔缺损
   - B. 法洛四联症
   - C. 冠心病
   - D. 室间隔缺损
   - E. 动脉导管未闭

3. 以下属于病理生理诊断的是
   A. 法洛四联症　　　　　　B. 心力衰竭　　　　　　C. 冠心病
   D. 心内膜炎　　　　　　　E. 风湿性心脏瓣膜病

4. 关于动态心电图检查能提供的信息,描述**不正确**的是
   A. 24 小时平均心率、最快和最慢心率
   B. 心律失常的类型、发作时间
   C. 心脏停搏的持续时间、次数
   D. 急性心肌梗死的定位诊断
   E. 心电图改变与病人当时的活动状况及伴随症状的关系

5. 心源性呼吸困难最常见的病因为
   A. 心肌炎　　　　　　　　B. 心包炎　　　　　　　C. 心脏压塞
   D. 左心衰竭　　　　　　　E. 右心衰竭

6. 关于心源性水肿特点的叙述,**不正确**的是
   A. 下垂性水肿
   B. 凹陷性水肿
   C. 常出现于颜面部
   D. 常见于足踝、胫前
   E. 卧床病人可见会阴或阴囊部位水肿

7. 关于心源性水肿发病机制的叙述,正确的是
   A. 有效循环血量减少,肾小球滤过率降低
   B. 继发性醛固酮分泌减少,水、钠潴留
   C. 体循环静脉压增高,组织液回吸收增多
   D. 胃肠道淤血导致蛋白质合成减少
   E. 低蛋白血症,血浆晶体渗透压下降

8. 可引起左心室前负荷过重的疾病是
   A. 高血压　　　　　　　　B. 主动脉瓣狭窄　　　　C. 二尖瓣关闭不全
   D. 肺动脉高压　　　　　　E. 肺动脉瓣狭窄

9. 心力衰竭的代偿机制**不包括**
   A. Frank-Starling 机制　　　　　　　　B. 交感神经兴奋性增强
   C. 抗利尿激素激活　　　　　　　　　　D. 肾素-血管紧张素-醛固酮系统激活
   E. 心室重塑

10. 以下属于左心衰竭表现的是
    A. 呼吸困难　　　　　　　B. 恶心、呕吐　　　　　C. 下肢水肿
    D. 颈静脉怒张　　　　　　E. 腹水

11. 以下属于血管紧张素受体脑啡肽酶抑制剂(ARNI)的是
    A. 卡托普利　　　　　　　B. 培哚普利　　　　　　C. 沙库巴曲缬沙坦
    D. 氯沙坦　　　　　　　　E. 厄贝沙坦

12. 目前地高辛用于治疗心力衰竭时最常用的给药方法是
    A. 维持量法　　　　　　　B. 大剂量冲击疗法　　　C. 隔日疗法
    D. 顿服法　　　　　　　　E. 小剂量疗法

13. 以下药物静脉推注前务必要稀释的是
    A. 腺苷　　　　　　　　　B. 毛花苷 C　　　　　　C. 利多卡因
    D. 普罗帕酮　　　　　　　E. 呋塞米

14. 能反映心脏收缩功能的指标是
    A. BNP   B. PCWP   C. LVEF
    D. E/A   E. CK-MB

15. 以下心律失常病人听诊时心律绝对规则的是
    A. 阵发性室上性心动过速   B. 心房颤动   C. 心房扑动
    D. 期前收缩   E. 二度Ⅰ型房室传导阻滞

16. 阵发性室性心动过速最常见于
    A. 急性心肌梗死   B. 心肌病   C. 心肌炎
    D. 洋地黄中毒   E. 电解质紊乱

17. 心房颤动病人进行 HAS-BLED 评分,提示有高出血风险,是指评分
    A. ≥1 分   B. ≥2 分   C. ≥3 分
    D. ≥4 分   E. ≥5 分

18. 确立室性心动过速诊断的最重要依据是
    A. QRS 波群宽大畸形   B. 心室率为 100~250 次/min
    C. 心室夺获或室性融合波   D. 发作突然
    E. T 波与主波方向相反

19. 以下属于致命性心律失常的是
    A. 心房颤动   B. 完全性房室传导阻滞
    C. 房性心动过速   D. 心室扑动和心室颤动
    E. 阵发性室性心动过速

20. 新型口服抗凝药(NOAC)的优点**不包括**
    A. 不需常规监测凝血   B. 一般不需常规调整剂量   C. 口服后吸收慢
    D. 半衰期较短   E. 不受食物影响

21. 心肺复苏基础生命支持(BLS)的内容包括
    A. 开放气道、恢复循环、脑复苏   B. 胸外按压、开放气道、人工呼吸、除颤
    C. 开放气道、人工呼吸、药物治疗   D. 胸外按压、人工呼吸、脑复苏
    E. 开放气道、恢复循环、药物治疗

22. 抢救心脏骤停病人的首选药物是
    A. 普萘洛尔   B. 硝酸甘油   C. 胺碘酮
    D. 多巴胺   E. 肾上腺素

23. 病人发生心脏骤停时进行心脏按压,关于按压方法描述正确的是
    A. 按压频率 <120 次/min   B. 按压部位为胸骨中段
    C. 使胸骨下压 >6cm   D. 依靠肩部和背部的力量垂直向下按压
    E. 按压中断尽量不超过 15 秒

24. 关于脑复苏的措施**错误**的是
    A. 自主循环恢复后几分钟至几小时将体温降至 32~34℃
    B. 选用渗透性利尿药 20% 甘露醇快速静脉滴注,以减轻脑水肿
    C. 地西泮 10mg 静脉注射防治抽搐
    D. 早期不宜使用高压氧治疗
    E. 抗凝以疏通微循环促进早期脑血流灌注

25. 心脏性猝死的临床经过分期**不包括**
    A. 前驱期   B. 终末事件期   C. 心脏骤停
    D. 生物学死亡   E. 脑死亡期

26. 成人双相波电除颤能量应选择
    A. 100J   B. 100~150J   C. 150~200J
    D. 300J   E. 360J

27. 风湿性心脏瓣膜病的致病菌是
    A. A 组乙型溶血性链球菌   B. B 组甲型溶血性链球菌   C. 大肠埃希菌
    D. 铜绿假单胞菌   E. 粪链球菌

28. 老年退行性瓣膜病最常见的病变结构是
    A. 二尖瓣   B. 三尖瓣   C. 主动脉瓣
    D. 肺动脉瓣   E. 静脉瓣

29. 二尖瓣狭窄最有价值的体征是
    A. 二尖瓣面容   B. 肝大
    C. 颈静脉怒张   D. 下肢水肿
    E. 心尖可闻及舒张中、晚期隆隆样杂音

30. 对既往有风湿热发作的病人进行链球菌感染的二级预防,首选药物是
    A. 氧氟沙星   B. 红霉素   C. 氯霉素
    D. 苄星青霉素   E. 伊曲康唑

31. 风湿性心脏病二尖瓣狭窄的心电图表现,叙述正确的是
    A. P 波消失,代之以大小、形态不一的 f 波
    B. P 波消失,代之以锯齿状 F 波
    C. P 波变窄,P 波宽度 <0.12 秒
    D. 二尖瓣型 P 波,P 波宽度 >0.12 秒,伴切迹
    E. P 波提前出现,形态与窦性 P 波不同

32. 主动脉瓣关闭不全最重要的体征是
    A. 抬举样心尖搏动
    B. 主动脉瓣区响亮、粗糙的收缩期吹风样杂音
    C. 胸骨左缘第 3、4 肋间响亮、粗糙的收缩期吹风样杂音
    D. 主动脉瓣区舒张早期叹气样杂音
    E. 胸骨左缘第 3、4 肋间可闻及高调叹气样舒张期杂音

33. 心绞痛发作时首选的药物是
    A. 硝酸酯类   B. 钙通道阻滞药   C. 阿司匹林
    D. β 受体拮抗药   E. 低分子肝素

34. 动脉粥样硬化最重要的危险因素是
    A. 年龄、性别   B. 血脂异常   C. 高血压
    D. 吸烟   E. 糖尿病

35. 急性心肌梗死病人最早最突出的症状是
    A. 疼痛   B. 恶心、呕吐   C. 大汗
    D. 烦躁不安   E. 发热

36. 急性前间壁心肌梗死的特征性心电图改变见于
    A. V_1~V_6 导联   B. V_1~V_3 导联   C. V_3~V_5 导联
    D. Ⅰ、aVL 导联   E. V_1~V_3 及Ⅰ、aVL 导联

37. 以下指标检测可更早发现心肌梗死的是
    A. CK-MB   B. LDH   C. cTnT
    D. cTnI   E. hs-cTn

38. 降压药卡托普利最常见的不良反应是

    A. 头痛   B. 乏力   C. 心动过速

    D. 刺激性干咳   E. 血管性水肿

39. 按高血压水平分级,3 级高血压是指

    A. 收缩压 160~180mmHg 和/或舒张压 90~100mmHg

    B. 收缩压 160~180mmHg 和/或舒张压 100~110mmHg

    C. 收缩压≥180mmHg 和/或舒张压 90~100mmHg

    D. 收缩压≥180mmHg 和/或舒张压 100~110mmHg

    E. 收缩压≥180mmHg 和/或舒张压≥110mmHg

40. 某高血压病人同时患有支气管哮喘,**不能**使用的降压药是

    A. 厄贝沙坦   B. 美托洛尔   C. 硝苯地平

    D. 卡托普利   E. 氢氯噻嗪

41. 治疗高血压的药物氨氯地平属于

    A. 利尿药   B. 血管紧张素Ⅱ受体拮抗药

    C. 钙通道阻滞药   D. 血管扩张药

    E. 血管紧张素转化酶抑制剂

42. 关于高血压病人的用药原则,**不正确**的是

    A. 从小剂量开始   B. 可联合用药

    C. 不得自行增减药物   D. 尽快将血压降至正常水平

    E. 优先选择长效制剂

43. 感染性心内膜炎的首选药物是

    A. 万古霉素   B. 青霉素   C. 红霉素

    D. 氧氟沙星   E. 氨苄西林

44. 扩张型心肌病的主要体征是

    A. 肝大   B. 水肿   C. 心尖搏动明显向左下移位

    D. 心律失常   E. 脉细弱

45. 以下属于右心衰竭表现的是

    A. 黄疸   B. 恶心、呕吐   C. 咳嗽、咳痰

    D. 疲倦乏力   E. 咯血

46. 梗阻性肥厚型心肌病病人的杂音特点是

    A. 胸骨左缘第 3、4 肋间可闻及喷射性收缩期杂音

    B. 胸骨右缘第 3、4 肋间可闻及喷射性收缩期杂音

    C. 胸骨右缘第 2 肋间可闻及喷射性收缩期杂音

    D. 心尖部可闻及隆隆样舒张期杂音

    E. 心尖部可闻及叹气样舒张期杂音

47. 以下措施可使梗阻性肥厚型心肌病病人的心脏杂音增强的是

    A. 使用负性肌力药物   B. 含服硝酸甘油   C. 取蹲位

    D. 使用钙通道阻滞药   E. 使用 β 受体拮抗药

48. 肥厚型心肌病病人超声心动图检查的特点是

    A. 舒张期室间隔厚度达 10mm   B. 舒张期室间隔厚度达 12mm

    C. 舒张期室间隔厚度达 15mm   D. 舒张期室间隔厚度达 18mm

    E. 舒张期室间隔厚度达 20mm

49. 肥厚型心肌病治疗的最常用药物是
    A. 洋地黄
    B. 利尿药
    C. 硝酸酯类
    D. β 受体拮抗药
    E. ACEI 类

50. 青少年猝死和运动猝死的最主要病因是
    A. 扩张型心肌病
    B. 肥厚型心肌病
    C. 限制型心肌病
    D. 先天性心脏病
    E. 病毒性心肌炎

51. 病毒性心肌炎最常见的致病原因是
    A. 流感病毒
    B. ECHO 病毒
    C. 脊髓灰质炎病毒
    D. 柯萨奇 B 组病毒
    E. 单纯疱疹病毒

52. 感染性心内膜炎最常见的症状是
    A. 贫血
    B. 发热
    C. 栓塞
    D. 乏力
    E. 食欲减退

53. 感染性心内膜炎最重要的诊断依据是
    A. 免疫反应阳性
    B. 发热,体温≥38℃
    C. Janeway 损害
    D. Osler 结节
    E. 血培养阳性

54. 亚急性自体瓣膜心内膜炎最主要的致病菌是
    A. 甲型溶血性链球菌
    B. 肺炎链球菌
    C. 流感嗜血杆菌
    D. 金黄色葡萄球菌
    E. 粪链球菌

55. 目前我国缩窄性心包炎最常见的病因是
    A. 风湿性疾病
    B. 结核分枝杆菌感染
    C. 化脓性细菌感染
    D. 真菌感染
    E. 创伤性

56. Beck 三联征是指
    A. 低血压、心音低弱、颈静脉怒张
    B. 低血压、心音低弱、腹水
    C. 高血压、心音亢进、颈静脉怒张
    D. 奇脉、肝大、颈静脉怒张
    E. 肝大、水肿、颈静脉怒张

A₂ 型题

1. 赵某,男,62 岁,今天做运动心电图,关于该检查的叙述**不正确**的是
    A. 主要用于早期冠心病的诊断和心功能的评价
    B. 试验前 3 小时禁食,禁止吸烟,衣着要适于运动
    C. 在医生指导下决定是否停用可影响运动时心率和血压的药物
    D. 常用平板运动试验
    E. 运动试验结束后及时返回病房

2. 李某,男,53 岁。因心力衰竭入院,6 分钟步行试验的行走距离为 400m。该病人的心衰程度为
    A. 极轻度心衰
    B. 轻度心衰
    C. 中度心衰
    D. 重度心衰
    E. 极重度心衰

3. 胡某,男,45 岁。有扩张型心肌病病史 3 年。本次因食欲减退、双下肢水肿入院。该病人首优的护理诊断/问题是
    A. 气体交换受损
    B. 体液过多
    C. 心力衰竭
    D. 活动耐力下降
    E. 营养失调:低于机体需要量

4. 周某,女,67 岁。有心力衰竭病史 5 年。近日出现明显双下肢水肿,遵医嘱使用利尿药,病情监测中应特别注意的指标是
    A. 心率
    B. 呼吸
    C. 血电解质
    D. 肾功能
    E. 肝功能

5. 张某，男，48 岁。有扩张型心肌病病史 5 年。本次入院时主诉气促、乏力、出汗较多。身体评估：口唇发绀，双肺底可闻及湿啰音。该病人出现乏力的主要原因是

  A. 肺循环淤血   B. 体循环淤血   C. 心排血量减少

  D. 容量负荷过重   E. 压力负荷过重

6. 林某，男，52 岁。因心力衰竭长期服用卡托普利、美托洛尔、硝酸异山梨酯、氢氯噻嗪、螺内酯等药物。现诉两侧乳房增大、胀痛，应考虑引起该症状的药物可能是

  A. 卡托普利   B. 美托洛尔   C. 螺内酯

  D. 硝酸异山梨酯   E. 氢氯噻嗪

7. 张某，女，65 岁。因呼吸困难入院。鉴别其是否为心源性呼吸困难最有价值的血液检查指标是

  A. CK-MB   B. INR   C. LDH

  D. BNP   E. CRP

8. 赵某，男，35 岁。入院诊断为扩张型心肌病，心功能 Ⅳ 级。身体评估：双下肢重度水肿。心电图示，心率 96 次/min，心房颤动。血清钾 3.9mmol/L，血清钠 130mmol/L。该病人首选的利尿药是

  A. 呋塞米   B. 托拉塞米   C. 螺内酯

  D. 氢氯噻嗪   E. 托伐普坦

9. 童某，女，54 岁。因心力衰竭入院，经优化药物治疗后心率依然在 90 次/min 左右。首选考虑加用的药物是

  A. 硝酸甘油   B. 硝苯地平   C. 伊伐布雷定

  D. 左西孟旦   E. 达格列净

10. 邵某，男，65 岁。常规心电图检查显示：平均 PP 间隔为 15 小格，其心率为

  A. 60 次/min   B. 75 次/min   C. 85 次/min

  D. 90 次/min   E. 100 次/min

11. 王某，男，60 岁。因永久性心房颤动服用华法林抗凝治疗，护士指导其定期检测国际标准化比值（INR），目标值是

  A. 1.5~2.0   B. 2.0~3.0   C. 1.5~2.5

  D. 2.5~3.0   E. 2.5~3.5

12. 王某，女，40 岁。自诉心悸 1 月余。听诊其心率达 120 次/min，心电图示：无 P 波，RR 间隔绝对不等，该病人最可能的诊断是

  A. 阵发性室上性心动过速 B. 心房扑动   C. 心房颤动

  D. 室性期前收缩   E. 窦性心动过速

13. 叶某，女，70 岁。因发作性晕厥 2 次入院，诊断为"病态窦房结综合征"。其最理想的治疗方法是

  A. 静脉注射阿托品   B. 静脉滴注异丙肾上腺素 C. 静脉滴注麻黄素

  D. 电复律   E. 安装埋藏式心脏起搏器

14. 王某，男，26 岁，学生。自诉心慌 2 小时。心电图示：提前出现 QRS 波群，时限 0.14 秒，T 波与 QRS 主波方向相反，其前无相关 P 波。该病人的心电图诊断为

  A. 房性期前收缩   B. 室性期前收缩   C. 房性心动过速

  D. 预激综合征   E. 心房颤动

15. 李某，女，65 岁。诉心悸 1 小时。心电图示：心房扑动，心室率 140 次/min。为终止发作，最有效的方法是

  A. 维拉帕米   B. 艾司洛尔   C. 洋地黄

  D. 华法林   E. 同步直流电复律

16. 王某，男，35 岁。自诉心慌 1 天。查心电图：提前出现 P' 波，其形态与窦性 P 波不同，QRS 形态正常，其后有不完全代偿间歇。该病人的心电图诊断为

A. 房性期前收缩　　　　　B. 室性期前收缩　　　　　C. 心房扑动

D. 心房颤动　　　　　E. 房室传导阻滞

17. 陈某,男,65岁。因胸痛半天就诊,既往有心绞痛病史5年。可以确诊其为急性心肌梗死的心电图特征是

A. T波倒置　　　　　B. T波低平　　　　　C. ST段弓背向上抬高

D. ST压低　　　　　E. T波双相

18. 许某,男,67岁。有冠心病、糖尿病病史多年。医嘱建议服用调血脂药物,首选药物是

A. 环氧化酶抑制剂　　　　　B. P_2Y_{12}受体拮抗药　　　　　C. 他汀类

D. 曲美他嗪　　　　　E. 依折麦布

19. 李某,女,36岁。确诊为二尖瓣狭窄4年余,因呼吸困难、咳嗽、咳痰、乏力再次入院。首先应考虑并发了

A. 左心衰竭　　　　　B. 右心衰竭　　　　　C. 肺栓塞

D. 心律失常　　　　　E. 感染性心内膜炎

20. 孙某,女,30岁。因风湿性心脏瓣膜病、二尖瓣狭窄收治入院。病人夜间突然出现阵发性呼吸困难,其发病机制**不包括**

A. 平卧位时回心血量增加,肺淤血加重　　　　　B. 平卧位时横膈高位,肺活量减少

C. 夜间迷走神经张力增高　　　　　D. 平卧位时肺循环供血不足

E. 夜间小支气管平滑肌收缩

21. 赵某,女,33岁。劳累后心悸、气短6年。身体评估:二尖瓣面容,心尖部第一心音亢进,可闻及舒张中、晚期隆隆样杂音。首先应考虑该病人发生了

A. 二尖瓣狭窄　　　　　B. 二尖瓣关闭不全　　　　　C. 主动脉瓣狭窄

D. 主动脉瓣关闭不全　　　　　E. 三尖瓣狭窄

22. 苏某,男,49岁。因风湿性心脏瓣膜病入院。给予抗感染和抗心衰治疗后明显好转,拟于近日出院。责任护士做出院指导时应告知,预防链球菌感染最重要的措施是

A. 定期检查,必要时做细菌培养　　　　　B. 减少运动,多休息

C. 坚持限制钠盐饮食　　　　　D. 坚持适当锻炼,预防呼吸道感染

E. 减轻心理压力,增强康复信心

23. 程某,男,50岁。因急性下壁心肌梗死入院。测血压90/60mmHg,心电图检查应加做的导联是

A. $V_1 \sim V_3$导联　　　　　B. $V_3 \sim V_5$导联　　　　　C. $V_1 \sim V_5$导联

D. Ⅱ、Ⅲ、aVF导联　　　　　E. $V_{3R} \sim V_{5R}$和$V_7 \sim V_9$导联

24. 牛某,男,66岁。胸痛2小时,入院诊断为急性心肌梗死,给予急诊溶栓治疗。以下**不是**溶栓成功指征的是

A. 出现再灌注性心律失常　　　　　B. 胸痛缓解或消失

C. 心肌标志物峰值提前　　　　　D. 心电图ST段压低≥50%

E. 冠状动脉造影显示闭塞动脉再通

25. 汪某,男,75岁。上楼梯时突然发生胸闷。心电图示:室性心动过速。既往有高血压、糖尿病病史。有助于确诊的首选检查是

A. 超声心动图　　　　　B. 动态心电图　　　　　C. CT检查

D. 磁共振检查　　　　　E. 冠状动脉造影

26. 华某,男,68岁。因急性右心室心肌梗死入院,测血压85/50mmHg。以下处理措施**不正确**的是

A. 升压药　　　　　B. 补充血容量　　　　　C. 利尿药

D. 抗血小板聚集药　　　　　E. 急诊PCI

27. 何某,男,70 岁。诊断为急性前壁心肌梗死,心尖部可闻及收缩期杂音。此时应考虑病人并发了

    A. 肺部感染   B. 肺栓塞   C. 心室壁瘤

    D. 乳头肌功能失调   E. 急性左心衰

28. 胡某,女,64 岁。有高血压病史 2 年。近 2 月来在干家务活时发生胸骨体中段后压榨样疼痛 3 次,每次持续 3~5 分钟,休息后自行缓解。应考虑发生了

    A. 心血管神经症   B. 稳定型心绞痛   C. 不稳定型心绞痛

    D. 急性冠脉综合征   E. 急性心肌梗死

29. 李某,男,36 岁。近 5 个月来,多次于剧烈活动时发生黑矇及短暂意识丧失。身体评估:胸骨左缘 3、4 肋间可闻及 3/6 级收缩期喷射样杂音。超声心动图示:舒张期室间隔厚度为 15mm。病人最可能的疾病为

    A. 心肌梗死   B. 原发性高血压   C. 主动脉瓣狭窄

    D. 肥厚型心肌病   E. 先天性心脏病

30. 刘某,男,45 岁。护士不同天内为其测量了 4 次血压,平均 150/105mmHg,其血压水平属于

    A. 临界高血压   B. 正常血压   C. 高血压 1 级

    D. 高血压 2 级   E. 高血压 3 级

31. 王某,男,64 岁。患高血压多年,1 年来血压维持在 170/110mmHg 左右,近 1 周出现明显呼吸困难、咳嗽,胸部 X 线示左室扩大、肺淤血,眼底出血,尿常规正常。该病人此时的诊断应为

    A. 高血压病 1 级(中危组)   B. 高血压病 2 级(高危组)

    C. 高血压病 3 级(高危组)   D. 高血压病 3 级(很高危组)

    E. 高血压亚急症

32. 张某,男,50 岁。高血压病史 5 年,未正规治疗,合并有冠心病、糖尿病。血压控制目标值应为

    A. <120/80mmHg   B. <130/80mmHg   C. <140/90mmHg

    D. <150/90mmHg   E. <150/100mmHg

33. 叶某,男,38 岁。近半年来常于劳累或精神紧张后头痛、头晕,休息后好转,未予治疗。最近体检发现血压升高,3 次不同时间测血压分别为 140/90mmHg、150/95mmHg、155/95mmHg。对其诊断与处理首要的考虑应为

    A. 继续在不同时间测血压,以帮助确诊   B. 注意休息,缓解精神紧张

    C. 确定是原发还是继发性高血压   D. 试用利尿药治疗,观察其用药反应

    E. 暂不处理,3 个月后复查血压

34. 林某,男,65 岁。高血压病史 20 年,平素间断服用降压药物治疗。2 小时前与家人争吵后突发严重头痛、恶心、呕吐,急诊入院。身体评估:急性病容,呼吸 24 次/min,血压 240/120mmHg,心率 90 次/min,律齐,眼底出血,余无异常。该病人最可能出现了

    A. 心律失常   B. 心力衰竭   C. 脑出血

    D. 高血压亚急症   E. 高血压急症

35. 赵某,女,66 岁。高血压多年,多次发生短时间肢体麻木、眩晕,持续数分钟可自行恢复,发作时曾跌倒 1 次。目前首要的护理措施是

    A. 低盐、低脂、低胆固醇饮食   B. 疾病相关知识指导   C. 安全防护指导

    D. 安抚病人情绪   E. 教会家属心肺复苏技术

36. 钱某,女,20 岁,学生。诊断为病毒性心肌炎,治疗后准备出院。下列健康指导内容最恰当的是

    A. 保持卧床休息,减少心肌耗氧,利于心功能的恢复

    B. 高蛋白、高脂肪、富含维生素饮食

    C. 遵医嘱长期应用抗病毒药,预防感染

    D. 避免生冷食物、妊娠等

    E. 注意防寒保暖,预防感冒,1 年内避免剧烈运动或重体力劳动

37. 王某,男,40岁。有发作性心悸5个月。1小时前突感心悸、胸闷,心电图示阵发性室上性心动过速,心率160次/min。终止发作的首选药物是
　　A. 腺苷　　　　　　　　　B. 普罗帕酮　　　　　　　C. 胺碘酮
　　D. 美托洛尔　　　　　　　E. 利多卡因

38. 高某,男,45岁。因急性心包炎入院。发生下列症状时高度怀疑心脏压塞的是
　　A. 血压升高　　　　　　　B. 呼吸困难　　　　　　　C. 下肢水肿
　　D. 心前区疼痛　　　　　　E. 乏力

39. 马某,男,57岁。因冠心病住院。冠状动脉造影示:前降支狭窄远端可完全充盈,但显影慢,造影剂消除也慢。判断其狭窄程度为
　　A. TIMI 0级　　　　　　　B. TIMI Ⅰ级　　　　　　　C. TIMI Ⅱ级
　　D. TIMI Ⅲ级　　　　　　E. TIMI Ⅳ级

40. 杜某,男,30岁。持续心前区疼痛2天,深吸气或咳嗽可加重,胸骨左缘第3、4肋间可闻及抓刮样粗糙的附加音,该病人最可能的疾病诊断是
　　A. 心绞痛　　　　　　　　B. 急性心肌梗死　　　　　C. 急性心包炎
　　D. 感染性心内膜炎　　　　E. 主动脉夹层

A₃型题

(1~2题共用题干)

周某,女,78岁。诊断心力衰竭入院。护士巡视病房时发现病人呼吸困难,端坐呼吸,频率36次/min,烦躁,听诊两肺满布湿啰音。

1. 病人可能发生了
　　A. 肺栓塞　　　　　　　　B. 呼吸衰竭　　　　　　　C. 重症肺炎
　　D. 急性肺水肿　　　　　　E. 心脏穿孔

2. 以下急救处理**不正确**的是
　　A. 拉起床挡,以防止坠床　　B. 鼻导管高流量给氧　　　C. 迅速气管插管
　　D. 硝酸甘油静脉滴注　　　　E. 毛花苷C稀释后静脉注射

(3~5题共用题干)

李某,男,40岁。诊断为扩张型心肌病、心功能Ⅳ级。长期接受"地高辛、氢氯噻嗪"等药物治疗,现出现食欲减退、乏力、腹胀、心慌等症状,腹部听诊肠鸣音减弱,心电图见明显U波。

3. 病人可能发生了
　　A. 高钾血症　　　　　　　B. 低钾血症　　　　　　　C. 高钠血症
　　D. 低钠血症　　　　　　　E. 洋地黄中毒

4. 为帮助确诊,首先考虑的检查是
　　A. 抽血查电解质　　　　　B. 抽血查地高辛浓度　　　C. 动态心电图
　　D. X线腹部平片　　　　　E. 超声心动图

5. 正确的处理措施是
　　A. 加大地高辛用量　　　　B. 静脉注射呋塞米　　　　C. 补钾
　　D. 停用地高辛　　　　　　E. 肌内注射山莨菪碱

(6~8题共用题干)

李某,女,56岁。诊断为扩张型心肌病、心力衰竭。自诉休息和日常生活活动时无症状,但上楼梯至三楼时出现气喘,休息后很快缓解。

6. 该病人的心功能状态是
　　A. 心功能Ⅰ级　　　　　　B. 心功能Ⅱ级　　　　　　C. 心功能Ⅲ级
　　D. 心功能Ⅳ级　　　　　　E. 心功能Ⅴ级

7. 该病人最主要的护理诊断/问题是

    A. 气体交换受损   B. 体液过多   C. 活动耐力下降

    D. 知识缺乏   E. 家庭应对无效

8. 该病人的活动原则是

    A. 不限制一般体力活动,但应避免剧烈运动

    B. 适当限制体力活动,增加午睡时间,不影响轻体力劳动或家务劳动

    C. 多进行 1~2 楼的上下楼梯训练

    D. 以卧床休息为主,静养有助于心功能恢复

    E. 禁止上下楼梯或登山等活动

(9~11 题共用题干)

周某,男,72 岁。因近 1 月内发作性晕厥 3 次住院。心电图示:P 波规则,QRS 波群节律规则,P 波与 QRS 波群互不相关,心室率 40 次/min。

9. 该病人的诊断首先应考虑为

    A. 窦性停搏   B. 一度房室传导阻滞   C. 二度房室传导阻滞

    D. 三度房室传导阻滞   E. 病态窦房结综合征

10. 该病人首选的治疗措施是

    A. 临时心脏起搏   B. 肾上腺素   C. 利多卡因

    D. 胺碘酮   E. CPR

11. 以下护理措施**不恰当**的是

    A. 绝对卧床休息   B. 心电监护   C. 评估有无晕厥先兆

    D. 在护士陪同下外出检查   E. 安全指导

(12~13 题共用题干)

叶某,女,32 岁。因阵发性室上性心动过速入院。现无明显诱因突发心悸,测血压 100/70mmHg,查心电图示阵发性室上性心动过速,心率 180 次/min。

12. 以下物理治疗方法**错误**的是

    A. 诱导恶心

    B. Valsalva 动作

    C. 同时按摩双侧颈动脉窦

    D. 将面部浸于冰水内

    E. 半卧位下完成并保持 Valsalva 动作,随即取仰卧位,被动抬高双腿

13. 能根治本病的治疗措施是

    A. 电复律   B. 人工心脏起搏   C. 射频消融术

    D. 再同步化治疗   E. 药物治疗

(14~18 题共用题干)

马某,女,50 岁。因"发现心脏杂音 10 余年,呼吸困难伴双下肢水肿 1 周"车床入院。自诉发病以来食欲减退、乏力、尿量减少。身体评估:体温 37.0℃,脉搏 92 次/min,呼吸 20 次/min,血压 110/70mmHg。精神萎靡,半卧位,二尖瓣面容,口唇发绀,双下肢重度水肿。两肺呼吸音粗,两肺底可闻及湿啰音,心率 110 次/min,第一心音强弱不等,律不齐,心前区可闻及收缩期杂音,腹部稍膨隆,移动性浊音(±)。急查血清电解质:钾 2.98mmol/L,钠 139mmol/L。

14. 病人脉搏 92 次/min,心率 110 次/min,这种现象称为

    A. 奇脉   B. 水肿脉   C. 不规则脉

    D. 脉搏短绌   E. 交替脉

15. 病人目前的心功能状态是

   A. 心功能Ⅰ级
   B. 心功能Ⅱ级
   C. 心功能Ⅲ级
   D. 心功能Ⅳ级
   E. 心功能Ⅴ级

16. 医嘱每天称体重,其时间应安排在

   A. 晨起排尿前,早餐前
   B. 晨起排尿后,早餐前
   C. 晨起排尿后,早餐后
   D. 每天中午
   E. 每晚临睡前

17. 遵医嘱给予病人周围静脉补钾,应注意每500ml液体中氯化钾含量**不宜**超过

   A. 0.5g
   B. 1.0g
   C. 1.5g
   D. 2.0g
   E. 3.0g

18. 护士指导病人饮食,限制进食的食物种类**不包括**

   A. 罐头食品
   B. 海产品
   C. 苏打饼干
   D. 味精
   E. 牛奶

(19~20题共用题干)

吴某,女,35岁。活动后呼吸困难1年,近半年进行性加重,并伴有咳嗽、声音嘶哑。病人既往有风湿热10年,常有扁桃体炎发生,经医生诊断为风湿性心脏瓣膜病。

19. 风湿性心脏瓣膜病最常受累的瓣膜是

   A. 二尖瓣
   B. 三尖瓣
   C. 肺动脉瓣
   D. 主动脉瓣
   E. 静脉瓣

20. 护士给该病人进行体格检查时可发现

   A. 慢性面容
   B. 心尖部舒张期隆隆样杂音
   C. 心底部舒张期震颤
   D. 心脏浊音界正常
   E. 心前区凹陷

(21~23题共用题干)

李某,女,58岁。因"反复胸闷气急5年,加重伴双下肢水肿3天"入院,既往有"游走性关节炎"病史。身体评估:体温38℃,脉搏84次/min,呼吸26次/min,血压100/65mmHg,双肺底可闻及散在湿啰音,心率110次/min,律不齐,第一心音强弱不等,心尖部可闻及舒张中晚期隆隆样杂音和开瓣音。

21. 该病人最可能的病理解剖诊断是

   A. 风湿性心脏病,二尖瓣狭窄
   B. 风湿性心脏病,二尖瓣关闭不全
   C. 风湿性心脏病,主动脉瓣狭窄
   D. 风湿性心脏病,主动脉瓣关闭不全
   E. 风湿性心脏病,二尖瓣狭窄伴关闭不全

22. 初步判断该病人合并了

   A. 房性期前收缩
   B. 室性期前收缩
   C. 房室传导阻滞
   D. 室上性心动过速
   E. 心房颤动

23. 关于该病人当前的护理诊断/问题,**不正确**的是

   A. 气体交换受损 与肺循环淤血有关
   B. 体液过多 与水、钠潴留有关
   C. 活动耐力下降 与心力衰竭有关
   D. 感染 与体温过高有关
   E. 知识缺乏:缺乏疾病治疗相关知识

(24~27题共用题干)

杨某,女,48岁。有风湿性关节炎及高血压病史多年。因近日感到疲乏无力、头晕、腹胀并伴有下肢水

肿就诊。身体评估:第一心音减弱,心尖区可闻及全收缩期高调吹风样杂音。

24. 该病人的初步诊断考虑为
    A. 风湿热   B. 急性心肌梗死   C. 心律失常
    D. 二尖瓣关闭不全   E. 主动脉瓣关闭不全

25. 该病的病因最可能是
    A. 高血压   B. 风湿性关节炎   C. 心律失常
    D. 贫血   E. 更年期

26. 明确和量化诊断的可靠方法是
    A. 心电图   B. X 线检查   C. 超声心动图
    D. B 超   E. 动脉血气分析

27. 医嘱予使用苄星青霉素,以下描述**错误**的是
    A. 询问青霉素过敏史   B. 青霉素皮试
    C. 苄星青霉素为长效青霉素   D. 苄星青霉素应静脉注射
    E. 观察青霉素过敏反应

(28~30 题共用题干)

高某,女,46 岁。有高血压、心绞痛病史 3 年。今早买菜回家上楼,到二楼时出现胸部憋闷感、胸痛、呼吸困难等症状。

28. 该病人出现胸痛的原因最可能是
    A. 心肌缺血缺氧   B. 肺淤血   C. 胸腔积液
    D. 高血压   E. 心律失常

29. 该病人心绞痛的严重程度为
    A. Ⅰ级   B. Ⅱ级   C. Ⅲ级
    D. Ⅳ级   E. Ⅴ级

30. 为预防心肌梗死、改善预后,病人应长期服用的药物是
    A. 单硝酸异山梨酯   B. 阿司匹林   C. 美托洛尔
    D. 辛伐他汀   E. 硝苯地平

(31~33 题共用题干)

张某,女,45 岁。患风湿病 13 年。2 个月前干家务活后出现呼吸困难、胸痛,自行服用硝酸甘油可缓解。近期发生夜间阵发性呼吸困难、晕厥 2 次。心脏听诊在胸骨右缘第 2 肋间可闻及粗糙而响亮的收缩期吹风样杂音。心电图示:左心室肥厚伴继发性 ST-T 改变。

31. 该病人最可能的疾病诊断是
    A. 主动脉瓣狭窄   B. 二尖瓣狭窄   C. 心绞痛
    D. 心房颤动   E. 心肌病

32. 多普勒超声检查示瓣膜重度狭窄,其主要治疗方法是
    A. 溶栓治疗   B. 人工瓣膜置换术   C. 二尖瓣分离术
    D. PCI   E. IABP

33. 病人治疗后拟出院,以下健康教育**错误**的是
    A. 坚持适当锻炼,以增强体力
    B. 加强营养,增强抵抗力
    C. 防寒保暖,预防上呼吸道感染
    D. 发生扁桃体炎时,应尽早手术摘除扁桃体
    E. 若需拔牙,应在拔牙前告诉医生自己有风湿病史,以预防性使用抗生素

（34~35 题共用题干）

李某,男,18 岁。游泳时发生溺水,医护到达现场后检查发现:意识丧失,无颈动脉搏动,自主呼吸消失,口唇发绀。

34. 该病人发生了

    A. 肺水肿　　　　　　　　　　B. 心脏骤停　　　　　　　　　C. 脑梗死

    D. 心律失常　　　　　　　　　E. 脑出血

35. 护士对病人进行抢救时,**不正确**的操作是

    A. 检查并清除口腔分泌物　　　　　　　　　B. 立即进行人工呼吸

    C. 胸外按压,部位为胸骨中上 1/3 交界处　　D. 胸外按压的深度为 5~6cm

    E. 胸外按压的频率为 100~120 次/min

（36~37 题共用题干）

郭某,男,58 岁。近日来感到呼吸困难加重,尤其是体力劳动后,到医院就诊,身体评估:心前区隆起,心尖部可触及收缩期震颤,心尖部第一心音减弱,可闻及收缩期吹风样杂音。

36. 病人可能的诊断是

    A. 二尖瓣狭窄　　　　　　　　B. 二尖瓣关闭不全　　　　　　C. 主动脉瓣狭窄

    D. 主动脉瓣关闭不全　　　　　E. 三尖瓣狭窄

37. 护士对该病人进行健康教育,**错误**的是

    A. 防寒保暖,预防感染　　　　　　　　　B. 适当锻炼,但避免剧烈运动

    C. 限制钠盐摄入　　　　　　　　　　　　D. 早期大量足疗程服药

    E. 适当加强营养,增强抵抗力

（38~40 题共用题干）

胡某,男,35 岁。体检发现血压增高。病人无明显不适,未予重视,间断服用降压药,血压波动在 140~150/90~98mmHg 之间。吸烟 10 年,每天 20 支,目前未戒烟。

38. 该病人的血压水平属于

    A. 1 级高血压　　　　　　　　B. 2 级高血压　　　　　　　　C. 3 级高血压

    D. 临界高血压　　　　　　　　E. 单纯收缩期高血压

39. 目前该病人最主要的护理诊断/问题是

    A. 有受伤的危险　　　　　　　B. 活动耐力下降　　　　　　　C. 疼痛

    D. 知识缺乏　　　　　　　　　E. 潜在并发症:高血压急症

40. 当前病人首选的治疗方法是

    A. 利尿药　　　　　　　　　　B. β 受体拮抗药　　　　　　　C. 非药物治疗

    D. ACEI　　　　　　　　　　　E. 钙通道阻滞药

（41~43 题共用题干）

张某,男,32 岁。病人反复心悸、胸痛伴劳力性呼吸困难 3 年,近 1 周内突发晕厥 2 次,来院就诊。身体评估:胸骨左缘第 3、4 肋间可闻及收缩期喷射性杂音。心电图示:左室肥大,有 ST-T 改变。超声心动图示:室间隔非对称性肥厚,拟诊"肥厚型心肌病（梗阻性）"入院。

41. 该疾病的主要病因是

    A. 病毒感染　　　　　　　　　B. 代谢异常　　　　　　　　　C. 动脉硬化

    D. 饮食因素　　　　　　　　　E. 遗传

42. 该病人目前最主要的护理诊断/问题是

    A. 气体交换受损　　　　　　　B. 疼痛　　　　　　　　　　　C. 有受伤的危险

    D. 活动耐力下降　　　　　　　E. 潜在并发症:心力衰竭

43. 护士对病人的健康指导**不恰当**的是
    A. 避免情绪激动、劳累
    B. 避免屏气、剧烈运动
    C. 避免独自外出活动
    D. 胸痛发作时舌下含服硝酸甘油
    E. 高蛋白、高维生素、富含纤维素饮食

(44~46 题共用题干)

李某,女,21 岁,学生。2 周前受凉后出现发热、咳嗽、流涕症状,自服"感冒药"后缓解。近日出现胸闷、心悸、疲乏无力,活动后加重。身体评估:体温 37.9℃,呼吸 24 次/min,血压 100/65mmHg;双肺未闻及干、湿啰音;第一心音减弱,心率 120 次/min,偶闻期前收缩。心电图示:窦性心动过速,T 波低平。血清柯萨奇病毒 IgM 抗体滴度增高。

44. 该病人最可能的疾病诊断是
    A. 急性心包炎
    B. 扩张型心肌病
    C. 病毒性心肌炎
    D. 限制型心肌病
    E. 风湿性心脏瓣膜病

45. 该病人存在的主要护理诊断/问题是
    A. 疼痛
    B. 活动耐力下降
    C. 知识缺乏
    D. 体温过高
    E. 失眠

46. 关于该病人的治疗措施,**不正确**的是
    A. 卧床休息
    B. 补充富含维生素和蛋白质的食物
    C. 使用三磷酸腺苷、辅酶 A
    D. 使用干扰素
    E. 尽早使用糖皮质激素

(47~49 题共用题干)

史某,女,25 岁。患风湿性心脏瓣膜病 1 年,不明原因持续发热 1 月余,体温波动在 37.5~39.5℃之间,应用多种抗生素治疗无效。今晨以"感染性心内膜炎"入院治疗。

47. 关于抽取血培养标本时间的选择,正确的是
    A. 第 1 天间隔 1 小时采血,共 3 次,体温升高时采血
    B. 第 1 天间隔 1 小时采血,共 3 次,无需体温升高时采血
    C. 第 1 天间隔 1 小时采血,共 3 次,寒战时采血
    D. 入院 3 小时内采血,间隔 1 小时
    E. 停用抗生素 2~7 天后采血,无需体温升高时采血

48. 该病人首优的护理诊断/问题是
    A. 潜在并发症:心力衰竭
    B. 体温过高
    C. 知识缺乏
    D. 有感染的危险
    E. 活动耐力下降

49. 该病的治疗原则是
    A. 早期、大剂量、长疗程静脉使用抗生素
    B. 早期、大剂量、长疗程口服抗生素
    C. 早期、冲击量、短疗程静脉使用抗生素
    D. 早期、冲击量、短疗程静脉使用激素
    E. 长期维持量使用抗生素

A₄ 型题

(1~4 题共用题干)

赵某,女,72 岁。患风湿性心脏病、二尖瓣狭窄伴关闭不全 10 年,出现慢性心房颤动 3 年。长期服用洋地黄、美托洛尔等药物治疗。现心律骤然转为绝对规则,心率 40 次/min,出现视物模糊和黄视。

1. 该病人首先应考虑
    A. 转复为窦性心律
    B. 已洋地黄化
    C. 转为心房扑动 2:1 传导
    D. 洋地黄中毒
    E. 脑栓塞

2. 关于该病人的治疗措施,最恰当的是

    A. 加用氯化钾   B. 继续洋地黄维持量治疗

    C. 减少洋地黄用量   D. 同步直流电复律

    E. 停用洋地黄,按洋地黄中毒处理

3. 立即予心电图检查,显示窦性 P 波规则,QRS 波群节律规则,P 波与 QRS 波群互不相关,心房率快于心室率。该病人的心电图诊断最可能是

    A. 一度房室传导阻滞   B. 二度房室传导阻滞   C. 三度房室传导阻滞

    D. 缓慢性心房颤动   E. 预激综合征

4. 针对该病人的心律失常,首选的治疗措施是

    A. 阿托品静脉注射   B. 异丙肾上腺素静脉滴注

    C. 同步直流电复律   D. 安装临时起搏器

    E. 安装埋藏式起搏器

(5~9 题共用题干)

王某,女,44 岁。有风湿性心脏瓣膜病、心房颤动、心力衰竭病史。平素受凉感冒后易发生咳嗽、呼吸困难、乏力症状,自服"螺内酯、氢氯噻嗪、卡托普利、地高辛、美托洛尔"等药物。

5. 若病人服药过程中出现干咳,应考虑与此相关的药物是

    A. 螺内酯   B. 氢氯噻嗪   C. 地高辛

    D. 卡托普利   E. 美托洛尔

6. 可以将导致干咳的药物换成

    A. 达格列净   B. 左西孟旦   C. 新活素

    D. 托伐普坦   E. 沙库巴曲缬沙坦

7. 若病程中出现颈静脉怒张、肝大、双下肢水肿,应考虑为

    A. 右心衰竭、体循环淤血   B. 左心衰竭、肺淤血   C. 右心衰竭、肺淤血

    D. 左心衰竭、体循环淤血   E. 心源性肝硬化

8. 病人应避免食用的食物是

    A. 牛奶   B. 腌制食品   C. 鸡蛋

    D. 鱼肉   E. 瘦肉

9. 病人急查血清钾 3.0mmol/L。立即予以口服补钾,同时护士应指导病人多食用

    A. 橙子   B. 藕粉   C. 牛奶

    D. 鸡蛋   E. 粉皮

(10~14 题共用题干)

王某,男,62 岁。既往有高血压、冠心病 10 余年。4 小时前田间劳作时突发胸骨后持续闷痛,不能缓解。家人将其送至当地卫生院。入院 2 分钟后,病人突然意识丧失、面色苍白、大动脉搏动消失。

10. 病人发生心脏性猝死最可能的病因为

    A. 高血压   B. 心绞痛   C. 急性心肌梗死

    D. 心肌病   E. 左心衰竭

11. 护士对病人实施基础生命支持(BLS),正确的步骤是

    A. A—B—C—D   B. C—A—B—D   C. B—A—C—D

    D. D—A—B—C   E. D—A—C—B

12. 以下关于开放气道的叙述,**错误**的是

    A. 采用仰头抬颏法   B. 迅速清除口中异物和呕吐物

    C. 迅速将病人头偏向一侧   D. 必要时使用吸引器

    E. 取下活动性义齿

13. 若心电监护示心室颤动,使用单相波电除颤,推荐首次除颤能量为

    A. 100J   B. 150J   C. 200J

    D. 360J   E. 400J

14. 病人心肺复苏后的脑复苏处理**不包括**

    A. 降温   B. 升压   C. 脱水

    D. 防治抽搐   E. 高压氧治疗

(15~18 题共用题干)

刘某,男,59 岁。有高血压病史 9 年。上楼梯时突感胸骨后压榨样疼痛,休息约 5 分钟后自行缓解。近 1 个月内出现类似发作 2 次。

15. 病人最有可能的疾病诊断是

    A. 稳定型心绞痛   B. 不稳定型心绞痛   C. 急性心肌梗死

    D. 心血管神经症   E. 急性主动脉夹层

16. 为明确诊断,应立即抽血查

    A. 心肌损伤标志物   B. 淀粉酶   C. 电解质

    D. D-二聚体   E. BNP

17. 以下属于改善心肌缺血及减轻症状的药物是

    A. 阿司匹林   B. 替格瑞洛   C. 美托洛尔

    D. 阿托伐他汀   E. 氯沙坦

18. 经过治疗后,病人症状缓解出院。关于用药指导**错误**的是

    A. 外出活动时应随身携带药物以备急需

    B. 药瓶开封后,半年更换 1 次

    C. 药物存放在干燥处,硝酸甘油见光易分解,应放在棕色小瓶内

    D. 遵循冠心病预防 ABCDE 原则

    E. 症状加重时加大服药剂量

(19~23 题共用题干)

程某,女,69 岁。既往有冠心病病史 5 年。3 天前饱餐后出现乏力、胸部不适,未重视。3 小时前上楼梯时出现胸骨后剧烈疼痛,伴濒死感,服用硝酸甘油不能缓解,急诊入院,初步诊断为"急性心肌梗死"。

19. 诊断急性心肌梗死最有意义的心电图特征是

    A. ST 段弓背向上抬高   B. 出现 U 波   C. P 波消失

    D. T 波倒置   E. 胸导联 R 波高

20. 诊断急性心肌梗死特异性最高的血清心肌坏死标志物是

    A. 肌酸激酶   B. 肌酸激酶同工酶   C. 谷草转氨酶

    D. 心肌肌钙蛋白   E. 乳酸脱氢酶

21. 病人心电图示 V_1~V_5 导联 ST 段明显抬高,Q 波形成,提示心梗部位是

    A. 下壁   B. 高侧壁   C. 前间壁

    D. 广泛前壁   E. 后壁

22. 立即给予溶栓治疗,以下药物优选的是

    A. 阿替普酶   B. 尿激酶   C. 链激酶

    D. 替格瑞洛   E. 比伐芦定

23. 病人突然出现明显呼吸困难,两肺满布湿啰音,心率 110 次/min,律齐,此时首先应考虑发生了

    A. 肺部感染   B. 肺栓塞   C. 急性左心衰竭

    D. 心脏破裂   E. 低血压休克

(24~26 题共用题干)

王某,男,36 岁。平时工作忙,压力大,经常熬夜。体检发现血压 140/90mmHg,因父亲有高血压多年,担心自己患有高血压,遂入院进一步诊治。

24. 关于该病人的临床诊断,正确的是
    A. 血压 140/90mmHg,可确诊为高血压　　　　B. 年龄 36 岁,为青年高血压
    C. 有遗传史,可确诊为高血压　　　　　　　　D. 因过度劳累引起,不是真正的高血压
    E. 需非同日测量 3 次血压后确定

25. 该病人需要排除的继发性高血压中,**不包括**
    A. 肾动脉狭窄　　　　　　　　　　　　　　　B. 嗜铬细胞瘤
    C. 肾小球肾炎　　　　　　　　　　　　　　　D. 遗传性高血压
    E. 原发性醛固酮增多症

26. 经过系列检查,该病人被确诊为 1 级高血压,护士对其进行的健康指导中,最重要的是
    A. 建立和保持健康生活方式　　　　　　　　B. 暂不工作,在家静养
    C. 反复监测血压防止继续升高　　　　　　　D. 工作忙,应增加高热量的食物
    E. 尽早服药

(27~31 题共用题干)

叶某,男,56 岁。因反复胸闷、咳嗽、气急 5 年,加重伴双下肢水肿 3 天、晕厥 1 次,拟诊"扩张型心肌病、心力衰竭"入院。

27. 对诊断扩张型心肌病最有意义的检查是
    A. X 线胸片　　　　　　　B. 心电图　　　　　　　C. 超声心动图
    D. 直立倾斜试验　　　　　E. 运动心电图

28. 心电图示:P 波消失,QRS 波群畸形,时限超过 0.12 秒,T 波与 QRS 波群主波方向相反,可见心室夺获,心率 180 次/min。该病人的心电图诊断是
    A. 房性心动过速　　　　　B. 室性心动过速　　　　C. 心房扑动
    D. 心房颤动　　　　　　　E. 预激综合征

29. 该病人首优的护理诊断/问题是
    A. 气体交换受损　　　　　B. 体液过多　　　　　　C. 有受伤的危险
    D. 清理呼吸道无效　　　　E. 潜在并发症:猝死

30. 护士所采取的护理措施中**不恰当**的是
    A. 半卧位　　　　　　　　　　　　　　　　　B. 给氧
    C. 心电监护　　　　　　　　　　　　　　　　D. 吸痰
    E. 使用静脉留置针开通静脉通道

31. 若拟行心脏再同步化 + 除颤治疗(CRT-D),应评估的指征**不包括**
    A. 左室射血分数≤35%　　　　　　　　　　　B. 心室收缩不同步(QRS 间期 >130 毫秒)
    C. 室性心动过速　　　　　　　　　　　　　　D. 完全性左束支传导阻滞
    E. E/A 比值 >1.2

【简答题】

1. 简述循环系统疾病病人常用的实验室及其他检查项目。
2. 简述能引起胸痛的主要循环系统疾病。
3. 简述诱发慢性心力衰竭症状加重的因素。
4. 简述左心衰竭的主要临床表现。
5. 简述右心衰竭的主要临床表现。
6. 简述洋地黄中毒时的临床表现。

7. 简述洋地黄中毒的处理方法。

8. 简述急性肺水肿的临床表现。

9. 简述急性肺水肿的抢救配合与护理要点。

10. 简述室性期前收缩的心电图特征。

11. 简述室性期前收缩的类型。

12. 简述室性心动过速的心电图特征。

13. 简述心房颤动的心电图特征。

14. 简述心房颤动的 ABC 整体路径管理。

15. 简述二度房室传导阻滞的心电图特征。

16. 简述心律失常病人心电监护的注意事项。

17. 简述发生新型口服抗凝药（NOAC）漏服时的用药指导要点。

18. 简述非专业施救者如何实施心肺复苏。

19. 简述初级心肺复苏的主要措施。

20. 简述脑复苏的主要措施。

21. 简述风湿性心脏瓣膜病二尖瓣狭窄的并发症。

22. 简述导致冠状动脉粥样硬化的危险因素。

23. 简述稳定型心绞痛典型的胸痛特点。

24. 简述急性心肌梗死的主要症状。

25. 简述急性心肌梗死的并发症。

26. 简述 STEMI 的心电图演变过程。

27. 简述 STEMI 的诊断标准。

28. 简述间接判断急性心肌梗死溶栓成功的指标。

29. 简述冠心病二级预防 ABCDE 原则。

30. 简述高血压的非药物治疗措施。

31. 简述降压药物的分类。

32. 简述降压药物的应用原则。

33. 简述高血压急症的治疗原则。

34. 简述高血压病人发生直立性低血压的预防和处理措施。

35. 简述高血压急症的护理措施。

36. 简述肥厚型心肌病的主要临床表现。

37. 简述感染性心内膜炎病人的临床表现。

38. 简述感染性心内膜炎的抗微生物药物治疗原则。

39. 简述感染性心内膜炎病人血培养标本采集的方法及注意事项。

40. 简述心包穿刺术中的护理配合要点。

41. 简述安置植入式人工心脏起搏器病人的健康指导内容。

42. 简述心脏电复律的适应证。

43. 简述心脏电复律术前的护理要点。

44. 简述主动脉内球囊反搏术后的并发症。

45. 简述冠状动脉介入治疗常见术后并发症。

【论述思考题】

1. 李某，男，46 岁。5 年来反复于劳累或受凉后出现胸闷、心悸、气急，休息后缓解。曾多次在当地医院诊治，诊断为扩张型心肌病，长期服用氢氯噻嗪、美托洛尔、卡托普利等药物。3 天前受凉后呼吸困难加重，夜间不能平卧，双下肢水肿。

问题：

（1）该病人心功能为几级？护理评估应注意哪些要点？

（2）该病人目前存在的主要护理诊断/问题有哪些？

（3）应采取的主要护理措施有哪些？

2. 曾某，男，74岁。今日无明显诱因突发胸闷、心悸，伴食欲减退、乏力。身体评估：体温37.2℃，脉搏90次/min，呼吸22次/min，血压140/90mmHg。听诊心率112次/min，律不齐，心音强弱不等，未闻及杂音。既往有糖尿病和高血压病史，间断服药，未自我监测血糖和血压。

问题：

（1）该病人最可能的疾病诊断是什么？首选哪些检查来明确诊断？

（2）如何判断病人病情的危险程度？

（3）该病的治疗要点有哪些？

（4）该病人目前存在的主要护理诊断/问题有哪些？

3. 严某，女，75岁。因"心力衰竭"长期服用地高辛、美托洛尔、缬沙坦、螺内酯等药物。近1周先后晕厥2次，住院时病人诉头晕。心电图示：P波与QRS波各自独立、互不相关；PP间隔相等，RR间隔也相等，心率46次/min；QRS波群形态正常。

问题：

（1）该病人可能属于哪种心律失常？其可能原因是什么？

（2）该病首选治疗措施是什么？

（3）试述该病人的主要护理诊断/问题及护理措施。

4. 张某，男，80岁。反复胸闷20余年，加重伴发作性胸痛10年；5年前行PCI术，植入2枚支架。此次因"活动后胸闷、胸痛1天"入院。身体评估：体温36.5℃，脉搏64次/min，呼吸16次/min，血压123/70mmHg。两肺呼吸音粗，散在湿啰音，心脏听诊正常，双下肢中度凹陷性水肿。既往高血压病史30余年，最高血压200/100mmHg；肾功能不全病史10余年。

问题：

（1）该病人可能的疾病诊断是什么？进一步确诊需做哪些检查？

（2）该病人的主要护理诊断/问题有哪些？

（3）如果拟做急诊PCI手术，应做好哪些术前准备？术后护理措施有哪些？

5. 何某，男，55岁。近1月来每当急走或骑自行车时感觉心前区压迫样疼痛，停止活动3~5分钟后缓解。病人平时喜高盐、高脂饮食，睡眠时间较少，且很担心自己会发生心肌梗死。心电图运动负荷试验有T波倒置。

问题：

（1）该病人可能的疾病诊断是什么？进一步确诊需做哪些检查？

（2）该病人的主要护理诊断/问题有哪些？

（3）试述该病人健康指导的主要内容。

6. 张某，男，50岁。5年前诊断为高血压，间断服用降压药，平时血压控制在140~170/90~100mmHg。工作繁忙，经常加班，应酬较多，体型肥胖。今日诉头晕头痛，测血压达190/110mmHg。

问题：

（1）该病人诊断为几级高血压？依据是什么？

（2）高血压病人的用药原则有哪些？

（3）该病人应做哪些检查？应密切关注哪些并发症？

（4）该病人存在哪些护理诊断/问题？如何对其进行健康指导？

7. 雍某，男，58岁。因"发作性胸痛3年、加重3小时"急诊入院。该病人3年前于劳累时出现心前区疼痛，持续5分钟左右，无放射，休息后可缓解，未予重视。此后偶有类似发作。3小时前再次因劳累出现上述症状，身体评估:脉搏 86 次/min,血压 130/80mmHg,神清,双肺呼吸音清,于胸骨左缘 3、4 肋间可闻及粗糙的收缩期杂音,腹软,下肢无水肿。实验室及其他检查:心电图示窦性心律,Ⅰ、aVL 呈 QR 型,$V_3 \sim V_5$ 导联 T 波呈深倒置;心脏超声显示室间隔厚度 15mm。

问题:

(1) 该病人可能的疾病诊断是什么?首选哪类药物治疗?

(2) 试述该病人主要的护理诊断/问题及护理措施。

(3) 如何对该病人进行健康指导?

8. 邱某,女,42 岁。发现主动脉瓣关闭不全 2 年。1 个月前拔牙后发热至今,下午和晚上体温增高明显,最高达 39.5℃,早晨体温多正常,于当地医院治疗(具体不详),效果不明显。身体评估:体温 38.2℃,睑结膜苍白,有出血点,胸骨左缘第 3、4 肋间可闻及全收缩期杂音,脾肋下可触及。

问题:

(1) 该病人最可能的疾病诊断是什么?需要做哪些检查以明确诊断?

(2) 拔牙和发病有何关系?

(3) 该病人目前最主要的护理诊断/问题有哪些?

(4) 如何对病人进行健康指导?

9. 刘某,女,67 岁。10 年前无明显诱因出现胸闷、气促,伴心慌,诊断为"扩张型心肌病、心力衰竭";此后胸闷、气促反复发作,多次住院治疗。2 周前胸闷、气促症状较前加重,伴夜间阵发性呼吸困难、双下肢水肿,至当地医院就诊,治疗后未见好转。有类风湿关节炎和贫血病史。身体评估:体温 36.5℃,脉搏 98 次/min,呼吸 20 次/min,血压 92/72mmHg。两肺呼吸音粗,两肺可闻及湿啰音;心率 98 次/min,心律齐,心尖部闻及全收缩期杂音。心脏超声:LVEF:18%,重度二尖瓣关闭不全,中度三尖瓣关闭不全。

问题:

(1) 简述该病的治疗要点。

(2) 该病人目前最主要的护理诊断/问题有哪些?

(3) 如何对病人做好护理并进行健康指导?

三、参 考 答 案

【名词解释】

1. 心悸:心悸是一种自觉心脏跳动的不适感。

2. 心源性晕厥:系因心排血量骤减、中断或严重低血压引起脑供血骤然减少或停止而出现的短暂意识丧失,常伴有肌张力丧失而跌倒的临床征象。

3. 心力衰竭:简称心衰,是各种心脏结构或功能性疾病导致心室充盈和/或射血功能受损,心排血量不能满足机体组织代谢需要,以肺循环和/或体循环淤血、器官组织血液灌注不足为临床表现的一组综合征,主要表现为呼吸困难、体力活动受限和体液潴留。

4. 急性心力衰竭:心力衰竭的症状和体征急性发作或急性加重的一种临床综合征。

5. 心律失常:心脏冲动的频率、节律、起源部位、传导速度或激动次序的异常。

6. 病态窦房结综合征:简称病窦综合征,是由窦房结病变导致功能减退,从而产生多种心律失常的综合表现。

7. 预激综合征:又称 WPW 综合征,指心电图呈预激(即冲动提前激动心室的一部分或全部)表现,临床上有心动过速发作。

8. 房室传导阻滞:又称房室阻滞,指房室交界区脱离了生理不应期后,心房冲动传导延迟或不能传导至心室。

9. 室性心动过速:简称室速,指起源于房室束及分叉以下的特殊传导系统或者心室肌的连续 3 个或 3 个以上的异位心搏。

10. 心脏骤停:指心脏射血功能突然终止。心脏骤停发生后,由于脑血流突然中断,10 秒左右病人即可出现意识丧失。

11. 心脏性猝死:指急性症状发作后 1 小时内发生的以意识骤然丧失为特征、由心脏原因引起的生物学死亡。

12. 高级心血管生命支持:是以基础生命支持为基础,应用辅助设备、特殊技术等建立更有效的通气和血液循环。主要措施有气管插管、给氧、起搏和药物治疗。

13. 心脏瓣膜病:是由于炎症、黏液样变性、退行性改变、先天畸形、缺血性坏死、创伤等原因引起的单个或多个瓣膜结构(包括瓣叶、瓣环、腱索或乳头肌)的功能或结构异常,导致瓣膜口狭窄和/或关闭不全的一类心脏病。

14. 周围血管征:包括随心脏搏动的点头征、颈动脉和桡动脉扪及水冲脉、毛细血管搏动征、股动脉枪击音等,用听诊器压迫股动脉可听到双期杂音。

15. 冠状动脉粥样硬化性心脏病:简称冠心病,指冠状动脉粥样硬化使血管腔狭窄或阻塞,导致心肌缺血缺氧或坏死而引起的心脏病。

16. 稳定型心绞痛:亦称劳力性心绞痛,是在冠状动脉狭窄的基础上,由于心肌负荷的增加而引起心肌急剧的、暂时的缺血与缺氧的临床综合征。

17. 急性冠脉综合征:一组由急性心肌缺血引起的临床综合征,主要包括不稳定型心绞痛、非 ST 段抬高心肌梗死及 ST 段抬高心肌梗死。

18. STEMI:即急性 ST 段抬高心肌梗死,为在冠状动脉病变的基础上,发生冠状动脉血供急剧减少或中断,使相应心肌严重而持久地急性缺血导致心肌细胞死亡。

19. 高血压病:是以体循环动脉压升高为主要临床表现的心血管综合征。被定义为未使用降压药情况下,非同日 3 次测量诊室血压,收缩压≥140mmHg 和/或舒张压≥90mmHg。

20. 高血压急症:指原发性或继发性高血压病人,在某些诱因作用下,血压突然和显著升高(一般超过180/120mmHg),同时伴有进行性心、脑、肾等重要靶器官功能不全的表现。

21. 扩张型心肌病:是一类以左心室或双心室扩大伴收缩功能障碍为特征的心肌病。临床表现为心脏扩大、心力衰竭、心律失常、血栓栓塞及猝死。

22. 肥厚型心肌病:是一种遗传性心肌病,以心室非对称性肥厚为解剖特征。根据有无左心室流出道梗阻分为梗阻性与非梗阻性肥厚型心肌病。

23. 感染性心内膜炎:为心脏内膜表面的微生物感染,伴赘生物形成。

24. 急性心包炎:为心包脏层和壁层的急性炎症性疾病。

25. Beck 三联征:即低血压、心音低弱、颈静脉怒张,是心脏压塞的临床特征。

26. 心脏压塞:当心包积液迅速增多或积液量达到一定程度时,造成心脏输出量和回心血量明显下降而产生的临床症状。

27. 缩窄性心包炎:心脏被致密厚实的纤维化或钙化心包所包围,使心室舒张期充盈受限而产生一系列循环障碍的疾病。

28. 心脏起搏器:简称起搏器,是一种医用电子仪器,它通过发放一定形式的电脉冲刺激心脏,使之激动和收缩,即模拟正常心脏的冲动形成和传导,以治疗由于某些心律失常所致的心脏功能障碍。

29. 心脏电复律:是在短时间内向心脏通以高压强电流,使全部或大部分心肌瞬间同时除极,然后心脏自律性最高的起搏点重新主导心脏节律,通常是窦房结。

30. 射频消融术:是利用电极导管在心腔内某一部位释放射频电流而导致局部心内膜及心内膜下心肌的凝固性坏死,达到阻断快速心律失常异常传导束和起源点的介入性技术。

【选择题】

A₁ 型题

1. A	2. C	3. B	4. D	5. D	6. C	7. A	8. C	9. E	10. A
11. C	12. A	13. B	14. C	15. A	16. A	17. C	18. D	19. D	20. C
21. B	22. E	23. D	24. D	25. E	26. C	27. A	28. C	29. E	30. D
31. D	32. E	33. A	34. D	35. A	36. B	37. E	38. D	39. D	40. B
41. C	42. D	43. B	44. C	45. B	46. A	47. B	48. C	49. D	50. B
51. D	52. B	53. E	54. A	55. B	56. A				

A₂ 型题

1. E	2. C	3. B	4. D	5. C	6. C	7. D	8. C	9. C	10. E
11. B	12. C	13. E	14. B	15. E	16. A	17. D	18. C	19. A	20. D
21. A	22. D	23. C	24. C	25. C	26. C	27. D	28. B	29. D	30. D
31. D	32. B	33. C	34. E	35. C	36. E	37. A	38. D	39. D	40. C

A₃ 型题

1. D	2. C	3. B	4. A	5. C	6. B	7. C	8. B	9. D	10. A
11. D	12. C	13. C	14. D	15. D	16. B	17. C	18. E	19. B	20. B
21. A	22. E	23. D	24. D	25. B	26. D	27. D	28. A	29. C	30. B
31. A	32. C	33. D	34. D	35. B	36. D	37. D	38. C	39. D	40. C
41. E	42. C	43. D	44. C	45. B	46. E	47. C	48. B	49. A	

A₄ 型题

1. D	2. E	3. C	4. D	5. D	6. E	7. A	8. B	9. A	10. C
11. B	12. C	13. D	14. B	15. A	16. A	17. C	18. C	19. A	20. D
21. D	22. A	23. C	24. E	25. D	26. A	27. C	28. B	29. E	30. D
31. E									

【简答题】

1. 循环系统疾病病人常用的实验室及其他检查包括血液检查(血常规、电解质、血脂、血糖、脑钠肽、心肌坏死标志物、肝肾功能、血培养、动脉血气分析等)、心电图检查(包括常规心电图、动态心电图、运动心电图等)、动态血压监测、心脏超声检查、胸部 X 线检查、心脏 CT 检查、MRI 检查、放射性核素检查、心导管术和血管造影等。

2. 引起胸痛的循环系统疾病包括各种类型的心绞痛、急性心肌梗死、梗阻性肥厚型心肌病、急性主动脉夹层、急性心包炎、心血管神经症等。

3. 慢性心力衰竭症状加重的诱因有:感染(尤其是呼吸道感染)、心律失常、过度体力消耗或情绪激动、血容量增加(如钠盐摄入过多,输液或输血过快、过多)、治疗不当、原有心脏病变加重或并发其他疾病。

4. 左心衰竭的主要临床表现:呼吸困难(可表现为劳力性呼吸困难、夜间阵发性呼吸困难或端坐呼吸);咳嗽、咳痰和咯血;疲倦、乏力、头晕、心悸;少尿及肾功能损害症状;肺部湿啰音;基础心脏病的体征、心脏扩大、奔马律等。

5. 右心衰竭的主要临床表现:消化道症状(腹胀、食欲减退、恶心、呕吐等);呼吸困难;水肿、胸腔积液;颈静脉充盈、怒张、肝颈静脉回流征阳性;肝大、黄疸、肝功能受损及腹水;基础心脏病的体征、反流性杂音等。

6. 洋地黄中毒的表现:洋地黄中毒最重要的反应是各类心律失常,最常见者为室性期前收缩,多呈二联律或三联律,其他如房性期前收缩、心房颤动、房室传导阻滞等,快速房性心律失常伴传导阻滞是洋地黄中毒的特征性表现。胃肠道反应如食欲减退、恶心、呕吐和神经系统症状如头痛、倦怠、视物模糊、黄视、绿视等在用维持量法给药时已相对少见。

7. 洋地黄中毒的处理：①立即停用洋地黄。②低血钾者可口服或静脉补钾，停用排钾利尿药。③纠正心律失常：快速性心律失常可用利多卡因或苯妥英钠，一般禁用电复律，因易致心室颤动；有传导阻滞及缓慢性心律失常者可用阿托品静脉注射或安置临时心脏起搏器。

8. 急性肺水肿的临床表现：突发严重呼吸困难，呼吸频率可达 30~50 次/min，端坐呼吸，频繁咳嗽，咳粉红色泡沫痰，有窒息感而极度烦躁不安、恐惧。面色灰白或发绀，大汗，皮肤湿冷，尿量显著减少。肺水肿早期血压可一过性升高，如不能及时纠正，血压可持续下降直至休克。听诊两肺满布湿啰音和哮鸣音，心率快，心尖部第一心音减弱，可闻及舒张早期第三心音奔马律，肺动脉瓣区第二心音亢进。

9. 急性肺水肿的抢救配合与护理要点：取端坐位；予鼻导管高流量或面罩给氧，病情严重者应采用面罩呼吸机持续加压（CPAP）或双水平气道正压（BiPAP）给氧；迅速开放静脉通道，留置导尿管，心电监护及血氧饱和度监测等；遵医嘱用药（吗啡、快速利尿药、血管扩张药、洋地黄、氨茶碱等），观察疗效与不良反应；严密监测出入量、血压、呼吸、血氧饱和度、心率、心电图，检查电解质、动脉血气分析、NT-proBNP 等；做好基础护理与日常生活护理、心理护理。

10. 室性期前收缩的心电图特征：①提前发生的 QRS 波群，宽大畸形，时限通常大于 0.12 秒，其前无相关 P 波；②ST 段与 T 波的方向与 QRS 主波方向相反；③大多数室性期前收缩与其前面的窦性搏动之间期（称为配对间期）恒定；④室性期前收缩后可见一完全性代偿间歇，若室性期前收缩恰巧插入两个窦性搏动之间，不产生室性期前收缩后停顿，称为间位性室性期前收缩。

11. 室性期前收缩的类型：室性期前收缩可孤立或规律出现。二联律指每个窦性搏动后跟随一个室性期前收缩；三联律指每两个窦性搏动后出现一个室性期前收缩，如此类推；连续发生两个室性期前收缩称为成对室性期前收缩；室性期前收缩的 R 波落在前一个 QRS-T 波群的 T 波上称 R on T 现象；同一导联内室性期前收缩形态相同者为单形性室性期前收缩，形态不同者称多形性或多源性室性期前收缩。

12. 室性心动过速的心电图特征：①3 个或 3 个以上的室性期前收缩连续出现；②QRS 波群畸形，时限超过 0.12 秒，ST-T 波方向与 QRS 波群主波方向相反；③心室率一般为 100~250 次/min，心律规则或略不规则；④心房独立活动，P 波与 QRS 波群无固定关系，形成室房分离，偶尔个别或所有心室激动逆传夺获心房；⑤心室夺获或室性融合波：是确立室速诊断的重要依据。

13. 心房颤动的心电图特征：①P 波消失，代之以大小不等、形态不一、间隔不匀的颤动波，称 f 波，频率 350~600 次/min；②RR 间隔极不规则；③QRS 波群形态一般正常，当心室率过快，伴有室内差异性传导时 QRS 波群增宽变形。

14. 心房颤动的 ABC 整体路径管理：A 是抗凝或卒中预防，确定卒中风险及评估病人出血风险，并注意可控出血因素，综合选择口服抗凝药物；B 是指症状管理，根据病人症状、生活质量评分及病人意愿，选择更好措施控制心率和心律，包括电复律、抗心律失常药物及消融；C 是指优化心血管合并症和危险因素的管理，加强对心血管危险因素和生活方式的管理，如戒烟、减肥、避免饮酒过量和适当运动。

15. 二度 I 型房室传导阻滞的心电图特征：①PR 间期进行性延长，相邻 RR 间期进行性缩短，直至一个 P 波受阻不能下传至心室。②包含受阻 P 波在内的 RR 间期小于正常窦性 PP 间期的 2 倍，最常见的房室传导比例为 3：2 或 5：4。二度 II 型房室传导阻滞的心电图特征：心房冲动传导突然阻滞，但 PR 间期恒定不变，下传搏动的 PR 间期大多正常。当 QRS 波群增宽、形态异常时，阻滞位于房室束-浦肯野系统；若 QRS 波群正常，阻滞可能位于房室结内。

16. 心律失常病人心电监护的注意事项：对严重心律失常者，应持续心电监护，严密监测心率、心律、心电图、生命体征、血氧饱和度变化。发现频发（每分钟在 5 次以上）、多源性、成对的或呈 R on T 现象的室性期前收缩，室速，预激伴发心房颤动，窦性停搏，二度 II 型或三度房室传导阻滞等，立即报告医生。安放监护电极前注意清洁皮肤，用乙醇棉球去除油脂，电极放置部位应避开胸骨右缘及心前区，以免影响做心电图和紧急电复律；每 1~2 天更换电极片 1 次或电极片松动时随时更换，去除电极片后及时清洁皮肤。部分病人易发生过敏，应观察有无皮肤发红、瘙痒、水疱甚至破溃等。

17. 新型口服抗凝药（NOAC）漏服时的用药指导：NOAC 半衰期短，用药后 12~24 小时作用即可消失，因此必须保证病人服药的依从性,以免因药效下降而发生血栓栓塞。如果发生漏服,每天 2 次用药的药物漏服 6 小时以内,应该补服前次漏服的剂量;每天 1 次用药的药物漏服 12 小时以内,应该补服前次漏服的剂量。超过此期限,不再补服,而且下一次仍使用原来剂量,不要加倍。

18. 非专业施救者应尽早启动对院外心脏骤停病人的心肺复苏,为避免因无法准确判断病人脉搏情况而延迟或不启动心肺复苏,非专业施救者可以根据病人意识水平及呼吸状况而启动心肺复苏,不再强调以有无脉搏作为判定心脏骤停的标准,且在实施心肺复苏时,可进行单纯胸外心脏按压。自动体外除颤仪除颤可作为基础生命支持的一部分,当不能立即取得 AED 时,应立即进行 CPR,并同时让人获取 AED 进行除颤。取得 AED 后,检查心律,室颤者,除颤 1 次后,立即继续 5 个周期的 CPR(约 2 分钟),如仍为室颤心律,则再一次除颤。

19. 初级心肺复苏即基础生命支持,主要措施包括胸外按压、开放气道、人工呼吸、除颤。

20. 脑复苏是心肺复苏最后成功的关键,主要措施包括:①降温:自主循环恢复后几分钟至几小时将体温降至 32~34℃ 为宜,持续 12~24 小时。②脱水:可选用渗透性利尿药 20% 甘露醇或 25% 山梨醇快速静脉滴注,以减轻脑水肿;亦可联合使用呋塞米(首次 20~40mg,必要时增加至 100~200mg 静脉注射)、25% 白蛋白(20~40ml)或地塞米松(5~10mg,每 6~12 小时静脉注射),有助于避免或减轻渗透性利尿导致的"反跳现象"。③防治抽搐:应用冬眠药物,如二氢麦角碱 0.6mg、异丙嗪 50mg 稀释于 5% 葡萄糖 100ml 中静脉滴注;亦可用地西泮 10mg 静脉注射。④高压氧治疗,有条件者应尽早应用。⑤促进早期脑血流灌注,如抗凝以疏通微循环,钙通道阻滞药解除脑血管痉挛。

21. 风湿性心脏瓣膜病二尖瓣狭窄的并发症有:心房颤动、急性肺水肿、血栓栓塞、肺部感染、感染性心内膜炎。

22. 冠状动脉粥样硬化的主要危险因素:年龄(40 岁以上)、性别(男性、绝经期后女性)、血脂异常、高血压、吸烟、糖尿病和糖耐量异常。其他危险因素:肥胖、家族史、A 型性格、口服避孕药、不良饮食习惯等。

23. 稳定型心绞痛典型的胸痛特点:①部位:主要在胸骨体之后,可波及心前区;②性质:胸痛常为压迫、发闷或紧缩性,也可有烧灼感,但不像针刺或刀割样锐性痛;③诱因:体力劳动、情绪激动、饱餐、寒冷、吸烟、心动过速、休克等均可诱发;④持续时间:疼痛一般持续数分钟至 10 余分钟,多为 3~5 分钟;⑤缓解方式:停止原来诱发症状的活动、舌下含服硝酸甘油等药物后可缓解。

24. 急性心肌梗死的主要症状:疼痛为最早出现的最突出的症状;全身症状包括发热、心动过速、白细胞增高和血沉增快等;胃肠道症状如恶心、呕吐、上腹胀痛;心律失常;低血压和休克;心力衰竭。

25. 急性心肌梗死的并发症:①乳头肌功能失调或断裂;②心脏破裂;③栓塞;④心室壁瘤;⑤心肌梗死后综合征。

26. STEMI 的心电图演变过程:①在起病数小时内可无异常或出现异常高大两支不对称的 T 波,为超急性期改变。②数小时后,ST 段明显抬高,弓背向上,与直立的 T 波连接,形成单相曲线;数小时至 2 天内出现病理性 Q 波,同时 R 波降低,为急性期改变。③如果早期不进行治疗干预,抬高的 ST 段可在数天至 2 周内逐渐回到基线水平,T 波逐渐平坦或倒置,为亚急性期改变。④数周至数月后,T 波成 V 形倒置,两支对称,为慢性期改变。T 波倒置可永久存在,也可在数月至数年内逐渐恢复。

27. STEMI 的诊断标准,至少具备下列 3 条标准中的 2 条:①缺血性胸痛的临床病史;②心电图的动态演变;③血清心肌坏死标志物浓度的动态改变。

28. 急性心肌梗死溶栓治疗,间接判断溶栓是否成功的指标有:①胸痛缓解或消失;②抬高的 ST 段回降 ≥50%;③出现再灌注性心律失常,如加速性室性自主心律、室速、窦性心动过缓、房室传导阻滞或束支传导阻滞突然改变或消失;④心肌标志物峰值提前,如 cTnT 峰值提前至发病后 12 小时以内,CK-MB 峰值提前至发病后 14 小时内。

29. 冠心病二级预防 ABCDE 原则:①A:aspirin(阿司匹林或联合使用氯吡格雷,噻氯匹定),抗血小板聚集;anti-anginal therapy 抗心绞痛治疗,硝酸酯类制剂。②B:β 受体拮抗药;blood pressure control 控制血压。

③C:cholesterol lowing 控制血脂水平;cigarette quitting 戒烟。④D:diet control 控制饮食;diabetes treatment 治疗糖尿病。⑤ E:exercise 鼓励有计划的、适当的运动锻炼;education 病人及其家属教育,普及有关冠心病的知识。

30. 高血压的非药物治疗措施:①控制体重;②减少食物中钠盐的摄入量,并增加钾盐的摄入量;③减少脂肪摄入;④戒烟、限酒;⑤增加运动;⑥减轻精神压力,保持心理平衡;⑦必要时补充叶酸制剂。

31. 目前常用降压药物可归纳为 5 类:即利尿药、β 受体拮抗药、钙通道阻滞药(CCB)、血管紧张素转化酶抑制剂(ACEI)、血管紧张素 II 受体拮抗药(ARB)。

32. 应用降压药物治疗应遵循以下原则:①小剂量开始:初始治疗时通常应采用较小的有效治疗剂量,并根据需要,逐步增加剂量;②优先选择长效制剂;③联合用药:2 级以上高血压为达到目标血压常需联合用药治疗;④个体化:根据病人具体情况和耐受性及个人意愿或长期承受能力,选择适合病人的降压药物。

33. 高血压急症的治疗原则:①及时降压,选择有效的降压药物,静脉给药,持续监测血压。②控制性降压:初始阶段(一般数分钟至 1 小时内)降压的目标为平均动脉压的降低幅度不超过治疗前水平的 25%;在其后 2~6 小时内应将血压降至安全水平(一般为 160/100mmHg 左右)。临床情况稳定后,在之后的 24~48 小时逐步将血压降至正常水平。同时,针对不同的靶器官损害进行相应处理。③合理选择降压药:要求药物起效迅速,短时间内达到最大作用;作用持续时间短,停药后作用消失较快;不良反应较小。④避免使用的药物:治疗开始时不宜使用强力的利尿药。

34. 直立性低血压的预防及处理:①向病人讲解直立性低血压的表现,尤其是在联合用药、服首剂药物或加量时应特别注意。②预防方法:避免长时间站立,尤其在服药后最初几小时;改变姿势,特别是从卧位、坐位起立时动作宜缓慢;服药后应休息一段时间再进行活动;不宜大量饮酒。③一旦发生直立性低血压,应平卧,且下肢取抬高位,以促进下肢血液回流。

35. 高血压急症的护理:①病人应绝对卧床休息,避免一切不良刺激和不必要的活动,协助生活护理。②安抚病人情绪,必要时应用镇静药。③并发急性左心衰者给予高流量氧疗,加强心电监测。④昏迷的病人应保持呼吸道通畅,头偏向一侧,防止窒息;烦躁或抽搐的病人应防止坠床。⑤迅速建立静脉通路,遵医嘱尽早应用降压药物进行控制性降压。应用硝普钠时,应注意避光,并持续监测血压,严格遵医嘱控制滴速。⑥当病人出现剧烈头痛、恶心、呕吐时,考虑为脑水肿,可根据医嘱用 20% 甘露醇 250ml 快速静脉滴注,也可遵医嘱使用地塞米松 10~20mg 静脉注射。⑦对抽搐的病人,可遵医嘱静注地西泮或 10% 水合氯醛保留灌肠。

36. 肥厚型心肌病(HCM)的主要临床表现:HCM 的临床症状变异性大,一些病人可长期无症状,而有些病人首发症状就是猝死。儿童或青年期确诊的 HCM 病人症状更多、预后更差。症状与左心室流出道梗阻、心功能受损、快速或缓慢型心律失常等有关,主要包括劳力性呼吸困难、胸痛、心悸、晕厥。主要体征有心脏轻度增大。梗阻性 HCM 病人在胸骨左缘第 3、4 肋间可闻及喷射性收缩期杂音,心尖部也常可闻及收缩期杂音。增加心肌收缩力或减轻心脏前负荷的措施,如应用正性肌力药物、含服硝酸甘油、Valsalva 动作或取站立位均可使杂音增强;相反,使用 β 受体拮抗药、取蹲位等可使杂音减弱。

37. 感染性心内膜炎病人的临床表现:①发热;②心脏杂音;③周围体征:皮肤瘀点、指(趾)甲下线状出血、Osler 结节、Roth 斑、Janeway 损害等;④动脉栓塞;⑤感染的非特异性症状:贫血、脾大等;⑥并发症:心力衰竭、细菌性动脉瘤、迁移性脓肿、神经系统并发症、肾脏并发症。

38. 感染性心内膜炎的抗微生物药物治疗原则:①早期应用:在 3~5 次血培养后即可开始治疗;②足量用药:大剂量和长疗程用药,抗生素的联合应用能起到快速的杀菌作用;③静脉用药为主;④病原微生物不明时,急性者选用针对金黄色葡萄球菌、链球菌和革兰氏阴性杆菌均有效的广谱抗生素,亚急性者选用针对大多数链球菌(包括肠球菌)的抗生素;⑤已培养出病原微生物时,应根据药物敏感试验结果选择用药。

39. 感染性心内膜炎病人血培养标本采集的方法及注意事项:告知病人及家属为提高血培养结果的准确率,需多次采血,且采血量较多,在必要时甚至需暂停抗生素,以取得理解和配合。对于未经治疗的亚急性病人,应在第1天每间隔1小时采血1次,共3次。如次日未见细菌生长,重复采血3次后,开始抗生素治疗。已用过抗生素者,停药2~7天后采血。急性病人应在入院后3小时内,每隔1小时采血1次,共取3次血标本后,按医嘱开始抗生素治疗。本病的菌血症为持续性,无须在体温升高时采血。每次采血10~20ml,同时做需氧和厌氧培养,至少应培养3周。

40. 心包穿刺术中的护理配合要点:嘱病人勿剧烈咳嗽或深呼吸;严格无菌操作,抽液过程中随时夹闭胶管,防止空气进入心包腔;抽液要缓慢,每次抽液量不超过500ml,以防急性右室扩张,一般第1次抽液量不宜超过200ml,若抽出新鲜血液,应立即停止抽吸,密切观察有无心脏压塞症状;术中密切观察病人的反应,如病人出现心率加快、出冷汗、头晕等异常情况,应立即停止操作,及时协助医生处理。

41. 安置植入式人工心脏起搏器病人的健康指导内容:①起搏器知识指导:告知病人起搏器的设置频率及使用年限。指导其妥善保管好起搏器卡(有起搏器型号、有关参数、安装日期、品牌等),外出时随身携带,便于出现意外时为诊治提供信息。告知病人应避免强磁场和高电压的场所(如核磁、激光、变电站等),但家庭生活用电一般不影响起搏器工作。嘱病人一旦接触某种环境或电器后出现胸闷、头晕等不适,应立即离开现场或不再使用该种电器。目前移动电话对起搏器的干扰作用很小,推荐平时将移动电话放置在远离起搏器至少15cm的口袋内,拨打或接听电话时采用对侧。②病情监测指导:教会病人每天自测脉搏2次,出现脉率比设置频率低10%或再次出现安装起搏器前的症状应及时就医。不要随意抚弄起搏器植入部位。自行检查该部位有无红、肿、热、痛等炎症反应或出血现象,出现不适立即就医。③活动指导:早期靠近心脏起搏器侧肩关节只能进行轻微活动,避免剧烈运动,装有起搏器的一侧上肢应避免做用力过度或幅度过大的动作(如打网球、举重物等),以免影响起搏器功能或使电极脱落。④定期随访:植入起搏器后的随访时间与病人临床情况变化、植入的起搏器类型有关,一般要求植入后1个月、3个月、6个月各随访1次,之后每3个月至半年随访1次。接近起搏器使用年限时,应缩短随访间隔时间,改为每月1次或更短一些,在电池耗尽之前及时更换起搏器。

42. 心脏电复律的适应证:①心室颤动、心室扑动、无脉性室性心动过速是心脏电除颤的绝对指征;②心房颤动和心房扑动伴血流动力学障碍者可选择电复律;③药物及其他方法治疗无效或有严重血流动力学障碍的阵发性室上性心动过速、室性心动过速、预激综合征伴心房颤动者可选择电复律。

43. 心脏电复律前护理:①向择期复律的病人介绍电复律的目的和必要性、大致过程、可能出现的不适和并发症,取得其合作。②遵医嘱做术前检查(如血电解质等)。③遵医嘱停用洋地黄类药物24~48小时,给予改善心功能、纠正低钾血症和酸中毒的药物。有心房颤动的病人复律前应进行抗凝治疗。④复律术前禁食6小时,排空膀胱。⑤物品准备:除颤器、生理盐水、导电糊、纱布垫、地西泮、心电和血压监护仪及心肺复苏所需的抢救设备和药品。

44. 主动脉内球囊反搏术后的并发症包括:下肢缺血、主动脉破裂、感染、出血和血肿、气囊破裂而发生气栓塞。

45. 冠状动脉介入治疗常见术后并发症:①急性冠状动脉闭塞;②穿刺血管并发症,包括桡动脉闭塞、前臂血肿、骨筋膜室综合征、穿刺处出血或血肿、腹膜后出血或血肿、假性动脉瘤和动静脉瘘、穿刺动脉血栓形成或栓塞等;③低血压;④造影剂不良反应;⑤心肌梗死、尿潴留等。

【论述思考题】

答案略。

四、个案护理计划

【病例简介与护理计划一:心力衰竭】

1. 病史 顾某,女,71岁,小学文化,退休工人。病人5年来反复于劳累或受凉后出现胸闷、心悸、气急,经X线胸片、心脏超声等检查诊断为"扩张型心肌病、心力衰竭"。予氢氯噻嗪、螺内酯、美托洛尔等药物治疗。1周前劳累后出现胸闷、气急加重,夜间不能平卧,咳嗽、咳白色泡沫痰,量不多;食欲差;尿量减少,双下肢水肿。有高血压病史,服用依那普利治疗;有糖尿病病史,服药不规律。无食物及药物过敏史。已婚,育有2子1女,配偶及子女均体健,家庭关系融洽,经济状况一般,病人性格随和,配合治疗。

2. 身体评估 体温36.5℃,脉搏90次/min,呼吸20次/min,血压140/80mmHg。身高160cm,体重63kg。半卧位,颈静脉怒张。两侧呼吸运动对称,双肺叩诊呈清音,双肺底可闻及湿啰音。心尖搏动位于第5肋间左锁骨中线外1cm处,可触及震颤,心率90次/min,律齐,心尖部可闻及吹风样收缩期杂音。肝肋下2指,脾肋下未及。移动性浊音(+),肠鸣音正常。双下肢中度水肿。

3. 实验室及其他检查 血常规:白细胞6.10×10^9/L,红细胞3.41×10^{12}/L,血红蛋白103g/L,血小板106×10^9/L。血生化检查:甘油三酯4.88mmol/L,高密度脂蛋白胆固醇0.95mmol/L,葡萄糖12.13mmol/L,尿酸636μmol/L。B型利钠肽前体(pro-BNP)839.7pg/ml。胸部X线检查:两肺纹理增加,心影向左下扩大。心电图:窦性心律,左束支传导阻滞。二维超声心动图:左房左室增大,心功能不全;左室侧后壁心尖段肌小梁增粗、丰富;重度二尖瓣关闭不全;中度三尖瓣关闭不全。

4. 护理计划

护理诊断/问题	目标	护理措施
1. 气体交换受损 与肺循环淤血有关	住院期间,病人呼吸困难缓解,夜间能平卧入睡	(1) 半卧位,注意体位的舒适与安全 (2) 协助生活护理,减少体能消耗 (3) 保持病室安静、整洁,适当开窗通风,但应避免病人着凉 (4) 予鼻导管给氧,调整氧流量,使血氧饱和度达到95%以上 (5) 遵医嘱给予纠正心衰的药物,观察疗效和不良反应 (6) 病情观察:观察生命体征,注意呼吸困难、咳嗽咳痰等症状有无改善,听诊肺部啰音是否减少或消失,评估睡眠、排便情况,监测血氧饱和度和动脉血气分析结果
2. 体液过多 与右心衰竭引起水、钠潴留有关	(1) 住院期间,病人尿量逐渐恢复正常 (2) 双下肢水肿消失 (3) 不发生压力性损伤 (4) 不发生电解质紊乱	(1) 向病人及家属讲解限制水、钠摄入的重要性;低盐饮食,指导病人避免腌制品摄入;液体入量控制在比前一天出量少500ml左右 (2) 遵医嘱给予利尿药。服用排钾利尿药时注意补充含钾丰富的食物或口服补钾 (3) 记录24小时出入量,每天晨起测体重 (4) 加强皮肤护理:观察下肢水肿消长情况,观察有无皮肤发红或破溃,定时翻身,保持皮肤清洁干燥,衣着宽松柔软,床铺平整,使用气垫床 (5) 观察有无电解质紊乱的表现,尤其是低钾,必要时复查血电解质
3. 活动耐力下降 与心排血量下降有关	(1) 出院前,病人能叙述活动受限的原因和运动锻炼的意义 (2) 日常生活能够逐步自理,活动中无明显疲乏感,能平地行走	(1) 解释活动受限的原因,讲解病情稳定后适当运动的意义 (2) 动态评估心功能状态,与病人及家属共同制订活动计划。鼓励病人生活自理并给予协助,指导病人节力技巧。症状减轻后根据心功能逐渐增加运动量 (3) 指导病人床上活动,包括踝泵运动、呼吸功能训练等,逐步过渡到床旁站立和行走,注意安全 (4) 监测病人活动过程中的反应,关注活动后有无症状加重,心率加快或血压变化,指导病人限制最大活动量的指征
4. 知识缺乏:缺乏心力衰竭、高血压及糖尿病规范治疗和自我监测相关知识	(1) 出院前,病人及家属能掌握疾病治疗配合的相关知识并理解其重要性 (2) 掌握治疗配合和自我监测相关技能	(1) 与病人及家属一起讨论既往疾病治疗和管理中存在的问题,讲解长期正规治疗和自我管理的重要性 (2) 指导病人饮食:予低盐、低脂、低嘌呤、糖尿病饮食,适当补充蛋白质和含铁丰富的食物 (3) 指导药物治疗相关知识:介绍药物的名称、剂量、用法、作用及不良反应,并提供书面材料 (4) 指导病人自我监测:每天测体重,教会病人自测血压,指导定期复查血糖、电解质、血脂、尿酸等,定期门诊随访

【病例简介与护理计划二：急性心肌梗死】

1. **病史**　王某，女，65 岁，中学文化，退休工人。因"反复胸闷、气短 5 年，持续心前区疼痛 4 小时"入院。病人 5 年前劳累时出现胸闷、气短，当地医院诊断为"冠心病"，经治疗（具体用药不详）后症状缓解出院。此后，每于劳累后出现上述症状，含服硝酸甘油可缓解。4 小时前病人于上楼梯时突然出现心前区疼痛，向左肩和背部放射，含服硝酸甘油不能缓解，伴大汗、恶心、呕吐，急诊拟"急性前壁心肌梗死"入院。已婚，育有 2 子，儿子均体健，配偶于 2 年前因"结肠癌"病故。病人性格开朗，与长子一起生活，家庭关系融洽，无吸烟饮酒史。

2. **身体评估**　体温 37℃，脉搏 66 次/min，呼吸 24 次/min，血压 120/70mmHg。身高 162cm，体重 62kg。神志清楚，痛苦表情，身体评估合作，大汗，口唇轻度发绀，颈软，双肺呼吸音略粗，心界不大，心率 66 次/min，律齐，心尖部第一心音减弱，腹部平软，无压痛，肝脾未触及，双下肢无水肿。

3. **实验室及其他检查**　血常规：红细胞 3.4×10^{12}/L，白细胞 10.2×10^9/L，中性粒细胞 78.4%。血生化：乳酸脱氢酶 330U/L，肌酸激酶 399U/L，α-羟丁酸脱氢酶 240U/L，谷草转氨酶 68.9U/L，总胆红素 23.8μmol/L，直接胆红素 7.6μmol/L，低密度脂蛋白胆固醇 2.19mmol/L，脂蛋白（a）860mg/L。心肌标志物：血清肌钙蛋白 I 弱阳性（±），高敏肌钙蛋白 T 501.7ng/L。心电图：窦性心律，$V_2 \sim V_4$ 导联 ST 段弓背向上抬高，Q 波形成。

目前诊断：急性前壁心肌梗死。

目前主要治疗措施：予吗啡 3mg 静脉注射，阿司匹林 300mg 口服和氯吡格雷 300mg 口服，拟经急诊绿色通道行 PCI 再灌注治疗。

4. **护理计划**

护理诊断/问题	目标	护理措施
1. 疼痛：胸痛　与心肌缺血坏死有关	治疗后，病人主诉疼痛减轻或消失	(1) 嘱病人绝对卧床休息，告知病人绝对卧床休息的重要性，限制探视，保持环境安静 (2) 予鼻导管给氧，氧流量 3L/min，监测血氧饱和度，保持血氧饱和度达到 95% 以上 (3) 迅速建立静脉通路。遵医嘱使用止痛药物，如罂粟碱或吗啡，观察药物止疼效果；当病人出现血氧饱和度下降或者有呼吸衰竭时禁止应用吗啡。硝酸甘油静脉泵入时用输液泵控制速度。遵医嘱口服抗血小板药物，询问有无出血史等药物禁忌证 (4) 密切观察病情，尤其是疼痛变化，监测生命体征，发现异常随时报告医生 (5) 恶心、呕吐缓解后给予流质饮食，随后过渡到低脂、低胆固醇清淡饮食，提倡少量多餐 (6) 做好 PCI 术前准备，测量双侧桡动脉、股动脉、足背动脉搏动情况，右手进行 Allen 试验，进行术前用物准备。术后将病人安置 CCU 病房，保证病人充足睡眠
2. 潜在并发症：心律失常	(1) 住院期间，病人心律失常能被及时发现并及时处理 (2) 诱发心律失常的因素得到有效避免	(1) 监测生命体征并予心电监护，关注心率及心律的变化，及时发现频发室性期前收缩、成对出现或呈非持续性室性心动过速、多源性或 R on T 现象的室性期前收缩、心室颤动、心脏停搏等严重心律失常 (2) 一旦发现以上严重心律失常，立即通知医生，遵医嘱使用抗心律失常药物、除颤等纠正心律失常 (3) 观察病人有无四肢乏力等低血钾现象，监测电解质和酸碱平衡状况，出现血钾升高或血钾降低及时遵医嘱用药 (4) 准备好急救药物和抢救设备，如除颤器、起搏器等，随时准备抢救

续表

护理诊断/问题	目标	护理措施
3. 潜在并发症:窒息	住院期间,病人未发生窒息	(1) 保持呼吸道通畅,及时清除呕吐物,呕吐时协助病人头部偏向一侧 (2) 大量呕吐时准备吸痰器和简易呼吸器等抢救设备,给予补液避免体液丢失严重 (3) 监测呼吸和血氧饱和度
4. 焦虑 与疼痛及担心疾病预后有关	病人情绪平稳,心态平和	(1) 鼓励病人说出心中感受和担忧,给予心理支持,稳定其情绪,指导病人紧张时深呼吸以缓解焦虑 (2) 告知病人治疗方案及预后情况,帮助病人树立康复的信心
5. 活动耐力下降 与心肌氧的供需失调有关	(1) 能主动参与制订活动计划并按要求进行活动 (2) 主诉活动耐力增强,活动后无不适反应	(1) 给予生活护理,指导病人避免用力大小便、情绪激动、失眠等,以避免增加心肌耗氧量 (2) 协助病人进行被动肢体活动,避免肢体长时间受压,指导病人自主翻身,预防下肢静脉血栓形成 (3) 动态评估病人活动耐力情况,评估病人肌力情况,向病人说明运动康复的重要性,指导病人制订活动方案,循序渐进增加活动量 (4) 做好活动中监测:运动康复和日常活动指导必须在心电、血压监护下进行,评估病人活动中是否存在胸痛、心悸、气短、头晕等不能耐受的症状
6. 知识缺乏:缺乏心肌梗死治疗相关知识	(1) 住院期间,病人能复述心肌梗死的病因、诱因,并主动避免诱因 (2) 出院前,病人能说出心肌梗死的饮食、运动、用药等二级预防知识	(1) 评估病人疾病知识掌握情况,对病人及家属进行疾病知识教育 (2) 向病人及家属宣教心肌梗死后 ABCDE 二级预防原则和具体做法 (3) 指导病人避免过劳、情绪激动、饱餐、寒冷、用力排便等诱因 (4) 指导病人遵医嘱坚持用药,讲解药物的名称、剂量、用法、作用及不良反应,并提供书面材料 (5) 指导家属督促病人,提高用药依从性,定期门诊随访

【病例简介与护理计划三:原发性高血压】

1. 病史　周某,男,39 岁,未婚,大学文化,职员。4 年前体检时测血压为 142/85mmHg,当时无头晕、头痛,无心悸、胸闷、胸痛等不适,未就诊,未服用降压药及监测血压。11 天前无明显诱因出现左眼视物变形,就诊于当地医院眼科,测血压为 180/110mmHg,给予硝苯地平缓释片口服降压治疗,病人自行监测服药后的血压,波动在 150~199/90~110mmHg。2 天前病人上楼梯时突然感到头晕、头痛伴恶心,视力模糊加重,遂入院治疗。平素性格急躁,口味较重,喜好烟酒,每天吸烟 20 支,每天饮酒 6 两至 1 斤。父亲 50 岁时发现高血压,母亲体健。

2. 身体评估　体温 37.2℃,脉搏 113 次/min,呼吸 20 次/min,血压 208/138mmHg。身高 165cm,体重 65kg。神志清楚,双肺呼吸音清,未闻及干、湿啰音。心率 113 次/min,心律齐,各瓣膜听诊区未闻及病理性杂音。腹平软,无腹壁静脉曲张,全腹无压痛、反跳痛及肌紧张,未闻及血管杂音。双下肢无水肿。神经系统查体阴性。

3. 实验室及其他检查　血常规:红细胞 $4.50×10^{12}$/L,白细胞 $7.69×10^9$/L,血红蛋白 140g/L。血生化:同型半胱氨酸 12.9μmol/L,总胆固醇 3.65mmol/L,甘油三酯 1.43mmol/L,空腹血糖 5.30mmol/L,餐后 2 小时血糖 9.56mmol/L。肾功能:尿素 6.9mmol/L,肌酐 113μmol/L,尿酸 504μmol/L,胱抑素 C 1.22mg/L。尿常规:红细胞 140 个/μl。24 小时尿蛋白定量 198.45mg,24 小时尿微量白蛋白 91.98mg。心电图:窦性心律,ST-T 改变。心脏多普勒超声检查:左室壁增厚,左室舒张功能减低。眼底检查:絮状渗出。

入院时测血压 208/138mmHg,予硝酸甘油静脉泵入治疗。

4. 护理计划

护理诊断/问题	目标	护理措施
1. 疼痛:头痛 与血压过高有关	住院期间,病人头痛减轻或消失,血压降至正常范围	(1) 嘱病人卧床休息,抬高床头 (2) 保持环境安静、舒适,保持床单位整洁,减少探视;各项操作应相对集中,动作轻巧,避免一切不良刺激 (3) 稳定病人情绪,向其解释头痛主要与血压升高有关,血压恢复正常且平稳后头痛症状可减轻或消失。指导病人深呼吸等放松技巧 (4) 迅速建立静脉通路,遵医嘱应用降压药治疗,做好用药的观察与护理,做好记录。使用硝酸甘油时用输液泵控制输液速度,严密监测血压,根据血压情况调整速度(6h 内不低于 160/110mmHg) (5) 密切观察病情变化,观察症状有无好转,观察有无心、脑、肾等器官并发症表现 (6) 备齐抢救物品及药品,严格交接班
2. 有受伤的危险 与头晕、视物模糊有关	(1) 住院期间,病人能依从避免受伤的措施 (2) 不发生跌倒或受伤	(1) 指导病人卧床休息、避免快速改变体位,待血压降至正常或头晕、视物模糊等症状缓解后,再逐步增加活动量 (2) 做好生活护理,呼叫器及便器放置在病人手边,防止取物时跌倒,必要时拉上床挡 (3) 保持病室内适宜的光线照明 (4) 给予预防直立性低血压的知识指导
3. 知识缺乏:缺乏高血压防治、自我监测及控制危险因素的相关知识	出院前,病人能够掌握高血压防治知识和自我监测血压的方法,自觉避免危险因素	(1) 评估病人对高血压相关知识的掌握情况,了解其既往未规范治疗的原因 (2) 讲解血压升高的原因及对心、脑、肾、眼睛等重要脏器的危害,强调规范降压治疗的重要性,提高自我防护意识 (3) 告知病人有关降压药的名称、剂量、用法、作用及不良反应,并提供书面材料。嘱病人必须按医嘱服药,不可随意增减药物剂量或停药,强调长期药物治疗的重要性,如血压控制不满意或出现心悸、心动过缓等不良反应随时就诊 (4) 告知病人生活方式干预措施,如戒烟限酒,减少钠盐的摄入,低脂、低胆固醇、低嘌呤、清淡饮食,使其知晓健康生活方式的重要性,并能长期坚持 (5) 教会病人自我监测血压的方法,指导其按时正确测量血压并记录,每次就诊携带记录,以作为医生调整药量或选择用药的依据 (6) 征得病人同意后,联系病人家属,取得照顾者支持

五、临床案例护理实践练习

练习方法和要求:学生每 2 人 1 组,依据提供的病人资料和临床情景,以角色扮演的方式,1 人根据提供的资料扮演病人,1 人扮演护士,针对病人的病情给予相应的护理操作。

【临床案例一:心脏骤停】

1. **病史** 卢某,女,68 岁,高中文化,退休干部。近 2 月无明显诱因突发头晕、黑矇 2 次,1 天前发生晕厥 1 次,持续数秒钟自行好转,无抽搐,无大小便失禁,门诊以"晕厥待查"收入院。有高血压病史 15 年,间断服药,不抽烟、不喝酒。病人已婚,配偶及儿子体健,对病人很关心,家庭经济情况尚可。

2. **身体评估** 体温 36.8℃,脉搏 64 次/min,呼吸 18 次/min,血压 130/80mmHg,身高 160cm,体重 70kg。发育正常,体型偏胖。胸廓无畸形,双肺呼吸音清,未闻及干、湿啰音。心界正常,心率 64 次/min,律齐,各瓣膜听诊区未闻及病理性杂音,腹软、无压痛,肝脾未触及,移动性浊音(−),双下肢无水肿。

3. 实验室及其他检查 暂缺。

病人住院期间资料补充内容一：

入院当天立即予绝对卧床休息,心电监护。晚班护士 21:00 听到家属呼叫,迅速来到床边,病人呼之不应、四肢抽搐,心电监护屏幕上为一直线,请立即判断和应急处理。

> 护理要求:依据病人目前的情况,立即给予判断和应急处理。
>
> 主要护理操作:判断病人为心脏骤停,紧急处理。①立即呼救,通知医生,推抢救车、除颤仪;②检查颈动脉搏动,看呼吸,同时查看时间;③执行规范化心肺复苏,该病人为心脏停搏,不需除颤。

病人住院期间资料补充内容二：

病人经抢救后病情稳定,完善检查后予埋藏式起搏器安置术,术后安返病房。

> 护理要求:依据病人目前的情况,给予相应的护理。
>
> 主要护理操作:①安置病人至床上;②观察伤口、末梢循环、静脉输液情况;③建立心电监护;④指导病人饮食与活动、排尿等,协助生活护理;⑤严密观察有无并发症。

病人住院期间资料补充内容三：

继续住院 5 天后,病人心律齐,无心慌、心悸等不适。医嘱给予出院,出院带药有:美托洛尔 12.5mg,每天 2 次;依那普利 10mg,每天 2 次,请给予用药及起搏器相关知识指导。

> 护理要求:依据病人目前的情况,给予相应的健康指导。
>
> 主要护理操作:①评估病人及家属对用药和起搏器相关知识的掌握情况;②根据病人及家属掌握程度,补充讲解口服美托洛尔、依那普利的用法和用药注意事项,教会病人自测脉搏,讲解起搏器相关知识及活动、自我监测、定期随访等知识。

【临床案例二:急性心肌梗死】

1. 病史 廉某,男,65 岁,初中文化,退休职工。1 周前出现发作性胸痛,自行含服硝酸甘油能缓解。今晨跑步途中突然出现胸骨后疼痛,伴呕吐、冷汗和濒死感,舌下含服硝酸甘油不能缓解,持续 1 小时,被家人送至急诊,拟"急性心肌梗死"收治入院。病人已婚,有吸烟、饮酒史 20 余年,每天吸烟约 20 支,每天饮酒约半斤。配偶、子女体健,与配偶同住,家庭关系融洽。既往有高血压、糖尿病病史。病人性格开朗,家庭经济状况良好,有医保支付。对所患疾病的危险因素不重视。

2. 身体评估 体温 37.0℃,脉搏 90 次/min,呼吸 16 次/min,血压 140/95mmHg。神志清楚,大汗淋漓,面色苍白,口唇轻度发绀,两肺呼吸音清晰,心率 90 次/min,心律齐,各瓣膜听诊区无病理性杂音。腹平软,肝脾未及,双下肢无水肿。

3. 实验室及其他检查 血常规:白细胞 10.0×10^9/L,中性粒细胞 67%,淋巴细胞 23%。心电图示 $V_1 \sim V_5$ 导联 ST 段弓背向上抬高,并有深而宽的 Q 波,偶发室性期前收缩。

> 护理要求:依据病人目前的情况,给予相应的护理。
>
> 主要护理操作:①安置卧床休息;②建立心电监护,测血氧饱和度,若低于 90% 则实施氧疗;③建立静脉通道;④遵医嘱用药或配合急诊 PCI 术;⑤心理安慰与治疗配合指导;⑥评估排便情况,指导勿用力排便。

病人住院期间资料补充内容一：

病人住院当天夜间无明显诱因出现烦躁、咳嗽、咳粉红色泡沫痰、血压持续下降到 95/55mmHg,心率 120 次/min,听诊肺部出现湿啰音。

> 护理要求:依据病人目前的情况,给予相应的护理。
>
> 主要护理操作:①端坐位,注意安全;②调节氧流量至 6~8L/min,或面罩给氧;③严密观察生命体征及心电监护变化;④遵医嘱给予镇静、利尿、扩血管、升压等药物;⑤留置导尿管,记录出入量;⑥心理护理。

病人住院期间资料补充内容二:

经过医护人员的共同努力,病人的病情稳定。今日行冠状动脉造影术,于前降支和回旋支各植入支架 1 枚,安返病房,桡动脉穿刺伤口处压迫良好,无出血。

> 护理要求:依据病人目前的情况,给予相应的护理。
>
> 主要护理操作:①安置病人至病床;②查看静脉输液、伤口、末梢循环状况等,了解病人术中情况;③心电监护;④定期压迫器减压;⑤严密观察有无并发症;⑥指导饮食、活动和用药。

病人住院期间资料补充内容三:

经过医护人员的共同努力,病人的病情得到控制,准备出院。

> 护理要求:依据病人目前的情况,给予相应的健康教育。
>
> 主要护理操作:①评估病人及家属疾病治疗相关知识的掌握情况;②具体指导内容:疾病相关知识,冠心病二级预防包括运动、饮食、戒烟限酒、用药、心理指导,照顾者指导等。

【临床案例三:原发性高血压】

1. **病史** 赵某,男,28 岁,未婚。近半年来于劳累或睡眠不佳时偶感头痛,休息后好转,未予重视。最近体检发现血压 160/100mmHg,遂入院寻求治疗。病人平素无其他不适,喜爱熬夜,无吸烟史,偶尔少量饮酒。性格内向,对医学知识了解少,父母均患有高血压。病人自述紧张,尤其看到医护人员时,心跳明显加速。

2. **身体评估** 体温 36.6℃,脉搏 110 次/min,呼吸 20 次/min,血压 160/110mmHg;胸廓无畸形,双肺呼吸音清,未闻及干、湿啰音;心界正常,心率 110 次/min,心律齐,心音无增强及减弱,各瓣膜听诊区未闻及病理性杂音;腹软,无压痛,肝脾未触及,双下肢无水肿。

3. **实验室及其他检查** 暂缺。

入院后医嘱:心内科护理常规,查血常规、尿常规、粪便常规、血生化、胸部 X 线检查、超声心动图、动态心电图,卡托普利 25mg 口服,每天 2 次。

> 护理要求:依据病人目前的情况,给予相应的护理。
>
> 主要护理操作:①入院宣教;②心理护理;③检查指导;④日常生活方式指导;⑤服药指导。

病人住院期间资料补充内容一:

检查后确诊病人为原发性高血压,药物治疗后血压控制在正常范围。某日与父亲争吵后情绪激动,面色潮红、大汗、呼吸加速,血压 190/120mmHg,自诉头痛剧烈、胸闷、恶心。

> 护理要求:依据病人目前的情况,给予相应的护理。
>
> 主要护理操作:①绝对卧床休息,安抚病人情绪;②给予心电监护,尤其关注血压变化;③遵医嘱使用输液泵泵入 5% 葡萄糖 100ml+ 硝普钠 50mg,从 0.5μg/(kg·min)开始(病人体重 50kg),使用避光输液器;④询问父子争吵原因,给予劝解,说明保持情绪稳定的重要性。

病人住院期间资料补充内容二:

病人经治疗后,血压得到有效控制,即将出院。

护理要求:依据病人目前的情况,给予相应的健康指导。

主要护理操作:①对病人进行生活方式指导;②以电子血压计为例,教会病人掌握家庭自测血压的方法;③疾病知识指导、用药指导、心理指导;④定期随访和遵医行为指导。

（孙国珍　张会君　单伟超　刘志燕）

第三章

消化系统疾病病人的护理

一、学习要求与重点难点

（一）概述

学习要求

1. 了解消化系统的解剖和组织学结构。

2. 熟悉消化器官的生理功能。

3. 掌握消化系统疾病病人护理评估的内容。

4. 具有尊重生命、关爱病人、保护病人隐私、科学严谨、慎独的职业精神。

重点难点

1. 胃泌酸腺的组成及生理功能。

2. 小肠的分段及生理功能。

3. 肝的主要生理功能。

4. 胰腺外分泌的生理功能。

5. 粪便检查标本留取方法及注意事项。

6. 血液检查的临床意义。

7. 胃肠影像学检查的术前准备。

8. 消化系统疾病病人护理评估的内容与方法。

（二）消化系统疾病病人常见症状体征的护理

学习要求

1. 掌握恶心与呕吐的病因、临床表现、护理评估要点、常用护理诊断/问题、主要护理措施及依据。

2. 掌握腹痛的病因、临床表现、护理评估要点、常用护理诊断/问题、主要护理措施及依据。

3. 掌握腹泻的概念、病因、临床表现、护理评估要点、常用护理诊断/问题、主要护理措施及依据。

4. 熟悉便秘的概念及常见病因。

5. 熟悉黄疸的概念、分类及临床表现。

6. 熟悉呕血与黑便的概念、病因及临床表现。

7. 具有尊重生命、关爱病人、保护病人隐私、科学严谨、慎独的职业精神。

重点难点

1. 呕吐的常见病因及临床表现。

2. 护理诊断/问题"有体液不足的危险"在呕吐及腹泻病人应用的相关因素评估及护理措施。

3. 腹痛的分类、病因及护理措施。

4. 腹泻病人的身体评估要点及护理措施。

5. 呕血与黑便的颜色、性质与出血量和出血速度的关系。

（三）胃食管反流病

学习要求

1. 掌握胃食管反流病的定义。

2. 了解胃食管反流病的病因与发病机制。

3. 了解胃食管反流病的病理改变。

4. 掌握胃食管反流病的临床表现及并发症。

5. 了解胃食管反流病实验室及其他检查的临床意义。

6. 了解胃食管反流病的诊断要点和治疗要点。

7. 掌握胃食管反流病的常用护理诊断/问题、护理措施和健康指导。

8. 具有尊重生命、关爱病人、保护病人隐私、科学严谨、慎独的职业精神。

重点难点

1. 胃食管反流病的发病机制。

2. 胃食管反流病的临床表现特点。

3. 胃食管反流病实验室及其他检查的临床意义。

4. 胃食管反流病的治疗要点。

5. 胃食管反流病病人的用药指导与病情监测。

（四）胃炎

学习要求

1. 熟悉急、慢性胃炎的概念。

2. 了解急性糜烂出血性胃炎及慢性胃炎的病因与发病机制。

3. 掌握急性糜烂出血性胃炎及慢性胃炎的临床表现。

4. 熟悉急性糜烂出血性胃炎及慢性胃炎实验室检查及胃镜检查的临床意义。

5. 熟悉急性糜烂出血性胃炎及慢性胃炎的治疗要点。

6. 掌握急性糜烂出血性胃炎及慢性胃炎病人的常用护理诊断/问题、护理措施和健康指导。

7. 具有尊重生命、关爱病人、保护病人隐私、科学严谨、慎独的职业精神。

重点难点

1. 急性胃炎的种类。

2. 非甾体抗炎药、乙醇和急性应激与急性糜烂出血性胃炎的关系。

3. 急性糜烂出血性胃炎的临床表现特点。

4. 幽门螺杆菌和自身免疫导致慢性胃炎的发生机制。

5. 慢性浅表性胃炎、慢性活动性胃炎以及慢性萎缩性胃炎的病理改变特点。

6. 慢性胃炎消除幽门螺杆菌治疗的原则。

（五）消化性溃疡

学习要求

1. 熟悉消化性溃疡的概念。

2. 了解消化性溃疡的病因与发病机制。

3. 掌握胃溃疡和十二指肠溃疡的腹痛特点。

4. 熟悉特殊类型消化性溃疡的临床表现特点。

5. 掌握消化性溃疡的并发症。

6. 熟悉消化性溃疡实验室及其他检查的临床意义。

7. 熟悉消化性溃疡的药物治疗要点。

8. 掌握消化性溃疡病人的常用护理诊断/问题、护理措施和健康指导。

9. 具有尊重生命、关爱病人、保护病人隐私、科学严谨、慎独的职业精神。

重点难点

1. 幽门螺杆菌及非甾体抗炎药导致消化性溃疡的机制。

2. 胃溃疡和十二指肠溃疡腹痛的特点。

3. 消化性溃疡穿孔的种类及特点。

4. 消化性溃疡幽门梗阻的临床表现特点。

5. 消化性溃疡降低胃酸、保护胃黏膜及根除幽门螺杆菌常用治疗药物及用药注意事项。

6. 消化性溃疡病人的疼痛护理及饮食护理。

（六）胃癌

学习要求

1. 了解胃癌的病因与发病机制。

2. 了解胃癌的形态类型及扩散方式。

3. 掌握胃癌的临床表现。

4. 熟悉胃癌的实验室及其他检查的临床意义。

5. 熟悉胃癌的治疗要点。

6. 掌握胃癌病人的常用护理诊断/问题、护理措施和健康指导。

7. 具有尊重生命、关爱病人、保护病人隐私、科学严谨、慎独的职业精神。

重点难点

1. 幽门螺杆菌感染导致胃癌的机制。

2. 胃癌的癌前病变。

3. 进展期胃癌的形态类型及临床表现。

4. 早期及进展期胃癌的内镜及 X 线胃肠钡餐造影的表现。

5. 胃癌的药物止痛和病人自控镇痛。

（七）肠结核和结核性腹膜炎

学习要求

1. 了解肠结核和结核性腹膜炎的病因与发病机制。

2. 了解肠结核和结核性腹膜炎的不同病理类型。

3. 掌握肠结核和结核性腹膜炎的临床表现。

4. 熟悉肠结核和结核性腹膜炎实验室及其他检查的临床意义。

5. 掌握肠结核和结核性腹膜炎的诊断要点。

6. 熟悉肠结核和结核性腹膜炎的治疗要点。

7. 掌握肠结核和结核性腹膜炎病人的常用护理诊断/问题、护理措施和健康指导。

8. 具有尊重生命、关爱病人、保护病人隐私、科学严谨、慎独的职业精神。

重点难点

1. 肠结核和结核性腹膜炎腹痛和腹泻的特点及原因。

2. 肠结核和结核性腹膜炎的不同病理类型。

3. 结核性腹膜炎的腹部体征。

4. 结核性腹膜炎腹水实验室检查的特点。

5. 肠结核和结核性腹膜炎病人的护理措施和健康指导。

（八）炎症性肠病

学习要求

1. 了解炎症性肠病的病因与发病机制。

2. 掌握溃疡性结肠炎和克罗恩病的临床表现。

3. 熟悉溃疡性结肠炎的临床分型及特点。

4. 熟悉溃疡性结肠炎和克罗恩病的实验室及其他检查的临床意义。

5. 熟悉溃疡性结肠炎和克罗恩病的诊断要点。

6. 熟悉克罗恩病与溃疡性结肠炎的鉴别要点。

7. 熟悉溃疡性结肠炎和克罗恩病的治疗要点。

8. 掌握溃疡性结肠炎和克罗恩病病人的常用护理诊断/问题、护理措施和健康指导。

9. 具有尊重生命、关爱病人、保护病人隐私、科学严谨、慎独的职业精神。

重点难点

1. 溃疡性结肠炎和克罗恩病的不同病理改变特点。

2. 溃疡性结肠炎和克罗恩病腹痛、腹泻的特点及原因。

3. 溃疡性结肠炎的临床分型及特点。

4. 溃疡性结肠炎和克罗恩病的肠外表现。

5. 溃疡性结肠炎和克罗恩病药物治疗的原则及用药注意事项。

6. 克罗恩病与溃疡性结肠炎的鉴别。

7. 溃疡性结肠炎和克罗恩病的 X 线征象。

8. 克罗恩病病人发热的热型特点。

（九）脂肪性肝病

学习要求

1. 了解非酒精性脂肪性肝病和酒精性肝病的病因与发病机制。

2. 掌握非酒精性脂肪性肝病和酒精性肝病的临床表现。

3. 熟悉非酒精性脂肪性肝病和酒精性肝病的实验室及其他检查的临床意义。

4. 熟悉非酒精性脂肪性肝病和酒精性肝病的诊断要点。

5. 熟悉非酒精性脂肪性肝病和酒精性肝病的治疗要点。

6. 掌握非酒精性脂肪性肝病和酒精性肝病病人的常用护理诊断/问题、护理措施和健康指导。

7. 具有尊重生命、关爱病人、保护病人隐私、科学严谨、慎独的职业精神。

重点难点

1. 非酒精性脂肪性肝病和酒精性肝病的不同病理改变特点。

2. 非酒精性脂肪性肝病和酒精性肝病的临床特点。

3. 非酒精性脂肪性肝病和酒精性肝病药物治疗的原则。

4. 非酒精性脂肪性肝病和酒精性肝病病人的护理措施和健康指导。

（十）肝硬化

学习要求

1. 掌握肝硬化的定义。

2. 熟悉肝硬化的病因与发病机制。

3. 掌握肝硬化的临床表现。

4. 熟悉肝硬化的实验室及其他检查的临床意义。

5. 了解肝硬化的诊断要点。

6. 熟悉肝硬化的治疗要点。

7. 掌握肝硬化病人的常用护理诊断/问题、护理措施和健康指导。

8. 具有尊重生命、关爱病人、保护病人隐私、科学严谨、慎独的职业精神。

重点难点

1. 病毒性肝炎与肝硬化的关系。

2. 肝硬化出血症状的相关因素。

3. 肝硬化侧支循环形成的临床意义。

4. 肝硬化腹水形成的影响因素。

5. 肝硬化肝功能检查的临床意义。

6. 肝硬化大量腹水的治疗方法和护理措施。

7. 肝硬化病人的饮食治疗原则及应用。

8. Child-Pugh 肝功能评级的临床意义。

(十一) 原发性肝癌

学习要求

1. 掌握原发性肝癌的定义。

2. 了解原发性肝癌的病因与发病机制。

3. 了解原发性肝癌的病理分型和转移途径。

4. 掌握原发性肝癌的临床表现及并发症。

5. 了解原发性肝癌实验室及其他检查的临床意义。

6. 了解原发性肝癌的诊断要点和治疗要点。

7. 掌握原发性肝癌病人的常用护理诊断/问题、护理措施和健康指导。

8. 具有尊重生命、关爱病人、保护病人隐私、科学严谨、慎独的职业精神。

重点难点

1. 病毒性肝炎与原发性肝癌的关系。

2. 原发性肝癌的病理分型及转移途径。

3. 原发性肝癌的临床分期。

4. 甲胎蛋白检查诊断肝细胞癌的标准。

5. 原发性肝癌的临床诊断标准。

6. 肝动脉栓塞化疗病人的护理措施。

(十二) 肝性脑病

学习要求

1. 掌握肝性脑病的定义。

2. 了解肝性脑病的病因与发病机制。

3. 熟悉肝性脑病的临床表现。

4. 了解肝性脑病实验室及其他检查的临床意义。

5. 了解肝性脑病的诊断要点和治疗要点。

6. 掌握肝性脑病病人的常用护理诊断/问题、护理措施和健康指导。

7. 具有尊重生命、关爱病人、保护病人隐私、科学严谨、慎独的职业精神。

重点难点

1. 肝性脑病的发病机制。

2. 肝性脑病的临床分期及各期的临床特点。

3. 肝性脑病的降氨药物治疗及用药注意事项。

4. 避免肝性脑病诱发因素的措施。

5. 肝性脑病病人的饮食护理措施。

6. 肝性脑病昏迷病人的护理措施。

（十三）急性胰腺炎

学习要求

1. 掌握急性胰腺炎的定义。

2. 了解急性胰腺炎的病因与发病机制。

3. 了解急性胰腺炎的病理、临床分型及特点。

4. 掌握急性胰腺炎的临床表现。

5. 熟悉急性胰腺炎的实验室及其他检查的临床意义。

6. 熟悉急性胰腺炎的诊断要点和治疗要点。

7. 掌握急性胰腺炎病人的常用护理诊断/问题、护理措施和健康指导。

8. 具有尊重生命、关爱病人、保护病人隐私、科学严谨、慎独的职业精神。

重点难点

1. 急性胰腺炎的常见病因与发病机制。

2. 急性水肿型和急性出血坏死型胰腺炎的病理改变及临床特点。

3. 急性胰腺炎血清和尿淀粉酶升高的时间。

4. 轻症和重症急性胰腺炎的治疗要点。

5. 急性胰腺炎病人的饮食护理措施。

6. 防止急性胰腺炎低血容量性休克的措施。

（十四）上消化道出血

学习要求

1. 掌握上消化道出血和上消化道大出血的定义。

2. 熟悉上消化道出血的病因与发病机制。

3. 掌握上消化道出血的临床表现、实验室及其他检查的临床意义。

4. 了解上消化道出血的诊断要点。

5. 熟悉上消化道出血的治疗要点。

6. 掌握上消化道出血病人的常用护理诊断/问题、护理措施和健康指导。

7. 具有尊重生命、关爱病人、保护病人隐私、科学严谨、慎独的职业精神。

重点难点

1. 上消化道出血的常见病因、出血量的估计。

2. 上消化道出血的病因、出血量及出血速度与临床表现的关系。

3. 上消化道出血诊断常用的实验室及其他检查的临床意义。

4. 上消化道出血的诊断要点。

5. 上消化道出血的止血治疗措施。

6. 上消化道出血病人的常用护理诊断/问题及护理措施。

7. 食管胃底静脉曲张破裂出血的特殊护理措施。

（十五）消化系统常用诊疗技术及护理

学习要求

1. 了解胃酸分泌功能检查、腹腔穿刺术、胃肠运动功能检查、上消化道内镜检查术、消化道内镜下治疗术、小肠镜检查术、胶囊内镜检查术、结肠镜检查术及肝穿刺活组织检查术的适应证及禁忌证。

2. 了解胃酸分泌功能检查、腹腔穿刺术、胃肠运动功能检查、上消化道内镜检查术、消化道内镜下治疗术、小肠镜检查术、胶囊内镜检查术、结肠镜检查术及肝穿刺活组织检查术的方法及护理配合。

3. 熟悉胃酸分泌功能检查、腹腔穿刺术、胃肠运动功能检查、上消化道内镜检查术、消化道内镜下治疗术、小肠镜检查术、胶囊内镜检查术、结肠镜检查术及肝穿刺活组织检查术的术前和术后护理措施。

4. 具有尊重生命、关爱病人、保护病人隐私、科学严谨、慎独的职业精神。

重点难点

1. 胃酸分泌功能检查的胃液留取方法。

2. 胃酸分泌功能检查结果的临床意义。

3. 腹腔穿刺术的方法。

4. 腹腔持续引流术的方法。

5. 胃肠运动功能检查的方法。

6. 上消化道内镜检查术胃镜插入的方法。

7. 上消化道内镜检查术插镜中可能遇到的问题及处理方法。

8. 上消化道内镜检查术的术前护理。

9. 内镜食管静脉曲张硬化剂治疗的主要作用。

10. 内镜食管静脉曲张硬化剂治疗常见并发症及处理。

11. 内镜食管静脉曲张套扎术的作用。

12. 内镜下黏膜切除术、剥离术的作用。

13. 小肠镜检查的方法。

14. 胶囊内镜检查术的术前及术后护理措施。

15. 结肠镜检查的肠道准备。

16. 肝穿刺活组织检查术的术前及术后护理措施。

二、习　题

【名词解释】

1. 腹泻　　2. 嗳气　　3. 反酸
4. 灼热感　　5. 腹胀　　6. 便秘
7. 黄疸　　8. 隐性黄疸　　9. 胃食管反流病
10. 胃炎　　11. 急性胃炎　　12. 急性糜烂出血性胃炎
13. 慢性胃炎　　14. 浅表性胃炎　　15. 消化性溃疡
16. 复合性溃疡　　17. 球后溃疡　　18. 胃癌
19. 胃癌癌前变化　　20. 炎症性肠病　　21. 溃疡性结肠炎
22. 克罗恩病　　23. 脂肪性肝病　　24. 非酒精性脂肪性肝病
25. 酒精性肝病　　26. 肝硬化　　27. 门静脉高压
28. 肝肺综合征　　29. 肝肾综合征　　30. 自发性细菌性腹膜炎
31. 难治性腹水　　32. 原发性肝癌　　33. 肝性脑病
34. 扑翼样震颤　　35. 急性胰腺炎　　36. 上消化道出血
37. 上消化道大出血　　38. 应激相关胃黏膜损伤　　39. 肠源性氮质血症
40. 高分辨率食管测压　　41. 内镜黏膜下剥离术

【选择题】

A_1 型题

1. 以下关于食管结构和功能的叙述**错误**的是

A. 食管是连接咽和胃的通道

B. 食管有 3 个狭窄

C. 食管壁由黏膜、黏膜下层、肌层和浆膜层组成

　　D. 食管的功能是把食物和唾液等运送到胃内

　　E. 食管下括约肌可防止胃内容物逆流入食管

2. 胃的泌酸腺主要分布在

　　A. 胃小弯　　　　　　　　　B. 胃窦　　　　　　　　　C. 幽门

　　D. 胃底和胃体部　　　　　　E. 贲门

3. 能够激活胃蛋白酶原参与蛋白质消化的物质是

　　A. 盐酸　　　　　　　　　　B. 胃蛋白酶原　　　　　　C. 内因子

　　D. 碱性黏液　　　　　　　　E. 促胃液素

4. 一餐含有糖类、蛋白质和脂肪的混合性食物从胃排空需要

　　A. 1~2 小时　　　　　　　　B. 2~4 小时　　　　　　　C. 4~6 小时

　　D. 6~8 小时　　　　　　　　E. 8~10 小时

5. 肝脏耗氧的主要来源是

　　A. 门静脉　　　　　　　　　B. 肝动脉　　　　　　　　C. 上腔静脉

　　D. 下腔静脉　　　　　　　　E. 腹主动脉

6. 上、下消化道的分界处是

　　A. 盲肠　　　　　　　　　　B. 贲门　　　　　　　　　C. 十二指肠乳头

　　D. 幽门　　　　　　　　　　E. 屈氏韧带

7. 脐周腹痛的病变脏器多见于

　　A. 胃　　　　　　　　　　　B. 小肠　　　　　　　　　C. 大肠

　　D. 胰腺　　　　　　　　　　E. 十二指肠

8. 诊断胃食管反流病最准确的方法是

　　A. 食管测压　　　　　　　　　　　　B. X 线胃肠钡餐造影

　　C. GERD 问卷　　　　　　　　　　　D. 食管 pH 监测

　　E. 胃镜检查

9. 下列为胃食管反流病最典型症状的是

　　A. 声嘶　　　　　　　　　　B. 恶心　　　　　　　　　C. 烧心

　　D. 胸痛　　　　　　　　　　E. 慢性咳嗽

10. 急性糜烂出血性胃炎的确诊应依据

　　A. 上消化道出血的临床表现　　B. 胃液分析　　　　　　C. X 线胃肠钡餐造影

　　D. 胃镜检查　　　　　　　　　E. 腹部 B 超

11. 我国慢性胃炎的主要病因为

　　A. 药物　　　　　　　　　　B. 食物　　　　　　　　　C. 胆汁反流

　　D. 幽门螺杆菌感染　　　　　E. 物理因素

12. 胃癌的常见淋巴结转移是

　　A. 颈部淋巴结　　　　　　　B. 左腋下淋巴结　　　　　C. 左锁骨上淋巴结

　　D. 左锁骨下淋巴结　　　　　E. 左腹股沟淋巴结

13. 治疗十二指肠球部溃疡的最重要措施是

　　A. 少食多餐　　　　　　　　B. 保护胃黏膜　　　　　　C. 抑制胃酸分泌

　　D. 中枢镇静　　　　　　　　E. 早期手术

14. 胃溃疡病人上腹部疼痛典型节律是

　　A. 疼痛—进食—疼痛　　　　　　　　B. 进食—疼痛—缓解

　　C. 缓解—疼痛—进食　　　　　　　　D. 进食—缓解—疼痛

　　E. 疼痛—进食—缓解

15. 质子泵抑制剂（PPI）治疗消化性溃疡的作用机制是
     A. 保护胃黏膜   B. 抗胆碱能神经
     C. 抑制组胺 H_2 受体   D. 拮抗促胃液素受体
     E. 抑制壁细胞 Na^+-K^+-ATP 酶的活性

16. 消化性溃疡病人进餐应有规律，主食应为
     A. 流质（如牛奶）   B. 半流质（如稀饭）   C. 米饭
     D. 面食   E. 杂粮

17. 粪便隐血试验呈持续阳性提示可能发生了
     A. 急性胃黏膜病变   B. 胃溃疡   C. 十二指肠球部溃疡
     D. 慢性萎缩性胃炎   E. 胃癌

18. 消化性溃疡病人饮食宜少量多餐，其意义是
     A. 减少对胃刺激   B. 中和胃酸   C. 减轻腹痛
     D. 避免胃窦部过度扩张   E. 促进消化

19. 进展期胃癌最早出现的消化道症状是
     A. 上腹痛   B. 腹泻   C. 便秘
     D. 恶心、呕吐   E. 呕血、黑便

20. 肠结核最好发于
     A. 空肠   B. 回盲部   C. 升结肠
     D. 乙状结肠   E. 十二指肠

21. 溃疡性结肠炎腹痛的规律是
     A. 腹痛—进食—缓解   B. 进食—腹痛加剧   C. 腹痛—便意—便后缓解
     D. 进食—腹痛—便后缓解   E. 腹痛—便意—便后加剧

22. 克罗恩病最常见的并发症是
     A. 肠梗阻   B. 肠穿孔   C. 结肠癌变
     D. 腹腔内脓肿   E. 吸收不良综合征

23. 酒精性肝病最根本的治疗措施是
     A. 戒酒   B. 降血脂   C. 护肝治疗
     D. 激素治疗   E. 改善营养不良

24. 下列**不符合**结核性腹膜炎腹痛的特点的是
     A. 疼痛多位于脐周和下腹   B. 早期腹痛不明显或可始终无腹痛
     C. 并发不完全性肠梗阻时有阵发性腹痛   D. 出现肌紧张和板状腹
     E. 腹部压痛一般轻微

25. 下列症状中最能提示消化性溃疡发生了并发症的是
     A. 恶心、腹胀加重   B. 常发生夜间疼痛   C. 嗳气、反酸加重
     D. 疼痛节律发生改变   E. 上腹部轻压痛

26. 以下病毒性肝炎中，**不会**发展为肝硬化的是
     A. 乙型病毒性肝炎   B. 丙型病毒性肝炎
     C. 丁型病毒性肝炎   D. 乙型和丙型肝炎病毒的重叠感染
     E. 戊型病毒性肝炎

27. 我国肝硬化的最常见病因是
     A. 病毒性肝炎   B. 慢性酒精中毒
     C. 非酒精性脂肪性肝炎   D. 药物性肝炎
     E. 胆汁淤积

28. 肝硬化门静脉高压的病理基础是
    A. 肝内血管血栓形成　　　　B. 肝内血流紊乱　　　　　C. 门静脉狭窄
    D. 门静脉分支阻塞　　　　　E. 门静脉血流量增加

29. 肝硬化病人消化系统特征性的症状是
    A. 反酸　　　　　　　　　　B. 反复呕吐　　　　　　　C. 食欲减退
    D. 厌油腻食物　　　　　　　E. 节律性腹痛

30. 肝肾综合征的临床表现**不包括**
    A. 低钠血症　　　　　　　　B. 大量蛋白尿　　　　　　C. 低尿钠
    D. 氮质血症　　　　　　　　E. 少尿或无尿

31. 肝肺综合征的主要表现为
    A. 肺部反复感染　　　　　　B. 持续干咳　　　　　　　C. 低氧血症
    D. 胸腔积液　　　　　　　　E. 咯血

32. 肝硬化门静脉高压的临床表现**不包括**
    A. 脾大
    C. 腹壁静脉曲张
    E. 门静脉血栓
    　　　　　　　　　　　　　　B. 食管下段-胃底静脉曲张
    　　　　　　　　　　　　　　D. 腹水

33. 与原发性肝癌发病最密切的因素是
    A. 肝硬化　　　　　　　　　B. 病毒性肝炎　　　　　　C. 黄曲霉毒素
    D. 饮用水污染　　　　　　　E. 寄生虫

34. 原发性肝癌最早、最常见的转移方式是
    A. 淋巴转移　　　　　　　　B. 肝内血行转移　　　　　C. 肝外血行转移
    D. 消化道转移　　　　　　　E. 种植转移

35. 肝癌终末期最严重的并发症是
    A. 上消化道出血　　　　　　B. 肝肾综合征　　　　　　C. 继发感染
    D. 肝癌结节破裂出血　　　　E. 肝性脑病

36. 肝癌非手术治疗的首选方法是
    A. 肝动脉栓塞化疗　　　　　B. 抗肿瘤化学药物治疗　　C. 中医治疗
    D. 放射治疗　　　　　　　　E. 生物和免疫治疗

37. 下列检查最能早期发现肝癌复发的是
    A. 动态监测 GGT　　　　　　B. 动态监测 ALT　　　　　C. 动态监测 B 超
    D. 选择性肝动脉造影　　　　E. 动态监测 AFP

38. 肝性脑病常见的发病原因是
    A. 重症肝炎　　　　　　　　B. 肝炎后肝硬化　　　　　C. 中毒性肝炎
    D. 原发性肝癌　　　　　　　E. 心源性肝硬化

39. 肝硬化引起的肝性脑病最常见的诱因是
    A. 上消化道出血　　　　　　B. 清淡低蛋白饮食　　　　C. 排钾的利尿药
    D. 便秘　　　　　　　　　　E. 感染

40. 氨中毒学说中,引起肝性脑病的主要机制是
    A. 氨使蛋白质代谢障碍　　　B. 氨干扰大脑的能量代谢　C. 氨取代正常神经递质
    D. 氨引起神经传导异常　　　E. 氨促进氨基酸代谢不平衡

41. 我国急性胰腺炎最常见的病因是
    A. 酗酒　　　　　　　　　　B. 胆道疾病　　　　　　　C. 胰管结石
    D. 暴饮暴食　　　　　　　　E. 外伤

42. 下列关于急性胰腺炎引起腹痛的机制,描述**错误**的是
    A. 炎症刺激和牵拉胰腺被膜
    B. 炎性渗出液和胰液外溢刺激腹膜和腹膜后组织
    C. 炎症累及肠道致肠麻痹和肠胀气
    D. 胰管阻塞或伴有胆囊炎、胆石症
    E. 炎症侵及膈肌

43. 下列关于急性胰腺炎时淀粉酶的改变,描述**错误**的是
    A. 血清淀粉酶升高早于尿淀粉酶升高
    B. 尿淀粉酶升高持续时间较血清淀粉酶升高时间长
    C. 血清淀粉酶测定超过正常值 3 倍有诊断意义
    D. 血清淀粉酶随病情加重而升高
    E. 血清淀粉酶的高低与病变轻重不一定成正比

44. 导致上消化道出血最常见的病因是
    A. 肝硬化食管曲张静脉破裂　　B. 急性胃炎　　　　　　C. 食管癌
    D. 胃癌　　　　　　　　　　　E. 消化性溃疡

45. 上消化道出血病因诊断的首选检查方法是
    A. 腹部 CT　　　　　　　　　B. X 线胃肠钡餐造影　　C. 放射性核素扫描
    D. 急诊内镜检查　　　　　　　E. 腹腔动脉造影

46. 用于治疗消化道出血的 14 肽天然生长抑素半衰期短,缓慢静脉注射首剂 250μg 后需持续静脉滴注给药。如有中断,需重新静脉注射首剂,是指中断时间超过
    A. 5 分钟　　　　　　　　　　B. 10 分钟　　　　　　　C. 15 分钟
    D. 20 分钟　　　　　　　　　E. 30 分钟

47. 关于上消化道出血的叙述,**错误**的是
    A. 均有黑便和呕血　　　　　　B. 有黑便不一定有呕血　　C. 有呕血一定有黑便
    D. 呕血可呈现暗红色　　　　　E. 可以出现鲜血便

48. 三(四)腔双囊管止血治疗仅适用于
    A. 食管癌合并出血　　　　　　　　　　　B. 急性糜烂出血性胃炎
    C. 幽门附近的消化性溃疡　　　　　　　　D. 食管胃底曲张静脉破裂出血
    E. 应激性溃疡

49. 上消化道大出血病人行内镜检查治疗的适宜时间是出血后
    A. 24 小时内　　　　　　　　B. 24~48 小时　　　　　C. 48 小时内
    D. 48~72 小时　　　　　　　E. 48 小时后

50. 上消化道出血时紧急输注浓缩红细胞的指征是
    A. 收缩压 <95mmHg　　　　　　　　　　B. 收缩压较基础值降幅 >25mmHg
    C. 心率 >110 次/min　　　　　　　　　　D. 血红蛋白 <70g/L
    E. 红细胞比容 <30%

51. 下列关于腹腔穿刺引流腹水的护理**不正确**的是
    A. 严格无菌操作　　　　　　　　　　　　B. 腹水引流不宜过多过快
    C. 密切观察腹水的颜色、性状和量　　　　D. 保持引流管通畅
    E. 每次引流结束后用生理盐水负压封管

52. 以下最能说明肝硬化病人已存在门脉高压的临床表现是
    A. 腹水　　　　　　　　　　B. 门静脉增宽　　　　　C. 脾大
    D. 痔核形成　　　　　　　　E. 食管静脉曲张

A₂ 型题

1. 王某,男,49 岁。因"左上腹痛 3 天"收入院,既往有"急性胰腺炎"病史,以下**不属于**护士首优评估的内容是

    A. 腹痛的诱因　　　　　　　B. 腹痛的部位、性质和程度　　　C. 病人的体位

    D. 病人的营养状态　　　　　E. 腹痛的伴随症状

2. 赵某,女,26 岁。因"上腹部疼痛 1 月余"就诊,拟行 X 线胃肠钡餐造影检查。病人在检查前需要禁食

    A. 4 小时　　　　　　　　　B. 6 小时　　　　　　　　　C. 8 小时

    D. 10 小时　　　　　　　　E. 12 小时

3. 刘某,女,28 岁,公司职员。因"反复呕吐 2 周"就诊,病人呕吐多发生在餐后 2~3 小时,呕吐物为进餐食物,偶有隔夜酸味宿食。身体评估:腹软、无压痛。初步判断该病人可能发生了

    A. 消化性溃疡　　　　　　　B. 幽门梗阻　　　　　　　　C. 肠梗阻

    D. 代谢性碱中毒　　　　　　E. 急性胰腺炎

4. 李某,男,68 岁。因"反复腹泻 2 个月"收入院,针对该病人的护理措施正确的是

    A. 禁饮禁食　　　　　　　　B. 绝对卧床休息　　　　　　C. 给予多纤维素饮食

    D. 禁腹部热敷　　　　　　　E. 加强肛周皮肤护理

5. 王某,男,29 岁。因"反酸、剑突下疼痛 1 月余"入院,拟诊"慢性胃炎"。为确诊应进行的检查是

    A. 幽门螺杆菌检查　　　　　B. X 线胃肠钡餐造影　　　　C. 胃镜检查

    D. 胃液分析　　　　　　　　E. 血清学检查

6. 赵某,男,40 岁。5 年来上腹不适、伴嗳气,胃镜检查见胃窦黏膜苍白、皱襞变细而平坦,活检发现中度异型增生,目前最重要的措施是

    A. 外科手术切除　　　　　　　　　　　　　B. 定期做胃酸分泌功能测定

    C. 定期复查 X 线胃肠钡餐造影　　　　　　D. 防止幽门梗阻发生

    E. 定期胃镜追踪检查

7. 李某,男,35 岁。中午进餐后,于晚 7 时许出现上腹痛、伴呕吐。身体评估:体温 37.7℃,上腹部压痛明显,无反跳痛,肠鸣音亢进。血常规、粪便常规无异常。该病人最可能发生了

    A. 急性胃炎　　　　　　　　B. 急性胰腺炎　　　　　　　C. 急性胆囊炎

    D. 急性肠炎　　　　　　　　E. 胃溃疡

8. 刘某,男,68 岁。近日常感上腹隐痛、食欲减退、餐后饱胀,胃镜检查结果示:慢性胃炎。医嘱予枸橼酸铋钾、奥美拉唑等药物口服。关于该病人的护理措施**错误**的是

    A. 应少量多餐,忌暴饮暴食　　　　　　　　B. 给予富有营养、易消化饮食

    C. 注意饮食卫生　　　　　　　　　　　　　D. 忌饮烈性酒、吸烟

    E. 枸橼酸铋钾于餐后服用,以减少胃肠道反应

9. 廖某,男,35 岁。因"上腹部不适、食欲减退"就诊,诊断为慢性胃炎。医嘱予 ^{14}C 尿素呼气试验,该检验的目的是检测

    A. 大肠埃希菌　　　　　　　B. 沙门菌　　　　　　　　　C. 幽门螺杆菌

    D. 空肠弯曲菌　　　　　　　E. 副溶血弧菌

10. 王某,男,42 岁。近日因食欲减退怀疑自己患了慢性胃炎,前来医院咨询。护士询问其有关病史,其中慢性胃炎最常见的临床表现是

    A. 上腹饱胀不适、疼痛　　　B. 无症状　　　　　　　　　C. 饥饿痛,夜间痛

    D. 呕吐咖啡色液体　　　　　E. 反复黑便

11. 王某,男,40 岁。因上腹部不适及黑便做胃镜检查,见胃窦部黏膜严重充血、水肿,小弯处有多处黏膜剥脱及黏膜下出血点。活检报告:黏膜中性白细胞、淋巴细胞浸润,血管破裂及出血。该病人的疾病诊断

最可能是

    A. 急性糜烂出血性胃炎   B. 胃窦部多发性溃疡   C. 萎缩性胃炎

    D. 慢性浅表性胃炎   E. 胃泌素瘤

12. 刘某,男,50岁。上腹部胀痛不适2年余,无反酸、嗳气。身体评估:腹软,上腹部压痛,无反跳痛。胃镜检查提示慢性胃炎,下列饮食护理中**不恰当**的是

    A. 忌暴饮暴食,戒烟酒

    B. 定时进餐,少量多餐

    C. 进食高热量、高蛋白、高维生素、易消化的饮食

    D. 餐后多进行体育锻炼,以利消化吸收

    E. 可多喝肉汤

13. 林某,男,65岁。"胃溃疡"病史20年,常于餐后出现中上腹疼痛,服氢氧化铝可缓解。近1年来疼痛不似从前有规律,且服氢氧化铝也难以缓解,伴消瘦,遂来院就诊。查粪便隐血试验阳性,最可能发生了

    A. 胃溃疡出血   B. 胃十二指肠溃疡出血   C. 胃癌出血

    D. 慢性胃炎出血   E. 食管曲张静脉破裂出血

14. 黎某,男,58岁。"胃溃疡"病史10年,经常怀疑胃溃疡已癌变,故来咨询。下列选项**不符合**胃溃疡癌变特点的是

    A. 上腹痛的规律性消失   B. 食欲减退   C. 进行性贫血、消瘦

    D. 粪便隐血持续阳性   E. 反酸、胃灼热感加重

15. 卢某,女,59岁。胃溃疡癌变后正接受化学治疗,最近因受凉后出现全身乏力、呼吸困难。身体评估:体温39.2℃,脉搏102次/min,呼吸26次/min,血压116/76mmHg。血常规:白细胞13.6×10^9/L。该病人的护理诊断/问题应为

    A. 胃癌   B. 体温过高   C. 肺部感染

    D. 化学治疗不良反应   E. 气体交换受损

16. 王某,男,52岁。患"胃溃疡"10年,近3个月来上腹痛变为无规律、食欲减退,X线胃肠钡餐造影示胃窦部1.5cm×2.0cm龛影、边缘不齐,粪便隐血试验3次阳性,首先应考虑的疾病是

    A. 胃溃疡出血   B. 胃溃疡合并胃息肉   C. 胃溃疡合并胃黏膜脱垂

    D. 胃溃疡合并幽门梗阻   E. 胃溃疡恶变

17. 赵某,女,53岁。既往无胃病史,近半年来出现上腹痛、食欲减退、体重下降,一般状态较好,内镜检查发现胃角溃疡,约1.0cm×0.8cm,病理诊断为早期胃癌。首选的治疗方法是

    A. 内镜下切除   B. 手术治疗   C. 介入动脉化疗

    D. 内镜下局部化疗   E. 免疫治疗

18. 孙某,男,24岁。因上腹部疼痛1个月就诊,疼痛多在空腹时发生,经常出现夜间痛,同时伴有反酸、嗳气等症状。该病人最可能的疾病诊断是

    A. 急性胃炎   B. 慢性胃炎   C. 胃溃疡

    D. 十二指肠溃疡   E. 胃食管反流病

19. 林某,男,45岁。因反复发作节律性上腹疼痛5年,曾行X线胃肠钡餐造影示消化性溃疡,遵医嘱口服药物治疗。以下药物中,属于目前最强的胃酸分泌抑制剂的是

    A. 米索前列醇   B. 克拉霉素   C. 法莫替丁

    D. 奥美拉唑   E. 氢氧化铝

20. 邝某,女,36岁,护士。经常加班,饮食不规律。节律性上腹痛4年,为饥饿痛或空腹痛。为明确诊断,具有确诊价值的检查是

    A. 胃液分析   B. 胃镜检查   C. X线胃肠钡餐造影

    D. 幽门螺杆菌检查   E. 粪便隐血试验

21. 胡某,男,52 岁。因反复上腹部疼痛 2 个月就诊。身体评估:消瘦,剑突下偏右压痛(+)。经胃镜检查,确诊为"十二指肠球部溃疡"。目前最重要的治疗措施是

    A. 少食多餐   B. 保护胃黏膜   C. 抑制胃酸分泌

    D. 中枢镇静   E. 戒酒戒烟

22. 张某,女,57 岁。有"胃溃疡"病史多年。近日来上腹部疼痛加剧,医嘱做粪便隐血试验,应给病人的菜谱是

    A. 卷心菜、五香牛肉   B. 菠菜、红烧青鱼   C. 茭白、鸡蛋

    D. 油豆腐、鸡血汤   E. 青菜、炒猪肝

23. 王某,男,43 岁。反复上腹痛 3 个月,胃镜检查见十二指肠球部溃疡,快速尿激酶试验阳性。最佳的治疗方案是

    A. 质子泵抑制剂 +2 种抗生素   B. 胃黏膜保护剂 +H$_2$ 受体拮抗药

    C. H$_2$ 受体拮抗药 +2 种抗生素   D. 质子泵抑制剂 + 胃黏膜保护剂

    E. 抗酸药 +2 种抗生素

24. 王某,女,57 岁。反复冬季上腹痛 3 年,腹痛多于餐后半小时发作,餐前缓解,复发 1 周。身体评估:意识清楚,无贫血貌。腹部触诊剑突下压痛(+),肝脾未触及。最可能的疾病是

    A. 胃癌   B. 慢性胃炎   C. 十二指肠溃疡

    D. 慢性胆囊炎   E. 胃溃疡

25. 刘某,男,51 岁。上腹部间断疼痛 10 余年,多于餐后半小时出现上腹饱胀、疼痛,平素常有反酸、嗳气,偶有大便颜色发黑。近半年来疼痛不规律,餐前、餐后均有发生。为明确诊断应做的检查是

    A. 超声内镜   B. 腹部 CT   C. 胃镜及活组织病理检查

    D. X 线胃肠钡餐造影   E. 腹部 MRI

26. 孙某,男,65 岁。间断上腹痛、腹胀 25 年,5 年前经胃镜检查诊断为"慢性萎缩性胃炎伴肠化生"。3 个月来上腹痛加重,影响睡眠,并有间断呕吐、黑便,体重下降 8kg。最可能的疾病诊断是

    A. 慢性胃炎急性发作   B. 胃癌   C. 十二指肠溃疡并幽门梗阻

    D. 胃淋巴瘤   E. 胃息肉

27. 李某,男,55 岁。有"慢性胃炎"病史 30 年,近期体检发现胃幽门螺杆菌感染。胃镜检查:角切迹可见直径大小 0.5cm 的粗糙不平黏膜,超声提示病变位于黏膜内,病理诊断重度异型增生。最适宜的治疗是

    A. 根除幽门螺杆菌   B. 病灶局部切除术   C. 化学治疗

    D. 生物治疗   E. 胃大部切除术

28. 张某,男,43 岁。患"十二指肠溃疡"10 余年,因"反复上腹饱胀不适 1 个月,大量呕吐,呕吐宿食 1 天"就诊。该病人可能出现的并发症是

    A. 溃疡出血   B. 消化道穿孔   C. 幽门梗阻

    D. 贲门梗阻   E. 胃癌

29. 朱某,男,40 岁。患有"胃溃疡"10 年。今日于饱餐后突然出现上腹剧烈疼痛,腹肌紧张,有压痛、反跳痛,肝浊音界消失,首先应判断为

    A. 并发急性穿孔   B. 消化道大出血   C. 并发幽门梗阻

    D. 急性胆囊炎   E. 溃疡癌变

30. 赵某,女,51 岁。患有慢性胃炎,^{14}C 尿素呼气试验显示幽门螺杆菌阳性,治疗该病的三联疗法是

    A. 阿莫西林 + 克拉霉素 + 奥美拉唑   B. 庆大霉素 + 青霉素 + 链霉素

    C. 利福平 + 乙胺丁醇 + 庆大霉素   D. 红霉素 + 氯霉素 + 甲硝唑

    E. 庆大霉素 + 碳酸氢钠 + 呋喃唑酮

31. 黄某,女,26 岁。低热、腹泻 3 个月,糊样大便、无脓血。近 1 周阵发性脐周疼痛。身体评估:右下腹触及 4cm×5cm 包块,质中等,轻触痛,肠鸣音亢进。血沉 67mm/h,PPD 试验强阳性。该病人最可能的疾

病诊断是

    A. 肠结核   B. 盲肠癌   C. 右侧卵巢囊肿

    D. 阑尾炎   E. 阑尾周围脓肿

32. 赵某,女,33 岁。腹痛、腹泻 4 个月,拟诊"肠结核"入院治疗。身体评估中,与肠结核最一致的体征是

    A. 左上腹轻压痛   B. 右上腹轻压痛   C. 肝区轻度叩击痛

    D. 右下腹可触及包块   E. 肠鸣音活跃

33. 王某,女,36 岁。腹痛、腹泻 3 个月,以"肠结核"收入院。询问病史中,病人的大便性状最有可能是

    A. 泡沫样便   B. 黏液脓血便   C. 糊状便

    D. 柏油样便   E. 水样便

34. 李某,女,38 岁。低热、乏力、盗汗伴腹泻与腹痛 2 个月。身体评估:右下腹有压痛和轻度反跳痛。X 线胃肠钡餐造影发现回盲部有跳跃征。该病人最可能的疾病诊断是

    A. 肠结核   B. 阿米巴肠炎   C. 结肠癌

    D. 克罗恩病   E. 血吸虫病

35. 黄某,女,37 岁。腹胀、腹泻与便秘交替半年,常有午后低热、夜间盗汗。身体评估:腹壁柔韧感,脐周轻压痛,肝、脾肋下未触及,腹水征(+)。腹水检验:比重 1.018,蛋白 35g/L,白细胞 0.7×10^9/L,中性粒细胞占 30%,淋巴细胞占 70%,红细胞 0.30×10^{12}/L。该病人最可能的疾病诊断是

    A. 结核性腹膜炎   B. 原发性腹膜炎   C. 癌性腹膜炎

    D. 巨大卵巢囊肿   E. 肝静脉阻塞综合征

36. 王某,女,32 岁。低热、腹胀 2 个月,既往体健。身体评估:全腹轻度膨隆,腹壁柔韧感,脐周轻压痛,移动性浊音(+)。实验室检查腹水为渗出液。该病人最可能的疾病诊断是

    A. 卵巢肿瘤   B. 肝炎后肝硬化   C. 慢性肾炎

    D. 结核性腹膜炎   E. 右结肠炎

37. 熊某,男,32 岁。左下腹痛伴脓血便 2 个月,多次粪便细菌培养阴性。结肠镜检查:直肠至乙状结肠大小不等的溃疡形成。该病人最可能的疾病诊断是

    A. 克罗恩病   B. 结肠癌   C. 伤寒

    D. 肠结核   E. 溃疡性结肠炎

38. 郭某,女,25 岁。左下腹隐痛伴脓血便 2 年,加重 3 个月,诊断为溃疡性结肠炎。护士给予的护理措施正确的是

    A. 给予病人富含纤维素的食物

    B. 嘱病人积极进行室内活动

    C. 给予病人普通饮食

    D. 嘱病人便后用肥皂与温水清洗肛门及周围皮肤

    E. 指导病人在饭前服用柳氮磺胺吡啶

39. 赵某,男,38 岁。间断发作下腹部疼痛伴腹泻近 3 年,每天排便 4~5 次,常有里急后重感,排便后腹痛能够缓解。该病人的饮食应为

    A. 多纤维素的食物   B. 高热量、富营养、易消化的软食

    C. 酸奶   D. 牛乳

    E. 生、冷食物

40. 李某,女,32 岁。患"溃疡性结肠炎"3 年。该病最典型的粪便特点是

    A. 柏油样便   B. 暗红色便   C. 黏液脓血便

    D. 陶土色便   E. 果酱样便

41. 李某,女,19岁。腹痛、腹泻2年,伴低热。结肠镜检查:回肠末端黏膜呈鹅卵石样表现,取活组织送检,病理报告为非干酪性肉芽肿。该病人最可能的疾病诊断为

 A. 肠结核   B. 克罗恩病   C. 溃疡性结肠炎

 D. 肠伤寒   E. 肠息肉

42. 赵某,女,33岁。右下腹痛、便秘1年。X线钡剂灌肠造影发现回肠末端及升结肠起始部纵行溃疡及鹅卵石征,病变呈节段性。PPD试验阴性。该病人最可能的疾病诊断是

 A. 肠结核   B. 阿米巴病   C. 结肠癌

 D. 溃疡性结肠炎   E. 克罗恩病

43. 尚某,男,45岁。体检发现ALT升高就诊。无厌油、食欲减退等症状,平时不吸烟、饮酒。有"高血脂"病史,近半年服用降血脂药。身体评估:身高165cm,体重82kg。肝右肋下1指。实验室检查:ALT 80U/L,胆红素正常,HBsAg(−)。以上实验室检查结果最可能的原因是

 A. 病毒性肝炎   B. 药物性肝炎

 C. 酒精性肝病   D. 非酒精性脂肪性肝病

 E. 自身免疫性肝炎

44. 张某,男,42岁。近2年因应酬每周饮白酒5天以上,每次饮酒250~300ml,无厌油、食欲减退等症状。有高脂血症病史,近半年服用降血脂药。身体评估:肝右肋下1指。实验室检查:ALT 95U/L,胆红素正常,HBsAg(−)。以上实验室检查结果最可能的原因是

 A. 病毒性肝炎   B. 药物性肝炎   C. 酒精性肝病

 D. 非酒精性脂肪性肝病 E. 自身免疫性肝炎

45. 周某,男,37岁。因"肝炎后肝硬化失代偿期"收入院。身体评估发现以下体征,**不是**肝硬化肝功能减退引起的是

 A. 腹水   B. 黄疸   C. 皮下出血

 D. 蜘蛛痣   E. 杵状指

46. 王某,女,58岁。因肝炎后肝硬化5年、牙龈出血3个月、黑便6天入院。该病人出血和黑便的可能原因**不包括**

 A. 凝血酶原减少   B. 纤维蛋白原减少   C. 雌激素灭活减少

 D. 凝血功能障碍   E. 维生素K缺乏

47. 李某,男,55岁。肝炎后肝硬化5年。身体评估:胸前蜘蛛痣(+),肝掌(+)。该病人出现蜘蛛痣、肝掌的原因是

 A. 雌激素增多   B. 醛固酮增多   C. 侧支循环建立

 D. 门静脉高压   E. 白蛋白合成减少

48. 高某,女,49岁。诊断为"肝炎后肝硬化失代偿期"。该病人最显著的临床表现的可能是

 A. 食欲减退   B. 肝区疼痛   C. 腹水

 D. 乏力   E. 腹泻

49. 李某,男,41岁。入院诊断为"肝炎后肝硬化失代偿期"。血常规示:红细胞2.5×10^{12}/L,血红蛋白91g/L,血小板95×10^9/L,白细胞4.1×10^9/L。导致以上血常规结果的最主要原因是

 A. 慢性失血   B. 骨髓造血功能障碍   C. 营养失调

 D. 脾功能亢进   E. 慢性溶血

50. 王某,男,48岁。因"肝炎后肝硬化"3年,发热、腹痛、腹胀3天,诊断为"肝炎后肝硬化失代偿期"收入院。身体评估:体温38.5℃,触诊发现腹壁紧张,伴有压痛、反跳痛,移动性浊音(+)。该病人最可能出现了

 A. 肝肾综合征   B. 自发性细菌性腹膜炎   C. 上消化道出血

 D. 肠穿孔   E. 腹壁静脉栓塞

51. 周某,男,58 岁。因"肝炎后肝硬化失代偿期"收入院。该病人每天的进水量应限制在
    A. 3 000ml 以内　　　　　　　B. 2 500ml 以内　　　　　　C. 2 000ml 以内
    D. 1 500ml 以内　　　　　　　E. 1 000ml 以内

52. 王某,男,38 岁。诊断为"肝炎后肝硬化失代偿期"。X 线胃肠钡餐造影显示钡剂在食管黏膜上分布不均,有虫蚀样或蚯蚓状充盈缺损。该病人的饮食应避免
    A. 植物性蛋白　　　　　　　　B. 动物性蛋白　　　　　　　C. 粗糙坚硬的食物
    D. 富含钾的食物　　　　　　　E. 谷类食物

53. 方某,男,58 岁。近半个月来肝区疼痛明显,进行性消瘦、乏力、食欲减退、腹胀,遂来医院就诊,确诊为肝癌。病人拒绝手术治疗,其治疗方案首选
    A. 放射治疗　　　　　　　　　B. 肝动脉栓塞化疗　　　　　C. 生物和免疫治疗
    D. 全身化疗　　　　　　　　　E. 经皮穿刺瘤内注射无水乙醇

54. 贺某,女,60 岁。既往有"肝硬化"病史 10 余年。近半年出现肝区疼痛、进行性消瘦、乏力、食欲减退。其 AFP 出现以下结果时,应结合影像学和肝功能检查动态观察,考虑是否为肝癌
    A. AFP 在 200μg/L 以上,持续 2 周　　　　　　B. AFP 在 200μg/L 以上,持续 3 周
    C. AFP 在 200μg/L 以上,持续 4 周　　　　　　D. AFP 在 200μg/L 以上,持续 8 周
    E. AFP 在 200μg/L 以上,持续 12 周

55. 黎某,女,52 岁。患"肝硬化"7 年。2 小时前突然出现右上腹剧痛。身体评估:肝右肋下 4cm,伴明显触痛,移动性浊音阴性。下列诊断中可能性最大的是
    A. 门静脉血栓形成　　　　　　B. 门脉癌栓　　　　　　　　C. 肝癌包膜下破裂
    D. 自发性细菌性腹膜炎　　　　E. 急性胆囊炎

56. 江某,男,55 岁。患肝炎后肝硬化 3 年,服用大量蛋白粉后并发肝性脑病。为该病人灌肠时**禁用**
    A. 清水　　　　　　　　　　　B. 肥皂水　　　　　　　　　C. 生理盐水
    D. 新霉素液　　　　　　　　　E. 弱酸性液

57. 张某,男,50 岁,货车司机。因"酒精性肝硬化并发肝性脑病"收入院,经治疗后病情稳定,医嘱予以出院。以下健康宣教内容正确的是
    A. 轻微型肝性脑病没有明显的临床表现,不影响驾车
    B. 出现失眠时,可以使用镇静催眠药
    C. 尽快选用优质高蛋白饮食以补充营养
    D. 出现便秘时可以口服乳果糖预防疾病复发
    E. 可以适当烟酒

58. 王某,女,60 岁。因肝癌并发肝性脑病入院,病情逐渐加重,出现昏迷。护士置病人于仰卧位,头偏向一侧,目的是防止
    A. 血压降低　　　　　　　　　B. 恶心、呕吐　　　　　　　C. 上消化道出血
    D. 误吸、窒息　　　　　　　　E. 污染床单元

59. 伍某,女,40 岁。既往有"胆囊炎、胆道结石"病史 3 年,饱餐后突发上腹部疼痛半天入院,诊断为急性胰腺炎。该病人禁食时间一般为
    A. 不超过 12 小时　　　　　　B. 1~3 天　　　　　　　　　C. 4~5 天
    D. 6~7 天　　　　　　　　　　E. 7 天以上

60. 顾某,女,50 岁。因急性胰腺炎入院。下列有关病人腹痛的描述,最符合急性胰腺炎特点的是
    A. 向腰背部放射　　　　　　　B. 为间断性的疼痛　　　　　C. 进食后缓解
    D. 弯腰时加重　　　　　　　　E. 胃肠解痉药可以缓解

61. 谭某,男,64 岁。2 年前因"胃溃疡"行胃次全切除术,3 天前无明显诱因出现黑便 2 次,排便后感乏力、头晕,拟"上消化道出血"收入院。该病人出现上消化道出血的可能原因是

A. 消化性溃疡   B. 急性糜烂出血性胃炎   C. 吻合口溃疡

D. 食管曲张静脉破裂出血   E. 胃癌

62. 金某,男,45 岁。因"肝炎后肝硬化、食管曲张静脉破裂出血"入院。给予生长抑素药物治疗,其主要作用机制是

A. 降低门静脉的血流量   B. 促进破裂的静脉收缩   C. 减少内脏血流量

D. 降低局部的血流速度   E. 促进静脉破裂部位血栓形成

63. 齐某,女,65 岁。因"肝炎后肝硬化、食管曲张静脉破裂出血"入院。给予血管升压素止血治疗。为了减轻静脉滴注血管升压素时可能出现血压升高的不良反应,可使用

A. 硝普钠   B. 硝苯吡啶   C. 硝酸甘油

D. 普萘洛尔   E. 卡托普利

64. 康某,男,46 岁。因"十二指肠溃疡出血"收入院。给予质子泵抑制剂治疗,其主要作用是

A. 促进溃疡面愈合   B. 避免溃疡面损伤加重

C. 减少溃疡面的血流量   D. 避免胃黏膜应激性损伤

E. 提高和保持胃内较高的 pH 环境

65. 汤某,女,37 岁。因"腹胀、腹痛 2 天,黑便 1 天"收入院。该病人的出血量至少达到

A. 5ml   B. 10ml   C. 15ml

D. 30ml   E. 50ml

66. 谢某,男,54 岁。因排柏油样便 2 天,呕吐鲜红色胃内容物后急诊入院。救治过程中,以下提示病人仍在出血的情况是

A. 血红蛋白浓度波动在 90~100g/L 之间   B. 尿量维持在 30~35ml/h 之间

C. 网织红细胞计数持续升高   D. 出汗减少,皮肤弹性恢复

E. 体温波动在 37.3~37.6℃ 之间

67. 邓某,女,32 岁。因肺部感染合并休克入住 ICU,留置胃管行胃肠内营养治疗,期间出现排黑色稀烂便,每天 2~3 次,粪便隐血试验阳性。病人出现上消化道出血的可能原因是

A. 慢性胃炎   B. 食管损伤   C. 弥漫性血管内凝血

D. 应激相关胃黏膜损伤   E. 血管瘤破裂出血

68. 姚某,女,23 岁。行胃镜检查术。下列术后护理措施**不正确**的是

A. 当天以进食流质、半流质为宜

B. 行活检者,进食温凉饮食

C. 出现腹胀、腹痛者,进行腹部按摩

D. 出现咽喉异物感者,用力咳嗽缓解

E. 密切观察有无消化道穿孔、出血、感染等并发症

69. 王某,男,42 岁。有乙型病毒性肝炎病史 20 余年,为明确病情及判断预后,需要进行肝活组织检查。其肝穿刺点一般选择在

A. 右侧锁骨中线第 8、9 肋间   B. 右侧腋中线第 8、9 肋间

C. 右侧锁骨中线第 9、10 肋间   D. 右侧腋中线第 9、10 肋间

E. 以上均不正确

70. 戴某,男,38 岁。近日拟行肝穿刺活组织检查术。下列术后护理措施中,**错误**的是

A. 术后病人应卧床 24 小时

B. 术后 4 小时内每 15~30 分钟测量血压、脉搏

C. 注意观察穿刺部位有无渗血、红肿、疼痛

D. 术后禁饮食 24 小时

E. 若穿刺部位疼痛明显,可遵医嘱给予镇痛药

71. 章某,男,40岁。胸痛、反酸、烧心、嗳气2个月,胃镜检查食管黏膜未见明显异常。最有助于明确诊断的检查是
    A. 上消化道气钡双重造影　　　B. ^{13}C 尿素呼气试验　　　C. 24 小时胃-食管 pH 监测
    D. 腹部 B 超　　　E. 24 小时心电监测

A₃型题

(1~2 题共用题干)

刘某,女,48岁。诊断为消化性溃疡5年。近1个月病人常感上腹部饱胀及进餐后疼痛,同时伴有大量呕吐,收入消化内科治疗。

1. 该病人可能并发了
    A. 胃穿孔　　　B. 胃出血　　　C. 幽门梗阻
    D. 癌变　　　E. 代谢性碱中毒

2. 该病人此时的护理措施,**不恰当**的是
    A. 暂时禁食　　　B. 口服大量补液　　　C. 遵医嘱静脉补充液体
    D. 腹胀明显提示需要查血清钾　　　E. 给予胃肠减压

(3~6 题共用题干)

陆某,男,35岁。反复上腹部疼痛6年,多于每年秋季发生,疼痛多出现于餐前,进餐后可缓解,近2日疼痛再发,伴反酸。身体评估:腹平软,剑突下压痛。实验室检查:血红蛋白100g/L,粪便隐血试验(+++)。

3. 该病人首先应考虑的疾病诊断是
    A. 消化性溃疡　　　B. 急性胃黏膜损害　　　C. 贲门黏膜撕裂综合征
    D. 胃癌　　　E. 胃黏膜脱垂

4. 下一步应做的检查是
    A. X 线胃肠钡餐造影　　　B. 胃液分析　　　C. 胃镜检查
    D. 腹部 B 超　　　E. 幽门螺杆菌检测

5. 目前应首先采取的治疗措施是
    A. 紧急输血　　　B. 氨基己酸静脉滴注　　　C. 质子泵抑制剂静脉滴注
    D. 生长抑素静脉滴注　　　E. 血管升压素静脉滴注

6. 病人幽门螺杆菌阳性,应采用的药物治疗方案是
    A. 质子泵抑制剂 + 克拉霉素　　　B. 阿莫西林 + 克拉霉素 + 甲硝唑
    C. 质子泵抑制剂 + 阿莫西林 + 克拉霉素　　　D. 枸橼酸铋钾 + 阿莫西林
    E. 枸橼酸铋钾 + 质子泵抑制剂 + 甲硝唑

(7~9 题共用题干)

余某,男,60岁。中上腹饱胀不适5年,近1个月来餐后腹胀明显加重,伴嗳气、食欲减退、体重减轻。实验室检查:红细胞 3.0×10^{12}/L,血红蛋白 90g/L。

7. 最有助于该病人明确诊断的检查是
    A. 复查粪便隐血试验　　　B. 胃液分析　　　C. X 线胃肠钡餐造影
    D. 吞钡试验　　　E. 胃镜及活组织检查

8. 该病人最可能的疾病诊断为
    A. 急性胃炎　　　B. 慢性胃炎　　　C. 胃溃疡
    D. 早期胃癌　　　E. 胃息肉

9. 今后病人最主要的随访措施是
    A. 粪便隐血试验　　　B. X 线胃肠钡餐造影
    C. 胃镜　　　D. 胃液分析
    E. 血清促胃液素测定

（10~12 题共用题干）

王某,男,52 岁。"胃溃疡"病史 8 年,近 2 个月疼痛加重,且无规律,食欲不佳,用原药物治疗无效。身体评估:浅表淋巴结无肿大,腹平软,上腹部压痛,可触及肿块。

10. 下列检查中应首选的是

    A. 粪便隐血试验　　　　　B. 血清促胃液素测定　　　　C. 腹部 B 超

    D. 胃镜检查　　　　　　　E. X 线胃肠钡餐造影

11. 根据现有资料,以下诊断可能性最大的是

    A. 胃良性溃疡复发　　　　B. 胃溃疡癌变　　　　　　　C. 并发幽门梗阻

    D. 穿透性溃疡　　　　　　E. 复合性溃疡

12. 如果上述诊断成立,首选的治疗方法是

    A. 继续药物治疗　　　　　B. 定期随访　　　　　　　　C. 手术治疗

    D. 化疗　　　　　　　　　E. 放疗

（13~14 题共用题干）

李某,男,65 岁。"消化性溃疡"9 年余。近 1 月上腹部胀满不适,反复呕吐带酸臭味的宿食,呕吐后自觉胃部较舒服。身体评估:皮肤干燥、弹性差、唇干;上腹部膨隆,可见胃型和蠕动波,手拍上腹部可闻及振水音。空腹抽出胃液 320ml。

13. 该病人可能发生的并发症是

    A. 溃疡出血　　　　　　　B. 穿孔　　　　　　　　　　C. 溃疡癌变

    D. 幽门梗阻　　　　　　　E. 弥漫性腹膜炎

14. 该病人目前应采取的治疗措施是

    A. 抑制胃酸分泌　　　　　B. 根除幽门螺杆菌治疗　　　C. 保护胃黏膜治疗

    D. 手术治疗　　　　　　　E. 化学治疗

（15~16 题共用题干）

王某,男,54 岁。有"胃病"史 10 余年,近 1 年症状加剧,食欲不佳。胃镜检查见胃角溃疡,幽门螺杆菌(+)。

15. 在问诊时,最有诊断价值的病史是

    A. 上腹痛无规律性　　　　B. 饥饿痛为主,进食后缓解　C. 午夜痛为主

    D. 餐后痛为主　　　　　　E. 发作性剧痛

16. 该病人的最佳治疗方法是

    A. 阿莫西林 + 甲硝唑　　　　　　　　　　B. 多潘立酮 + 阿莫西林

    C. 手术治疗　　　　　　　　　　　　　　D. 甘珀酸钠

    E. 奥美拉唑 + 阿莫西林 + 甲硝唑

（17~18 题共用题干）

李某,女,25 岁。低热、腹泻、糊样便 3 年,加重 3 个月。身体评估:右下腹触及 2.5cm×3.5cm 包块,质地中等,较固定,轻度触痛,肠鸣音亢进。

17. 该病人最可能的疾病诊断是

    A. 肠结核　　　　　　　　B. 克罗恩病　　　　　　　　C. 右侧结肠癌

    D. 溃疡性结肠炎　　　　　E. 细菌性痢疾

18. 该病人确诊首选的检查是

    A. 血沉　　　　　　　　　B. 血常规　　　　　　　　　C. 结肠镜

    D. X 线胃肠钡餐造影　　　E. 腹部 B 超

（19~20 题共用题干）

王某,女,30 岁。肺结核病史 3 年,右下腹隐痛伴腹胀、腹泻 1 年,腹泻每天 3~4 次,大便无黏液、脓血,无里急后重,间断有便秘表现。

19. 该病人最可能的疾病诊断是
    A. 肠结核   B. 克罗恩病   C. 溃疡性结肠炎
    D. 右侧结肠癌   E. 结核性腹膜炎

20. 该病人最可能的感染途径是
    A. 血行感染   B. 腹腔内结核病灶直接蔓延
    C. 呼吸道感染   D. 吞咽含结核菌的痰液
    E. 泌尿生殖系统感染

(21~22 题共用题干)

商某,女,38 岁。反复腹泻 1 年,伴下腹部疼痛。近 2 周腹泻加重,每天排便 5~8 次,粪便带黏液脓血。身体评估:左下腹压痛,无反跳痛。粪便常规可见红细胞、脓细胞,粪便细菌培养阴性。结肠镜示直肠、乙状结肠黏膜充血水肿、糜烂,可见多发浅表溃疡。

21. 该病人最可能的疾病诊断是
    A. 慢性细菌性痢疾   B. 阿米巴性结肠炎   C. 溃疡型肠结核
    D. 溃疡性结肠炎   E. 肠易激综合征

22. 对该病人的护理措施**不正确**的是
    A. 宜进食质软、易消化、少纤维素的食物
    B. 宜进食以牛奶和乳制品为主的高蛋白饮食
    C. 忌食冷饮、水果及多纤维的蔬菜
    D. 病情严重时应禁食
    E. 遵医嘱给予静脉高营养

(23~24 题共用题干)

刘某,男,46 岁。因"反复黏液脓血便 10 年,加重 1 周"而入院。多次粪便细菌培养阴性,PPD 试验阴性,结肠镜检查示全结肠大小不等的溃疡形成。

23. 该病人最可能的疾病诊断是
    A. 肠结核   B. 溃疡性结肠炎   C. 肠伤寒
    D. 肠淋巴瘤   E. 克罗恩病

24. 病人出现腹胀,停止排气排便,X 线腹部平片示四周肠管充气明显。目前可能出现了
    A. 腹腔内脓肿   B. 急性肠穿孔   C. 中毒性巨结肠
    D. 脱水   E. 急性阑尾炎

(25~26 题共用题干)

王某,男,53 岁。来院进行年度健康体检。自述除节假日偶有少量饮酒,平时不饮酒,无厌油、食欲减退等症状。有高血脂病史 5 年,口服他汀类药物控制。有 2 型糖尿病 2 年,使用口服降糖药,血糖基本控制达标。身体评估:身高 167cm,体重 90kg,肝右肋下 1 指,质软。实验室检查:ALT 88U/L,胆红素正常,HBsAg(−)。

25. 导致该病人目前实验室检查结果最可能的原因是
    A. 病毒性肝炎   B. 药物性肝炎   C. 酒精性肝病
    D. 非酒精性脂肪性肝病   E. 自身免疫性肝炎

26. 对该病人下列治疗措施首选的是
    A. 戒酒   B. 控制饮食,加强锻炼   C. 静脉注射护肝药
    D. 加强降血脂药治疗   E. 糖皮质激素治疗

(27~28 题共用题干)

张某,男,45 岁。半年前出现右上腹部不适伴有轻微活动后乏力、盗汗,食欲差。吸烟 20 余年,平均每天 40 支;饮酒 20 余年,约每天 1 斤白酒。身体评估:面色潮红,肝上界位于右锁骨中线第 5 肋间,下界位于肋下 10cm。实验室检查:ALT 78U/L,AST 113U/L,总胆红素 50.4μmol/L,HBsAg(−)。

27. 导致该病人目前实验室检查结果最可能的原因是
    A. 病毒性肝炎　　　　　　B. 药物性肝炎　　　　　　C. 酒精性肝病
    D. 非酒精性脂肪性肝病　　E. 自身免疫性肝炎

28. 对该病人,下列治疗方法应首选的是
    A. 戒酒　　　　　　　　　B. 控制饮食,加强锻炼　　C. 静脉注射护肝药
    D. 加强降血脂药治疗　　　E. 糖皮质激素治疗

(29~31 题共用题干)

王某,男,40 岁。突发神志不清 2 小时。既往有"酒精性肝硬化"15 年。身体评估:意识模糊,慢性肝病面容,腹膨隆,移动性浊音(+),下肢轻度凹陷性水肿。

29. 根据身体评估结果,初步判断该病人的腹水至少有
    A. 500ml　　　　　　　　B. 800ml　　　　　　　　C. 1 000ml
    D. 1 200ml　　　　　　　E. 1 500ml

30. 对于该病人的诊断,最有价值的实验室检查是
    A. 血肌酐　　　　　　　　B. 血尿素氮　　　　　　　C. 血氨
    D. 肌红蛋白　　　　　　　E. 动脉血气分析

31. 关于该病人的治疗护理措施,**不恰当**的是
    A. 高热量、高蛋白饮食　　B. 绝对卧床休息,注意安全　C. 稀醋酸液灌肠
    D. 谷氨酸钾静脉滴注　　　E. 避免使用损肝药物

(32~35 题共用题干)

胡某,男,53 岁。"肝硬化"病史 5 年,因食欲缺乏、腹胀、尿少、下肢水肿加重 2 周,拟诊"肝硬化失代偿期"收入院。身体评估:蛙状腹,移动性浊音(+)。

32. 该病人出现以上体征的主要原因**不包括**
    A. 门静脉压力增高　　　　B. 低白蛋白血症　　　　　C. 肝淋巴液生成过多
    D. 抗利尿激素增多　　　　E. 雌激素增多

33. 根据病人目前的病情,最基本的治疗措施是
    A. 使用利尿药　　　　　　B. 大量输注人血白蛋白　　C. 腹水浓缩回输
    D. 积极放腹水　　　　　　E. 定期输血浆

34. 针对该病人的护理措施,**不正确**的是
    A. 给予半卧位　　　　　　B. 定期测量体重　　　　　C. 给予低钾食物
    D. 避免骤然增加腹压的动作　E. 放腹水后应束腹带

35. 以下饮食原则**不适合**该病人的是
    A. 高热量　　　　　　　　B. 高蛋白　　　　　　　　C. 高维生素
    D. 高脂肪　　　　　　　　E. 低钠

(36~38 题共用题干)

凌某,男,63 岁。有肝硬化病史多年,近半年来出现肝区疼痛,进行性消瘦、乏力、食欲缺乏、腹胀,遂来医院就诊。入院后确诊原发性肝癌,拟行肝动脉化疗栓塞治疗。

36. 用于判断肝癌治疗效果最有价值的检查是
    A. 腹部 B 超　　　　　　　B. 腹部 CT　　　　　　　　C. 磁共振成像
    D. X 线肝血管造影　　　　E. 甲胎蛋白

37. 下列关于肝动脉化疗栓塞治疗的叙述,**错误**的是
    A. 是肝癌非手术治疗的首选方案
    B. 采用的是经皮穿刺股动脉
    C. 采用抗肿瘤药和栓塞剂混合后注入

    D. 碘化钠和吸收性明胶海绵碎片是常用的栓塞剂

    E. 许多肝癌治疗后明显缩小

38. 病人行肝动脉化疗栓塞治疗时,护理措施**不正确**的是

    A. 术前行碘过敏和普鲁卡因过敏试验

    B. 术前 6 小时禁食禁水

    C. 术后清淡、易消化饮食并少量多餐

    D. 穿刺部位包扎后无须压迫,以免影响穿刺侧肢体血液循环

    E. 术后应保持穿刺侧肢体伸直 24 小时

(39~41 题共用题干)

王某,男,55 岁。因"肝硬化食管静脉曲张、腹水"入院治疗,6 天前呕血 800ml,经抢救好转,今晨躁动不安、认人不清。身体评估:轻度黄疸、睑结膜无苍白、扑翼样震颤(+)、腹膨隆、腹部移动性浊音(+)、四肢肌张力增强。

39. 该病人最可能出现了

    A. 贫血性脑病   B. 帕金森综合征   C. 肝性脑病

    D. 亚临床型肝性脑病   E. 低血糖

40. 病人躁动不安,攻击治疗护士,欲拔除输液通路。以下护理措施**不妥**的是

    A. 立即给予约束带约束,以防自残、防伤人

    B. 遵医嘱尝试使用异丙嗪、氯苯那敏等抗组胺药

    C. 遵医嘱使用降血氨药物 L-鸟氨酸-L-门冬氨酸

    D. 去除和避免诱发因素

    E. 限制蛋白质的摄入量

41. 该病人患有 2 型糖尿病 15 年,近 3 天未解大便,医嘱予以口服乳果糖。关于乳果糖的用药相关知识,**不正确**的是

    A. 乳果糖能减少肠道氨的产生与吸收,促进血液中的氨从肠道排出

    B. 每次口服 15~30ml,每天 2~3 次

    C. 以每天 2~3 次软便为宜

    D. 乳果糖能抑制大脑假性神经递质的形成

    E. 糖尿病病人可以使用乳果糖

(42~44 题共用题干)

张某,男,56 岁。中午饮酒后突然出现上腹中部剧烈刀割样疼痛,向腰背部呈带状放射,继而呕出大量胃内容物,伴高热,急诊入院。身体评估:急性痛苦面容,全腹痛、腹肌紧张。

42. 根据现有资料,该病人最可能发生了

    A. 消化性溃疡穿孔   B. 上消化道出血   C. 急性胆囊炎

    D. 急性胰腺炎   E. 原发性肝癌

43. 为明确诊断,应首选的检查是

    A. 急诊内镜检查   B. B 超检查   C. 血清淀粉酶测定

    D. CT 检查   E. X 线腹部平片

44. 针对该病人的护理措施,**不合适**的是

    A. 协助弯腰前倾坐位   B. 予以流质饮食   C. 准确记录 24 小时出入量

    D. 开通 2 条静脉通道   E. 严密监测生命体征

(45~47 题共用题干)

王某,男,42 岁。间歇性上腹痛 3 年,伴有嗳气、反酸、食欲减退,冬春季节较常发作。近 3 天来腹痛加剧,今晨突然呕血 200ml。

45. 该病人出血的原因,最有可能的是
    A. 慢性胃炎　　　　　　　B. 消化性溃疡　　　　　　C. 胃癌
    D. 胃黏膜糜烂　　　　　　E. 肝硬化

46. 为明确病因,应首选的检查是
    A. X 线胃肠钡餐造影　　　B. 腹部 B 超　　　　　　　C. 粪便隐血试验
    D. 胃镜检查　　　　　　　E. 胃液分析

47. 检查过程中,病人再次呕血约 200ml,下列抢救护理措施**不妥当**的是
    A. 立即给予休克卧位　　　　　　　　　　B. 准备插入三(四)腔双囊管止血
    C. 开通 2 条静脉通道　　　　　　　　　　D. 密切监测生命体征
    E. 遵医嘱使用止血药物

(48~51 题共用题干)

万某,男,68 岁。有"胃溃疡"病史多年,2 小时前呕血和排黑便各 1 次,伴头晕、心悸,急诊入院。依据病人的临床表现

48. 提示其出血量至少为
    A. 200ml　　　　　　　　　B. 400ml　　　　　　　　C. 800ml
    D. 1 000ml　　　　　　　　E. 2 000ml

49. 以下护理诊断/问题应优先考虑的是
    A. 急性意识障碍　　　　　B. 潜在并发症:血容量不足　　C. 组织灌注无效
    D. 心排血量减少　　　　　E. 体液不足

50. 应首先采取的护理措施是
    A. 四肢保温　　　　　　　　　　　　　　B. 吸氧
    C. 静脉注射血管升压素　　　　　　　　　D. 开通静脉通道
    E. 准备插入三(四)腔双囊管止血

51. 住院期间,提示病人上消化道出血病情有改善的是
    A. 黑便次数增多　　　　　B. 呕吐物为鲜红色　　　　C. 血压继续下降
    D. 血红蛋白浓度继续下降　E. 网织红细胞计数不增高

(52~55 题共用题干)

林某,男,52 岁。近日出现原因不明的腹痛、腹泻,伴有体重下降、乏力不适等症状,遂来医院就诊。考虑其有小肠器质性病变,拟行胶囊内镜检查术。

52. 下列有关术前护理的内容,**不正确**的是
    A. 检查前 8 小时禁饮禁食　　　　　　　　B. 检查前 2 天勿做钡餐或钡灌肠检查
    C. 检查时着宽松衣物　　　　　　　　　　D. 检查前 1 天进无渣饮食
    E. 检查前体毛多者无须备皮

53. 胶囊内镜检查期间,确认记录仪上指示灯闪烁的适宜频率是
    A. 每 5 分钟 1 次　　　　　B. 每 10 分钟 1 次　　　　C. 每 15 分钟 1 次
    D. 每 20 分钟 1 次　　　　　E. 每 30 分钟 1 次

54. 胶囊内镜检查期间,受检者可以做的事情是
    A. 骑自行车　　　　　　　B. 使用手机　　　　　　　C. 打麻将牌
    D. 健身活动　　　　　　　E. 观看网络电视

55. 该病人之前做过胃镜检查,为使胶囊尽快通过幽门进入小肠,应给予的措施为
    A. 口服多潘立酮片　　　　　　　　　　　B. 肌内注射甲氧氯普胺
    C. 饮用少量温水　　　　　　　　　　　　D. 进食少量简餐
    E. 进行适当的活动

A₄ 型题

(1~4 题共用题干)

蔡某,男,40 岁。因聚餐时暴饮暴食突发中上腹剧痛,伴恶心、呕吐就诊。既往有"胆总管结石"病史 3 年。身体评估:神志清楚,急性病容,上腹部肌紧张、轻压痛、反跳痛,肠鸣音减弱。拟诊为急性胰腺炎。

1. 最有助于明确诊断的检查是
   A. 血淀粉酶
   B. 尿淀粉酶
   C. X 线腹部平片
   D. 腹部 B 超
   E. 腹部 CT

2. 提示急性胰腺炎预后不良的检查结果是
   A. 血淀粉酶明显升高
   B. 尿淀粉酶明显升高
   C. 血钙过低
   D. C 反应蛋白明显升高
   E. X 线腹部平片显示胰腺呈"哨兵袢"

3. 针对该病人的治疗护理措施,**不正确**的是
   A. 禁食和胃肠减压
   B. 吗啡止痛
   C. 静脉输液
   D. 吸氧
   E. 抗感染治疗

4. 治疗过程中病人出现了意识模糊、脉搏细弱,测血压 78/45mmHg。提示可能发生了
   A. 低血钾
   B. 呼吸性酸中毒
   C. 代谢性酸中毒
   D. 低血容量性休克
   E. 酮症酸中毒

(5~7 题共用题干)

李某,女,47 岁。因"肝炎后肝硬化失代偿期、门静脉高压症"收入院。

5. 该病人以下临床表现中,**不是**由门静脉高压引起的是
   A. 腹水
   B. 食管下段-胃底静脉曲张
   C. 脾大
   D. 肝大
   E. 腹壁静脉曲张

6. 病人入院当天出现大量呕血,伴心悸、头晕,血压 78/55mmHg,四肢湿冷。该病人可能并发了
   A. 出血性休克
   B. 肝性脑病
   C. 原发性肝癌
   D. 门静脉血栓
   E. 肝肾综合征

7. 抢救该病人的首要护理措施是
   A. 准备插入三(四)腔双囊管
   B. 四肢保温
   C. 静脉注射血管升压素
   D. 开通静脉通道
   E. 吸氧

(8~10 题共用题干)

吴某,男,58 岁。2 小时前因呕出鲜红色血液约 300ml 而急诊入院,既往有肝炎后肝硬化病史 10 余年。入院后拟予三(四)腔双囊管止血。

8. 三(四)腔双囊管插管前最重要的准备工作是
   A. 测量三(四)腔双囊管的长度
   B. 确定管径与病人鼻腔大小配合
   C. 确定 2 个气囊无漏气
   D. 教会病人做吞咽动作配合插管
   E. 对三(四)腔双囊管进行消毒处理

9. 关于三(四)腔双囊管的护理措施,**错误**的是
   A. 在每条管的末端做好标记
   B. 插管时使用液状石蜡润滑气囊与管
   C. 插管深度约为 65cm
   D. 插管成功后先向胃囊充气
   E. 嘱病人将口腔分泌物及时咽下

10. 留置三(四)腔双囊管期间,病人突然出现呼吸困难和发绀,此时首要的处理措施是
    A. 将气囊放气,拔出管道
    B. 给予吸痰
    C. 扶病人坐起
    D. 给予吸氧
    E. 将管道再插入 20cm

（11~13 题共用题干）

区某，女，60 岁。10 年前诊断为类风湿关节炎，近期因关节疼痛使用非甾体抗炎药治疗，2 天前开始出现黑便，每天 2~3 次，每次量约 100g，今晨突然呕吐鲜红色胃内容物约 500ml，急诊入院。病人自觉头晕、无力、四肢湿冷。

11. 根据该病人病史，最首要的护理措施是
    A. 呼叫医生　　　　　　　　　B. 开通 2 条静脉通道　　　　　C. 准备紧急胃镜检查
    D. 开通急救绿色通道　　　　　E. 留置尿管记录每小时尿量

12. 经紧急输血输液处理后，提示病人仍有活动性出血的是
    A. 解黑便 1 次　　　　　　　　B. 肠鸣音 3~6 次/min　　　　　C. 血尿素氮升高
    D. 网织红细胞计数不升高　　　E. 尿量小于 30ml/h

13. 经输血后病人目前血压 95/41mmHg，心率 125 次/min，血红蛋白浓度 60g/L。以下处理正确的是
    A. 行紧急胃镜进行内镜下止血
    B. 插入三（四）腔双囊管止血
    C. 继续予输血输液治疗，并给予抑制胃酸分泌药物治疗
    D. 通过血管介入栓塞胃十二指肠动脉
    E. 紧急手术治疗避免危及病人生命

【简答题】

1. 简述急性呕吐病人的护理要点。

2. 简述腹痛病人的用药护理原则。

3. 简述严重腹泻病人的护理措施。

4. 简述胃食管反流病的食管症状。

5. 简述避免胃食管反流病诱发因素的护理措施。

6. 简述急性糜烂出血性胃炎的临床表现。

7. 简述慢性胃炎的饮食原则。

8. 简述胃溃疡和十二指肠溃疡腹痛的特点。

9. 简述消化性溃疡病人的饮食护理要点。

10. 简述胃癌的扩散方式。

11. 简述进展期胃癌的临床表现。

12. 简述胃癌的药物止痛方法。

13. 简述病人自控镇痛。

14. 简述胃癌的疾病预防指导。

15. 简述肠结核的感染途径。

16. 简述结核性腹膜炎的腹部体征。

17. 简述结核性腹膜炎与肠结核的鉴别要点。

18. 简述克罗恩病与溃疡性结肠炎的鉴别要点。

19. 简述非酒精性脂肪性肝病的饮食原则。

20. 简述如何指导酒精性肝病病人戒酒。

21. 简述门静脉高压的临床表现。

22. 简述肝硬化失代偿期病人腹水形成的主要原因。

23. 简述针对肝硬化腹水病人"体液过多"的护理要点。

24. 简述肝硬化病人的饮食护理原则。

25. 简述原发性肝癌的病理分型。

26. 简述原发性肝癌的常见并发症。

27. 简述原发性肝癌的治疗方法。

28. 列出肝性脑病的分期、简述肝性脑病 2 期的临床特点。

29. 简述肝性脑病的诱因。

30. 简述肝性脑病减少肠内氮源性毒物生成与吸收的治疗要点。

31. 简述肝性脑病病人使用约束带的注意事项。

32. 简述肝性脑病病人蛋白质补充的原则。

33. 简述急性胰腺炎的病理分型特点。

34. 简述急性胰腺炎的临床表现。

35. 简述急性胰腺炎的并发症。

36. 简述轻症急性胰腺炎的治疗要点。

37. 简述急性胰腺炎病人的饮食护理措施。

38. 简述急性胰腺炎低血容量性休克的抢救。

39. 病人因呕吐暗红色胃内容物及排柏油样黑便,以"上消化道出血"诊断入院,简述病人血常规检查的可能变化情况。

40. 简述上消化道大出血病人的病情监测内容。

41. 简述留置三(四)腔双囊管并发症的预防措施。

42. 简述胃镜检查的术前护理措施。

43. 简述肝穿刺活组织检查术的术后护理措施。

【论述思考题】

1. 王某,男,49 岁。食欲减退、餐后饱胀不适 1 年余,近 2 个月餐后上腹部疼痛,伴乏力、体重略有减轻,偶有黑便。有烟酒嗜好。身体评估:轻度贫血貌,神志清楚,血压正常,心肺检查无异常;腹软,上腹轻压痛,肝、脾肋下未触及。实验室检查:血红蛋白 92g/L;粪便隐血试验(+);胃镜检查示慢性胃炎,^{14}C 尿素呼气试验(+)。

问题:

(1) 请写出治疗幽门螺杆菌的用药方案。

(2) 简述该病人的饮食护理要点。

(3) 该病人出院时应做哪些健康教育?

2. 赵某,男,51 岁。因"反复腹痛、腹胀 3 年余"入院。病人自 3 年前开始出现上腹胀痛,尤以剑突下明显,呈间歇性,疼痛较轻,可耐受。疼痛多于餐后 1 小时出现,无反酸、恶心、呕吐、腹泻等。发病以来精神、睡眠、饮食可,小便未见异常,体重无明显减轻。身体评估:体温 36.7℃,脉搏 72 次/min,呼吸 22 次/min,血压 120/75mmHg。营养中等,精神状态良好。咽不红,扁桃体不大,颈软,气管居中,甲状腺不大,全身浅表淋巴结无肿大。心肺(-),腹平软,未见胃、肠型及蠕动波,无腹壁静脉曲张,剑突下轻压痛,无肌紧张和反跳痛,肝、脾肋下未触及,墨菲征(-),移动性浊音(-),肠鸣音 5 次/min。脊柱四肢无畸形,双下肢无水肿,生理反射正常,病理反射未引出。

问题:

(1) 该病人可能的疾病诊断是什么?

(2) 为明确诊断,应做哪些检查?

(3) 简述该病人的治疗要点。

(4) 简述该病人的饮食护理要点。

入院第 3 天早晨,病人开始排黑色不成形便共 4 次,量约 1 200ml,感头晕、心悸、全身无力,无腹痛、里急后重,无呕血。听诊肠鸣音 7~9 次/min。急查血常规示:Hb 86g/L。

问题:

(5) 该病人可能出现了怎样的病情变化?

（6）护士对病人进行病情观察的要点有哪些？

3. 蔡某，男，48岁。上腹隐痛不适2个月。2个月前开始出现上腹部隐痛不适，进食后明显，伴饱胀感，食欲逐渐下降，无明显恶心、呕吐及呕血，当地医院按"胃炎"进行治疗，症状好转。近半月自觉乏力，体重较2个月前下降3kg，近日大便色黑，故来医院就诊。实验室检查：2次粪便隐血试验（+），Hb 86g/L。为进一步诊治收入院。

问题：

（1）该病人可能的疾病诊断是什么？

（2）为明确诊断，还需做哪些检查？

（3）目前该病人主要的护理诊断/问题是什么？

4. 赵某，女，36岁。腹胀伴低热2个月。病人2个月前无明显诱因出现全腹胀，无恶心、呕吐，伴发热，体温波动于37.3~37.8℃。大便每天1~3次，呈糊状，无脓血便，无里急后重，自服"黄连素"治疗无效。发病以来食欲、睡眠可，小便正常，体重减轻2kg。5年前曾患"肺结核"。父母体健，无遗传病家族史。身体评估：体温37.6℃，脉搏88次/min，呼吸16次/min，血压112/66mmHg。神志清楚，浅表淋巴结未触及，双肺呼吸音清，未闻及干、湿啰音。心界不大，心率88次/min，律齐，各瓣膜听诊区未闻及杂音。腹部膨隆，触诊柔韧感，脐周压痛，无反跳痛，肝、脾肋下未触及，移动性浊音（+），双下肢无水肿。实验室检查：血常规示血红蛋白120g/L，红细胞4.2×10^{12}/L，白细胞5.2×10^9/L，中性粒细胞42%，淋巴细胞55%，血小板计数185×10^9/L。血沉38mm/h。

问题：

（1）该病人可能的疾病诊断是什么？

（2）目前该病人主要的护理诊断/问题及护理措施是什么？

5. 孙某，男，36岁。因"间断黏液血便1年、加重1个月"入院。1年前进食牛奶和辛辣食物后，出现黏液血便，每天4~6次，伴里急后重感，无发热。在当地医院就诊，考虑为"急性胃肠炎"，治疗数天症状消失。以后常于进食不洁食物或饮酒后出现上述症状。1个月前受凉后出现腹泻、黏液血便，排便最多可达到每天10次以上。身体评估：体温38.5℃，脉搏110次/min。腹软，左下腹轻压痛，无反跳痛，移动性浊音（−）。实验室检查：血红蛋白85g/L，血沉45mm/h。粪便常规检查见大量红、白细胞，粪便培养3次均阴性。

问题：

（1）该病人可能的疾病诊断是什么？

（2）目前该病人主要的护理诊断/问题及护理措施是什么？

6. 赵某，男，53岁。体型偏胖，平时喜饮酒，每周饮酒4次左右，量多少不等。有高脂血症病史多年，间断服用降血脂药物。无厌油，食欲可，否认肝炎史。身体评估：一般情况尚可，巩膜无黄染，未见肝掌、蜘蛛痣。腹膨隆，肝右肋下1指，脾左肋下未触及，移动性浊音（−）。实验室检查：ALT 88U/L，AST 96U/L，胆红素正常，HBsAg（−）。

问题：

（1）该病人可能的疾病诊断是什么？

（2）请为该病人制订戒酒计划。

7. 陆某，男，45岁。近1个月来间断右上腹隐痛不适，活动后易疲劳，无明显厌油，食欲可。平时偶饮酒，量不多。既往有高脂血症病史，5个月前开始服用降血脂药至今。否认肝炎史。身体评估：一般情况尚可，体型肥胖，巩膜无黄染，未见肝掌、蜘蛛痣。腹膨隆，无压痛，肝右肋下1指，质软，脾左肋下未触及，移动性浊音（−）。实验室检查：ALT 114U/L，AST 87U/L，胆红素正常，HBsAg（−）。

问题：

（1）该病人可能的疾病诊断是什么？

（2）请为该病人制订健康教育计划。

8. 区某，男，54岁。以"双下肢水肿伴腹胀1周"入院，既往有"肝炎后肝硬化"病史10余年。身体评估：

体温 36.5℃,脉搏 79 次/min,呼吸 22 次/min,血压 104/68mmHg。身高 175cm,体重 55kg。神志清醒,半卧位,慢性病容,重度贫血貌,肝掌(+),蜘蛛痣(+),双侧乳房发育;双肺呼吸音粗;腹围 105cm,腹部膨隆呈蛙腹,可见腹壁静脉曲张,肝脾触诊不满意,移动性浊音(+),双膝以下凹陷性水肿。

问题:

(1) 该病人主要的护理诊断/问题是什么?

(2) 应采取哪些护理措施?

(3) 请列出该病人的健康指导计划。

9. 丁某,男,63 岁。既往"慢性乙型病毒性肝炎"病史 20 余年,近半年来出现体重下降,乏力,食欲减退,右上腹不适感,因症状日渐加重而入院。身体评估:体温 36.4℃,脉搏 78 次/min,呼吸 19 次/min,血压 110/70mmHg。神志清楚,体型消瘦,慢性肝病面容。腹平软,无压痛,在右锁骨中线肋缘下 5cm 处触及肝下缘,质硬,有触痛,移动性浊音(–),双下肢无水肿。腹部 B 超示:肝占位性病变。

问题:

(1) 为明确诊断,该病人还需做哪些检查?

(2) 根据病人目前情况,提出 2 个主要的护理诊断/问题及相应护理措施。

10. 郭某,男,44 岁。1 小时前进食番石榴后突然呕吐暗红色胃内容物,伴头晕、乏力。既往有肝炎后肝硬化病史 10 余年。身体评估:体温 36.8℃,脉搏 102 次/min,呼吸 26 次/min,血压 90/52mmHg。神志清醒,对答切题,面色晦暗,睑结膜苍白,肝掌(+),前胸可见数个蜘蛛痣。肝在右锁骨中线肋缘下 2cm、剑突下 1cm 可触及,脾左侧肋缘下仅可触及,质韧,无触痛。

问题:

(1) 该病人出现呕血的可能原因是什么?

(2) 为明确诊断,该病人还需做哪些检查?

(3) 根据病人目前情况,提出 2 个主要的护理诊断/问题及相应护理措施。

三、参 考 答 案

【名词解释】

1. 腹泻:指排便次数多于平日习惯的频率,粪质稀薄。

2. 嗳气:指消化道内气体(主要来自食管和胃)从口腔逸出,气体经咽喉时发出特殊声响,有时伴有特殊气味,俗称"打饱嗝",多提示胃内气体较多。

3. 反酸:指酸性胃内容物反流至口咽部,口腔感觉到酸性物质。

4. 灼热感:又称烧心感,是一种胸骨后或剑突下的烧灼感,由胸骨下段向上延伸,常伴有反酸,主要由于炎症或化学刺激作用于食管黏膜而引起。

5. 腹胀:是一种腹部胀满、膨隆的不适感觉,可由胃肠道积气、积食或积粪、腹水、气腹、腹腔内肿物、胃肠功能紊乱等引起,亦可由低钾血症所致。

6. 便秘:指排便频率减少,1 周内排便次数少于 3 次,排便困难,大便干结、数量少,便后仍有便意,可伴有肛门疼痛、肛裂、痔疮,常可在左下腹乙状结肠部位触及条索状物。

7. 黄疸:是由于血清中胆红素升高,致使皮肤、黏膜和巩膜发黄的体征。

8. 隐性黄疸:正常胆红素最高为 17.1μmol/L,胆红素在 34.2μmol/L 以下时,黄疸不易觉察,称为隐性黄疸。

9. 胃食管反流病:指胃、十二指肠内容物反流入食管引起烧心等症状,以及引起咽喉、气管等食管邻近组织损害的疾病。

10. 胃炎:指胃内各种刺激因素引起胃黏膜的炎症反应,显微镜下表现为组织学炎症。

11. 急性胃炎：是由多种病因引起的胃黏膜急性炎症。内镜检查可见胃黏膜充血、水肿、糜烂和出血等一过性病变，组织学上通常可见中性粒细胞浸润。

12. 急性糜烂出血性胃炎：是临床最常见的急性胃炎，以胃黏膜多发性糜烂为特征的急性胃黏膜病变，常伴有胃黏膜出血，可伴有一过性浅表溃疡形成。

13. 慢性胃炎：是由多种病因引起的胃黏膜慢性炎症，主要由幽门螺杆菌感染所引起。

14. 浅表性胃炎：以淋巴细胞、浆细胞为主的慢性炎症细胞浸润，初在黏膜浅层，即黏膜层的上 1/3 的慢性胃炎。

15. 消化性溃疡：指胃肠道黏膜发生的炎性缺损，通常与胃液的胃酸和消化作用有关，病变穿透黏膜肌层或达更深层次，可发生于食管、胃、十二指肠、胃空肠吻合口附近以及含有胃黏膜的梅克尔（Meckel）憩室。

16. 复合性溃疡：指胃与十二指肠同时存在溃疡，多数十二指肠溃疡发生先于胃溃疡，其临床症状并无特异性，但幽门梗阻的发生率较单独胃溃疡或十二指肠溃疡高。

17. 球后溃疡：指发生于十二指肠球部以下的溃疡，多位于十二指肠乳头的近端，其夜间痛和背部放射性疼痛较为多见，并发大量出血者亦多见，药物治疗效果差。

18. 胃癌：指源于胃黏膜上皮细胞的恶性肿瘤，主要是胃腺癌。

19. 胃癌癌前变化：分为癌前疾病（即癌前状态）和癌前病变。前者指与胃癌相关的胃良性疾病，有发生胃癌的危险性，如慢性萎缩性胃炎、胃息肉、残胃炎、胃溃疡；后者是指较易转变为癌组织的病理学变化，主要指异型增生。

20. 炎症性肠病：是一组病因尚未阐明的慢性非特异性肠道炎症性疾病，包括溃疡性结肠炎和克罗恩病。

21. 溃疡性结肠炎：是一种病因不明的直肠和结肠慢性非特异性炎症性疾病。病变主要限于大肠的黏膜与黏膜下层。临床表现为腹泻、黏液脓血便和腹痛，病情轻重不一，呈反复发作的慢性病程。

22. 克罗恩病：是一种病因未明的胃肠道慢性炎性肉芽肿性疾病。病变多见于末段回肠和邻近结肠，但从口腔至肛门各段消化道均可受累，呈节段性分布。以腹痛、腹泻、体重下降为主要临床表现，常伴有发热、营养障碍等全身表现，肛周脓肿或瘘管等局部表现，以及关节、皮肤、眼、口腔黏膜、肝等肠外损害。

23. 脂肪性肝病：是以肝细胞脂肪过度贮积和脂肪变性为特征的临床病理综合征。

24. 非酒精性脂肪性肝病：指除外酒精和其他明确的肝损害因素所致的，以弥漫性肝细胞大泡性脂肪变为主要特征的临床病理综合征，包括单纯性脂肪性肝病以及由其演变的脂肪性肝炎、脂肪性肝纤维化、肝硬化甚至肝癌。

25. 酒精性肝病：是由于长期大量饮酒导致的中毒性肝损伤，初期表现为肝细胞脂肪变性，进而可发展为酒精性肝炎、肝纤维化，最终导致酒精性肝硬化。

26. 肝硬化：是一种由不同病因引起的慢性进行性弥漫性肝病，病理特点为广泛的肝细胞变性坏死，再生结节形成，结缔组织增生，正常肝小叶结构破坏和假小叶形成。

27. 门静脉高压：正常情况下，门静脉压力为 13~24cmH$_2$O，门静脉高压时，压力大都增至 30~50cmH$_2$O。

28. 肝肺综合征：指严重肝病伴肺血管扩张和低氧血症。

29. 肝肾综合征：是在难治性腹水基础上出现少尿或无尿、氮质血症、稀释性低钠血症和低尿钠，但肾脏无明显器质性损害。

30. 自发性细菌性腹膜炎：指腹腔内无脏器穿孔的腹膜急性细菌性感染。

31. 难治性腹水：经限钠并且利尿药使用已达最大剂量，排除其他因素对利尿药疗效的影响或已予纠正，仍难以消退或很快复发的腹水。

32. 原发性肝癌：指肝细胞或肝内胆管上皮细胞发生的恶性肿瘤，为我国常见的恶性肿瘤之一。

33. 肝性脑病：指严重肝病或门静脉-体循环分流引起的、以代谢紊乱为基础的中枢神经系统功能失调的综合征。

34. 扑翼样震颤:即嘱病人两臂平伸,肘关节固定,手掌向背侧伸展,手指分开时,可见到手向外侧偏斜,掌指关节、腕关节,甚至肘与肩关节急促而不规则地扑击样抖动。

35. 急性胰腺炎:指多种病因使胰酶在胰腺内被激活引起胰腺组织自身消化,从而导致水肿、出血甚至坏死的炎症性损伤。临床主要表现为急性上腹部疼痛,呈持续性,可向腰背部放射,恶心、呕吐,发热,血和尿淀粉酶或脂肪酶增高,严重者可出现胰腺局部并发症、多器官功能衰竭等多种并发症。

36. 上消化道出血:指十二指肠悬韧带以上的消化道,包括食管、胃、十二指肠和胰、胆等病变引起的出血,以及胃空肠吻合术后的空肠病变出血。

37. 上消化道大出血:一般指十二指肠悬韧带以上的消化道出血,在数小时内失血量超过1 000ml或循环血容量的20%,主要临床表现为呕血和/或黑便,常伴有血容量减少而引起急性周围循环衰竭,严重者导致失血性休克而危及病人生命。

38. 应激相关胃黏膜损伤:严重感染、休克、创伤、手术、精神刺激、脑血管意外或其他颅内病变、肺心病、急性呼吸窘迫综合征、重症心力衰竭等应激状态下,发生急性糜烂出血性胃炎以及应激性溃疡等急性胃黏膜损伤,统称为应激相关胃黏膜损伤。

39. 肠源性氮质血症:指上消化道大出血后,肠道中血液的蛋白质消化产物被吸收,引起血中尿素氮浓度增高。

40. 高分辨率食管测压:经鼻将测压导管插入食管,测定食管上括约肌(UES)、食管下括约肌(LES)和近端食管(骨骼肌)、食管骨骼肌-平滑肌过渡区、中远段食管(平滑肌)压力。

41. 内镜黏膜下剥离术:是在内镜黏膜下注射的基础上利用几种特殊的高频电刀将病变所在部位的黏膜下层剥离,从而完整地切除病变,达到根治消化道早期癌症和癌前病变的目的。

【选择题】

A₁ 型题

1. C	2. D	3. A	4. C	5. B	6. E	7. B	8. E	9. C	10. D
11. D	12. C	13. C	14. B	15. E	16. D	17. E	18. D	19. A	20. B
21. C	22. A	23. A	24. C	25. D	26. E	27. A	28. B	29. D	30. B
31. C	32. E	33. B	34. C	35. E	36. A	37. E	38. B	39. B	40. B
41. B	42. E	43. C	44. B	45. D	46. A	47. A	48. D	49. B	50. D
51. E	52. E								

A₂ 型题

1. D	2. E	3. B	4. E	5. C	6. E	7. A	8. E	9. C	10. A
11. A	12. D	13. C	14. E	15. B	16. E	17. A	18. D	19. D	20. B
21. C	22. C	23. A	24. C	25. D	26. C	27. A	28. C	29. A	30. A
31. A	32. D	33. C	34. A	35. A	36. D	37. E	38. D	39. B	40. C
41. B	42. C	43. D	44. C	45. E	46. A	47. A	48. C	49. C	50. B
51. E	52. C	53. B	54. D	55. C	56. C	57. D	58. D	59. B	60. A
61. C	62. C	63. D	64. C	65. B	66. C	67. D	68. D	69. B	70. D
71. C									

A₃ 型题

1. C	2. B	3. A	4. C	5. C	6. C	7. E	8. B	9. C	10. D
11. B	12. C	13. D	14. B	15. D	16. B	17. A	18. D	19. A	20. D
21. D	22. B	23. B	24. C	25. D	26. C	27. C	28. A	29. C	30. C
31. A	32. C	33. A	34. C	35. D	36. D	37. D	38. D	39. C	40. A
41. D	42. C	43. C	44. C	45. B	46. D	47. B	48. B	49. B	50. D
51. E	52. E	53. C	54. C	55. B					

A₄ 型题

1. A　　2. C　　3. B　　4. D　　5. D　　6. A　　7. D　　8. C　　9. E　　10. A

11. B　　12. E　　13. C

【简答题】

1. 急性呕吐病人的护理包括：①严密监测生命体征的变化和失水的征象。②观察和记录呕吐的次数，呕吐物的性质、量和颜色。③准确测量和记录每天的出入量。④非禁食者口服补液时，应少量多次饮用。剧烈呕吐不能进食或严重水、电解质失衡时，应配合静脉输液纠正水、电解质失衡。

2. 腹痛病人的用药护理原则为：①应根据病情、疼痛性质和程度选择性给药；②癌性疼痛应遵循按需给药的原则，有效控制病人的疼痛；③急性剧烈腹痛诊断未明时，不可随意使用镇痛药物，以免掩盖症状，延误病情。

3. 严重腹泻病人的护理措施为：①卧床休息，严密监测生命体征的变化和失水的征象。②观察和记录粪便的性状、次数和量、气味和颜色。③准确测量和记录每天的出入量。④非禁食者应多饮水，饮食以少渣、易消化食物为主，避免生冷、刺激性食物。禁食或发生水、电解质失衡时，应配合静脉输液纠正水、电解质失衡。⑤做好肛周皮肤的护理。

4. 胃食管反流病的食管症状为：①典型症状：烧心和反流是本病最常见、最典型症状。常在餐后1小时出现，卧位、弯腰或腹压增高时可加重，部分病人烧心和反流症状可在夜间入睡时发生。②非典型症状：胸痛、上腹痛、上腹部烧灼感、嗳气等为胃食管反流病的不典型症状。可能是由于食管痉挛或消化道功能紊乱所致，症状呈间歇性，进食固体或液体食物均可发生。

5. 避免胃食管反流病诱发因素的护理措施有：①避免应用降低LES压的药物及引起胃排空延迟的药物如激素、抗胆碱能药物、茶碱、地西泮、钙通道阻滞药等；②LES结构或功能异常的病人，进食后不宜立即卧床，避免睡前2小时进食，睡时将床头抬高15~20cm；③避免进食使LES压降低的食物，如高脂肪、巧克力、咖啡、浓茶等；④注意减少引起腹内压增高的因素，如肥胖、便秘、紧束腰带等；⑤戒烟禁酒。

6. 急性糜烂出血性胃炎病人常急性发病，多以突发的呕血和/或黑便为主要表现。大量出血可引起晕厥或休克，体检上腹可有不同程度的压痛。

7. 慢性胃炎病人饮食指导时，要说明摄取足够营养素的重要性，鼓励病人少量多餐进食，以高热量、高蛋白、高维生素、易消化的饮食为原则，避免摄入过咸、过甜、过辣的刺激性食物。

8. 十二指肠溃疡的疼痛表现为空腹痛，即餐后2~4小时和/或午夜痛，进食或服用抗酸药后可缓解。胃溃疡的疼痛多在餐后1小时内出现，经1~2小时后逐渐缓解，至下餐进食后再次出现疼痛，午夜痛也可发生，但较十二指肠溃疡少见。

9. 消化性溃疡病人的饮食护理：进餐方式以少量多餐为宜，每天进餐4~5次，避免餐间零食和睡前进食，使胃酸分泌有规律；宜选择营养丰富、易消化的食物；脱脂牛奶宜安排在两餐之间饮用，不宜多饮；脂肪摄取应适量；避免食用机械性和化学性刺激性强的食物。

10. 胃癌有4种扩散方式：①直接蔓延侵袭至相邻器官；②淋巴结转移，如Virchow淋巴结；③血行转移，最常转移到肝，其次是肺、腹膜及肾上腺；④腹腔内种植，指癌细胞侵及浆膜层脱落入腹腔，种植于肠壁和盆腔。

11. 进展期胃癌的临床表现：上腹痛为最早出现的症状，常同时有食欲不佳、体重进行性下降。胃壁受累时可有早饱感，即虽感饥饿，但稍进食即感饱胀不适；贲门癌累及食管下段时可出现吞咽困难；胃窦癌可引起幽门梗阻；黑粪或呕血常见于溃疡型胃癌；转移至骨骼、肺等其他脏器可出现相应的症状。

12. 目前治疗癌性疼痛的主要药物有：①非麻醉镇痛药，如阿司匹林、吲哚美辛、对乙酰氨基酚等；②弱麻醉性镇痛药，如可待因、布桂嗪等；③强麻醉性镇痛药，如吗啡、哌替啶等；④辅助性镇痛药，如地西泮、异丙嗪、氯丙嗪等。给药应遵循WHO推荐的三阶梯疗法，即选用镇痛药必须从弱到强，先以非麻醉药为主，当其不能控制疼痛时依次加用弱麻醉性及强麻醉性镇痛药，并配以辅助用药，采取复合用药的方式达到镇痛效果。

13. 病人自控镇痛是用计算机化的注射泵,经由静脉、皮下或椎管内连续性输注镇痛药,并且病人可自行间歇性给药。

14. 胃癌的疾病预防指导内容为:①对健康人群开展卫生宣教,提倡多食富含维生素 C 的食物,避免高盐饮食,少进咸菜、烟熏和腌制食品;食品贮存要科学,不食霉变食物。②对有胃癌发生的高危因素,如中至重度萎缩、中至重度肠化、不典型增生、有胃癌家族史者应遵医嘱给予根除幽门螺杆菌治疗。③对有癌前病变者,应定期检查,以便早期诊断及治疗。

15. 肠结核的感染途径有:①经口感染,是结核分枝杆菌侵犯肠道的主要途径;②血行播散,肠外结核病灶经血行播散侵犯肠道,多见于粟粒型肺结核;③直接蔓延,由腹腔内结核病灶(如女性生殖器结核)直接蔓延而侵犯肠壁。

16. 结核性腹膜炎的腹部体征包括:①腹部压痛与反跳痛;②腹壁柔韧感;③边缘不整,表面粗糙呈结节感的腹部包块;④腹水。

17. 结核性腹膜炎与肠结核的鉴别如下:

鉴别点		结核性腹膜炎	肠结核
感染途径		多为直接蔓延	多为经口感染
原发病		肠结核(最常见),肠系膜淋巴结结核,输卵管结核,血行播散感染者多为粟粒型肺结核	开放性肺结核(最常见),血行播散感染者多为粟粒型肺结核,直接蔓延者多为女性生殖器结核
临床表现	发热	低或中度热(最常见)	低热、弛张热、稽留热
	腹痛	多位于脐周、下腹的持续性隐痛或钝痛	多位于右下腹的持续性隐痛或钝痛
	触诊	腹壁柔韧感	无特征
	腹水	草黄色、淡血性、乳糜性	无
	腹块	见于粘连型或干酪型	见于增生型肠结核
	腹泻	常见,3~4 次/d,糊状粪便	因病变范围及严重程度不同而异
	梗阻	多见于粘连型	晚期可有

18. 克罗恩病与溃疡性结肠炎的鉴别如下:

鉴别点	克罗恩病	溃疡性结肠炎
症状	有腹泻,但脓血便较少见	脓血便多见
病变分布	呈节段性	连续
范围	全层	黏膜层及黏膜下层
部位	回盲部	直肠、乙状结肠
内镜	纵行溃疡,周围黏膜正常,即呈鹅卵石改变,病变间黏膜外观正常(非弥漫性)	溃疡浅,黏膜弥漫性充血、水肿、颗粒状炎性息肉
病理	裂隙状溃疡	隐窝脓肿、浅溃疡、杯状细胞减少
穿孔	少	少
瘘管	多	无
脓血便	少	多
肠腔狭窄	多见	少见

19. 非酒精性脂肪性肝病的饮食原则为:调整饮食结构,低热量、低脂为饮食原则。在满足基础营养需求的基础上,减少热量的摄入,维持营养平衡,维持正常血脂、血糖水平,降低体重至标准水平。避免高脂肪食物;多吃青菜、水果和富含纤维素的食物;不吃零食,睡前不加餐;避免辛辣刺激性食物;多吃有助于降低

血脂的食物。

20. 酒精性肝病病人戒酒指导:坚持逐渐减量的原则戒酒,每天饮酒量以减少前一天的 1/3 为妥,在 1~2 周内完全戒断,以免发生酒精戒断综合征。戒酒同时要配合进行心理行为治疗。鼓励家属对病人多加关心和照顾,帮助病人克服忧郁、疑虑、悲伤等不良情绪,让病人体会到社会的温暖、人生的价值和健康的重要。

21. 门静脉高压的三大临床表现是脾大、腹水、侧支循环的建立和开放。重要的侧支循环有:①食管下段和胃底静脉曲张;②腹壁静脉曲张;③痔核形成。

22. 肝硬化失代偿期病人腹水形成的主要原因为:①门静脉压力增高。门静脉压力增高时,腹腔脏器毛细血管床静水压增高,组织间液回吸收减少而漏入腹腔。②血浆胶体渗透压降低。肝功能减退使白蛋白合成减少及蛋白质摄入和吸收障碍,发生低白蛋白血症。低白蛋白血症时血浆胶体渗透压降低,毛细血管内液体进入组织间隙,在腹腔可形成腹水。③肝淋巴液生成过多。肝静脉回流受阻时,肝内淋巴液生成增多,每天可达 10L(正常 1~3L),超过胸导管引流能力,淋巴管内压力增高,使大量淋巴液自肝包膜和肝门淋巴管渗出至腹腔。④有效循环血容量不足。血容量不足时,交感神经系统兴奋、肾素 - 血管紧张素 - 醛固酮系统激活及抗利尿激素分泌增多,导致肾小球滤过率降低及水、钠重吸收增加,发生水、钠潴留。

23. 肝硬化腹水病人"体液过多"的护理要点:①平卧位,大量腹水时取半卧位,多卧床休息;②避免使腹内压突然剧增的因素;③限制钠和水的摄入,给予低盐或无盐饮食,进水量限制在每天 1 000ml 左右;④做好利尿药的用药护理;⑤做好腹腔穿刺放腹水的护理;⑥病情观察:准确记录出入量,测量腹围、体重,监测血清电解质和酸碱度的变化。

24. 肝硬化病人的饮食护理原则:①高热量、高蛋白质、高维生素、易消化饮食;②血氨升高时应限制或禁食蛋白质;③有腹水者应低盐或无盐饮食,应用排钾利尿药时应进食含钾多的食物;④食管胃底静脉曲张者进食应细嚼慢咽,避免坚硬粗糙食物;⑤监测营养状况的变化。

25. 原发性肝癌按大体病理分型可分为:①块状型,最常见;②结节型;③弥漫型。按组织病理分型可分为:①肝细胞肝癌;②肝内胆管癌;③混合型,最少见,具有肝细胞癌和胆管细胞癌两种结构。

26. 原发性肝癌的常见并发症为:

(1) 肝性脑病:常为肝癌终末期最严重的并发症。

(2) 上消化道出血:约占肝癌死亡原因的 15%。出血原因与食管胃底静脉曲张破裂引起出血、门静脉高压性胃病合并凝血功能障碍而导致出血有关。

(3) 肝癌结节破裂出血:约 10% 的肝癌病人发生癌结节破裂出血。当癌结节破裂局限于肝包膜下时,表现为局部疼痛或形成压痛性血肿;如癌结节破裂出血入腹腔可引起急性腹痛、腹膜刺激征和血性腹水,严重时可致出血性休克、死亡。

(4) 继发感染:病人易并发肺炎、肠道感染、自发性腹膜炎、败血症、真菌感染等。与病人长期消耗、放射治疗、化学治疗及自身抵抗力减弱等有关。

27. 早期发现和早期治疗是改善肝癌预后的最主要措施,早期肝癌应尽量采取手术切除。对不能切除者可采取多种综合治疗措施,主要包括:①手术切除为首选;②肝动脉化疗栓塞治疗是肝癌非手术治疗的最常用方法之一;③局部消融治疗;④放射治疗;⑤全身化疗;⑥肝移植;⑦生物治疗、免疫治疗、中医治疗和并发症的治疗。

28. 肝性脑病与其他代谢性脑病相比,并无特征性。临床表现为高级神经中枢的功能紊乱、运动和反射异常,其临床过程分为 5 期:0 期(潜伏期)、1 期(前驱期)、2 期(昏迷前期)、3 期(昏睡期)、4 期(昏迷期)。

2 期(昏迷前期)临床特点为:嗜睡、行为异常、言语不清、书写障碍及定向力障碍。有腱反射亢进、肌张力增高、踝阵挛及巴宾斯基征阳性等神经系统体征。此期扑翼样震颤存在,脑电图有特异性异常。

29. 肝性脑病最常见的诱发因素是感染,包括腹腔、肠道、尿路和呼吸道等感染,尤其以腹腔感染最为重要。其次是上消化道出血、电解质和酸碱平衡紊乱、大量放腹水、高蛋白饮食、低血容量、利尿、腹泻、呕吐、便秘、TIPS 后,以及使用催眠镇静药和麻醉药等。

30. 肝性脑病减少肠内氮源性毒物生成与吸收的治疗要点:①灌肠或导泻,可用生理盐水、弱酸性溶液(如稀醋酸液)或等比例稀释的乳果糖溶液灌肠,亦可口服或鼻饲 25% 硫酸镁 30~60ml 导泻。②口服乳果糖或拉克替醇,可以降低肠道 pH,抑制肠道有害细菌生长,减少氨的产生与吸收,促进血液中的氨从肠道排出。③口服抗菌药物,可抑制肠道产尿素酶的细菌,减少氨的生成。常用的有利福昔明、新霉素、甲硝唑等。④益生菌制剂,起到维护肠道正常菌群、抑制有害菌群、减少毒素吸收的作用。

31. 肝性脑病病人使用约束带的注意事项:①家属签知情同意书后使用;②护士在使用约束带时,要将病人的肢体处于功能位,约束带松紧适宜,以能伸进两手指为宜;③在约束过程中应严密观察约束部位的皮肤,每 2 小时定时松解,准确记录并严格交接班,包括约束时间、约束部位皮肤状况等;④告知病人照顾者不能自行松解和自行进行约束;⑤观察静脉输液通路是否受约束带影响,是否通畅、有无外渗及穿刺点周围皮肤情况等。

32. 肝性脑病病人蛋白质补充的原则:①1~2 期肝性脑病病人开始数日应限制蛋白质,控制在 20g/d,随着症状的改善,每 2~3 天可增加 10~20g 蛋白,逐渐增加至指南推荐量;②3~4 期肝性脑病病人禁止从肠道补充蛋白质;③口服或静脉使用支链氨基酸,特别是在蛋白质补充不足的情况下,可调整芳香族氨基酸/支链氨基酸(AAA/BCAA)比值;④植物蛋白优于动物蛋白,植物蛋白含甲硫氨酸、芳香族氨基酸较少,含支链氨基酸较多,还可提供纤维素,有利于维护结肠的正常菌群及酸化肠道;⑤慢性肝性脑病病人,鼓励少食多餐,摄入蛋白宜个体化,可以每天摄入 30~40g 植物蛋白,逐步增加蛋白总量。

33. 急性胰腺炎的病理改变一般分为急性水肿型和急性出血坏死型两型。急性水肿型约占急性胰腺炎的 90%,大体上见胰腺肿大、水肿、分叶模糊、质脆,病变累及部分或整个胰腺,胰腺周围有少量脂肪坏死。急性出血坏死型大体上表现为红褐色或灰褐色,并有新鲜出血区,分叶结构消失。有较大范围的脂肪坏死灶散落在胰腺及胰腺周围组织,称为钙皂斑。坏死灶周围有炎性细胞浸润,病程长者可并发脓肿、假性囊肿或瘘管形成。

34. 急性胰腺炎的临床表现为:①腹痛:为本病的主要表现和首发症状,多位于中左上腹甚至全腹,部分病人腹痛向背部放射。②恶心、呕吐及腹胀:起病后多出现恶心、呕吐,呕吐物为胃内容物,重者可混有胆汁,甚至血液。常同时伴有腹胀,甚至出现麻痹性肠梗阻。③发热:多数病人有中度以上发热,一般持续 3~5 天。④低血压或休克:重症胰腺炎常发生。⑤水、电解质及酸碱平衡失调:呕吐频繁者可有代谢性碱中毒,重症者可有显著脱水和代谢性酸中毒,伴血钾、血镁、血钙降低。

35. 胰腺炎的并发症分为全身及局部并发症。①局部并发症:急性胰腺炎的局部并发症主要是局部感染、假性囊肿和胰腺脓肿。假性囊肿常在起病 3~4 周后,因胰液和液化的坏死组织在胰腺内或其周围包裹所致。胰腺脓肿在重症胰腺炎起病 2~3 周后,因胰腺内、胰腺周围积液或胰腺假性囊肿感染发展而来。其他局部并发症包括胃流出道梗阻、腹腔间隔室综合征、门静脉系统(含脾静脉)血栓形成等。②全身并发症:重症急性胰腺炎常并发不同程度的多器官功能衰竭。常在发病后数天出现,如急性肾损伤、急性呼吸窘迫综合征、心力衰竭、消化道出血、胰性脑病、败血症及真菌感染、高血糖等,病死率极高。

36. 轻症急性胰腺炎的治疗要点包括:①禁食:有腹痛、呕吐时,短期禁食 1~3 天,如果无恶心、呕吐,腹痛已缓解,有饥饿感,可以尝试经口进食。②静脉输液:维持水、电解质和酸碱平衡。③吸氧:给予鼻导管吸氧或面罩吸氧,维持血氧饱和度大于 95%。④抑制胃酸和胰液分泌:可用质子泵抑制剂(PPI)或 H_2 受体拮抗药,通过抑制胃酸分泌而间接抑制胰腺分泌,还可以预防应激性溃疡的发生。⑤镇痛:疼痛剧烈时在严密观察下可注射镇痛药,如盐酸布桂嗪 50mg 肌内注射、盐酸哌替啶 25~100mg 肌内注射,注意观察有无呼吸抑制、低血压等不良反应。⑥抗感染:胆源性胰腺炎常合并胆道感染,可针对革兰氏阴性菌选用第 3 代头孢菌素(如头孢哌酮)。⑦胃肠减压与通便:对有明显腹胀者应胃肠减压,可用甘油、大黄水或生理盐水灌肠;或口服生大黄、硫酸镁或乳果糖,促进排便。

37. 急性胰腺炎病人饮食护理的措施包括:①禁食和胃肠减压:轻症急性胰腺炎经过 3~5 天禁食和胃肠

减压,当疼痛减轻、发热消退,即可先给予少量无脂流质。②加强营养支持:及时补充水分及电解质,保证有效血容量。早期一般给予 TPN,如无梗阻,宜早期行空肠插管,过渡到 EN。营养支持可增强肠道黏膜屏障,减少肠内细菌移位引发感染的可能。③鼻空肠管肠内营养:若病人禁食、禁饮在 1 周以上,可以考虑在 X 线引导下经鼻腔置空肠营养管,实施肠内营养。

38. 急性胰腺炎低血容量性休克的抢救措施包括:①迅速准备好抢救用物如静脉切开包、人工呼吸器、气管切开包等。②病人取仰卧中凹卧位,注意保暖,给予氧气吸入。③尽快建立静脉通路,必要时中心静脉置管,按医嘱输注液体、血浆或全血,补充血容量。根据血压调整给药速度,必要时测定中心静脉压,以决定输液量和速度。④如循环衰竭持续存在,遵医嘱给予升压药。注意病人血压、意识状态及尿量的变化。

39. 上消化道出血后,均有急性失血性贫血,病人血常规的可能变化如下:出血早期血红蛋白浓度、红细胞计数和血细胞比容的变化可能不明显,经 3~4 小时后,因组织液渗入血管内,使血液稀释,才出现失血性贫血的血象改变。贫血程度取决于失血量、出血前有无贫血、出血后液体平衡状态等因素。出血 24 小时内网织红细胞即见增高,出血停止后逐渐降至正常,如出血不止则可持续升高。白细胞计数在出血后 2~5 小时升高,可达 $(10~20) \times 10^9/L$,血止后 2~3 天恢复正常。肝硬化脾功能亢进者白细胞计数可不升高。

40. 上消化道大出血病人病情监测内容:①生命体征;②精神和意识状态;③皮肤和甲床色泽、温湿度,周围静脉充盈情况;④出入量;⑤呕吐物和粪便的性质、颜色及量;⑥定期复查血红蛋白浓度、红细胞计数、血细胞比容、网织红细胞计数、血尿素氮、粪便隐血,以了解贫血程度、出血是否停止;⑦监测血清电解质和动脉血气分析的变化。

41. 留置三(四)腔双囊管并发症的预防措施:①使用前确定气囊无漏气;②确定胃管、食管囊管、胃囊管通畅并做好标记;③适量充气,定期测压;④嘱病人在插管后口腔分泌物不能下咽并及时帮助清除;⑤充气后结扎好充气管,确保气囊不漏气(特别是胃囊);⑥定时将气囊放气。

42. 胃镜检查的术前护理措施包括:①向病人详细介绍检查的目的、方法,如何配合及可能出现的不适,使病人消除紧张情绪,检查时放松并主动配合。②仔细询问病史,如有无青光眼、高血压,是否装有心脏起搏器、有无胃肠道传染病等,以排除检查禁忌证。③检查前禁食 6~8 小时,胃排空延迟者应延长禁食时间。伴有幽门梗阻者,在检查前 2~3 天进食流质,必要时行经胃管负压引流术。有 X 线胃肠钡餐造影检查史者,3~5 天内不宜做胃镜检查。④如病人紧张过度,可遵医嘱给予地西泮 5~10mg 肌内注射或静脉注射;为减少胃蠕动和胃液分泌,可于术前半小时遵医嘱给予山莨菪碱 10mg 或阿托品 0.5mg 静脉注射。

43. 肝穿刺活组织检查术的术后护理措施包括:①术后病人应卧床 24 小时。②测量血压、脉搏,开始 4 小时内每 15~30 分钟测 1 次。如有脉搏细速、血压下降、烦躁不安、面色苍白、出冷汗等内出血征象,应立即通知医生紧急处理。③注意观察穿刺部位,注意有无伤口渗血、红肿、疼痛。若穿刺部位疼痛明显,应仔细检查原因,若为一般组织创伤性疼痛,可遵医嘱给予镇痛药,若为气胸、胸膜休克或胆汁性腹膜炎,应及时处理。

【论述思考题】
答案略。

四、个案护理计划

【病例简介与护理计划一:胃溃疡】

1. 病史　王某,男,40 岁,高中文化,司机。因间断上腹胀痛 3 年、加重 3 天就诊。病人于 3 年前无明显诱因出现上腹胀痛,偶有反酸、嗳气,自认为消化不良,未予以重视。此后上腹痛时有发作,且常于进餐后加重,症状以冬春为重,禁食或服用颠茄片后症状缓解。3 天前病人再次出现腹部胀痛,伴反酸、嗳气而来就诊。病人自起病以来食欲差、恶心,但无呕吐;无发热、腹泻、呕血和黑便;睡眠尚可。既往饮食欠规律,吸烟16年,每天平均 20 支,无饮酒嗜好。已婚,育有 1 子,配偶及儿子均体健,家庭关系融洽,经济状况良好,个性开朗、豁达。病人及家属对所患疾病的有关知识了解较少。

2. 身体评估　体温 36.5℃,脉搏 82 次/min,呼吸 20 次/min,血压 115/75mmHg。身高 172cm,体重 60kg。神志清,精神较差,体型消瘦,自动体位,查体合作。皮肤黏膜未见黄染及出血点,浅表淋巴结无肿大,五官及心肺检查均正常。腹软,振水音(−),上腹有压痛,无反跳痛,麦氏点无压痛,肝、脾肋下未触及,无叩击痛,移动性浊音(−),肠鸣音活跃,双下肢无水肿。

3. 实验室及其他检查　血常规:血红蛋白 92g/L,红细胞 3.72×10^{12}/L,白细胞 7.32×10^9/L,血小板 102.3×10^9/L。尿常规正常,粪便隐血试验(+)。胃镜检查示:胃黏膜水肿,胃底部有 2cm×2cm 溃疡,被覆白苔,周围黏膜柔软。黏膜活组织检查示:黏膜急慢性炎症,大量炎症细胞浸润,未见癌细胞。幽门螺杆菌检测阳性。

4. 护理计划

护理诊断/问题	目标	护理措施
1. 疼痛:腹痛　与胃酸刺激溃疡面,引起化学性炎症反应有关	(1) 住院期间,病人能应用缓解疼痛的方法和技巧,疼痛减轻或消失 (2) 出院前,能描述引起疼痛的因素	(1) 向病人解释疼痛的原因和机制,对其进行病因教育以减少或去除加重和诱发疼痛的因素 (2) 劝其戒烟,与病人及家属共同制订切实可行的戒烟计划,并督促其执行 (3) 遵医嘱给予奥美拉唑 40mg/d、克拉霉素 500~1 000mg/d、阿莫西林 2 000mg/d 三联治疗及胃黏膜保护药,注意药物的作用和不良反应 (4) 增加卧床休息时间,用深呼吸、听音乐等方法放松以减轻疼痛 (5) 指导病人及家属在疼痛发作时,可用热水袋进行腹部热敷
2. 营养失调:低于机体需要量　与疼痛致摄入量减少、消化吸收障碍及长期慢性出血有关	(1) 住院期间,病人能遵循制订的饮食计划和饮食结构 (2) 出院前,能叙述营养不良的原因、合理饮食的结构	(1) 向病人及家属解释导致营养不良的有关因素,合理的饮食计划和饮食结构 (2) 指导病人每天进餐 4~5 次,避免餐间零食和睡前进食,饮食不宜过饱 (3) 选择营养丰富、易消化的食物,避免刺激性食物 (4) 每天评估病人的饮食情况,出院前复查血常规和有关营养评价指标
3. 潜在并发症:消化道出血	(1) 住院期间,病人无消化道出血发生 (2) 出院前,能复述可能出现的并发症的原因	(1) 解释可能出现消化道出血的原因及预防措施 (2) 定期复查粪便常规

【病例简介与护理计划二:肝硬化】

1. 病史　曾某,男,53 岁,本科学历,公务员。有乙型病毒性肝炎病史 10 多年。因乏力、食欲不佳近 1 年,症状加重伴腹胀、少尿及双下肢水肿 2 个月来院就诊。无呕血、黑便,睡眠尚可。已婚,育有 1 子,配偶及儿子均体健,家庭关系融洽,经济状况良好。病人及家属对所患疾病的有关知识了解较少。

2. 身体评估　体温 37℃,脉搏 92 次/min,呼吸 22 次/min,血压 116/76mmHg。身高 174cm,体重 64kg。神志清楚,查体合作,反应性及定向力好。体型消瘦,半坐卧位,肝病面容,全身皮肤干燥,皮肤、黏膜轻度黄染,颈部及前胸部可见数个蜘蛛痣,肝掌征(+),双肺呼吸音清,心率 92 次/min,律齐。腹部膨隆呈蛙状,未见脐疝,腹围 105cm,腹壁皮肤紧张,无压痛及反跳痛,肝脾触诊不满意,移动性浊音(+),肠鸣音正常。阴囊水肿明显,双下肢水肿。

3. 实验室及其他检查　血常规:白细胞 5.05×10^9/L,红细胞 2.72×10^{12}/L,血红蛋白 91g/L,血小板 67×10^9/L。尿常规:尿蛋白(−),尿胆原(±),尿胆素(+)。粪便隐血试验(+)。肝功能:谷丙转氨酶 44U/L,谷草转氨酶 68U/L,总胆红素 82.1μmol/L,直接胆红素 29.3μmol/L,间接胆红素 52.8μmol/L,γ-谷氨酰转肽酶

81U/L。肾功能:血尿素氮 8mmol/L。胃镜检查:食管静脉曲张(重度,套扎术),胃底静脉曲张(重度),慢性胃窦炎。

4. 护理计划

护理诊断/问题	目标	护理措施
1. 体液过多 与肝功能减退、门静脉高压引起水、钠潴留有关	(1) 住院期间,病人能配合各种治疗 (2) 无皮肤破损或感染 (3) 腹水和水肿有所消退,舒适感增加 (4) 出院前,病人及家属能叙述腹水和水肿的原因	(1) 解释腹水和水肿的成因、各种治疗与护理措施的目的和配合要求,关注病人自觉症状的变化 (2) 卧床时取半坐卧位,抬高下肢,用托带或小枕托起阴囊 (3) 指导病人穿着柔软、宽松的衣裤 (4) 保持皮肤完好。特别注意水肿、受压部位皮肤的干燥与清洁;沐浴后可使用性质柔和的润肤品;每班观察病人皮肤状况 (5) 限制钠盐和水的摄入。每天钠盐摄入限制在 4~6g,忌食含钠高的食物;进水量控制在每天 1 000ml 左右 (6) 按医嘱输注白蛋白、血浆、利尿药 (7) 配合医生完成腹腔穿刺放液术,并做好术前、术中、术后的观察和护理 (8) 每天测量生命体征;评估体重、腹围;记录 24h 出入液量,观察腹水、下肢及阴囊水肿的消长情况,利尿速度以每天体重减轻不超过 1kg 为宜(下肢水肿消退后体重减轻 <0.5kg/d);观察血电解质、酸碱平衡的变化
2. 营养失调:低于机体需要量 与肝功能减退、门静脉高压引起食欲减退、消化和吸收障碍有关	(1) 住院期间,病人能遵循饮食计划,保证各种营养物质的摄入 (2) 出院前,病人及家属能复述营养不良的原因、饮食治疗的原则与配合要求	(1) 向病人及家属解释导致其营养状况下降的有关因素、饮食治疗的意义及原则 (2) 与病人、家属及营养师共同制订符合治疗需要的、病人能接受的饮食计划 (3) 给予高热量、高蛋白质、高维生素、易消化、少油腻、少刺激、柔软的饮食。少食多餐,每天可分 5~6 餐进食 (4) 每天评估病人的饮食情况,定期测量血清白蛋白等指标,按病情及时调整饮食计划
3. 活动耐力下降 与营养不良和大量腹水有关	住院期间,病人能按计划进行活动和休息,能在他人帮助下生活自理	(1) 解释活动受限的主要原因、适量活动与休息的意义 (2) 症状减轻后,指导病人逐步增加活动量,以活动后无明显气促、疲劳为宜 (3) 评估病人工作和家庭生活情况,与病人及家属一起制订生活自理计划

【病例简介与护理计划三:急性胰腺炎】

1. 病史 刘某,男,37 岁,本科文化,个体经营者。因上腹部疼痛伴恶心、呕吐 1 天来院就诊。病人于 1 天前进食油腻饮食后出现上腹部胀痛不适,初始呈阵发性,逐渐加重呈持续性并向腰背部放射,伴恶心、呕吐,呕吐物为胃内容物,无发热、寒战。3 年前行"腹腔镜胆囊切除术"。无烟酒嗜好。已婚,育有 1 子,配偶及儿子均体健,家庭关系融洽,经济状况良好。

2. 身体评估 体温 36.5℃,脉搏 82 次/min,呼吸 20 次/min,血压 122/72mmHg。神志清楚,屈膝卧位,皮肤、黏膜未见黄染及出血点,浅表淋巴结无肿大,五官及心肺检查均正常。腹部外形正常,触诊全腹柔软,上腹部有压痛和反跳痛,未触及腹部包块,肝、脾肋下未触及,双下肢无水肿。

3. 实验室及其他检查 血常规:血红蛋白 150g/L,红细胞 4.73×10^{12}/L,白细胞 8.42×10^9/L,中性粒细胞 61%,单核细胞 8.2%,单核细胞计数 0.69×10^9/L,血小板 178×10^9/L。血清淀粉酶 733U/L,尿淀粉酶 2 542U/L。上腹部 CT 平扫 + 三维示:急性胰腺炎,双肾结石,左肾囊肿。

4. 护理计划

护理诊断/问题	目标	护理措施
1. 疼痛:腹痛 与胰腺及其周围组织炎症、水肿或出血坏死有关	(1) 住院期间,病人能配合治疗,疼痛减轻或消失 (2) 学会应用缓解疼痛的方法和技巧	(1) 绝对卧床休息,协助病人取弯腰、屈膝侧卧位,加强巡视,必要时加床挡,防止坠床 (2) 遵医嘱禁饮食,行胃肠减压,并向病人及家属解释禁饮食的意义 (3) 观察病人疼痛情况,必要时遵医嘱给予哌替啶等镇痛药,评估用药前后疼痛的程度 (4) 指导病人行深呼吸、听音乐等方法减轻疼痛
2. 潜在并发症:血容量不足	住院期间,病人保持体液平衡,表现为尿量 >30ml/h,无口渴感觉,皮肤弹性良好,血压、心率正常	(1) 注意观察呕吐物的量及性质,观察胃肠减压引流量及性质,记录 24h 出入量,观察病人皮肤、黏膜色泽弹性有无变化,判断失水程度 (2) 按医嘱输注液体、血浆、红细胞悬液或全血,补充血容量。禁饮食期间,保证每天的液体入量在 3 000ml 以上 (3) 定时测量病人生命体征,密切观察有无多脏器功能衰竭的表现,如尿量减少、呼吸急促、脉搏细速等

【病例简介与护理计划四:十二指肠溃疡出血】

1. 病史　汤某,女,72 岁。5 小时前在家中排黑色糊状便 1 次,量约 200g。2 小时前突觉恶心,呕出咖啡色水样物约 300ml,非喷射状,伴心悸、气促、头晕、冷汗,遂来急诊就诊。在急诊室又呕吐 1 次,呕吐物呈鲜红色,量约 200ml。病人 1 周前开始服用"止痛药"治疗关节疼痛,平素无空腹、夜间或餐后腹痛,无腹胀、反酸、嗳气,无晕厥,无畏寒、发热,小便正常,近期无明显消瘦。有高血压病史 10 余年,长期服用厄贝沙坦治疗,平时血压 130~140/70~90mmHg。病人丧偶,育有 1 子 1 女,均体健,家庭关系融洽,经济状况较好。

2. 身体评估　体温 36.8℃,脉搏 106 次/min,呼吸 26 次/min,血压 98/64mmHg。神志清楚,反应稍慢;皮肤、甲床颜色苍白,四肢冷;腹平软,剑突下有压痛,无反跳痛,无腹肌紧张,未扪及腹部包块,肝、脾肋下未触及,腹水征(−),肠鸣音 11 次/min。

3. 实验室及其他检查　血常规:红细胞 2.44×10^{12}/L,白细胞 10.42×10^9/L,中性粒细胞 85%,淋巴细胞 9.8%,嗜酸性粒细胞 0.1%,血红蛋白 74g/L,血小板 179×10^9/L,网织红细胞 122×10^9/L。急诊胃镜示:十二指肠球部见一 0.4cm×0.5cm 凹陷,周边充血、潮红、水肿,底被覆白苔,可见活动性渗血。

4. 护理计划

护理诊断/问题	目标	护理措施
1. 潜在并发症:血容量不足	(1) 住院期间,病人血容量不足得到及时纠正,生命体征稳定 (2) 再出血征象得到及时发现	(1) 安排病人在重症病房或抢救室,在床头及床中铺好橡胶单和中单,绝对卧床休息,呕吐时头偏向一侧。做好保暖措施 (2) 给予吸氧,准备好负压吸引器等用物,以备及时清除气道内的分泌物或呕吐物 (3) 迅速建立和维持两条及以上静脉通道,使用口径大的留置针,有条件者建立和维持 1 条中心静脉通道 (4) 按医嘱交叉配血,准备充足的新鲜血或红细胞悬液 (5) 按医嘱输液、输血,使用输液泵控制输液速度。有条件者,监测中心静脉压并据以调整输液量和输液速度 (6) 禁食,必要时胃肠减压 (7) 按医嘱使用抑酸药、止血药 (8) 心电监护,严密监测生命体征、神志、尿量、腹部情况、大便情况、呕吐物情况等,记录 24h 出入量,观察有无再出血的征象

续表

护理诊断/问题	目标	护理措施
2. 活动耐力下降 与大量失血导致周围循环衰竭有关	(1) 住院期间,病人生活需要得到满足 (2) 按计划进行活动和休息,活动耐力增加	(1) 卧床期间,协助病人取舒适的体位并定时变换体位预防压力性损伤的发生 (2) 口腔护理每天2次,呕吐后及时做好口腔清洁 (3) 做好大小便护理。每次排便后,用温水清洁肛周,局部涂抹保护药。会阴抹洗每天1次 (4) 保持皮肤清洁。及时更换弄脏的衣物和床单等。病情稳定后根据病人情况予以床上擦浴和床上洗头 (5) 病情稳定后,指导病人制订活动和休息的计划,逐步增加活动和恢复生活自理,活动量以不致疲乏感加重为宜
3. 知识缺乏;缺乏十二指肠溃疡出血的预防和保健知识	出院前,病人及家属能复述十二指肠溃疡出血的预防和保健知识	(1) 病情稳定后,向病人及家属讲解十二指肠溃疡出血的病因、诱因,以及预防、治疗和护理知识,以减少再度出血的危险 (2) 向病人及家属讲解饮食要求 (3) 向病人及家属讲解服用止痛药的相关知识 (4) 指导病人及家属学会识别出血的早期征象及应急措施

五、临床案例护理实践练习

练习方法与要求:学生2人一组,依据提供的病人资料和临床情景,以角色扮演的方式,1人根据提供的资料扮演病人,1人扮演护士,针对病人的病情给予相应的护理操作。

【临床案例一:十二指肠球部溃疡出血】

1. 病史 王某,男,43岁。因"反复中上腹痛20年,加重1周,呕吐咖啡色水样物1次,排黑便2次"入院。20年来反复中上腹疼痛,多为空腹痛,偶有夜间痛,可耐受,进食或服用雷尼替丁后疼痛可缓解。每年秋末及春初好发,伴有恶心、反酸、嗳气等症状。1周前因工作劳累,自觉中上腹痛明显加剧。3小时前感到恶心伴腹痛,随即呕吐咖啡色液体含胃内容物,量约500ml,2小时前解柏油样黑便2次,量约300g,伴一过性头晕、心慌。急诊查呕吐物隐血(++)、粪便隐血(++++),收入病房。否认肝病史或酗酒史,吸烟20余年,20支/d。病人性格内向,第1次住院治疗,对所患疾病了解不多。已婚,育有1子,妻儿均体健,家庭关系融洽。

2. 身体评估 体温37.8℃,脉搏90次/min,呼吸20次/min,血压100/75mmHg。神志清楚,体型偏瘦,轻度贫血貌,巩膜无黄染,浅表淋巴结无肿大,未见肝掌或蜘蛛痣;双肺呼吸音清;腹软,右中上腹有轻度压痛,无腹肌紧张,无反跳痛,Murphy征(-),肝、脾肋下未触及,移动性浊音(-),肠鸣音8次/min;双下肢无水肿;神经系统体征(-)。

3. 实验室及其他检查 血常规:白细胞8.3×10^9/L,中性粒细胞78.2%,淋巴细胞23.6%,红细胞3.0×10^{12}/L,血红蛋白101g/L,血小板167×10^9/L。肝功能:总蛋白62.4g/L,白蛋白35g/L,球蛋白26g/L,总胆红素9.7μmol/L,直接胆红素2.6μmol/L,AST 31U/L,ALT 46U/L,碱性磷酸酶60U/L,γ-谷氨酰转移酶39U/L。凝血酶原时间11.3秒。乙型肝炎病毒和丙型肝炎病毒标志物均阴性。血电解质、血氨、血糖、血淀粉酶均正常。

护理要求:依据病人目前情况,给予相应的护理。

主要护理操作:①指导病人合适的体位;②正确实施氧疗;③监测生命体征;④禁食;⑤全肠外营养(TPN)。

病人住院期间资料补充内容一:

经治疗及护理,病人生命体征稳定,未再有呕血或黑便。入院第2天行胃镜检查,结果为十二指肠球部变形,前壁见一 8mm×10mm 溃疡,基底部有血痂附着,周围黏膜明显充血、水肿。快速脲酶试验(+)。诊断:十二指肠球部畸形伴溃疡(活动期)、幽门螺杆菌检测阳性。入院第 3 天解褐色便 1 次,复查粪便隐血试验(++),无腹胀、腹痛或头晕、心慌,继续制酸、止血治疗。

> 护理要求:依据病人目前情况,给予相应的护理。
> 主要护理操作:①监测生命体征,观察病情;②半流质饮食;③下床活动指导。

病人住院期间资料补充内容二:

经治疗及护理,病人病情改善,粪便隐血试验转阴性,停静脉用药,改口服奥美拉唑 20mg bid、克拉霉素 500mg bid、阿莫西林 1g b.i.d.,用药后病人一般情况良好,准备出院。

> 护理要求:依据病人目前情况,给予相应的健康教育。
> 主要护理操作:①疾病相关知识指导;②饮食、生活方式和情绪管理指导;③用药指导;④定期复诊和病情变化时及时就医指导。

【临床案例二:丙型病毒性肝炎后肝硬化失代偿期、肝性脑病】

1. 病史　王某,男,50 岁,出租车司机。因"反复腹胀、食欲减退、乏力、皮肤黄染 2 年,发热 2 天,昏迷 1 天"入院。病人 2 年前自感腹胀、食欲减退、乏力、牙龈出血,于当地医院诊断为"丙型病毒性肝炎、肝硬化",经抗病毒、保肝等治疗后症状改善。病人坚持工作,2 天前开夜车后着凉感冒,体温高达 39℃,自服"头孢",无缓解,逐渐出现贪睡,对答不甚切题,1 天前进入昏迷状态。15 年前有私人诊所拔牙史,无其他手术及外伤史、无输血史、无毒品接触史。已婚,配偶体健,夫妻关系融洽,育有 2 子,家庭经济状况一般。

2. 身体评估　体温 39.1℃,脉搏 94 次/min,呼吸 25 次/min,血压 95/60mmHg。昏迷状态,被动体位,体型消瘦,肝病面容,皮肤、黏膜黄染,可见蜘蛛痣及肝掌,浅表淋巴结无肿大;双肺未闻及干、湿啰音;腹部膨隆,腹壁未见曲张静脉,肝肋缘下未触及,脾肋缘下 3 指,移动性浊音(+),肠鸣音减弱;双下肢凹陷性水肿。

3. 实验室及其他检查　血常规:血红蛋白 90g/L,白细胞 $12.5×10^9$/L,红细胞 $3.1×10^{12}$/L。肝功能:ALT 108U/L,AST 162U/L,血氨 110μmol/L。腹部 B 超:肝缩小,大量腹水。脑电图:节律变慢,δ 波幅高。

> 护理要求:依据病人目前的情况,给予相应的护理。
> 主要护理操作:①卧床期间加强基础护理;②实施高热病人有关的护理措施;③实施保障病人安全的有关护理措施;④密切观察病情变化。

病人住院期间资料补充内容一:

经抗感染、醒脑、保肝、抗病毒等综合治疗后,病人神志转清,生命体征平稳,测血氨浓度为 34μmol/L。护士观察到病人准备进食鱼肉和鸡汤等高蛋白饮食。

> 护理要求:依据病人目前的情况,给予相应的护理。
> 主要护理操作:向病人及家属讲解疾病相关知识,使其了解限制蛋白质饮食的目的和要求。

病人住院期间资料补充内容二:

病人病情稳定,准备出院。病人担心日后经济来源,准备出院后继续工作。

> 护理要求:依据病人目前的情况,给予相应的护理。
> 主要护理操作:①告知病人及家属该病的诱发因素及易复发性;②教会病人及家属识别肝性脑病的早期症状,指导其病情变化时及时就医;③告知该病对驾驶车辆的影响。

【临床案例三：肝炎后肝硬化失代偿期、上消化道出血】

1. 病史　葛某，男，70岁，初中文化，退休工人。病人8年前反复出现腹胀伴乏力，诊断为"肝炎后肝硬化失代偿期"，予保肝、抗病毒等治疗，近4年来多次因"上消化道出血"住院治疗。病人今晨突发呕血，量约500ml，色鲜红，急诊予对症治疗后收入病房。入院时自感乏力、头晕，食欲尚可，上腹部胀满不适，睡眠欠佳。既往有"乙型病毒性肝炎"病史15年。有饮酒史10余年，每天饮酒约半斤，现已戒酒；吸烟史45年，每天6~7支。已婚，育有1女，妻女均体健。

2. 身体评估　体温36.9℃，脉搏96次/min，呼吸17次/min，血压84/55mmHg。神志欠清，嗜睡，肝病面容，贫血貌，皮肤、黏膜黄染，无瘀点、瘀斑；肝颈静脉回流征(+)；腹部稍膨隆，质软，未见腹壁静脉曲张，肝区无叩击痛，全腹无压痛及反跳痛，无腹部包块，脾肋下3指，质软，移动性浊音(+)，肠鸣音正常。

3. 实验室及其他检查　血常规：红细胞$1.88×10^{12}$/L，血红蛋白42g/L，血小板计数$67×10^9$/L。肝功能：ALT 135U/L，AST 220U/L，血氨491μmol/L，总蛋白50.1g/L，白蛋白28.2g/L，球蛋白19.9g/L。腹部B超：腹水，肝硬化，脾大，门静脉高压。

护理要求：依据病人目前的情况，给予相应的护理。

主要护理操作：①大出血病人抢救措施；②预防并发症措施；③密切观察病情变化。

病人住院期间资料补充内容一：

经输血、止血、抑酸、保肝等治疗后，病人神志转清，出血已止，生命体征正常。入院4天病人未解大便，遵医嘱予乳果糖口服溶液40g灌肠，病人拒绝。

护理要求：依据病人目前的情况，给予相应的护理。

主要护理操作：向病人及家属讲解乳果糖灌肠的目的，以及病人保持大便通畅的重要性。

病人住院期间资料补充内容二：

病人病情稳定，准备明天出院。病人因反复出血，担心以后仍会有出血并危及生命，护士给予健康指导。

护理要求：依据病人目前的情况，给予相应的护理。

主要护理操作：指导病人定期复查，遵医嘱按时服药，注意饮食，注意观察大便颜色、性质，如有不适及时就医。

（尤黎明　吕爱莉　冯晓玲　罗健　赵娟娟）

URSING

第四章

泌尿系统疾病病人的护理

一、学习要求与重点难点

(一) 概述

学习要求

1. 了解肾脏的解剖和组织学结构。

2. 熟悉肾脏的生理功能以及与疾病的关系。

3. 熟悉泌尿系统疾病病人护理评估的内容。

4. 具有尊重生命、关爱病人、保护病人隐私、科学严谨、慎独的职业精神。

重点难点

1. 肾小球滤过功能及其影响因素。

2. 肾小管的浓缩和稀释功能。

3. 肾脏的内分泌功能。

4. 泌尿系统疾病病人的问诊要点。

5. 各种尿标本的留取方法及注意事项。

6. 肾小球滤过功能的测评指标。

7. 肾穿刺活组织检查的术前与术后护理。

8. 静脉肾盂造影和逆行肾盂造影检查术的术前护理。

(二) 泌尿系统疾病病人常见症状体征的护理

学习要求

1. 掌握肾源性水肿的类型、发生机制、临床表现及护理。

2. 掌握尿路刺激征的概念、病因、临床表现及护理。

3. 掌握肾性高血压、各类尿异常和肾区痛的概念、病因及临床表现。

4. 具有尊重生命、关爱病人、保护病人隐私、科学严谨、慎独的职业精神。

重点难点

1. 肾炎性水肿与肾病性水肿在发生机制与临床特点方面的差异。

2. 肾小球疾病"体液过多"护理诊断/问题的相关因素及护理措施。

3. 尿路刺激征的护理措施。

4. 容量依赖性高血压和肾素依赖性高血压的发生机制及临床特点。

5. 多尿、少尿、无尿，蛋白尿，血尿，白细胞尿、脓尿和菌尿，管型尿的定义。

6. 蛋白尿的类型及其临床意义。

7. 肾区痛的概念及其临床意义。

（三）肾小球疾病概述

学习要求

1. 掌握肾小球疾病的概念。

2. 熟悉原发性肾小球疾病的发病机制。

3. 熟悉原发性肾小球疾病的分类。

4. 具有尊重生命、关爱病人、科学严谨的职业精神。

重点难点

1. 原发性肾小球疾病的发病机制。

2. 肾小球疾病临床分型与病理分型间的关系。

（四）肾小球肾炎

学习要求

1. 掌握急性肾小球肾炎、急进性肾小球肾炎、慢性肾小球肾炎的概念。

2. 熟悉肾小球肾炎的病因与发病机制。

3. 掌握肾小球肾炎的临床表现、实验室及其他检查的临床意义。

4. 了解肾小球肾炎的诊断要点。

5. 熟悉肾小球肾炎的治疗要点。

6. 掌握肾小球肾炎病人的常用护理诊断/问题、护理措施及健康指导。

7. 具有尊重生命、关爱病人、保护病人隐私、科学严谨、慎独的职业精神。

重点难点

1. 急性肾小球肾炎的临床表现、实验室及其他检查的临床意义。

2. 急性肾小球肾炎的治疗原则以及治疗方案的具体选择。

3. 急性肾小球肾炎病人的休息与饮食护理。

4. 急进性肾小球肾炎与急性肾小球肾炎在临床表现与实验室及其他检查结果上的异同。

5. 急进性肾小球肾炎治疗方案的选择。

6. 慢性肾小球肾炎的临床表现、实验室及其他检查的临床意义。

7. 慢性肾小球肾炎降压药的选择及其意义。

8. 加重慢性肾小球肾炎肾损害的因素。

9. 慢性肾小球肾炎病人的饮食护理要点。

10. 慢性肾小球肾炎病人的健康指导内容。

（五）肾病综合征

学习要求

1. 掌握肾病综合征的概念与分类。

2. 熟悉肾病综合征的病因与发病机制。

3. 掌握肾病综合征的临床表现、实验室及其他检查的临床意义。

4. 了解原发性肾病综合征的诊断要点。

5. 熟悉原发性肾病综合征的治疗要点。

6. 掌握原发性肾病综合征病人的常用护理诊断/问题、护理措施及健康指导。

7. 具有尊重生命、关爱病人、保护病人隐私、科学严谨、慎独的职业精神。

重点难点

1. 肾病综合征的临床特征及其发生机制。

2. 原发性肾病综合征治疗中药物的选择及其意义。

3. 原发性肾病综合征病人"体液过多"护理诊断/问题的相关因素及护理措施。

4. 原发性肾病综合征病人"营养失调:低于机体需要量"护理诊断/问题的相关因素及护理措施。

(六) 尿路感染

学习要求

1. 掌握尿路感染的概念与分类。

2. 熟悉尿路感染的病因与发病机制。

3. 掌握尿路感染的临床表现、实验室及其他检查的临床意义。

4. 了解尿路感染的诊断要点。

5. 熟悉尿路感染的治疗要点和治愈的判断标准。

6. 掌握尿路感染病人的常用护理诊断/问题、护理措施及健康指导。

7. 具有尊重生命、关爱病人、保护病人隐私、科学严谨、慎独的职业精神。

重点难点

1. 尿路感染的分类,无症状细菌尿、导管相关性尿路感染、再发性尿路感染的概念。

2. 尿路感染的最常见致病菌、感染途径及易感因素。

3. 急性膀胱炎和急性肾盂肾炎的临床表现与实验室检查结果的异同。

4. 膀胱炎、急性肾盂肾炎、无症状细菌尿、再发性尿路感染、导管相关性尿路感染的治疗方案的差异。

5. 尿路感染的疗效评价标准。

6. 尿路感染病人的常用护理诊断/问题及护理措施。

7. 预防尿路感染、减少复发的健康指导内容。

(七) 急性肾损伤

学习要求

1. 掌握急性肾损伤的概念与分类。

2. 熟悉急性肾损伤的病因与发病机制。

3. 掌握急性肾损伤的临床表现、实验室及其他检查的临床意义。

4. 了解急性肾损伤的诊断要点。

5. 熟悉急性肾损伤的治疗要点。

6. 掌握急性肾损伤病人的常用护理诊断/问题、护理措施及健康指导。

7. 具有尊重生命、关爱病人、科学严谨、精益求精、慎独的职业精神。

重点难点

1. 急性肾损伤的病因。

2. 急性肾损伤少尿期的临床表现。

3. 急性肾损伤并发高钾血症的急救配合。

4. 急性肾损伤病人少尿期的病情监测。

(八) 慢性肾衰竭

学习要求

1. 掌握慢性肾脏病、慢性肾衰竭的概念及慢性肾脏病的分期标准。

2. 熟悉慢性肾衰竭的病因与发病机制。

3. 掌握慢性肾衰竭的临床表现、实验室及其他检查的临床意义。

4. 了解慢性肾衰竭的诊断要点。

5. 熟悉慢性肾衰竭的治疗要点。

6. 掌握慢性肾衰竭病人的常用护理诊断/问题、护理措施及健康指导。

7. 具有科学严谨、精益求精、勇于创新、慎独的职业精神,具有尊重生命、关爱病患的人文情怀。

重点难点

1. 慢性肾衰竭持续进展和急剧加重的危险因素。

2. 慢性肾衰竭的发病机制。

3. 尿毒症的临床表现。

4. 慢性肾衰竭病人"营养失调:低于机体需要量"护理诊断/问题的护理措施。

5. 肾性贫血的治疗及护理措施。

6. 慢性肾衰竭病人的健康指导内容。

(九) 血液净化治疗的护理

学习要求

1. 掌握血液透析、腹膜透析的概念。

2. 了解血液透析、腹膜透析的适应证与禁忌证。

3. 了解血液透析、腹膜透析的原理及方法。

4. 熟悉血液透析血管通路的概念及护理。

5. 熟悉血液透析、腹膜透析的并发症。

6. 熟悉血液透析、腹膜透析病人的护理措施及健康指导。

7. 了解血液滤过、连续性肾脏替代治疗的概念及适应证。

8. 具有尊重生命、关爱病人、科学严谨、慎独的职业精神。

重点难点

1. 血液透析、腹膜透析的原理及方法。

2. 自体动静脉内瘘的护理。

3. 血液透析、腹膜透析常见并发症的预防及处理。

4. 血液透析、腹膜透析病人的健康指导内容。

二、习　题

【名词解释】

1. 尿路刺激征	2. 少尿	3. 无尿
4. 多尿	5. 夜尿增多	6. 大量蛋白尿
7. 脓尿	8. 菌尿	9. 无症状细菌尿
10. 肾小球疾病	11. 急性肾小球肾炎	12. 急进性肾小球肾炎
13. 慢性肾小球肾炎	14. 肾病综合征	15. 尿路感染
16. 导管相关性尿路感染	17. 急性肾损伤	18. 非少尿型急性肾损伤
19. 慢性肾脏病	20. 慢性肾衰竭	21. 肾性贫血
22. 慢性肾脏病-矿物质和骨异常	23. 血液透析	24. 血管通路
25. 失衡综合征	26. 干体重	27. 腹膜透析
28. 血液滤过	29. 连续性肾脏替代治疗	

【选择题】

A₁ 型题

1. 常用于间接评价肾小球滤过率的指标是

    A. 血肌酐   B. 尿渗量   C. 尿蛋白

    D. 昼夜尿比重   E. 尿 β_2 微球蛋白

2. 肾穿刺活组织检查术后,病人需卧床休息

    A. 4 小时   B. 8 小时   C. 12 小时

    D. 24 小时   E. 48 小时

3. 下列属于肾病性水肿特点的是

    A. 多从颜面部开始   B. 很少可波及全身   C. 指压凹陷不明显

    D. 常为体位性   E. 多伴有高血压

4. 下列关于肾素依赖性高血压的描述,正确的是

    A. 血压升高与水、钠潴留有关   B. 限制水、钠控制血压效果好

    C. 使用利尿药控制血压效果好   D. 使用 β 受体拮抗药控制血压效果好

    E. 使用 ACEI 控制血压效果好

5. 尿路刺激征是指

    A. 多尿、尿频、尿急   B. 多尿、尿急、尿痛   C. 多尿、尿急、腰痛

    D. 尿频、尿急、尿痛   E. 尿急、尿痛、腰痛

6. 有关尿液标本采集送检要求,下列描述**不正确**的是

    A. 尿液标本留取后宜立即送检

    B. 从采集到检验完成夏天不应超过 1 小时

    C. 留取尿液标本前避免剧烈运动

    D. 女性病人避免月经期留取尿液标本

    E. 尿细菌学培养用清洁试管留取清晨第 1 次清洁中段尿

7. 下列指标中**不用于**评价近端肾小管功能的是

    A. 尿氨基酸   B. 尿 N-乙酰-β-氨基葡萄糖酶

    C. 尿渗透压   D. 尿 α_1 微球蛋白

    E. 尿 β_2 微球蛋白

8. 夜尿增多是指

    A. 夜间睡眠时尿量超过 250ml   B. 夜间睡眠时尿量超过 500ml

    C. 夜间睡眠时尿量超过 750ml   D. 夜间睡眠时尿量超过 1 000ml

    E. 夜间睡眠时尿量超过 1 250ml

9. 原发性肾小球疾病属于

    A. 自身免疫性疾病   B. 免疫介导炎症性疾病

    C. 特异性感染性疾病   D. 非特异性感染性疾病

    E. 遗传性疾病

10. 急性肾小球肾炎必有的临床表现是

    A. 血尿   B. 大量蛋白尿   C. 水肿

    D. 高血压   E. 血肌酐升高

11. 急进性肾小球肾炎最突出的临床表现为

    A. 肉眼血尿   B. 迅速进展为少尿或无尿

    C. 迅速进展为重度水肿   D. 迅速进展为严重贫血

    E. 迅速进展为严重高血压

12. 下列措施中,有助于减少尿蛋白并延缓肾功能减退的是
    A. 使用血管紧张素转化酶抑制剂(ACEI)　　B. 使用磺胺类抗生素
    C. 优质高蛋白饮食　　D. 使用利尿药
    E. 输注血浆

13. 以下关于无症状细菌尿的描述,**错误**的是
    A. 有真性菌尿但无尿路感染的症状
    B. 连续 2 次清洁中段尿培养的细菌菌落计数均≥10^5CFU/ml
    C. 致病菌多为变形杆菌
    D. 老年人为易感人群
    E. 如未治疗,后期可出现急性尿路感染症状

14. 慢性肾小球肾炎的临床特点**不包括**
    A. 起病隐匿　　B. 早期出现血尿　　C. 早期水肿明显
    D. 多伴有高血压　　E. 可发展为慢性肾衰竭

15. 肾病综合征病人的尿蛋白检测结果多表现为
    A. >3.5g/d　　B. >2.0g/d　　C. <3.5g/d
    D. <2.0g/d　　E. <1.0g/d

16. 肾病综合征并发血栓形成和栓塞的部位,最多见于
    A. 下肢深静脉　　B. 上肢深静脉　　C. 肺血管
    D. 肾静脉　　E. 脑血管

17. 肾病综合征最常见的并发症是
    A. 血栓　　B. 栓塞　　C. 急性肾损伤
    D. 感染　　E. 尿毒症

18. 引起尿路感染的最常见病原微生物是
    A. 肠球菌　　B. 大肠埃希菌　　C. 变形杆菌
    D. 克雷伯菌　　E. 葡萄球菌

19. 下列关于尿路感染治疗的描述,**不正确**的是
    A. 轻型急性肾盂肾炎一般口服抗菌药物 14 天
    B. 无症状细菌尿必须治疗
    C. 重新感染所致的再发性尿路感染,应采用长程低剂量抑菌疗法
    D. 复发性尿路感染应积极寻找并去除易感因素
    E. 妊娠妇女应选用肾毒性较小的抗菌药物

20. 使用磺胺类药物治疗急性膀胱炎期间,下列有助于减少磺胺结晶形成的是
    A. 增加维生素 C 的摄入　　B. 限制钠的摄入　　C. 同时服用阿莫西林
    D. 同时服用碳酸氢钠　　E. 使用导泻药物保持大便通畅

21. 下列选项中,**不属于**急性肾损伤常见原因的是
    A. 挤压伤　　B. 脓毒血症　　C. 急性膀胱炎
    D. 心脏介入手术　　E. 大面积烧伤

22. 急性肾损伤病人肾功能恢复最慢的方面是
    A. 肾小球的滤过功能　　B. 肾小管的重吸收功能　　C. 肾小管的分泌功能
    D. 管-球反馈功能　　E. 肾血流的自我调节功能

23. 急性肾损伤最常见的电解质、酸碱平衡紊乱是
    A. 低氯血症和呼吸性酸中毒　　B. 高钾血症和代谢性酸中毒　　C. 高磷血症和代谢性碱中毒
    D. 低钙血症和呼吸性酸中毒　　E. 高钠血症和代谢性酸中毒

24. 急性肾损伤少尿期的护理措施，**错误**的是
  A. 严格限制入水量
  B. 监测血钾、钠、钙等电解质的变化
  C. 限制蛋白质的摄入
  D. 鼓励病人多食菠菜、香蕉以保持大便通畅
  E. 绝对卧床休息

25. 尿毒症病人心血管系统最常见的并发症是
  A. 高血压
  B. 尿毒症性心肌病
  C. 亚急性心内膜炎
  D. 尿毒症性心包炎
  E. 心律失常

26. 慢性肾衰竭病人皮肤瘙痒的相关因素是
  A. 皮下组织钙化
  B. 皮肤角质增加
  C. 甲状腺功能亢进
  D. 汗液刺激
  E. 末梢神经炎

27. 慢性肾衰竭继发甲状旁腺功能亢进的最主要原因是
  A. 血尿素氮升高
  B. 血钠升高
  C. 血磷升高
  D. 血钾升高
  E. 代谢性酸中毒

28. 尿毒症病人最早和最常见的症状是
  A. 皮肤瘙痒、脱屑
  B. 咳嗽、气促
  C. 厌食、恶心、呕吐
  D. 腰背部疼痛
  E. 嗜睡

29. 尿毒症病人的下列临床表现中，主要是由肾脏内分泌功能障碍所致的是
  A. 胃肠道症状
  B. 贫血
  C. 氮质血症
  D. 神经症状
  E. 代谢性酸中毒

30. 血液透析的适应证**不包括**
  A. 尿毒症
  B. 急性肾损伤
  C. 严重高钾血症
  D. 急性肺水肿
  E. 脑水肿伴颅内压升高

31. 腹膜透析最主要的并发症是
  A. 心力衰竭
  B. 肺部感染
  C. 高血压
  D. 腹膜炎
  E. 高脂血症

A₂ 型题

1. 李某，女，18岁。因颜面及下肢水肿4天就诊。血压145/100mmHg，尿蛋白(++)，尿隐血(+++)，诊断为急性肾小球肾炎。该病人血压升高的主要原因是
  A. 精神紧张
  B. 水、钠潴留
  C. 肾动脉痉挛
  D. 肾素-血管紧张素-醛固酮系统激活
  E. 抗利尿激素分泌增多

2. 孙某，女，29岁。既往体健，现因急性肾盂肾炎收治入院，肾功能正常。为促进疾病康复，护士应告知病人每天摄水量保持在
  A. <800ml
  B. <1 000ml
  C. <1 500ml
  D. ≥1 000ml
  E. ≥2 000ml

3. 江某，男，15岁。因血尿、下肢水肿3天来院就诊，确诊为急性肾小球肾炎。在下列食品类型中，该病人**不宜**多食的是
  A. 面包
  B. 榨菜
  C. 香蕉
  D. 鱼
  E. 菠菜

4. 王某，男，16岁。诊断为急性肾小球肾炎，经积极治疗后水肿消退，病情缓解，准备出院。护士告知该病人出院后在一定时间内仍应避免重体力劳动和劳累，该时间段是
  A. 1个月内
  B. 3个月内
  C. 3~6个月
  D. 6~12个月
  E. 1~2年

5. 柳某,男,14 岁。诊断为急性肾小球肾炎,入院时颜面及双下肢水肿明显。该病人每天钠盐的摄入量应低于

    A. 6g　　　　　　　　　B. 5g　　　　　　　　　C. 4g

    D. 3g　　　　　　　　　E. 1g

6. 何某,男,32 岁。诊断为急进性肾小球肾炎,医嘱予大剂量糖皮质激素治疗。在治疗期间,为避免病情进一步恶化,护士应特别注意观察和预防的不良反应是

    A. 血糖上升　　　　　　B. 向心性肥胖　　　　　C. 消化性溃疡

    D. 血压升高　　　　　　E. 精神兴奋

7. 夏某,男,25 岁。确诊为急进性肾小球肾炎收治入院。该病人在实验室指标方面应重点监测

    A. 外周血白细胞计数　　B. ASO 滴度　　　　　C. 血肌酐

    D. 尿蛋白　　　　　　　E. 血清补体 C3

8. 任某,女,13 岁。诊断为急性肾小球肾炎,经积极治疗后尿蛋白(+),尿红细胞(+),予出院。随访 2 年期间尿蛋白(+~+++),尿红细胞(+~++),提示病情

    A. 发展为慢性增生性肾小球肾炎　　　　　　B. 出现急性肾小球肾炎后遗症

    C. 合并肾病综合征　　　　　　　　　　　　D. 并发急性肾损伤

    E. 合并膜性肾病

9. 刘某,女,22 岁。因尿量减少、下肢水肿 7 天就诊。血压 150/100mmHg,尿蛋白(++),血肌酐 65μmol/L,诊断为急性肾小球肾炎。对病人进行饮食护理宣教**不正确**的是

    A. 控制水的摄入　　　　B. 低盐饮食　　　　　　C. 控制钾的摄入

    D. 高热量饮食　　　　　E. 优质低蛋白饮食

10. 苏某,女,34 岁。诊断为慢性肾小球肾炎,查血尿素氮和血肌酐均明显高于正常。目前该病人的蛋白质摄入应为

    A. 1.5g/(kg·d)的优质蛋白　　　　　　　　B. 1.0~1.2g/(kg·d)的植物蛋白

    C. 1.0~1.2g/(kg·d)的优质蛋白　　　　　　D. 0.6~0.8g/(kg·d)的植物蛋白

    E. 0.6~0.8g/(kg·d)的优质蛋白

11. 林某,男,45 岁。患有慢性肾小球肾炎 2 年,来院随访。护士在评估时,下列**不属于**重点评估的内容的是

    A. 每天排尿量　　　　　B. 尿液颜色、性状　　　C. 皮肤浅表淋巴结检查

    D. 水肿情况　　　　　　E. 血压情况

12. 何某,男,24 岁。双下肢和眼睑水肿伴泡沫尿 7 天、少尿 2 天入院,诊断为肾病综合征。该病人发生风险较低的并发症是

    A. 急性肾损伤　　　　　B. 血栓形成　　　　　　C. 营养不良

    D. 感染　　　　　　　　E. 上消化道出血

13. 谢某,女,48 岁。诊断为原发性肾病综合征,入院时双下肢水肿明显,尿量 300ml/d。针对该病人水肿采取的治疗措施,首先考虑采用

    A. 限水限钠 + 糖皮质激素　　　　　　　　　B. 限水限钠 + 螺内酯

    C. 糖皮质激素 + 低分子右旋糖酐　　　　　　D. 白蛋白 + 低分子右旋糖酐

    E. 螺内酯 + 低分子右旋糖酐

14. 马某,男,48 岁。诊断为肾病综合征,入院时双下肢水肿明显,血肌酐 75μmol/L。护士对该病人蛋白质摄入饮食宣教正确的是

    A. 优质低蛋白饮食　　　　　　　　　　　　B. 极低蛋白饮食

    C. 极低蛋白饮食加必需氨基酸　　　　　　　D. 极低蛋白饮食加 α-酮酸

    E. 正常量的优质蛋白饮食

15. 丁某,女,25 岁。诊断为急性膀胱炎,医嘱予氧氟沙星口服治疗。护士指导该病人用药相关知识,**错误**的是

    A. 遵医嘱服用抗菌药物

    B. 注意药物用法、剂量

    C. 用药期间每天饮水至少 2L

    D. 用药期间如出现发热、腰痛、血尿需及时返院就诊

    E. 尿路刺激症状缓解后立即停药,以减少药物不良反应

16. 陈某,女,60 岁。诊断为急性肾盂肾炎,医嘱予氧氟沙星口服治疗。护士需向病人强调不可擅自停药,必须坚持连续治疗

    A. 5 天   B. 7 天   C. 10 天

    D. 14 天   E. 1 个月

17. 阮某,女,55 岁。尿频、尿急、尿痛伴血尿 2 天来院就诊,诊断为尿路感染,医嘱予口服抗生素。经过一段时间规范治疗后,尿菌转阴,予停药。护士应告知病人下次返院做尿菌复查的时间是在停药后的

    A. 3 天   B. 5 天   C. 7 天

    D. 14 天   E. 30 天

18. 王某,男,62 岁。有消化性溃疡病史 5 年,因呕血、黑便 2 天入院。入院后病人尿量突然减少,BP 90/58mmHg,血肌酐 426μmol/L 且较 1 天前增加 204μmol/L。诊断为上消化道出血,急性肾损伤。病人发生尿量突然减少的可能原因是

    A. 上消化道出血引起肾血流灌注不足,肾小球滤过率降低

    B. 上消化道出血引起急性下尿路梗阻

    C. 合并脓毒血症

    D. 肾血管收缩

    E. 接触大量肾毒性物质引起急性肾小管坏死

19. 姜某,女,54 岁。因急性溶血并发急性肾损伤收治入院。24 小时尿量 150ml,血钾 6.5mmol/L,血尿素氮 27mmol/L,pH 7.30。下列治疗措施**不正确**的是

    A. 予 10% 葡萄糖酸钙 10~20ml 稀释后缓慢静脉注射

    B. 输同型库存血 400ml

    C. 50% 葡萄糖液 50ml 加普通胰岛素 6U 缓慢静脉滴注

    D. 离子交换树脂 15g 口服,每天 3 次

    E. 5% 碳酸氢钠 100ml 缓慢静脉滴注

20. 章某,女,65 岁。因输尿管结石准备手术,2 天前行静脉肾盂造影后出现尿量明显减少,24 小时尿量少于 400ml,同时出现食欲减退、腹胀、呃逆。对该病人的饮食指导正确的是

    A. 多吃香蕉、橘子等水果以保持大便通畅   B. 睡前吃少量点心

    C. 限制蛋白质摄入   D. 一日三餐暂改为白粥加咸菜

    E. 多喝淡盐水以改善胃肠道症状

21. 廖某,男,48 岁。因"急性胃肠炎"静脉滴注庆大霉素后,24 小时尿量约为 200ml,血钾 7.0mmol/L。为尽快纠正水、电解质异常,该病人应立即采取的抢救措施是

    A. 钠型离子交换树脂 30g 口服

    B. 10% 葡萄糖酸钙 10ml 稀释后缓慢静脉注射

    C. 10% 葡萄糖 250ml 加普通胰岛素 12U 缓慢静脉滴注

    D. 5% 碳酸氢钠 200ml 缓慢静脉滴注

    E. 紧急血液透析

22. 王某,男,46 岁。诊断为慢性肾衰竭(CKD 5 期),每天尿量 300~400ml,红细胞 3.19×10^{12}/L,血红蛋白 82g/L,血肌酐 579μmol/L。下列治疗措施**不适合**该病人的是

  A. 输注库存血   B. 补充铁剂

  C. 补充叶酸   D. 口服 α-酮酸

  E. 口服低氧诱导因子脯氨酰羟化酶抑制剂

23. 丁某,男,56 岁。口干、多饮 2 年,水肿 1 年余,加重半年,诊断为糖尿病肾病,慢性肾衰竭(CKD 4 期)。该病人此时的尿液检查最有可能出现的是

  A. 尿比重固定在 1.010 左右   B. 尿中红细胞明显增多   C. 尿中白细胞明显增多

  D. 尿中细胞管型明显增多   E. 尿蛋白(++++)

24. 姚某,女,54 岁。诊断为慢性肾衰竭(尿毒症期)入院治疗,予 5% 碳酸氢钠 200ml 静脉滴注纠正酸中毒后发生抽搐,此时最合理而有效的处理措施是

  A. 肌内注射地西泮   B. 肌内注射维生素 D_3

  C. 静脉注射葡萄糖酸钙   D. 静脉注射呋塞米

  E. 肌内注射山莨菪碱

25. 潘某,男,40 岁。诊断为慢性肾小球肾炎,慢性肾衰竭(CKD 5 期)。护士指导病人低蛋白饮食,应当使病人了解限制蛋白质摄入的目的是

  A. 避免病人超重或肥胖   B. 改善病人的膳食结构

  C. 避免病人血尿酸过高   D. 减少含氮代谢产物的生成和潴留

  E. 避免血脂异常

26. 于某,男,68 岁。患糖尿病肾病 8 年。3 天前夜间突发呼吸困难,不能平卧,家人送至急诊。入院时血压 168/102mmHg,心率 105 次/min,呼吸 28 次/min,双肺底可闻及湿啰音。血尿素氮 38mmol/L,血肌酐 884μmol/L。该病人此时最适合的治疗措施是

  A. 5% 碳酸氢钠 250ml 静脉滴注

  B. 洋地黄类药物强心

  C. 林格液补充血容量

  D. 50% 葡萄糖液 100ml 加普通胰岛素 10U 缓慢静脉滴注

  E. 血液透析

27. 彭某,女,38 岁。维持性血液透析治疗 2 年。本次血液透析过程中出现出冷汗、头晕、心悸,病人最可能发生了

  A. 低血钙   B. 低血压   C. 感染

  D. 心力衰竭   E. 透析器反应

28. 汪某,男,35 岁。因慢性肾衰竭行自体动静脉内瘘成形术后 2 个月,拟使用内瘘进行血液透析。护士指导病人对内瘘的自我护理,下列叙述**错误**的是

  A. 用手触摸吻合口静脉端检查有无震颤   B. 避免内瘘侧肢体提重物

  C. 穿紧袖或束紧袖口的衣服以免感染   D. 避免内瘘侧肢体暴露于过热环境

  E. 避免内瘘侧肢体受压

29. 朱某,女,60 岁。因慢性肾衰竭行维持性血液透析 2 个月,本次血液透析前血压 142/90mmHg,透析至第 3 小时病人诉头晕、心悸,测血压 116/70mmHg。护士处理措施**不正确**的是

  A. 减慢血流速度

  B. 病人取平卧位,抬高床尾

  C. 停止超滤

  D. 肾上腺素 0.25mg 加入生理盐水 10ml 静脉注射

  E. 输注生理盐水 100ml

30. 崔某,男,65 岁。反复血尿、蛋白尿 5 年,BP 170/102mmHg,血肌酐 798μmol/L,初步诊断为慢性肾衰竭(CKD 5 期)。病人尿常规检查中对该病诊断最有意义的结果是

    A. 红细胞管型   B. 白细胞管型   C. 上皮细胞管型

    D. 颗粒管型   E. 蜡样管型

31. 曹某,男,57 岁。慢性肾衰竭病史 5 年,腹膜透析置管术后 3 天,腹膜透析过程中出现透析液引流不畅,腹透管出口处无异常,病人一般情况好,无诉其他不适。护士此时**不宜**采用的方法是

    A. 改变体位   B. 经腹透管内注入抗生素   C. 服用导泻药

    D. 排空膀胱   E. 嘱病人做下楼梯运动

32. 孔某,女,70 岁。慢性肾衰竭病史 8 年,接受腹膜透析 2 个月。3 天前出现发热、腹痛,腹透流出液呈混浊状。该病人腹痛最可能的原因是

    A. 换液时透析液的温度过低   B. 并发自发性腹膜炎

    C. 换液时透析液的渗透压过高   D. 换液时透析液流入速度过快

    E. 换液时未严格无菌操作引发腹腔感染

A₃ 型题

(1~3 题共用题干)

章某,女,16 岁。2 周前有扁桃体炎发作史。近几天出现双下肢和眼睑水肿,晨起时明显,同时尿量减少,尿色较红。实验室检查:尿蛋白(++),尿红细胞(++++)。血清抗链球菌溶血素 O 试验阳性,血清补体下降。

1. 该病人最可能的疾病诊断是

    A. 急性肾小球肾炎   B. 急进性肾小球肾炎   C. 肾病综合征

    D. 慢性肾小球肾炎   E. 慢性肾衰竭

2. 该病人水肿的主要原因是

    A. 营养不良   B. 肾小管重吸收增加   C. 毛细血管通透性增加

    D. 肾小球滤过率下降   E. 抗利尿激素分泌增多

3. 该病人目前最重要的治疗措施是

    A. 卧床休息和对症处理   B. 使用免疫抑制剂   C. 大剂量糖皮质激素治疗

    D. 透析治疗   E. 口服阿司匹林

(4~7 题共用题干)

江某,男,30 岁。2 周前出现发热、咽痛,治疗 3 天后好转,随之出现眼睑及双下肢水肿,伴肉眼血尿,予以青霉素和利尿药治疗后肉眼血尿消失,但出现少尿、血肌酐和血尿素氮进行性升高。

4. 为明确诊断,最有价值的检查项目是

    A. 肾功能检查   B. 腹部 X 线检查   C. 腹部 B 超检查

    D. 腹部 CT 检查   E. 肾穿刺活组织检查

5. 经检查,该病人确诊为急进性肾小球肾炎。其病理切片光镜下至少可见

    A. 10% 以上肾小球有新月体形成   B. 30% 以上肾小球有新月体形成

    C. 50% 以上肾小球有新月体形成   D. 60% 以上肾小球有新月体形成

    E. 80% 以上肾小球有新月体形成

6. 该病人首选的治疗方案是

    A. 血浆置换疗法   B. 糖皮质激素治疗

    C. 糖皮质激素联合细胞毒药物治疗   D. 对症支持治疗

    E. 糖皮质激素联合抗生素治疗

7. 该病人目前的首优护理诊断/问题是

    A. 体液过多   B. 有皮肤完整性受损的危险   C. 有感染的危险

    D. 潜在并发症:急性肾损伤   E. 潜在并发症:慢性肾衰竭

(8~10 题共用题干)

林某,男,35 岁。4 年前无明显诱因出现眼睑和双下肢水肿,尿蛋白(+++),按"肾炎"治疗好转,之后反复发作。1 周前"感冒"后症状加重,伴尿量减少,血压 162/98mmHg。入院后诊断为慢性肾小球肾炎。

8. 下列指标对了解该病人的肾功能最有价值的是
   A. 尿蛋白　　　　　　　　　B. 尿红细胞　　　　　　　　　C. 血尿酸
   D. 血肌酐　　　　　　　　　E. 血电解质

9. 延缓该病人肾功能进行性恶化的关键措施是
   A. 加强休息,保证睡眠　　　B. 注意保暖,避免感冒　　　　C. 控制血压,减少尿蛋白
   D. 积极利尿,缓解水肿　　　E. 免疫抑制治疗

10. 对该病人进行饮食指导,**错误**的是
   A. 给予优质蛋白　　　　　　B. 给予素食　　　　　　　　　C. 给予高热量饮食
   D. 给予低盐饮食　　　　　　E. 给予低磷饮食

(11~13 题共用题干)

杜某,女,32 岁。因颜面及双下肢水肿 1 年,加重 1 周,伴乏力、尿少、食欲缺乏,来院就诊。血压 158/100mmHg。尿蛋白(+),尿红细胞 10 个/HP,尿白细胞 1 个/HP,24 小时尿蛋白定量 0.8g,血肌酐 156μmol/L,血尿素氮 8.9mmol/L。诊断为慢性肾小球肾炎。

11. 该病人的血压应控制在
   A. 140/90mmHg 以下　　　　B. 130/90mmHg 以下　　　　C. 130/80mmHg 以下
   D. 125/80mmHg 以下　　　　E. 125/75mmHg 以下

12. 该病人应避免使用的药物是
   A. 血管紧张素Ⅱ受体拮抗药　B. 糖皮质激素　　　　　　　　C. 氨基糖苷类抗生素
   D. 青霉素　　　　　　　　　E. α-酮酸

13. 为了预防肾功能急剧恶化,该病人应避免
   A. 中等强度体力活动　　　　B. 呼吸道感染　　　　　　　　C. 性生活
   D. 肾穿刺活组织检查　　　　E. 低蛋白饮食

(14~16 题共用题干)

张某,男,29 岁。无明显诱因出现双下肢凹陷性水肿 1 月余。血压 100/72mmHg,心肺正常。尿蛋白(++++),尿红细胞 0~1 个/HP。血清白蛋白 30g/L,血肌酐、血尿素氮正常。

14. 该病人最可能的疾病诊断是
   A. 肾病综合征　　　　　　　B. 急性肾盂肾炎　　　　　　　C. 慢性肾盂肾炎
   D. 急性肾小球肾炎　　　　　E. 慢性肾小球肾炎

15. 该病人目前的饮食要求为
   A. 高热量、正常量优质蛋白质、低盐　　　　B. 高热量、优质高蛋白质、低盐
   C. 低热量、正常量优质蛋白质、低盐　　　　D. 低热量、优质高蛋白质、低盐
   E. 高热量、优质低蛋白质、低盐

16. 在活动与休息方面,护士应告知病人
   A. 不需卧床休息,但应避免重体力劳动　　　B. 绝对卧床休息
   C. 卧床休息并进行适度的床上及床旁活动　　D. 卧床休息至尿蛋白消失
   E. 卧床休息至血清白蛋白恢复正常

(17~19 题共用题干)

钱某,女,30 岁,已婚。因畏寒、高热 3 天,腰部酸痛及尿频、尿急 2 天收治入院。尿液检查:尿蛋白(+),红细胞(+),白细胞(+++)。

17. 该病人最可能的疾病诊断是

  A. 急性肾小球肾炎　　　　　B. 急进性肾小球肾炎　　　　C. 急性肾盂肾炎

  D. 急性膀胱炎　　　　　　　E. 慢性肾小球肾炎

18. 为明确诊断,该病人必须检查的项目是

  A. 肾穿刺活组织检查　　　　B. 内生肌酐清除率测定　　　C. 尿比重

  D. 尿细菌学检查　　　　　　E. 尿 β_2 微球蛋白测定

19. 该病人发病的最可能原因是

  A. 自身免疫反应　　　　　　B. 细菌上行感染　　　　　　C. 细菌血行播散

  D. 细菌淋巴道播散　　　　　E. 邻近脏器感染灶直接播散

(20~22 题共用题干)

  孔某,男,50 岁。5 天前服用自行煎制的中药后出现头晕、恶心、呕吐,尿量 100ml/d。血尿素氮 15.70mmol/L,血肌酐 384μmol/L。入院初步诊断为急性肾损伤。

20. 该病人出现急性肾损伤最可能的原因是

  A. 免疫反应引起全身血管扩张,肾血流灌注不足

  B. 电解质紊乱

  C. 尿路梗阻

  D. 呕吐引起的血容量不足

  E. 药物导致的急性肾小管坏死

21. 该病人尿液检查的典型改变是

  A. 蜡样管型　　　　　　　　B. 透明管型　　　　　　　　C. 上皮细胞管型

  D. 白细胞管型　　　　　　　E. 脂肪管型

22. 病人此时最重要的护理措施是

  A. 吸氧　　　　　　　　　　B. 卧床休息,抬高双下肢　　C. 监测血压

  D. 优质高蛋白饮食　　　　　E. 限制水、钠、钾的摄入

(23~24 题共用题干)

  冯某,男,30 岁。因大面积烧伤并发急性肾损伤入院。心率 100 次/min,呼吸 22 次/min,血压 95/60mmHg。血肌酐 504μmol/L,血钾 6.8mmol/L。12 小时尿量 150ml。

23. 此时应警惕该病人可能发生

  A. 脱水　　　　　　　　　　B. 疼痛性休克　　　　　　　C. 肾静脉血栓形成

  D. 严重心律失常　　　　　　E. 急性肺水肿

24. 病人此时的补液原则是

  A. 补充生理需要量 2 000~2 500ml

  B. 补充前一天出液量(尿量、大便液量、呕吐物液量)

  C. 补充晶体溶液 2 000ml+20% 甘露醇 250ml

  D. 补充的入液量以不减轻体重为标准

  E. 补充的入液量不超过前一天尿量 +500ml

(25~27 题共用题干)

  谢某,男,36 岁。慢性肾小球肾炎病史 4 年。近 2 周自觉乏力加重,食欲明显减退,呼气有尿味,1 天前排出柏油样糊状便 1 次。诊断为慢性肾小球肾炎,慢性肾衰竭(尿毒症期)。

25. 该病人大便颜色改变的原因是

  A. 红细胞寿命缩短　　　　　　　　　B. 胃肠道黏膜糜烂导致上消化道出血

  C. 铁、叶酸缺乏　　　　　　　　　　D. 某些代谢产物潴留

  E. 肠道菌群失调

26. 下列护理措施最重要的是
    A. 每天监测凝血功能
    B. 每天测量体重 1 次
    C. 每天监测 24 小时尿蛋白
    D. 记录 24 小时出入液量
    E. 每天监测尿中红细胞情况

27. 该病人最可能出现的酸碱平衡失调类型是
    A. 呼吸性酸中毒
    B. 呼吸性碱中毒
    C. 代谢性酸中毒
    D. 代谢性碱中毒
    E. 混合性酸中毒

（28~29 题共用题干）

蔡某，男，43 岁。因乏力、厌食、恶心 2 个月，皮肤瘙痒 2 周入院。身体评估：血压 190/110mmHg，呼吸 22 次/min，贫血貌。实验室检查：红细胞 1.6×10^{12}/L，血红蛋白 69g/L；血肌酐 1 089μmol/L，尿素氮 37.6mmol/L；粪便常规正常。B 超提示双肾萎缩。

28. 该病人红细胞计数、血红蛋白浓度降低主要与下列因素有关的是
    A. 营养不良
    B. 促红细胞生成素减少
    C. 骨髓造血异常
    D. 慢性失血
    E. 感染

29. 针对该病人皮肤瘙痒，下列健康指导**错误**的是
    A. 多用肥皂清洁皮肤
    B. 穿舒适透气衣裤
    C. 修剪指甲，避免皮肤抓破
    D. 勤更换床单被套
    E. 限制摄入含磷丰富的食物

（30~32 题共用题干）

肖某，女，55 岁。患糖尿病 16 年，因食欲减退、乏力、胸闷、气促、尿少 2 周，呕吐 2 小时急诊入院。身体评估：血压 180/120mmHg，呼吸 21 次/min，呼气有尿味，贫血貌，双下肢水肿。实验室检查：红细胞 3.1×10^{12}/L，血红蛋白 79g/L；尿蛋白（+++）；空腹血糖 4.54mmol/L，血钾 3.23mmol/L。

30. 该病人目前可能的疾病诊断是
    A. 呼吸衰竭
    B. 肾病综合征
    C. 慢性肾衰竭
    D. 急性肾小球肾炎
    E. 低血糖

31. 为明确诊断，还需检测的项目是
    A. 血肌酐
    B. 24 小时尿蛋白定量
    C. 血钙
    D. 血磷
    E. 尿红细胞位相

32. 对该病人的饮食指导**不正确**的是
    A. 限制蛋白质的摄入
    B. 多食植物蛋白，如花生、豆类及其制品
    C. 进食富含维生素 C 和 B 族维生素的食物
    D. 烹调时使用醋、番茄汁等调料刺激食欲
    E. 少量多餐

A₄ 型题

（1~4 题共用题干）

姜某，女，22 岁，大学生。有慢性扁桃体炎病史十余年，半月前出现咽部疼痛，自行服用中成药后缓解。1 周来眼睑及颜面部明显水肿，来院就诊。体温 36.9℃，脉搏 88 次/min，呼吸 20 次/min，血压 160/105mmHg。尿蛋白（++），尿红细胞 300 个/HP，尿白细胞 7 个/HP。补体 C3 下降，抗链球菌溶血素 O 试验滴度升高。拟诊为急性肾小球肾炎。

1. 该病人患病的最可能病因是
    A. 饮食不当
    B. 服用中成药
    C. 乙型溶血性链球菌感染
    D. 病毒感染
    E. 高血压

2. 为明确病理类型，病人今天上午行肾穿刺活组织检查。术后病人腰部必须严格制动的时间是
    A. 2~4 小时
    B. 4~6 小时
    C. 6~8 小时
    D. 8~12 小时
    E. 12~24 小时

3. 肾穿刺活组织检查术后,护士必须严密监测病人血压、脉搏、尿色、腹痛和腰痛等情况至少
    A. 2 小时　　　　　　　　　B. 4 小时　　　　　　　　　C. 6 小时
    D. 12 小时　　　　　　　　E. 24 小时

4. 经积极治疗后,病人病情缓解,准备出院。下列健康指导内容中,正确的是
    A. 低盐、低钾、低磷饮食　　　　　　　　B. 避免运动和劳累 1 个月,之后可正常生活
    C. 每 3 个月复查肾功能　　　　　　　　　D. 病情稳定后可行扁桃体摘除术
    E. 季节变换时预防性服用抗生素

(5~6 题共用题干)

林某,男,46 岁。乏力、食欲减退半年,血肌酐 828μmol/L,诊断为慢性肾衰竭(尿毒症期)。今天行第 1 次血液透析治疗。

5. 护士在透析前评估病人干体重时,下列能反映病人干体重的选项是
    A. 理想体重　　　　　　　　B. 透析后的体重　　　　　　C. 透析前的体重
    D. 禁饮 12 小时后的体重　　E. 水平衡正常下的体重

6. 血液透析结束前半小时,病人突然出现抽搐,继而昏迷。出现该症状最可能的原因是
    A. 低血压　　　　　　　　　B. 脑水肿　　　　　　　　　C. 透析器反应
    D. 低血容量　　　　　　　　E. 电解质紊乱

(7~10 题共用题干)

梁某,女,32 岁。因乏力、厌食 2 个月,剧烈呕吐 3 天入院。血肌酐 910μmol/L。入院诊断为慢性肾衰竭(尿毒症期),行右颈静脉中心静脉置管术后,准备采用肝素抗凝行血液透析治疗。

7. 关于中心静脉留置导管的护理,下列措施正确的是
    A. 使用此中心静脉导管采集血标本　　　　B. 观察皮肤出口处导管的刻度
    C. 指导病人增加右上肢活动　　　　　　　D. 使用此中心静脉导管输血
    E. 使用此中心静脉导管补液

8. 在病人血液透析过程中,下列措施正确的是
    A. 每小时观察、记录生命体征
    B. 透析全程打开肝素泵并注意每小时追加肝素剂量
    C. 病人如口渴,可以喝温开水 200ml
    D. 嘱病人透析中进餐
    E. 监测血糖变化

9. 护士对该病人进行饮食指导,**不正确**的是
    A. 蛋白质摄入来源以鸡蛋、牛奶、鱼肉等食材为主
    B. 每天饮水量约为前 1 天尿量加 500ml 水
    C. 低盐饮食
    D. 多食动物内脏等含磷丰富的食物
    E. 避免蘑菇、香蕉的大量摄入

10. 血液透析快结束时,病人出现左腓肠肌痉挛性疼痛,首要处理措施为
    A. 降低超滤速度　　　　　　B. 吸氧　　　　　　　　　　C. 抬高疼痛肢体
    D. 监测血糖　　　　　　　　E. 按摩疼痛肢体

(11~13 题共用题干)

张某,男,56 岁。疲倦、乏力 3 月余,1 月前感冒后上述症状加重,伴恶心、食欲减退,全身皮肤瘙痒,呼气有尿味,精神、睡眠差。身体评估:血压 160/100mmHg,双下肢轻度水肿。24 小时尿量 2 050ml。实验室检查:血肌酐 1 023μmol/L,血尿素氮 34mmol/L,内生肌酐清除率 12ml/(min·1.73m^2),血钾 6.5mmol/L。

11. 该病人最可能的疾病诊断是
    A. 慢性肾小球肾炎　　　　B. 急性肾小球肾炎　　　　C. 急性肾损伤
    D. 慢性肾衰竭尿毒症期　　E. 肾病综合征
12. 关于该病人双下肢水肿的护理，**不妥**的是
    A. 平卧时双下肢垫高
    B. 控制水的摄入量
    C. 钠盐摄入量 6g/d
    D. 观察下肢皮肤完整性、水肿程度、皮温及足背动脉搏动情况
    E. 指导病人每天进行踝泵运动
13. 入院后予血液透析治疗，第 2 次血液透析过程中，病人出现头痛、恶心、呕吐，继而出现抽搐、意识不清，此时病人可能发生了
    A. 透析器反应　　　　B. 失衡综合征　　　　C. 肌肉痉挛
    D. 透析中低血压　　　E. 空气栓塞

【简答题】

1. 简述尿细菌学培养的尿标本留取方法及注意事项。
2. 简述肾穿刺活组织检查的术前护理。
3. 简述肾穿刺活组织检查的术后护理。
4. 简述静脉肾盂造影和逆行肾盂造影检查术的术前肠道准备。
5. 简述肾炎性水肿与肾病性水肿的发生机制和临床表现的区别。
6. 简述肾性水肿病人调整入水量的原则。
7. 简述肾源性高血压的类型以及不同类型的发生机制与特点。
8. 简述肾炎综合征与肾病综合征临床表现的区别。
9. 简述急性链球菌感染后肾小球肾炎的发生机制。
10. 简述急性肾小球肾炎病人的休息与活动原则。
11. 简述减少慢性肾小球肾炎病人肾损害因素的措施。
12. 简述慢性肾小球肾炎病人"营养失调:低于机体需要量"的护理措施。
13. 简述肾病综合征的典型临床表现。
14. 简述肾病综合征病人饮食中蛋白质摄入的原则及其临床意义。
15. 简述尿路感染的易感因素。
16. 简述尿路感染病人多饮水、勤排尿的目的及其要求。
17. 简述预防尿路感染的健康指导内容。
18. 简述急性肾损伤的临床分期及主要特点。
19. 简述急性肾损伤高钾血症需紧急处理的标准及其主要措施。
20. 简述急性肾损伤恢复期病人的健康指导。
21. 简述加重慢性肾衰竭持续进展的危险因素。
22. 简述慢性肾衰竭病人肾性贫血的治疗和护理措施。
23. 简述慢性肾衰竭病人饮食指导的原则与要点。
24. 简述慢性肾衰竭病人预防感染的主要措施。
25. 简述慢性肾衰竭病人的疾病自我监测指导。
26. 简述血液透析病人自体动静脉内瘘成形术后内瘘早期功能锻炼的方法。
27. 简述血液透析病人自体动静脉内瘘的自我护理要点。
28. 简述血液透析病人发生低血压的主要原因及处理措施。
29. 简述腹膜透析病人发生透析液引流不畅的原因及处理方法。

30. 简述腹膜透析病人发生腹膜炎的表现及处理方法。

【论述思考题】

1. 朱某,女,12岁。10天前因受风寒出现咽部肿痛,治疗后缓解。2天前出现颜面水肿,伴双侧腰部酸痛,无尿频、尿急、尿痛,无尿量改变,无肉眼血尿。身体评估:体温36.8℃,脉搏78次/min,呼吸18次/min,血压140/95mmHg,双眼睑水肿,双侧扁桃体Ⅱ度肿大,心肺正常。实验室检查:外周血中白细胞6.4×10^9/L;尿蛋白(++),红细胞100个/HP,畸形红细胞占94%,白细胞6个/HP;血肌酐96μmol/L,血尿素氮6.9mmol/L;ASO 1 200U/ml,补体C3 0.08g/L。

问题:

(1) 该病人最可能的疾病诊断是什么? 可能的病因是什么? 判断的依据有哪些?

(2) 目前该病人最重要的治疗措施是什么? 是否需要抗生素治疗? 为什么?

(3) 该病人目前存在哪些主要的护理诊断/问题?

(4) 该病人母亲非常担心女儿将来发生肾衰竭,你该如何进行合适的健康教育?

2. 邓某,女,40岁。面部及双下肢明显水肿1周来院就诊。实验室检查:24小时尿蛋白定量6.8g,血清白蛋白20g/L,确诊为肾病综合征收治入院。医嘱予口服泼尼松治疗(50mg/d)。

问题:

(1) 该病人出现大量蛋白尿和水肿的病理生理学机制是什么?

(2) 泼尼松有哪些常见的不良反应? 该病人在用药治疗期间,护士应重点观察哪些内容?

(3) 该病人目前主要的护理诊断/问题有哪些? 护士应采取哪些护理措施?

3. 夏某,女,30岁。3个月前无明显诱因出现泡沫尿、尿色加深,伴腰酸、乏力,并进行性加重。近2周劳累后出现双下肢水肿。既往无高血压、糖尿病史。身体评估:体温36.5℃,脉搏86次/min,呼吸20次/min,血压160/95mmHg,心肺正常,双下肢轻度水肿。实验室检查:尿蛋白(++),红细胞30~50个/HP;24小时尿蛋白定量2.1g;血清白蛋白37g/L,血肌酐86μmol/L,血尿素氮7.9mmol/L。肾穿刺活组织检查:4个肾小球呈球性硬化,2个呈节段性硬化。

问题:

(1) 该病人最可能的疾病诊断是什么?

(2) 该病人血压升高的主要原因是什么? 高血压对该病人的肾功能有何影响?

(3) 为控制血压和减少尿蛋白,应首选哪类药物? 为什么? 对病人的用药指导应包括哪些内容?

4. 郝某,女,38岁。尿频、尿急、尿痛2天来院就诊。半年前有1次类似发作,当时诊断为急性膀胱炎,经抗感染治疗后痊愈。既往有严重便秘史。身体评估:体温37.0℃,脉搏80次/min,呼吸16次/min,血压120/80mmHg,心肺无异常。

问题:

(1) 为明确本次发病是否仍为急性膀胱炎,该病人需要做哪些检查?

(2) 若为急性膀胱炎,实验室检查可能会有哪些异常发现?

(3) 该病人的便秘是否会增加急性膀胱炎反复发作的风险? 为什么? 为了解病人病情反复发作的原因,在询问病史时,应重点了解哪些方面的病史?

5. 黄某,女,63岁。无明显诱因出现发热、腰痛2天,伴尿频、尿急、尿痛。身体评估:体温38.5℃,脉搏96次/min,呼吸22次/min,血压110/78mmHg。双肾区叩痛(+)。尿常规:蛋白(±),红细胞3个/HP,白细胞(+++)。尿细菌培养:大肠埃希菌,菌落计数 $>10^5$CFU/ml。血肌酐78μmol/L,血尿素氮5.6mmol/L。

问题:

(1) 该病人出现尿频、尿急、尿痛,提示何种临床问题?

(2) 该病人最可能的疾病诊断是什么? 治愈的标准是什么?

(3) 该病人目前主要的护理诊断/问题有哪些? 护士应采取哪些护理措施?

6. 王某,男,46岁,公司经理。4天前陪客户吃饭,进食了大量鱼、虾、贝类等海鲜,夜间出现腹痛、腹泻、恶心、呕吐,呕出大量胃内容物。当地社区卫生中心拟诊为"急性胃肠炎",予"环丙沙星"等补液治疗3天,未见明显好转。起病至今尿量明显减少,200~300ml/d。身体评估:体温36.6℃,脉搏96次/min,呼吸20次/min,血压150/93mmHg。心肺无异常。腹软,肝肋下2cm。实验室检查:白细胞11.78×10^9/L,红细胞4.12×10^{12}/L;血钾5.0mmol/L,血糖6.7mmol/L,血尿素氮18.4mmol/L,血肌酐458.6μmol/L。诊断为急性肾损伤。

问题:

(1) 该病人尿量持续减少的可能原因有哪些?

(2) 为全面评估病情,还需要收集病人的哪些主观资料和客观资料?

(3) 该病人目前主要的护理诊断/问题有哪些?

(4) 护士应密切观察和监测的内容有哪些?

7. 谭某,女,48岁,农民。2年前无明显诱因出现颜面及双下肢水肿,伴泡沫样尿,经休息后好转,未予治疗。近1年来体力逐渐下降,并出现心慌、胸闷、头晕、眼花、食欲明显减退,伴恶心、腹胀。在当地诊所诊断为"慢性胃炎",服用"胃药"后稍有缓解。3天前呕吐血性液体约100ml,遂急诊入院。病人情绪焦虑。身体评估:体温36.6℃,脉搏102次/min,呼吸22次/min,血压160/95mmHg。慢性病容;呼气有尿味,双肺呼吸音粗,未闻及干、湿啰音;心界向左下扩大,心率102次/min,心律齐;腹平软,无压痛,移动性浊音(−);双下肢轻度水肿,右下肢有1个直径约3cm的瘀斑。实验室检查:红细胞2.8×10^{12}/L,血红蛋白70g/L,血肌酐1 133μmol/L,血尿素氮33.5mmol/L。

问题:

(1) 该病人最可能的疾病诊断是什么?

(2) 为充分了解病人的病情,还需要进行哪些方面的实验室及其他检查?

(3) 病人目前主要的护理诊断/问题有哪些? 相应的护理措施有哪些?

8. 魏某,男,65岁。有高血压病史9年,未规律服用降压药。近半年来常感到头晕、头痛,并有恶心、呕吐、皮肤瘙痒、夜尿增多。10天前无明显诱因出现全身乏力不适,至当地诊所就诊,予补钾治疗后出现心悸、头晕、恶心等症状。病人平时爱吃肉类且口味较咸。身体评估:体温36.5℃,脉搏103次/min,呼吸20次/min,血压176/105mmHg。双肺呼吸音清,未闻及干、湿啰音。心尖搏动位于第6肋间左锁骨中线外侧0.5cm处,心率103次/min,心律齐,各瓣膜听诊区未闻及杂音。实验室检查:血肌酐782μmol/L,尿素氮30.02mmol/L。B超示双肾萎缩。诊断为高血压肾小动脉硬化,慢性肾衰竭(尿毒症期)。

问题:

(1) 哪些因素导致该病人肾功能恶化?

(2) 该病人主要的护理诊断/问题有哪些? 相应的护理措施有哪些?

(3) 对该病人应做哪些饮食指导?

9. 梁某,女,56岁。8年前曾因尿液呈"洗肉水样"行肾活检示系膜增生性肾小球肾炎。2个月前因恶心、乏力,查血肌酐586μmol/L,遂行腹膜透析置管术。出院后行持续不卧床腹膜透析(CAPD)治疗。1天前因突发腹痛伴透出液混浊入院。既往有高血压病史5年,规律服用"氨氯地平、贝那普利"。身体评估:体温38.6℃,脉搏92次/min,呼吸22次/min,血压150/90mmHg。双肺呼吸音清,未闻及干、湿啰音。心率92次/min,心律齐,各瓣膜听诊区未闻及杂音。腹软,腹部膨隆,全腹压痛明显,移动性浊音(+)。实验室检查:白细胞12.78×10^9/L,中性粒细胞90%。

问题:

(1) 该病人出现腹痛伴透出液混浊的可能原因是什么?

(2) 还需要进一步收集和评估病人哪些主、客观资料?

(3) 该病人主要的护理诊断/问题有哪些? 相应的护理措施有哪些?

(4) 对该病人的健康指导应包括哪些内容?

三、参考答案

【名词解释】

1. 尿路刺激征:膀胱颈和膀胱三角区受炎症或机械刺激而引起的尿频、尿急、尿痛,可伴有排尿不尽感及下腹坠痛。

2. 少尿:每天尿量少于 400ml 或少于 17ml/h。

3. 无尿:每天尿量少于 100ml 或 12 小时无尿液排出。

4. 多尿:每天尿量超过 2 500ml。

5. 夜尿增多:夜间睡眠时尿量超过 750ml 或夜间尿量超过白天尿量。

6. 大量蛋白尿:每天尿蛋白持续超过 3.5g/1.73m^2(体表面积)或超过 50mg/kg 体重。

7. 脓尿:新鲜离心尿液每高倍视野白细胞 >5 个或 1 小时新鲜尿液白细胞 >40 万或 12 小时尿中白细胞 >100 万。

8. 菌尿:清洁中段尿涂片镜检,每个高倍视野均可见细菌,或尿细菌培养菌落计数超过 10^{5}CFU/ml。

9. 无症状细菌尿:又称隐匿型尿路感染,即有真性菌尿但无尿路感染的症状,排除尿液污染后,连续 2 次清洁中段尿培养的细菌菌落计数均≥10^{5}CFU/ml,且为相同菌株。

10. 肾小球疾病:是一组病变主要累及双肾肾小球的疾病,以血尿、蛋白尿、水肿、高血压和不同程度肾功能损害为主要临床表现。

11. 急性肾小球肾炎:简称急性肾炎,是一组起病急,以血尿、蛋白尿、水肿和高血压为主要临床表现的肾脏疾病,可伴有一过性肾功能损害。多见于链球菌感染后,其他细菌、病毒和寄生虫感染后也可引起。

12. 急进性肾小球肾炎:简称急进性肾炎,是以急性肾炎综合征(血尿、蛋白尿、水肿和高血压)、肾功能急剧恶化以及多在早期发生急性肾损伤为特征的临床综合征。病理特点为肾小球囊腔内广泛新月体形成,又称为新月体性肾小球肾炎。

13. 慢性肾小球肾炎:简称慢性肾炎,是一组以蛋白尿、血尿、高血压和水肿为基本临床表现,可有不同程度的肾功能减退的肾小球疾病。临床特点为病程长,起病初期常无明显症状,以后缓慢持续进行性发展,最终可发展至慢性肾衰竭。

14. 肾病综合征:由各种肾脏疾病所致的,以大量蛋白尿(尿蛋白 >3.5g/d)、低白蛋白血症(<30g/L)、水肿、高脂血症为临床表现的一组综合征。

15. 尿路感染:由于各种病原体在泌尿系统异常繁殖所致的尿路急、慢性炎症。

16. 导管相关性尿路感染:留置导尿管期间或拔除导尿管 48 小时内发生的尿路感染。

17. 急性肾损伤:是一组由各种因素引起的短时间内肾功能急剧减退而出现的临床综合征,主要表现为肾小球滤过率下降、氮质等代谢产物潴留,水、电解质和酸碱平衡紊乱,甚至引起全身各系统并发症。

18. 非少尿型急性肾损伤:指在急性肾损伤的病程中,病人的尿量无减少,维持在 400ml/d 以上,是急性肾损伤的一种特殊类型,病情大多较轻,预后好。

19. 慢性肾脏病:各种原因引起的慢性肾脏结构和功能异常(肾损伤≥3 个月),伴或不伴肾小球滤过率(GFR)下降,表现为肾脏病理学检查异常或肾脏损伤(血液、尿液成分异常或影像学检查异常);或不明原因的 GFR 下降[<60ml/(min·1.73m^2)]超过 3 个月。

20. 慢性肾衰竭:简称慢性肾衰,指各种原发性或继发性慢性肾脏病持续进展引起肾小球滤过率下降和肾功能损害,出现以代谢产物潴留,水、电解质和酸碱平衡紊乱和全身各系统症状为主要表现的临床综合征。

21. 肾性贫血:慢性肾衰竭时,由于肾脏促红细胞生成素生成减少导致的贫血,多数病人均有轻至中度贫血,且多为正细胞、正色素性贫血。

22. 慢性肾脏病-矿物质和骨异常：由于慢性肾脏病所致的矿物质与骨代谢异常综合征，表现为钙、磷、甲状旁腺素或维生素 D 代谢异常，骨转化、骨矿化、骨量、骨线性生长或骨强度异常，以及血管或其他软组织钙化。

23. 血液透析：简称血透，是将病人血液与含一定化学成分的透析液分别引入透析器内半透膜的两侧，根据膜平衡原理，经弥散、对流等作用，达到清除病人血液中代谢废物及过多的液体，纠正水、电解质及酸碱平衡紊乱的一种治疗方法。

24. 血管通路：血液透析时体外循环血液引出和回流的通路，是进行血液透析的必要条件。

25. 失衡综合征：血液透析中或透析结束后不久出现的以神经精神症状为主的临床综合征，多发生于严重高尿素氮血症的病人接受透析治疗之初。轻者表现为头痛、恶心、呕吐、躁动，重者表现为抽搐、昏迷等。

26. 干体重：血液透析病人身体内没有多余水分潴留也没有脱水时的体重，是一个相对的数值，需结合病人的症状、食欲、营养状态及实验室检查结果综合评价。

27. 腹膜透析：简称腹透，是利用腹膜的半透膜特性，将适量透析液引入腹腔并停留一段时间，借助腹膜毛细血管内血液及腹腔内透析液中的溶质浓度梯度和渗透梯度进行水和溶质交换，以清除蓄积的代谢废物，纠正水、电解质、酸碱平衡紊乱的一种治疗方法。

28. 血液滤过：模拟正常人肾小球的滤过原理，以对流的方式清除血液中的水分和尿毒症毒素的一种血液净化技术。

29. 连续性肾脏替代治疗：又称为连续性血液净化，是一种每天连续 24 小时或接近 24 小时进行溶质和水分的缓慢、连续清除的治疗方法，以替代受损的肾脏功能。

【选择题】

A₁ 型题

1. A	2. D	3. D	4. E	5. D	6. E	7. C	8. C	9. B	10. A
11. B	12. A	13. C	14. C	15. A	16. D	17. D	18. B	19. B	20. D
21. C	22. B	23. B	24. D	25. A	26. A	27. C	28. C	29. B	30. E
31. D									

A₂ 型题

1. B	2. E	3. B	4. E	5. D	6. D	7. C	8. C	9. E	10. E
11. C	12. E	13. A	14. E	15. E	16. D	17. D	18. A	19. E	20. C
21. E	22. A	23. A	24. C	25. D	26. E	27. E	28. C	29. D	30. E
31. B	32. E								

A₃ 型题

1. A	2. D	3. A	4. E	5. C	6. C	7. D	8. D	9. C	10. B
11. C	12. C	13. B	14. A	15. A	16. C	17. C	18. D	19. B	20. E
21. C	22. E	23. D	24. C	25. D	26. C	27. C	28. B	29. A	30. C
31. A	32. B								

A₄ 型题

1. C	2. B	3. C	4. D	5. E	6. B	7. B	8. A	9. D	10. A
11. D	12. C	13. B							

【简答题】

1. 尿细菌学培养需用无菌试管留取清晨第 1 次清洁中段尿、导尿或膀胱穿刺尿。注意事项：①在应用抗菌药之前或停用抗菌药 7 天之后留取尿标本；②应确保尿液在膀胱内已停留至少 4 小时；③留取尿液时要严格无菌操作，先充分清洁外阴，消毒尿道口，避免大便和白带污染；④尿标本必须在 1 小时内做细菌培养，否则需冷藏保存。

2. 肾穿刺活组织检查的术前护理：①术前向病人解释检查的目的和意义，消除其恐惧心理；②训练病人俯卧位呼吸末屏气（大于15秒），并练习卧床排尿、排便；③了解病人血压，术前血压应控制在不超过140/90mmHg；④女性病人需了解月经周期，避开月经期；⑤检查血常规、出血与凝血功能及肾功能，以了解有无贫血、出血倾向及肾功能水平；⑥了解病人的用药情况，遵医嘱停用抗凝药物。

3. 肾穿刺活组织检查的术后护理：①穿刺点加压3~5分钟，必要时腹带加压包扎。②平车送病人回病房，并小心平移至病床上。③术后卧床24小时；前4~6小时必须仰卧，腰部严格制动，四肢可缓慢小幅度活动，严禁翻身和扭转腰部。④术后6小时内密切监测血压、脉搏，观察尿色、有无腹痛和腰痛等。⑤若病情允许，嘱病人多饮水，以免血块堵塞尿路。⑥避免或及时处理便秘、腹泻和剧烈咳嗽。⑦术后3周内禁止剧烈运动或重体力劳动。⑧可给予5%碳酸氢钠静脉滴注，碱化尿液，必要时使用止血药及抗生素，以防止出血和感染。

4. 静脉肾盂造影和逆行肾盂造影检查前病人应予少渣饮食，避免摄入豆类等产气食物；检查前一天晚餐后2小时开水冲服番泻叶以清洁肠道；检查日晨禁食，造影前12小时禁饮水。

5. ①肾炎性水肿与肾病性水肿发生机制的区别：肾炎性水肿主要是由于肾小球滤过率下降，而肾小管重吸收功能相对正常造成"球-管失衡"和肾小球滤过分数（肾小球滤过率/肾血浆流量）下降，导致水、钠潴留而产生水肿。肾病性水肿主要是由于长期大量蛋白尿造成血浆蛋白减少，血浆胶体渗透压降低，液体从血管内进入组织间隙，产生水肿。②肾炎性水肿与肾病性水肿临床表现的区别：肾炎性水肿多从颜面部开始，重者可波及全身，指压凹陷不明显。肾病性水肿一般较严重，多从下肢部位开始，常为全身性、体位性和凹陷性，可无高血压及循环淤血的表现。

6. 肾性水肿病人的液体入量视水肿程度及尿量而定。若每天尿量达1 000ml以上，一般不需严格限水，但不可过多饮水。若每天尿量小于500ml或有严重水肿者需限制水的摄入，重者应量出为入，每天液体入量不应超过前天24小时尿量加上不显性失水量（约500ml）。液体入量包括饮食、饮水、服药、输液等各种形式或途径进入体内的水分。

7. 肾源性高血压按发生机制可分为容量依赖性高血压和肾素依赖性高血压。前者的发生与水、钠潴留致血容量增加有关，限制水、钠摄入或增加水、钠排出可降低血压。后者为肾素分泌增多，肾素-血管紧张素-醛固酮系统兴奋所致，一般降压药效果差，限制水、钠或使用利尿药后反而可使病情加重，可应用血管紧张素转化酶抑制剂、血管紧张素Ⅱ受体拮抗药和钙通道阻滞药降压。

8. 肾炎综合征以肾小球源性血尿为主要表现，常伴有蛋白尿，但也可以为单纯血尿，可有水肿和高血压。肾病综合征以大量蛋白尿和低蛋白血症为主要表现，常伴有水肿和高脂血症。

9. 急性链球菌感染后肾小球肾炎常发生于乙型溶血性链球菌"致肾炎菌株"引起的上呼吸道感染（多为急性扁桃体炎）或皮肤感染（多为脓疱疮）后，其发生机制是：①链球菌的胞壁成分或某些分泌蛋白刺激机体产生抗体，形成循环免疫复合物沉积于肾脏；②抗原原位种植于肾脏；③肾脏正常抗原改变，诱导自身免疫反应。

10. 急性肾小球肾炎病人的休息与活动原则：急性期病人应绝对卧床休息2~3周，部分病人需卧床休息4~6周，直至肉眼血尿消失、水肿消退及血压恢复正常，方可逐步增加活动量。痊愈后可适当参加体育活动，以增强体质，但在1~2年内应避免重体力劳动和劳累。

11. 减少慢性肾小球肾炎病人肾损害因素的措施：①预防与治疗各种感染，尤其是上呼吸道感染；②禁用有肾毒性药物；③及时治疗高脂血症、高尿酸血症等。

12. 慢性肾小球肾炎病人"营养失调：低于机体需要量"的护理措施：①肾功能减退时应予以优质低蛋白饮食，0.6~0.8g/(kg·d)，适当增加碳水化合物的摄入，补充必需氨基酸和α-酮酸，补充多种维生素及锌元素。②必要时静脉补充必需氨基酸。③密切监测病人的进食情况和营养状况，包括每天摄取的食物总量、品种，评估膳食中营养成分结构是否合适，总热量是否足够；口唇、指甲和皮肤色泽有无苍白；定期监测体重和上臂肌围，血红蛋白浓度和血清白蛋白浓度。

13. 肾病综合征的典型临床表现包括：①大量蛋白尿，尿蛋白>3.5g/d，以白蛋白为主；②低蛋白血症，血清白蛋白低于 30g/L，血中免疫球蛋白和补体成分、抗凝及纤溶因子、金属结合蛋白等其他蛋白成分也可减少；③水肿，是肾病综合征最突出体征，严重水肿者可出现胸腔、腹腔和心包积液；④高脂血症，高胆固醇血症最为常见，甘油三酯、低密度脂蛋白胆固醇、极低密度脂蛋白胆固醇和脂蛋白 a 也可增加。

14. 肾病综合征病人一般给予正常量的优质蛋白质[0.8~1.0g/(kg·d)]，不宜给予高蛋白饮食，因为高蛋白饮食可致尿蛋白增多而加重病情。若出现氮质血症，则应限制蛋白质的摄入，可根据肾小球滤过率调整蛋白质摄入量，采取优质低蛋白饮食。

15. 尿路感染的易感因素包括：①女性，尤其在月经期、妊娠期、绝经期和性生活后易发生感染；②尿路梗阻，是尿路感染的最重要易感因素。膀胱输尿管反流也易引起感染；③使用尿道插入性器械，如留置导尿管、膀胱镜检查、尿道扩张术等；④机体抵抗力低下，如糖尿病、慢性肾脏病、慢性腹泻、长期卧床的重症慢性疾病和长期使用糖皮质激素。

16. 尿路感染病人应尽量"多饮水、勤排尿"，目的是达到不断冲洗尿路，以减少细菌在尿路停留。在无禁忌证的情形下，尿路感染者每天摄水量不应低于 2 000ml，保证每天尿量在 1 500ml 以上，且每 2~3 小时排尿 1 次。

17. 预防尿路感染的健康指导内容包括：①保持规律生活，避免劳累，坚持体育运动，增加机体免疫力；②多饮水、勤排尿；③注意个人卫生，注意会阴部及肛周皮肤的清洁，特别是月经期、妊娠期、产褥期；④与性生活有关的反复发作者，应注意性生活后立即排尿；⑤膀胱输尿管反流者，需要"二次排尿"。

18. 急性肾损伤典型病程可分为 3 期：起始期、维持期、恢复期。主要特点：①起始期，此期无明显症状，一般持续数小时至数周，若及时采取有效措施常可阻止病情进展。②维持期，GFR 进行性下降后维持在 5~10ml/min 的低水平，多数持续 7~14 天，病人常出现少尿或无尿，但也有部分病人尿量可维持在 400ml/d 以上，可出现一系列尿毒症表现。③恢复期，GFR 逐渐恢复至正常或接近正常范围的阶段，持续数天至数月。少尿型病人出现尿量进行性增加，每天尿量可达 3~5L，通常持续 1~3 周，继而逐渐恢复正常。尿量增加数天后血肌酐逐渐下降。

19. 当血钾超过 6mmol/L 或心电图有高钾相关异常表现时，应予紧急处理，主要措施包括：①立即停用含钾药物和含钾食物。②拮抗钾离子对心肌的毒性作用：10% 葡萄糖酸钙 10~20ml 稀释后缓慢静脉注射（不少于 5 分钟）。③转移钾：50% 葡萄糖 50~100ml 或 10% 葡萄糖 250~500ml，加普通胰岛素 6~12U 缓慢静脉滴注；合并代谢性酸中毒者予 5% 碳酸氢钠补碱。④清除钾：紧急血液透析；利尿药缓慢静脉注射，以增加尿量促进钾离子排出。

20. 急性肾损伤恢复期病人的健康指导包括：加强营养，增强体质，适当锻炼；注意个人卫生，注意保暖，防止受凉；避免妊娠、手术、外伤；教会病人测量和记录尿量的方法；指导病人定期复查尿常规、肾功能及双肾 B 超。

21. 慢性肾衰竭持续进展的危险因素主要包括高血糖、高血压、蛋白尿、低蛋白血症、吸烟等。引起慢性肾衰竭急剧加重的危险因素包括：①累及肾的疾病复发或加重；②有效循环血容量不足；③肾灌注急剧减少，如肾动脉狭窄应用 ACEI、ARB 类药物；④严重高血压未有效控制；⑤使用肾毒性药物；⑥尿路梗阻；⑦其他，如严重感染、其他器官功能衰竭等。

22. 慢性肾衰竭病人肾性贫血的主要治疗措施为：重组人类促红细胞生成素（rHuEPO），2 000~3 000U，每周 2~3 次，皮下注射；或口服低氧诱导因子脯氨酰羟化酶抑制剂。治疗靶目标为血红蛋白 110~120g/L。治疗期间同时静脉补充铁剂（如蔗糖铁、葡萄糖酸亚铁、右旋糖酐铁）、叶酸等造血原料。护理措施主要为：①评估贫血情况。②评估病人有无消化道出血、月经过多，有无叶酸及维生素 B_{12} 缺乏、药物不良反应、合并血液系统疾病或恶性肿瘤等贫血原因。③重组人类促红细胞生成素的用药护理：每次皮下注射应更换注射部位；严格监测血压、血红蛋白等指标；观察有无高血压、头痛、血管通路栓塞、肌病或流感样症状、癫痫、高血压脑病等不良反应。每月定期监测血红蛋白和血细胞比容、血清铁、转铁蛋白饱和度、铁蛋白等。④病人应卧床休息，适当活动，避免过度劳累。

23. 慢性肾衰竭病人的饮食指导包括：指导病人严格遵从慢性肾衰竭的饮食原则，强调合理饮食对治疗本病的重要性。教会病人在保证足够热量供给、限制蛋白质摄入的前提下,选择适合自己病情的食物品种及数量。饮食宜清淡、易消化,食物应富含 B 族维生素、维生素 C、叶酸、铁和钙质,低磷、低盐等。指导病人在血压升高、水肿、少尿时,应严格限制水、钠摄入。口渴时可采用漱口、含小冰块、嚼口香糖等方法缓解。有高钾血症时,应限制含钾量高的食物。

24. 慢性肾衰竭病人预防感染的主要措施如下:①有条件时将病人安置在单人房间,病室定期通风并空气消毒。②严格执行无菌操作,避免不必要的侵入性治疗与检查,特别注意有无留置静脉导管和留置尿管等部位的感染。③加强生活护理,尤其是口腔及会阴部皮肤的卫生;卧床病人应定期翻身,指导有效咳痰。④病人尽量避免去人多聚集的公共场所。⑤接受血液透析的病人,可进行乙肝疫苗的接种,并尽量减少输注血液制品。

25. 慢性肾衰竭病人疾病自我监测的指导内容包括:①指导病人准确记录每天的尿量和体重;②指导病人掌握自我监测血压的方法,每天定时测量,血压控制目标为 <130/80mmHg;③合并糖尿病者定期监测血糖,控制目标为空腹血糖 5~7.2mmol/L,HbA1c<7%;④监测体温变化;⑤一般每 1~3 个月返院随访 1 次,复查血常规、肾功能、血清电解质等;⑥及时就医的指征,如出现体重迅速增加超过 2kg、水肿、血压显著增高、气促加剧或呼吸困难、发热、乏力或虚弱感加重、嗜睡或意识障碍时,需及时就诊。

26. 内瘘早期功能锻炼具体方法为:内瘘术后 1 周,每天做握拳运动或手握橡皮握力圈,每天 3~4 次,每次 10~15 分钟。术后 2 周,进行束臂握拳运动,即在吻合口上方近心端(如上臂),轻轻加压至内瘘血管适度扩张充盈,同时进行握拳或握橡皮握力圈,1 分钟后解除压力,然后再次加压,如此循环练习,每次 10~15 分钟,每天 2~3 次。

27. 血液透析病人自体动静脉内瘘的自我护理:①每天自行检查内瘘,判断内瘘是否通畅。②保持内瘘局部皮肤清洁,每次透析前清洁手臂。③透析结束当天保持穿刺部位清洁干燥,避免弄湿。④避免内瘘侧肢体受压、负重、戴手表,勿穿紧袖衣服;注意睡姿,避免压迫内瘘侧肢体;避免肢体暴露于过冷或过热的环境。⑤注意保护内瘘,避免碰撞等外伤,以延长其使用期。

28. 血液透析病人发生低血压的原因主要与透析开始时部分循环血液进入透析器及其管路,而血管收缩反应低下引起有效循环血容量不足,或由于超滤过多过快引起血容量不足有关,也见于病人自主神经功能紊乱、服用降压药、透析中进食、合并心肌病变、心律失常等情况。处理措施包括:①立即减慢血流速度,停止超滤,协助病人平躺,抬高床尾,并给予吸氧;②输注生理盐水、高渗葡萄糖溶液等;③监测血压变化,必要时使用升压药,若血压仍不能回升,需停止透析。

29. 腹膜透析病人透析液引流不畅的常见原因有:腹膜透析管移位、受压、扭曲、纤维蛋白堵塞、大网膜包裹等。处理方法:①改变体位,按摩腹部,加压冲管,增加活动(如下楼梯);②排空膀胱及通便,必要时服用通便药、胃肠动力药或灌肠,以促进肠蠕动并减轻腹胀;③行腹部 X 线平片了解导管位置;④腹膜透析管内注入尿激酶、肝素、生理盐水、透析液等,去除堵塞透析管的纤维素、血块等;⑤以上处理无效者可重新手术置管。

30. 腹膜透析发生腹膜炎的临床表现为透出液变混浊、腹痛、发热、腹部压痛、反跳痛等。处理方法:①密切观察透出液的颜色、性质、量、超滤量,及时留取透出液送检和进行细菌、真菌培养;怀疑菌血症或脓毒血症时还应进行血培养;记录 24 小时出入量。②用 2 000ml 透析液连续腹腔冲洗直至透出液澄清。③腹膜透析液内加入抗生素及肝素,也可全身应用抗生素。④若治疗后感染仍无法控制,应考虑拔除透析管。

【论述思考题】
答案略。

四、个案护理计划

【病例简介与护理计划一:肾病综合征】

1. 病史 李某,女,50岁,初中文化,已退休。4个月前发现尿中有泡沫,未予重视。近1周来眼睑及双下肢水肿并进行性加重,伴明显乏力,遂来院就诊。发病以来,无尿频、尿急、尿痛,无发热、关节酸痛。食欲较差,睡眠尚可,排便正常。既往无高血压、心脏病、肝病病史。与配偶、儿子同住,家庭和睦,经济状况较好。

2. 身体评估 体温36.7℃,脉搏96次/min,呼吸20次/min,血压120/75mmHg。神志清楚,皮肤、黏膜无出血点、无黄染。右下肺触觉语颤减弱,叩诊呈浊音,呼吸音减低。心率96次/min,律齐,各瓣膜听诊区未闻及杂音。腹部膨隆,腹围95cm,腹部无压痛,肝、脾肋下未及,移动性浊音(+),肠鸣音正常。四肢明显水肿,呈凹陷性。

3. 实验室及其他检查 24小时尿蛋白定量8.88g。血生化:白蛋白29g/L,总胆固醇5.23mmol/L,甘油三酯1.05mmol/L,肌酐74μmol/L,尿素氮6.2mmol/L。胸部X线检查:右侧少量胸腔积液。肾活组织检查病理报告示:微小病变型肾病。

入院诊断:肾病综合征。

4. 护理计划

护理诊断/问题	目标	护理措施
1. 体液过多 与低蛋白血症致血浆胶体渗透压下降有关	(1) 住院期间病人能遵从限制水、钠摄入的要求 (2) 胸腔积液、腹水和四肢水肿有所消退 (3) 出院前,能叙述休息、限制水、钠摄入与水肿转归的关系	(1) 卧床休息,取半坐卧位,抬高下肢 (2) 告知病人水肿的原因及控制水、钠摄入的重要性。每天入水量不超过前一天24h尿量加上500ml (3) 记录24h出入液量,监测尿量变化;定期测量病人体重、腹围;观察胸腔积液、腹水和四肢水肿的消长情况 (4) 监测生命体征、尿常规、肾小球滤过率、血尿素氮、肌酐、白蛋白、电解质等 (5) 按医嘱给药,并观察有无不良反应
2. 营养失调:低于机体需要量 与大量蛋白尿丢失、摄入减少及吸收障碍有关	(1) 住院期间病人能严格遵循饮食计划,饮食结构合理 (2) 营养状况好转 (3) 出院前,能叙述饮食原则以及优质蛋白质的食物种类	(1) 告知病人饮食疗法的重要性、基本原则与要求,结合病人的营养状况与其共同制订饮食计划,鼓励病人进食,采用无钠盐、醋和柠檬等增进食欲 (2) 给予足够热量和正常量优质蛋白质,热量126kJ/(kg·d)以上,优质蛋白1.0g/(kg·d)。低盐饮食(钠盐<3g/d)。减少动物脂肪,可选择富含多聚不饱和脂肪酸(如植物油、鱼油)的饮食及富含可溶性纤维的食物(如燕麦、豆类等),补充足够维生素及微量元素(铁、钙等) (3) 每天记录进食情况,评估饮食结构是否合理,热量是否充足 (4) 定期测量血清白蛋白和血红蛋白,评估病人的营养状况
3. 有感染的危险 与机体抵抗力下降、应用激素和/或免疫抑制剂有关	(1) 住院期间病人能了解自己易发生感染及感染的相关危险因素 (2) 能采取有效的预防措施,未发生感染	(1) 告知病人预防感染的重要性以及感染的危险因素 (2) 保持病房环境清洁,定时开门窗通风换气,定期进行空气消毒、用消毒药水拖擦地板和桌椅,保持室内温度和湿度合适 (3) 减少病区探访人次,限制上呼吸道感染者探访。外出时做好必要的个人防护,如戴口罩等 (4) 指导病人注意保暖,加强全身皮肤、口腔黏膜和会阴部的清洁护理,动作轻柔,避免损伤皮肤 (5) 指导病人选择柔软、宽松的衣裤。卧床休息时,可用软垫支撑受压部位 (6) 监测生命体征,观察有无咽痛、咳嗽、咳痰、肺部湿啰音、尿路刺激征、皮肤红肿等感染征象

护理诊断/问题	目标	护理措施
4. 潜在并发症:血栓及栓塞	(1) 住院期间病人能了解自己易发生血栓及栓塞的原因 (2) 能采取有效的预防措施,未发生血栓和栓塞	(1) 告知病人发生血栓及栓塞的危害以及发生血栓及栓塞的相关危险因素 (2) 每天监测双下肢的周径,观察病人有无一侧肢体突然肿胀,触摸肢体相关动脉搏动情况 (3) 指导病人做床上足踝运动;水肿症状减轻时,指导病人适当下床活动 (4) 监测病人血、尿各项检查结果;使用抗凝药物者,监测凝血时间、凝血酶原时间及血小板计数,观察有无皮肤瘀斑、黑便、血尿等

【病例简介与护理计划二:急性肾盂肾炎】

1. 病史　梁某,女,29 岁,已婚,餐饮店服务员。2 天前无明显诱因出现尿频、尿急、尿痛,伴腰部酸痛,未予重视。昨天上午上述症状加重,体温高达 39.5℃,伴恶心,无呕吐,以"急性肾盂肾炎"收入院。既往体健,育有 1 子,家庭和睦,经济状况一般,对疾病不了解。

2. 身体评估　体温 39.0℃,脉搏 100 次/min,呼吸 20 次/min,血压 110/85mmHg。神志清楚,双肺呼吸音清,未闻及干、湿啰音。心率 100 次/min,律齐,各瓣膜听诊区未闻及杂音。腹平软,双侧肾区叩痛。下肢无水肿。

3. 实验室及其他检查　血常规:红细胞 4.22×10^{12}/L,白细胞 14.38×10^9/L,中性粒细胞 76.2%。尿常规:尿蛋白(+++),红细胞 1 337 个/μl,白细胞 3 168 个/μl,上皮细胞 21 个/μl。血生化:尿素氮 6.2mmol/L,肌酐 110μmol/L。尿培养:大肠埃希菌,菌量 $>10^5$CFU/ml。

4. 护理计划

护理诊断/问题	目标	护理措施
1. 排尿障碍:尿频、尿急、尿痛　与尿路感染所致的膀胱激惹状态有关	住院期间,病人尿频、尿急、尿痛逐渐减轻至消失	(1) 告知病人多卧床休息,宜取屈曲位,尽量避免长时间站立 (2) 嘱病人多饮水、勤排尿。每天摄水量不低于 2 000ml,保证每天尿量在 1 500ml 以上,且每 2~3h 排尿 1 次。有尿意及时排尿,不憋尿 (3) 加强个人卫生,增加会阴清洗次数 (4) 指导病人从事一些感兴趣的活动,以分散注意力,缓解尿路刺激征 (5) 按医嘱给药,并观察有无不良反应 (6) 监测病人尿路刺激征以及尿量等变化
2. 体温过高　与急性肾盂肾炎有关	住院期间,病人体温下降至正常	(1) 病情观察:密切监测病人的生命体征和体温变化趋势;观察肾区疼痛、肾区叩击痛和输尿管行程压痛情况,监测体温、尿液性状、尿成分、尿沉渣镜检以及尿细菌培养结果 (2) 高热时采用冷敷等措施进行物理降温 (3) 遵医嘱给予抗菌药物,观察药物疗效和不良反应 (4) 给予清淡、营养丰富、易消化食物。同时做好口腔清洁
3. 知识缺乏:缺乏尿路感染的相关治疗知识以及预防尿路感染和复发的知识	(1) 出院前,病人能复述出院后用药的注意事项 (2) 能正确复述其尿路感染的原因和预防措施 (3) 建立多饮水、勤排尿的习惯	(1) 向病人解释急性肾盂肾炎的治疗疗程、治愈标准以及何时来院复查尿菌 (2) 向病人解释其发生尿路感染的主要原因和易感因素 (3) 向病人解释预防尿路感染的措施,包括多饮水、勤排尿、规律生活、避免劳累,注意个人卫生等

【病例简介与护理计划三：慢性肾衰竭】

1. **病史**　陈某，男，70岁，已婚。2年前无明显诱因反复出现颜面及双下肢水肿，近半年逐渐出现食欲减退、乏力，常感到腰腿酸软，双下肢抽搐和疼痛，间有头晕、视物模糊。1月前无明显诱因出现气促，活动后明显，逐渐加重，难以平卧，伴阵发性咳嗽，咳少量白痰，无发热、胸闷、胸腹背疼痛、意识障碍。3天前无明显诱因出现排尿困难，于急诊就诊，行尿管留置后仍无尿液排出。为求进一步诊治收入肾内科。自起病以来，精神、睡眠、食欲一般，大便正常。既往有高血压病史20余年，血压控制尚可。病人与子女同住，家庭关系融洽，经济状况一般，对所患疾病不了解。

2. **身体评估**　体温36.7℃，脉搏100次/min，呼吸23次/min，血压154/84mmHg。神志清楚，颜面无水肿，呼气有尿味。双肺呼吸音稍粗，双下肺可闻及散在湿啰音。心界向左下扩大，心率100次/min，律齐，二尖瓣区可闻及收缩期杂音。腹平软，移动性浊音（−）。双肾区无叩痛，双下肢膝以下呈凹陷性水肿。

3. **实验室及其他检查**　尿常规：尿蛋白（++），尿微量白蛋白454.4mg/L，白细胞19.7个/μl，红细胞38.6个/μl。24小时尿蛋白定量1.977g。血常规：红细胞3.79×10^{12}/L，白细胞7.02×10^9/L，中性粒细胞82%，血小板130×10^9/L，血红蛋白96g/L。血生化：总蛋白58.1g/L，白蛋白27.7g/L，球蛋白30.4g/L，白蛋白/球蛋白0.9，β_2微球蛋白18.57mg/L，C反应蛋白43.9mg/L，钾5.13mmol/L，钙1.49mmol/L，磷2.05mmol/L，铁2.1μmol/L，总铁结合力42.6μmol/L，血糖5.62mmol/L，尿素氮25.23mmol/L，肌酐739μmol/L。脑钠肽>2 500pg/ml。动脉血气分析：pH 7.26，PaO_2 42.6mmHg，$PaCO_2$ 38.2mmHg，BE −9.7mmol/L。心脏彩超：符合尿毒症性心肌病声像。胸部CT：双肺多发炎症，双侧胸腔积液。胸腔积液B超：右侧胸腔大量积液，左侧胸腔少量积液。腹部B超：腹部少量腹水；双肾体积明显缩小，未见结石及肾盂积水。

目前主要诊断：慢性肾脏病5期，心功能不全，Ⅰ型呼吸衰竭，胸腔积液，高血压1级（很高危）。

目前治疗：入院后行"右侧胸腔穿刺抽液＋留置胸腔引流管"术，并予降压、利尿、抗感染、抗心衰、补充白蛋白、纠正贫血等对症支持治疗，拟行中心静脉导管置管术及规律血液透析。

4. **护理计划**

护理诊断/问题	目标	护理措施
1. 体液过多　与肾衰竭导致水、钠潴留有关	住院期间，病人高血容量状况缓解，水肿程度减轻	（1）绝对卧床休息，取半卧位，提供安静的休息环境；解释病情、各项检查、治疗措施 （2）鼻导管给氧，根据血氧饱和度和动脉血气分析结果调节氧流量 （3）指导病人低盐饮食，限制液体入量 （4）用药护理：按医嘱给予利尿药、降压药、抗心衰药、白蛋白等，观察药物治疗效果及不良反应 （5）按医嘱准备血液透析，根据血压、水肿、呼吸等情况评估病人的干体重及脱水目标值 （6）观察病人行右侧胸腔穿刺抽液后的反应及胸腔引流液的性状，予胸腔引流护理，保持穿刺部位敷料干燥清洁、引流通畅 （7）皮肤护理：评估皮肤的颜色、弹性、完整性，尤其是受压部位的皮肤情况；观察水肿的消长情况；保持皮肤清洁干燥，定时翻身拍背；衣着舒适柔软 （8）病情观察：观察呼吸困难的症状和肺部体征，监测心率、血压、呼吸频率、中心静脉压；记录24h出入液量，每天记录体重1次
2. 潜在并发症：电解质、酸碱平衡失调	（1）住院期间病人血钾等电解质浓度降至正常范围 （2）维持内环境酸碱平衡	（1）监测血钠、钾、钙、磷等电解质以及血生化和动脉血气分析等指标情况，按时采集标本并及时送检。进行心电监护，及时发现高钾血症、低钙血症引起的心电图改变及严重心律失常 （2）避免进食含钾高的食物，如香蕉、柑橘等；避免含磷高的食物，如全麦面包、动物内脏、干豆类 （3）避免使用含钾药物，避免输注库存血 （4）遵医嘱给予5%碳酸氢钠静脉滴注，纠正酸中毒

护理诊断/问题	目标	护理措施
3. 营养失调:低于机体需要量 与肾衰竭、限制蛋白质摄入等因素有关	(1) 住院期间病人保证摄入适量的营养物质 (2) 出院时营养状况改善	(1) 给予优质蛋白饮食,摄入量为 1.0~1.2g/(kg·d),遵医嘱补充必需氨基酸 (2) 供给充足热量,每天摄入 126~147kJ/kg 热量,65% 由碳水化合物供给 (3) 限制饱和脂肪酸和胆固醇摄入,适量补充维生素 C、维生素 B_6 和矿物质 (4) 少量多餐;提供整洁、舒适的进食环境;合理烹调以增强病人食欲 (5) 密切监测白蛋白、总蛋白等指标的变化,定期监测血脂
4. 有感染的危险 与机体免疫力降低有关	住院期间病人未发生感染	(1) 病室定期通风及空气消毒,减少探视 (2) 各项检查治疗严格无菌操作 (3) 遵医嘱予抗生素抗感染,观察药物疗效和不良反应 (4) 中心静脉留置导管护理:定期更换导管敷料;保持局部皮肤清洁干燥,观察置管部位有无红、肿、疼痛和分泌物;指导病人避免剧烈活动和牵拉导管 (5) 生活护理:每餐前后漱口,加强口腔护理;指导病人加强保暖,避免受寒,外出戴口罩;每天 2 次会阴擦洗,保持尿道口和尿管清洁,保持导尿管引流通畅,定期更换尿管和集尿袋 (6) 监测体温和心肺体征的变化,观察尿液的颜色和性质;如有可疑感染,遵医嘱留取血、尿、痰、胸腔积液标本送检
5. 潜在并发症:贫血	住院期间,病人贫血改善	(1) 遵医嘱应用促红细胞生成素 (2) 观察血压有无显著升高,有无头痛、血管通路栓塞等不良反应 (3) 监测血红蛋白、红细胞计数、血细胞比容、血清铁、转铁蛋白饱和度、铁蛋白等指标的变化 (4) 评估病人的活动能力,待贫血改善后,鼓励病人进行适当活动,如力所能及的生活自理;指导病人逐步增加活动量,避免过度劳累,以不出现心慌、气喘、疲乏为宜

五、临床案例护理实践练习

练习方法和要求:学生每 2~3 人 1 组,依据提供的病人资料和临床情景,以角色扮演的方式进行。1 人扮演病人,1 人扮演护士,1 人扮演家属(案例需要时),针对病人的病情给予相应的护理。

【临床案例一:慢性肾小球肾炎】

1. 病史 林某,男,33 岁,已婚,公司高级职员。2 年来反复出现颜面水肿,以晨起明显,伴下肢水肿、乏力,曾测血压 145/95mmHg,间断服过中药,病情时轻时重。5 天前感冒后水肿加重,出现尿量减少,尿色较红,无发热,无尿频、尿急、尿痛。既往体健,无高血压、糖尿病病史,无药物过敏史。平日工作忙碌,对自身健康不太关注,家庭和睦。

2. 身体评估 体温 36.9℃,脉搏 84 次/min,呼吸 17 次/min,血压 155/100mmHg。神志清楚,一般情况可。眼睑水肿,巩膜无黄染,结膜无苍白。咽部稍充血,扁桃体无肿大。心肺正常,腹平软,肝脾未及,移动性浊音(−),肾区无叩击痛,双下肢水肿。

3. 实验室及其他检查 血常规:红细胞 5.0×10^{12}/L,血红蛋白 124g/L,白细胞 8.0×10^9/L,中性粒细胞 74%,淋巴细胞 22%,血小板 200×10^9/L。尿常规:尿蛋白(++),红细胞 0~1 个/HP,白细胞 10~20 个/HP,颗粒管型 0~1 个/HP。24 小时尿蛋白定量 2.8g。血清白蛋白 36g/L,血肌酐 150μmol/L,血尿素氮 8.3mmol/L。

初步诊断为"慢性肾小球肾炎",收治入院。为明确诊断和病理类型,拟行肾穿刺活组织检查。

> 护理要求:依据病人目前的情况,给予相应的护理。
>
> 主要护理操作:①疾病知识介绍;②休息与饮食指导;③肾穿刺活组织检查术前教育,教会病人术中憋气方法。

病人住院期间资料补充内容一:

病人接受了肾穿刺活组织检查术,过程顺利。术后穿刺点以沙袋压迫,并缚以腹带,返回病房。

> 护理要求:依据病人目前的情况,给予相应的护理。
>
> 主要护理操作:①指导病人卧床休息 24 小时,多饮水;②密切观察生命体征、尿色以及有无腹痛、腰痛。

病人住院期间资料补充内容二:

肾活组织检查确诊病人为"慢性肾小球肾炎"。经过一段时间的积极治疗和护理,病人水肿消退,血压 125/74mmHg,24 小时尿蛋白定量 0.85g,准备出院。但病人对疾病的预后比较担心,缺乏保护肾功能的知识。

> 护理要求:依据病人目前的情况,给予相应的护理。
>
> 主要护理操作:①心理疏导;②健康指导,重点为避免加重肾损害的各种因素、加强随访等;③与家属沟通,给病人支持。

【临床案例二:急性肾损伤】

1. **病史** 叶某,男,43 岁。生食"青鱼胆"后 6 小时开始出现恶心、呕吐,呕吐物为黄色液体,伴上腹痛、腹泻,低热,不能进食。次日出现黄疸,尿量明显减少,心慌气短,精神萎靡。在外院经补液、利尿治疗 2 天,症状未缓解,来院就诊。病人已婚,育有一子,配偶及儿子体健,家庭和睦,经济状况良好。病人及家属对所患疾病不了解,担心疾病的预后,精神紧张。

2. **身体评估** 体温 37.2℃,脉搏 96 次/min,呼吸 28 次/min,血压 180/90mmHg。神志尚清,巩膜黄染,球结膜水肿,双瞳孔等大等圆,颈软。双肺底闻及湿啰音;心率 96 次/min,心律齐,各瓣膜听诊区未闻及杂音。腹软,肝右肋下 2cm,脾未触及;面部及双下肢水肿,四肢肌力正常。生理反射存在,病理反射未引出。

3. **实验室及其他检查** 血常规:血红蛋白 98g/L,红细胞 3.01×10^{12}/L,白细胞 9.8×10^9/L,中性粒细胞 70%,淋巴细胞 28%,单核细胞 2%。尿常规:尿蛋白(+),白细胞(+),红细胞(+),比重 1.014,尿渗透压 280mOsm/L。肾功能:尿素氮 46.57mmol/L,肌酐 725.3μmol/L。血清电解质:钾 5.04mmol/L,钠 128.6mmol/L,氯 101.3mmol/L,钙 1.88mmol/L。肝功能:ALT 332U/L,AST 185U/L,总胆红素 70.6mmol/L,结合胆红素 35.8mmol/L。X 线胸片提示肺水肿。腹部 B 超示肝大,双肾稍增大。

初步诊断为"急性食物中毒,急性肾损伤"并收治入院。

> 护理要求:依据病人目前的情况,给予相应的护理。
>
> 主要护理操作:①予平卧位或半卧位。②评估病人目前主要症状、生命体征、中心静脉压,监测肝、肾功能,电解质,动脉血气分析;记录 24 小时出入量。③予心电监护,观察心电图改变。④对病人及家属进行心理疏导和疾病知识指导。

病人住院期间资料补充内容一:

病人经颈外静脉置入中心静脉导管,拟行血液透析治疗。

> 护理要求:依据病人目前的情况,给予相应的护理。
>
> 主要护理操作:①介绍血液透析治疗相关知识;②指导病人掌握中心静脉置管的自我护理要点。

病人住院期间资料补充内容二：

经治疗及护理，病人病情改善，24小时尿量增多至3 800ml，血肌酐102μmol/L，ALT 83U/L，AST 57U/L。病人诉腹胀、乏力。医嘱予急查血清电解质。

> 护理要求：依据病人目前的情况，给予相应的护理。
>
> 主要护理操作：①遵医嘱采集血标本；②评估病人有无脱水或体液过多；③监测病人血电解质、出入液量等情况；④结合病人的病情及营养状况，对其进行饮食指导；⑤指导病人合理摄入液体。

【临床案例三：慢性肾衰竭】

1. **病史** 吴某，女，60岁。3年前无明显诱因反复出现双下肢对称性凹陷性水肿，再发加重1个月入院。无双下肢疼痛、麻痹，无皮疹，无关节疼痛。无恶心、呕吐，无呼吸困难，无发热、头痛。既往有糖尿病病史15年，服用"二甲双胍"等口服降血糖药维持治疗；有高血压病史10年，服用"氨氯地平、厄贝沙坦"等药物控制血压。与子女同住，家庭关系融洽，经济状况一般。

2. **身体评估** 体温36.6℃，脉搏82次/min，呼吸18次/min，血压165/109mmHg。神志清楚，双肺呼吸音清，未闻及干、湿啰音，心界向左下扩大，心率82次/min，心律齐，各瓣膜听诊区未闻及杂音。腹平软，肝右肋下2cm，有触痛，脾肋下未触及，移动性浊音(−)。双肾区无叩痛。双下肢轻度凹陷性水肿，关节无红、肿、热、痛。

3. **实验室及其他检查** 尿常规：尿蛋白(++)，比重1.012。血常规：红细胞2.91×10^{12}/L，白细胞6.78×10^{9}/L，中性粒细胞75%，血红蛋白88g/L。血生化：钾4.9mmol/L，钠140.8mmol/L，糖7.9mmol/L，肌酐454μmol/L，尿素氮14.5mmol/L，尿酸716μmol/L。

初步诊断为"糖尿病肾病，慢性肾衰竭"收治入院。

> 护理要求：依据病人目前的情况，给予相应的护理。
>
> 主要护理操作：①疾病知识介绍；②休息与活动指导；③用药（利尿药、降血糖药、降压药）指导，观察药物疗效及不良反应；④饮食指导。

病人住院期间资料补充内容一：

入院1周后，病人行左前臂自体动静脉内瘘成形术，术程顺利，术后安返病房。

> 护理要求：依据病人目前的情况，给予相应的护理。
>
> 主要护理操作：①内瘘侧肢体抬高；②观察生命体征、内瘘吻合口有无渗血、远端肢体血运情况、内瘘是否通畅；③指导病人自术后第3天起行内瘘早期功能锻炼；④指导病人学会保护内瘘。

病人住院期间资料补充内容二：

经过治疗和护理，病人水肿消退，血压140/89mmHg，空腹血糖5.6mmol/L，准备出院。待内瘘成熟后至血液透析中心行维持性血液透析治疗。

> 护理要求：依据病人目前的情况，给予相应的出院指导。
>
> 主要护理操作：①肾衰竭替代治疗及血液透析相关知识指导；②透析间期内瘘自我护理指导；③避免加重肾损害相关知识指导；④病情自我监测指导。

（曹艳佩　郑　晶）

URSING

第五章

血液系统疾病病人的护理

一、学习要求与重点难点

(一) 概述

学习要求

1. 掌握造血器官和组织的概念。

2. 熟悉造血干细胞的概念、主要存在的部位。

3. 了解造血干细胞的分化与增殖。

4. 掌握血液的组成及血细胞的生理功能。

5. 熟悉血液病的分类。

6. 掌握血液系统疾病病人护理评估的内容。

7. 具有尊重生命、关爱病人、保护病人隐私、科学严谨、慎独的职业精神。

重点难点

1. 造血器官的组成及血细胞的生成过程。

2. 造血干细胞的概念、分化与增殖。

3. 血细胞的组成及其生理功能。

4. 血液病的分类。

5. 血液系统疾病病人的护理评估内容与方法。

(二) 血液系统疾病病人常见症状体征的护理

学习要求

1. 熟悉出血或出血倾向的发生机制。

2. 掌握出血或出血倾向的护理评估、常用护理诊断/问题及护理措施。

3. 熟悉血液病病人发热的发生机制。

4. 掌握血液病病人发热的护理评估、常用护理诊断/问题及护理措施。

5. 熟悉血液病病人骨、关节疼痛的主要原因和临床表现。

6. 熟悉引起贫血的常见血液病。

7. 具有尊重生命、关爱病人、保护病人隐私、科学严谨、慎独的职业精神。

重点难点

1. 血液系统疾病病人出血或出血倾向、发热的发生机制。

2. 血液系统疾病病人出血或出血倾向、发热的护理评估、常用护理诊断/问题、护理措施及依据。

(三) 贫血

【概述】

学习要求

1. 掌握贫血的概念、诊断标准与分类。

2. 熟悉贫血的常见病因与发病机制。

3. 掌握贫血共有的临床表现。

4. 熟悉贫血的实验室及其他检查的临床意义、诊断要点和治疗要点。

5. 掌握贫血病人的常用护理诊断/问题、护理措施及健康指导。

6. 具有尊重生命、关爱病人、保护病人隐私、科学严谨、慎独的职业精神。

重点难点

1. 贫血的概念和诊断标准。

2. 贫血的常见病因与发病机制。

3. 贫血共有的临床表现。

4. 贫血病人的常用护理诊断/问题及护理措施。

5. 贫血病人的健康指导。

【缺铁性贫血】

学习要求

1. 掌握缺铁性贫血的定义。

2. 熟悉缺铁性贫血的病因与发病机制。

3. 掌握缺铁性贫血的临床表现。

4. 熟悉缺铁性贫血的实验室及其他检查的临床意义、诊断要点和治疗要点。

5. 掌握缺铁性贫血病人的常用护理诊断/问题、护理措施及健康指导。

6. 具有尊重生命、关爱病人、保护病人隐私、科学严谨、慎独的职业精神。

重点难点

1. 缺铁性贫血的定义。

2. 缺铁性贫血的病因与发病机制。

3. 缺铁性贫血的临床表现。

4. 缺铁性贫血病人的常用护理诊断/问题及护理措施。

5. 缺铁性贫血病人的健康指导。

【巨幼细胞贫血】

学习要求

1. 掌握巨幼细胞贫血的定义。

2. 熟悉巨幼细胞贫血的病因与发病机制。

3. 掌握巨幼细胞贫血的临床表现。

4. 熟悉巨幼细胞贫血的实验室及其他检查的临床意义、诊断要点和治疗要点。

5. 掌握巨幼细胞贫血病人的常用护理诊断/问题、护理措施及健康指导。

6. 具有尊重生命、关爱病人、保护病人隐私、科学严谨、慎独的职业精神。

重点难点

1. 巨幼细胞贫血的定义。

2. 巨幼细胞贫血的病因与发病机制。

3. 巨幼细胞贫血的临床表现。

4. 巨幼细胞贫血病人的常用护理诊断/问题及护理措施。

5. 巨幼细胞贫血病人的健康指导。

【再生障碍性贫血】
学习要求

1. 掌握再生障碍性贫血的定义。

2. 了解再生障碍性贫血的病因与发病机制。

3. 掌握再生障碍性贫血的临床表现及分型。

4. 熟悉再生障碍性贫血的实验室及其他检查的临床意义、诊断要点和治疗要点。

5. 掌握再生障碍性贫血病人的常用护理诊断/问题、护理措施及健康指导。

6. 具有尊重生命、关爱病人、保护病人隐私、科学严谨、慎独的职业精神。

重点难点

1. 再生障碍性贫血的定义。

2. 再生障碍性贫血的临床特点及分型。

3. 再生障碍性贫血病人的常用护理诊断/问题及护理措施。

4. 再生障碍性贫血病人的健康指导。

【溶血性贫血】
学习要求

1. 掌握溶血性贫血的定义。

2. 熟悉溶血性贫血的病因与发病机制。

3. 掌握溶血性贫血的临床表现。

4. 熟悉溶血性贫血的实验室及其他检查的临床意义、诊断要点和治疗要点。

5. 掌握溶血性贫血病人的常用护理诊断/问题、护理措施及健康指导。

6. 具有尊重生命、关爱病人、保护病人隐私、科学严谨、慎独的职业精神。

重点难点

1. 溶血性贫血的定义。

2. 溶血性贫血的病因与发病机制。

3. 溶血性贫血的临床表现。

4. 溶血性贫血病人的常用护理诊断/问题及护理措施。

5. 溶血性贫血病人的健康指导。

（四）出血性疾病

【概述】
学习要求

1. 掌握常见出血性疾病的概念。

2. 了解正常止血、凝血、抗凝与纤维蛋白溶解机制。

3. 了解常见出血性疾病的病因与发病机制、分类。

4. 掌握常见出血性疾病的临床表现。

5. 熟悉常见出血性疾病的实验室及其他检查的临床意义、诊断要点和治疗要点。

6. 具有尊重生命、关爱病人、保护病人隐私、科学严谨、慎独的职业精神。

重点难点

1. 出血性疾病的概念。

2. 正常的止血与凝血、抗凝与纤维蛋白溶解的机制。

3. 不同类型出血性疾病的临床特征。

4. 出血性疾病筛选试验与确诊试验的常用项目及其临床意义。

5. 出血性疾病的止血治疗措施。

【原发免疫性血小板减少症】

学习要求

1. 掌握原发免疫性血小板减少症(ITP)的概念及临床特征。

2. 了解 ITP 的病因与发病机制。

3. 掌握 ITP 的临床表现。

4. 熟悉 ITP 的实验室及其他检查的临床意义、诊断要点和治疗要点。

5. 掌握 ITP 病人的护理评估、常用护理诊断/问题、护理措施和健康指导。

6. 具有尊重生命、关爱病人、保护病人隐私、科学严谨、慎独的职业精神。

重点难点

1. ITP 的概念、临床特征和临床类型。

2. ITP 的出血表现。

3. ITP 的血象、骨髓象的特点。

4. ITP 各种治疗方法的作用机制和适应证。

5. ITP 病人的护理评估要点。

6. ITP 病人出血的主要护理措施及依据。

7. ITP 病人的健康指导。

【过敏性紫癜】

学习要求

1. 掌握过敏性紫癜的概念。

2. 熟悉过敏性紫癜的病因与发病机制。

3. 掌握过敏性紫癜的临床表现及特点。

4. 熟悉过敏性紫癜的实验室及其他检查的临床意义、诊断要点和治疗要点。

5. 掌握过敏性紫癜病人的常用护理诊断/问题、护理措施及健康指导。

6. 具有尊重生命、关爱病人、保护病人隐私、科学严谨、慎独的职业精神。

重点难点

1. 过敏性紫癜的概念。

2. 过敏性紫癜的常见病因。

3. 不同类型过敏性紫癜的临床表现及特点。

4. 过敏性紫癜的诊断要点。

5. 过敏性紫癜的药物治疗方法。

6. 过敏性紫癜病人出血和疼痛的护理措施及依据。

7. 过敏性紫癜病人的健康指导。

【血友病】

学习要求

1. 掌握血友病的概念及类型。

2. 了解血友病的病因与遗传规律。

3. 掌握血友病的临床表现及特点。

4. 熟悉血友病的实验室及其他检查的临床意义、诊断要点和治疗要点。

5. 掌握血友病病人的常用护理诊断/问题、护理措施和健康指导。

6. 具有尊重生命、关爱病人、保护病人隐私、科学严谨、慎独的职业精神。

重点难点

1. 血友病的概念及类型。

2. 血友病的遗传规律。

3. 血友病的出血表现。

4. 血友病的实验室及其他检查的临床意义。

5. 血友病的替代疗法。

6. 血友病病人"有出血的危险"的护理措施及依据。

7. 血友病病人"有失用综合征的危险"的护理措施及依据。

8. 血友病病人的健康指导。

【弥散性血管内凝血】

学习要求

1. 掌握弥散性血管内凝血（DIC）的概念。

2. 熟悉 DIC 的病因与发病机制、病理生理特点。

3. 掌握 DIC 的临床表现。

4. 熟悉 DIC 的实验室及其他检查的临床意义、诊断要点和治疗要点。

5. 掌握 DIC 病人的常用护理诊断/问题、护理措施及健康指导。

6. 具有尊重生命、关爱病人、保护病人隐私、科学严谨、慎独的职业精神。

重点难点

1. DIC 的概念。

2. DIC 的病因、发病机制及病理生理变化。

3. DIC 的临床表现特征和诊断标准。

4. DIC 实验室及其他检查的临床意义。

5. DIC 的抗凝治疗和替代治疗。

6. DIC 病人的"有出血的危险"的护理措施和依据。

7. DIC 病人的"潜在并发症：休克、多发性微血管栓塞"的病情观察要点。

（五）白血病

学习要求

1. 了解白血病的分类、病因与发病机制。

2. 熟悉急性白血病、慢性髓系白血病和慢性淋巴细胞白血病的临床表现。

3. 了解急、慢性白血病的常用实验室及其他检查的临床意义、诊断要点。

4. 熟悉急、慢性白血病的主要化疗方案、化疗药物及其不良反应。

5. 掌握急、慢性白血病病人的护理评估要点、常用护理诊断/问题及护理措施。

6. 掌握急、慢性白血病病人的健康指导。

7. 具有尊重生命、关爱病人、保护病人隐私、科学严谨、慎独的职业精神。

重点难点

1. 急性白血病贫血的特点及原因。

2. 急性白血病继发感染所致发热与肿瘤性发热的特点。

3. 急性白血病易感染的主要因素及感染的常见部位。

4. 中枢神经系统白血病的临床表现及特点。

5. 白血病骨髓检查的临床意义。

6. 急、慢性白血病常用化疗方案、化疗药物的主要不良反应及防护措施。

7. 慢性髓系白血病的分期及各期的主要表现。

8. 慢性髓系白血病染色体检查的临床意义。

9. 慢性髓系白血病病人脾胀痛的护理措施。

10. 慢性淋巴细胞白血病的临床表现。

（六）淋巴瘤

学习要求

1. 掌握淋巴瘤的定义。

2. 了解淋巴瘤的病因与发病机制。

3. 了解霍奇金淋巴瘤和非霍奇金淋巴瘤的病理与分型。

4. 掌握淋巴瘤的临床表现。

5. 了解淋巴瘤的实验室及其他检查的临床意义、诊断要点。

6. 熟悉淋巴瘤的治疗要点。

7. 掌握淋巴瘤病人的常用护理诊断/问题、护理措施及健康指导。

8. 具有尊重生命、关爱病人、保护病人隐私、科学严谨、慎独的职业精神。

重点难点

1. 淋巴瘤的临床表现。

2. 淋巴瘤的主要化疗方案。

3. 放疗引起的皮肤损伤表现及护理。

4. 淋巴瘤病人的健康指导。

（七）多发性骨髓瘤

学习要求

1. 了解多发性骨髓瘤的概念、病因与发病机制。

2. 掌握多发性骨髓瘤的临床表现。

3. 了解多发性骨髓瘤的临床分型、分期。

4. 了解多发性骨髓瘤的实验室及其他检查的临床意义、诊断要点。

5. 熟悉多发性骨髓瘤的治疗要点。

6. 掌握多发性骨髓瘤病人的常用护理诊断/问题、护理措施及健康指导。

7. 具有尊重生命、关爱病人、保护病人隐私、科学严谨、尚德精术的职业精神。

重点难点

1. 多发性骨髓瘤的临床表现及相应机制。

2. POEMS 综合征（骨硬化骨髓瘤）的临床表现。

3. 多发性骨髓瘤病人骨痛的特点及常见部位。

4. 抗骨髓瘤化学治疗的疗效标准。

5. 多发性骨髓瘤病人"疼痛：骨骼疼痛"及"躯体移动障碍"的护理措施。

6. 多发性骨髓瘤病人的健康指导。

（八）血液系统常用诊疗技术及护理

学习要求

1. 了解骨髓穿刺术的适应证、禁忌证及方法。

2. 掌握骨髓穿刺术的术前准备及术后护理。

3. 了解外周穿刺中心静脉导管（PICC）技术的适应证及禁忌证。

4. 掌握 PICC 置管后管道的维护措施。

5. 熟悉 PICC 置管后常见并发症的观察及护理。

6. 了解植入式静脉输液港的适应证与禁忌证。

7. 熟悉静脉输液港植入后的应用与维护。

8. 熟悉造血干细胞移植（HSCT）的分类。

9. 了解 HSCT 的适应证。

10. 熟悉 HSCT 供者的心理特征及护理。

11. 掌握病人入无菌层流室前、后的护理。

12. 具有尊重生命、关爱病人、保护病人隐私、科学严谨、慎独的职业精神。

重点难点

1. 骨髓穿刺术的术前准备及术后护理。

2. PICC 的冲管与封管方法、穿刺部位敷料的更换方法。

3. PICC 置管后常见并发症的观察、护理和置管后病人及家属的健康指导。

4. 静脉输液港插针方法、冲洗、敷料更换、拔针方法和病人及家属的健康指导。

5. 外周血造血干细胞回输病人的护理、术后感染及移植物抗宿主病的防护措施。

二、习　题

【名词解释】

1. 造血组织	2. 造血微环境	3. 髓外造血
4. 贫血	5. 缺铁性贫血	6. 巨幼细胞贫血
7. 再生障碍性贫血	8. 溶血性贫血	9. 出血性疾病
10. 抗凝血酶（AT）	11. 原发免疫性血小板减少症（ITP）	
12. 重症 ITP	13. 过敏性紫癜	14. 单纯型过敏性紫癜
15. 血友病 A	16. 弥散性血管内凝血（DIC）	17. 白血病
18. 急性白血病	19. 白血病微小残留病灶	20. 白血病诱导缓解治疗
21. 化学性静脉炎	22. 维甲酸综合征	23. 白细胞淤滞症
24. 高尿酸性肾病	25. 淋巴瘤	26. 多发性骨髓瘤
27. POEMS 综合征	28. PICC 技术	29. 植入式静脉输液港
30. 造血干细胞移植		

【选择题】

A₁ 型题

1. 临床血液病诊断和病情观察最基本的实验室检查方法是

　　A. 骨髓细胞学检查　　　　B. 免疫学检查　　　　C. 血象检查

　　D. 止血、凝血功能检查　　E. 影像学检查

2. 对多数血液病的临床诊断和鉴别诊断起着决定性作用的实验室检查方法是

　　A. 血象检查　　　　　　　B. 骨髓细胞学检查　　C. 免疫学检查

　　D. 止血、凝血功能检查　　E. 影像学检查

3. 胚胎期最早出现的造血组织是

　　A. 肝　　　　　　　　　　B. 脾　　　　　　　　C. 骨髓

　　D. 卵黄囊　　　　　　　　E. 淋巴结

4. 血液病病人的出血多表现为

　　A. 牙龈出血

　　B. 自发性出血或轻微损伤后出血不止

　　C. 皮下血肿形成

　　D. 月经量增多

　　E. 颅内出血

5. 血液病病人发生颅内出血的早期表现是
   A. 双侧瞳孔缩小　　　　　B. 双侧瞳孔不等大　　　　C. 脑膜刺激征阳性
   D. 突发头痛　　　　　　　E. 意识障碍

6. 出生后主要的造血组织是
   A. 肝　　　　　　　　　　B. 脾　　　　　　　　　　C. 骨髓
   D. 卵黄囊　　　　　　　　E. 淋巴结

7. 血液病病人出血最常见原因与机制是
   A. 血小板数目减少及其功能异常　　　　B. 意外碰撞或切割伤
   C. 毛细血管脆性或通透性增加　　　　　D. 血浆中凝血因子缺乏
   E. 循环血液中抗凝血物质增加

8. 血液系统疾病病人存在感染的危险,其主要原因是
   A. 贫血、缺氧　　　　　　　　　　　　B. 化疗引起的恶心、呕吐导致体液不足
   C. 血液成分异常导致肝、脾等脏器受损　D. 食欲低下、免疫功能差
   E. 正常白细胞数量减少或功能障碍

9. 贫血病人最早和最常见的症状是
   A. 头晕、头痛　　　　　　B. 皮肤、黏膜苍白　　　　C. 注意力不集中
   D. 疲乏无力　　　　　　　E. 活动后气促

10. 贫血病人最突出的体征是
    A. 心率加快　　　　　　　B. 皮肤、黏膜苍白　　　　C. 呼吸加快
    D. 肝、脾、淋巴结肿大　　　E. 神志模糊

11. 急性白血病病人缓解期出现中枢神经系统白血病的主要原因是
    A. 病人免疫功能低下　　　　　　　　　B. 化疗药不能通过血-脑脊液屏障
    C. 疗程不够　　　　　　　　　　　　　D. 化疗药剂量不足
    E. 对化疗药产生耐药性

12. 下列化疗药能引起出血性膀胱炎的是
    A. 长春新碱　　　　　　　B. 柔红霉素　　　　　　　C. 阿糖胞苷
    D. 环磷酰胺　　　　　　　E. 全反式维甲酸

13. 关于我国贫血诊断标准,描述正确的是
    A. 成年男性 Hb<150g/L　　B. 成年女性 Hb<110g/L　　C. 孕妇 Hb<105g/L
    D. 产妇 Hb<115g/L　　　　E. 新生儿 Hb<150g/L

14. 贫血最常见的类型是
    A. 再生障碍性贫血　　　　B. 铁粒幼细胞贫血　　　　C. 慢性炎症性贫血
    D. 缺铁性贫血　　　　　　E. 珠蛋白生成障碍性贫血

15. 对贫血病人进行皮肤黏膜检查最常用的部位是
    A. 口唇黏膜　　　　　　　B. 面部皮肤　　　　　　　C. 睑结膜
    D. 甲床　　　　　　　　　E. 肢端皮肤

16. 贫血治疗的首要原则是
    A. 及时补充造血物质　　　　　　　　　B. 积极寻找和去除病因
    C. 输血　　　　　　　　　　　　　　　D. 休息与吸氧
    E. 合理使用刺激骨髓再生的药物

17. 人体铁剂吸收的主要部位是
    A. 胃体部　　　　　　　　B. 胃窦部　　　　　　　　C. 十二指肠及空肠上段
    D. 十二指肠球部　　　　　E. 空肠与回肠

18. 富含易吸收铁的食物**不包括**

    A. 动物肝脏　　　　　　　B. 动物血　　　　　　　　C. 动物肉类

    D. 大豆类及其制品　　　　E. 蛋黄

19. 小细胞低色素性贫血最常见于

    A. 巨幼红细胞性贫血　　　B. 缺铁性贫血　　　　　　C. 再生障碍性贫血

    D. 溶血性贫血　　　　　　E. 铁粒幼细胞性贫血

20. 下列食物或饮料中,有利于铁剂吸收的是

    A. 咖啡　　　　　　　　　B. 茶　　　　　　　　　　C. 皮蛋

    D. 牛奶　　　　　　　　　E. 橘子

21. 治疗缺铁性贫血最重要的是

    A. 口服铁剂　　　　　　　B. 输红细胞悬液　　　　　C. 治疗病因

    D. 进食富含铁的食物　　　E. 肌内注射铁剂

22. 口服铁剂治疗缺铁性贫血有效者,血红蛋白恢复正常后仍需继续治疗的时间是

    A. 半个月　　　　　　　　B. 1~2 个月　　　　　　　C. 1 年

    D. 3~6 个月　　　　　　　E. 2 年

23. 巨幼细胞贫血属于

    A. 正常细胞性贫血　　　　B. 大细胞低色素性贫血　　C. 大细胞正色素性贫血

    D. 单纯小细胞性贫血　　　E. 小细胞低色素性贫血

24. 下列关于叶酸和维生素 B_{12} 的代谢,描述**错误**的是

    A. 叶酸缺乏可引起巨幼细胞贫血

    B. 加热、煮沸食物过度可造成叶酸缺乏

    C. 人体内贮存的叶酸可供人体使用 3~6 年

    D. 人体内叶酸、维生素 B_{12} 全部由食物供给

    E. 内因子缺乏可致维生素 B_{12} 吸收障碍

25. 重型再生障碍性贫血早期最突出的表现是

    A. 贫血　　　　　　　　　B. 感染、出血　　　　　　C. 头晕、头痛

    D. 心悸、呼吸困难　　　　E. 肝、脾大

26. 导致再生障碍性贫血最常见的因素是

    A. 药物及化学物质　　　　B. 肝炎病毒　　　　　　　C. 放射性物质

    D. 遗传因素　　　　　　　E. 系统性红斑狼疮

27. 目前针对造血干细胞缺陷引起的再生障碍性贫血,最佳的治疗方法是

    A. 雄激素治疗　　　　　　B. 免疫抑制药治疗　　　　C. 造血干细胞移植

    D. 成分输血　　　　　　　E. 中医中药治疗

28. 引起再生障碍性贫血最常见的药物是

    A. 氯霉素　　　　　　　　B. 氯丙嗪　　　　　　　　C. 磺胺甲噁唑

    D. 保泰松　　　　　　　　E. 哌替啶

29. 引起再生障碍性贫血最主要的原因是

    A. 骨髓造血功能低下　　　B. 造血物质缺乏　　　　　C. 贫血

    D. 无效红细胞生成　　　　E. 红细胞寿命缩短

30. 再生障碍性贫血预防院内感染的护理措施**不包括**

    A. 注意观察病人的情绪反应　　　　　B. 定期室内消毒,限制探视

    C. 严密监测血细胞计数　　　　　　　D. 严密观察体温变化

    E. 注意更换注射部位

31. 再生障碍性贫血一般**不出现**
    A. 网织红细胞减少　　　　　　　B. 中性粒细胞减少　　　　　C. 血小板减少
    D. 红细胞体积变化　　　　　　　E. 淋巴细胞比例相对增高

32. 关于溶血性贫血,描述**错误**的是
    A. 急性肾损伤、休克是溶血性贫血的潜在并发症
    B. 阵发性睡眠性血红蛋白尿病人忌食酸性食物和药物
    C. 多数溶血性贫血可以根治
    D. 溶血发作期间应减少活动或卧床休息
    E. 伴有脾功能亢进和白细胞减少者,应注意个人卫生、预防感染

33. 下列**不属于**凝血因子的是
    A. 纤维蛋白原　　　　　　　　　B. 组织因子　　　　　　　　C. 维生素 K
    D. 钙离子　　　　　　　　　　　E. 易变因子

34. 人体体内最重要的抗凝物质是
    A. 组织因子　　　　　　　　　　B. 抗凝血酶　　　　　　　　C. 纤溶酶原
    D. FDP　　　　　　　　　　　　E. 蛋白 C

35. 下列符合血管性出血性疾病临床特征的是
    A. 多见于男性　　　　　　　　　B. 多为终身性疾病　　　　　C. 关节腔内出血常见
    D. 出血部位以皮肤黏膜为主　　　E. 血小板计数减少

36. DIC 最关键和最根本的治疗措施是
    A. 抗凝治疗　　　　　　　　　　B. 抗休克治疗　　　　　　　C. 病因治疗
    D. 补充凝血因子　　　　　　　　E. 输注血小板悬液

37. 急性早幼粒细胞白血病首选的治疗药物是
    A. 全反式维甲酸　　　　　　　　　　　　　B. 伊马替尼
    C. 雄激素　　　　　　　　　　　　　　　　D. 氟达拉滨
    E. 抗胸腺细胞球蛋白/抗淋巴细胞球蛋白

38. 最易发生中枢神经系统白血病的是
    A. 急性早幼粒细胞白血病　　　　B. 急性淋巴细胞白血病　　　C. 急性单核细胞白血病
    D. 慢性粒细胞白血病　　　　　　E. 慢性淋巴细胞白血病

39. 下列因素与白血病发病**无关**的是
    A. 潮湿环境　　　　　　　　　　B. HTLV- I 病毒感染　　　　C. 射线辐射
    D. 自身免疫功能异常　　　　　　E. 苯及其衍生物

40. **不符合**急性白血病临床特征的是
    A. 脾肿大　　　　　　　　　　　B. 高热　　　　　　　　　　C. 周期性低热
    D. 头晕、乏力　　　　　　　　　E. 淋巴结肿大

41. 慢性粒细胞白血病最具特征性的临床表现是
    A. 乏力　　　　　　　　　　　　B. 巨脾　　　　　　　　　　C. 淋巴结肿大
    D. 胸骨压痛　　　　　　　　　　E. 面色苍白

42. 肿瘤病人化疗后出现口腔溃疡并发真菌感染,此时最宜选用的漱口液是
    A. 生理盐水　　　　　　　　　　B. 1% 的制霉菌素溶液　　　C. 0.1% 的醋酸溶液
    D. 亚叶酸钙溶液　　　　　　　　E. 1% 过氧化氢溶液

43. 柔红霉素最主要的不良反应是
    A. 心脏毒性　　　　　　　　　　B. 口腔溃疡　　　　　　　　C. 出血性膀胱炎
    D. 末梢神经炎　　　　　　　　　E. 高血糖

44. 霍奇金淋巴瘤最典型的临床表现是
    A. 无痛性淋巴结肿大　　　　B. 巨脾　　　　　　　　C. 骨骼疼痛
    D. 反复高热　　　　　　　　E. 低钙血症

45. 多发性骨髓瘤的特征性体征是
    A. 淋巴结肿大　　　　　　　　　　　　　　　B. 肝、脾大
    C. 巨脾　　　　　　　　　　　　　　　　　　D. 胸骨与肋骨连接处出现串珠样结节
    E. 皮肤黄疸

46. 多发性骨髓瘤最常见的早期症状是
    A. 腰痛　　　　　　　　　　B. 骨折　　　　　　　　C. 贫血
    D. 骨痛　　　　　　　　　　E. 出血

47. 骨髓穿刺检查最常用的部位是
    A. 髂前上棘　　　　　　　　B. 髂后上棘　　　　　　C. 胸骨
    D. 腰椎棘突　　　　　　　　E. 胸椎棘突

48. 成人静脉输液港输液期间冲管需要的生理盐水用量常规是
    A. 5ml　　　　　　　　　　　B. 10ml　　　　　　　　C. 20ml
    D. 50ml　　　　　　　　　　E. 100ml

49. 下列为 PICC 置管禁忌证的是
    A. 需持续静脉输液治疗超过 7 天者　　　　　　B. 感染性心内膜炎病人
    C. 危重病人　　　　　　　　　　　　　　　　D. 需长期间歇静脉输液治疗者
    E. 需反复静脉输注刺激性强的药物

A$_2$ 型题

1. 单某,女,46 岁。持续高热伴皮下血肿 1 周。无肝、脾、淋巴结肿大。血常规:红细胞 3.0×10^{12}/L,血红蛋白75g/L,白细胞3.2×10^9/L,血小板计数10×10^9/L。急诊拟为"再生障碍性贫血"收入院。入院后 1 小时,病人自诉突发剧烈头痛,此时要警惕发生了
    A. 急性焦虑发作　　　　　　B. 颅内出血　　　　　　C. 蛛网膜下腔出血
    D. 合并脑膜炎　　　　　　　E. 高热引起精神错乱

2. 李某,男,30 岁。2 年前做过"胃切除术",近半年来经常头晕、心悸、体力逐渐下降,诊断为缺铁性贫血。病人贫血的原因可能是
    A. 铁摄入不足　　　　　　　B. 铁吸收不良　　　　　C. 铁需要量增多
    D. 铁消耗过多　　　　　　　E. 铁不能利用

3. 何某,女,32 岁。拟为 ITP 收入院。身体评估:体温 37.9℃,牙龈渗血,四肢皮肤多处出现瘀斑。血常规:红细胞 2.5×10^{12}/L,血红蛋白 76g/L,白细胞 5.0×10^9/L,血小板计数 12×10^9/L。该病人目前首要的护理诊断/问题是
    A. 体温过高　　　　　　　　B. 潜在并发症:颅内出血　　C. 潜在并发症:贫血性心脏病
    D. 活动耐力下降　　　　　　E. 有感染的危险

4. 韩某,男,14 岁。2 周前曾患上呼吸道感染,近 3 天出现双下肢及臀部皮肤紫癜,分布对称,分批出现,大小不等。今晨早餐后突感脐周阵发性绞痛,伴恶心、呕吐、腹泻。与该病人病情最符合的疾病诊断是
    A. 单纯型过敏性紫癜　　　　B. 混合型过敏性紫癜　　　C. 腹型感冒
    D. 关节型过敏性紫癜　　　　E. 腹型过敏性紫癜

5. 宋某,女,39 岁。体检发现血小板计数为 50×10^9/L,无明显不适。身体评估:全身皮肤完整,未见出血点、瘀点、瘀斑。关于该病人的处理措施,描述正确的是
    A. 严格卧床休息,避免颅内出血的发生
    B. 服用糖皮质激素期间应低钾、低钠饮食

C. 发热应及时使用阿司匹林

D. 定期骨髓穿刺检查巨核细胞的数量和质量

E. 目前无须进行药物治疗

6. 谢某,女,28 岁。因 ITP 入院。身体评估:体温 39.6℃,牙龈有渗血,四肢皮肤多处出现瘀斑。血常规:红细胞 $3.3 \times 10^{12}/L$,血红蛋白 90g/L,白细胞 $6.2 \times 10^9/L$,血小板计数 $16 \times 10^9/L$。首选的治疗方法是

    A. 利妥昔单抗治疗   B. 血小板输注   C. 糖皮质激素治疗

    D. 丙种球蛋白输注   E. 非甾体抗炎药

7. 孙某,女,26 岁。反复皮肤黏膜出血、月经过多半年。初步诊断为 ITP。下列检查结果**不是**本病确诊依据的是

    A. 血小板计数减少   B. 骨髓巨核细胞数量减少   C. 出血时间延长

    D. 红细胞和血红蛋白数量下降   E. 抗血小板自身抗体阳性

8. 伍某,男,16 岁。自幼起多次出现四肢皮肤轻微外伤后即出血,需较长时间才能止血。近 1 月来多次出现双侧膝关节瘀青、肿胀,并伴有鼻出血和牙龈出血。该病人最可能发生了

    A. ITP   B. 过敏性紫癜   C. 急性白血病

    D. 血友病   E. 再生障碍性贫血

9. 黄某,女,24 岁。持续高热 1 周,近 3 天全身出现散在出血点。血压 80/50mmHg,神情淡漠。血常规:红细胞 $3.6 \times 10^{12}/L$,血红蛋白 92g/L,白细胞 $14 \times 10^9/L$,血小板计数 $32 \times 10^9/L$,可见红细胞碎片。对该病人具有诊断意义的检查项目**不包括**

    A. 3P 试验   B. 血浆凝血酶原时间   C. 血细菌培养

    D. 血清钙测定   E. 纤维蛋白原测定

10. 陈某,女,21 岁。诊断为急性淋巴细胞白血病。医嘱予以 DVLP 方案化疗,该方案的治疗药物**不包括**

    A. 柔红霉素   B. 门冬酰胺酶   C. 长春新碱

    D. 阿糖胞苷   E. 泼尼松

11. 曾某,男,42 岁。诊断为急性早幼粒细胞白血病。护士给病人拔除静脉留置针后局部按压 5 分钟,之后贴上胶带。半小时后发现病人拔针处出现皮下青紫,面积约 8cm×10cm,病人最可能出现了

    A. 血友病   B. 出血倾向   C. 红细胞增多症

    D. 血小板增多症   E. 白细胞瘀滞症

12. 肖某,女,60 岁。诊断为急性单核细胞白血病。化疗后第 4 天出现高热,体温 39.2℃,无咳嗽、咳痰,无尿频、尿急、尿痛。血常规:白细胞 $0.8 \times 10^9/L$,血红蛋白 58g/L,血小板计数 $15 \times 10^9/L$。护士在进行身体评估时,应特别注意检查的部位是

    A. 肛周   B. 骨骼关节   C. 心脏

    D. 腹部   E. 肺部

13. 张某,男,38 岁。持续发热伴牙龈出血 3 周。身体评估:中度贫血貌,胸骨压痛(+),脾肋下 3cm。血常规:血红蛋白 70g/L,白细胞 $14.0 \times 10^9/L$,血小板计数 $35 \times 10^9/L$。骨髓象:骨髓增生明显活跃,原始细胞占 62%。该病人最可能的疾病诊断是

    A. 急性再生障碍性贫血   B. 急性白血病

    C. 原发免疫性血小板减少症   D. 血友病

    E. 淋巴瘤

14. 陈某,女,42 岁。因左上腹肿块进行性肿大 3 个月就诊。身体评估:肝肋下 2cm,脾肋下 7cm。血常规:血红蛋白 140g/L,白细胞 $120 \times 10^9/L$,血小板计数 $200 \times 10^9/L$。该病人最可能的疾病诊断是

    A. 肝硬化脾功能亢进   B. 急性粒细胞白血病   C. 慢性粒细胞白血病

    D. 类白血病反应   E. 淋巴瘤

15. 王某,男,19 岁。确诊为急性淋巴细胞白血病。完成诱导化疗后病人的临床症状及体征消失,血象中白细胞分类无幼稚细胞,骨髓象中相关系列的原始细胞与幼稚细胞之和为 4%。但 1 个月后病人突然出现了头痛、抽搐,疑为中枢神经系统白血病。据该病人的目前状态可判定为

    A. 临床治愈   B. 部分缓解   C. 髓外复发   D. 持续缓解   E. 完全缓解

16. 龚某,男,52 岁,初中文化。诊断为慢性粒细胞白血病,住院化疗。关于该病人预防高尿酸性肾病的护理措施**错误**的是

    A. 指导病人不宜大量饮水

    B. 指导病人观察尿液的颜色

    C. 指导病人记录 24 小时尿量

    D. 嘱病人出现腰痛应立即告知医护人员

    E. 需要定期检查血白细胞、血尿酸和尿液分析

17. 黄某,男,48 岁。诊断为慢性粒细胞白血病。血常规:红细胞 3.2×10^{12}/L,血红蛋白 63g/L,白细胞 210×10^9/L,血小板计数 68×10^9/L,血涂片可见各阶段粒细胞。目前该病人最易发生的并发症是

    A. 白细胞淤滞症   B. 颅内感染   C. DIC

    D. 中枢神经系统白血病   E. 颅内出血

18. 江某,女,48 岁。发热伴鼻出血 10 天。身体评估:体温 38.2℃,脉搏 118 次/min;中度贫血貌,多处浅表淋巴结肿大;双肺可闻及散在湿啰音;心尖部可闻及Ⅱ级收缩期杂音;腹软,肝肋下 2cm,质软,脾未触及;四肢皮肤可见多处紫癜。血常规:白细胞 77×10^9/L,分类原幼淋巴细胞占 75%,血红蛋白 69g/L,血小板计数 18×10^9/L。该病人最可能的疾病诊断是

    A. 原发性肝癌   B. 原发性支气管肺癌   C. 原发免疫性血小板减少症

    D. 风湿性心脏瓣膜病   E. 急性淋巴细胞白血病

19. 关某,男,39 岁。确诊为急性早幼粒细胞白血病。住院期间出现全身皮肤多处片状瘀斑、血尿。血常规:血红蛋白 80g/L,白细胞 2.0×10^9/L,血小板计数 50×10^9/L,血浆纤维蛋白原 0.8g/L,3P(+)。该病人可能并发了

    A. 中枢神经系统白血病   B. 感染性休克   C. DIC

    D. 急性肾损伤   E. 缺铁性贫血

20. 李某,女,32 岁。反复发热伴咽痛 1 周,自服阿莫西林无效。身体评估:颈部浅表淋巴结肿大,扁桃体Ⅱ度肿大,咽部充血;下肢少许瘀斑。血常规:白细胞 19.8×10^9/L,原始细胞占 58%,血红蛋白 78g/L,血小板计数 35×10^9/L。该病人最可能的疾病诊断是

    A. 肺部感染   B. 非霍奇金淋巴瘤   C. 巨幼细胞贫血

    D. 过敏性紫癜   E. 急性白血病

21. 孔某,女,28 岁。诊断为慢性粒细胞白血病入院。住院期间病人突感腹部疼痛加剧,面色苍白,大汗,体温 38.5℃,血压 85/50mmHg。该病人最有可能发生了

    A. 白细胞淤滞症   B. 胃肠道穿孔   C. 脾破裂出血

    D. 肝破裂出血   E. 高尿酸性肾病

22. 程某,女,59 岁。以急性白血病收入院。化疗后疲乏明显。血常规:血红蛋白 67g/L,白细胞 1.0×10^9/L,血小板计数 10×10^9/L。该病人目前最为合适的休息与活动方式是

    A. 绝对卧床休息   B. 劳逸结合,适当室外运动   C. 限制在室内活动

    D. 加强运动提高耐力   E. 不限制活动

23. 申某,男,62 岁。诊断为慢性粒细胞白血病。身体评估:中度贫血貌,胸骨压痛明显,肝肋下 2cm,脾脐下 2cm,无其他不适。该病人目前最为合适的休息与活动方式是

    A. 绝对卧床休息   B. 限制在室内活动   C. 不能从事任何家务劳动

    D. 加强运动提高耐力   E. 劳逸结合,不限制一般活动

24. 徐某,女,65岁。确诊为多发性骨髓瘤,该病化疗药物一般**不包括**
    A. 硼替佐米　　　　　　B. 长春新碱　　　　　　C. 环磷酰胺
    D. 阿霉素　　　　　　　E. 来那度胺

25. 陈某,男,62岁,高中文化。确诊为多发性骨髓瘤,使用来那度胺等药物进行化疗。关于该药的描述正确的是
    A. 第一代免疫调节药,具有抗血管新生作用
    B. 第二代免疫调节药,具有抗血管新生作用
    C. 第一代蛋白酶体抑制药,具有抗血管新生作用
    D. 第一代蛋白酶体抑制药,能诱导肿瘤细胞的凋亡
    E. 第二代免疫调节药,具有免疫调节和肿瘤杀伤双重作用

26. 雷某,女,74岁。反复腰背酸痛、乏力3个月。身体评估:轻度贫血貌,腰椎($L_2 \sim L_4$)压痛明显。血常规:白细胞 3.6×10^9/L,血红蛋白 95g/L,血小板计数 110×10^9/L。尿常规:蛋白(++),红细胞(+)。该病人的护理诊断/问题**不恰当**的是
    A. 疼痛　　　　　　　　B. 有出血的危险　　　　　C. 潜在并发症:骨折
    D. 营养失调:低于机体需要量　　E. 活动耐力下降

27. 王某,女,65岁。以多发性骨髓瘤收入院,住院期间病人突然出现心悸、胸闷、少尿、水肿,血压135/90mmHg。急查血生化:尿素氮 97mmol/L,肌酐 456mmol/L。该病人最可能发生了
    A. 急性左心衰竭　　　　　B. 贫血性心脏病　　　　　C. 急性肾损伤
    D. 急性右心衰竭　　　　　E. 高尿酸性肾病

28. 林某,女,60岁。因全身骨骼疼痛就诊,拟诊为多发性骨髓瘤收入院。护士对该病人进行休息与活动的指导,下列选项**错误**的是
    A. 床垫宜柔软　　　　　　　　　　B. 睡硬板床
    C. 避免过度劳累　　　　　　　　　D. 避免剧烈运动和快速转体动作
    E. 卧床时保持适度的床上活动

29. 王某,男,34岁。周期性发热伴皮肤瘙痒、盗汗4个月。身体评估:颈部、腋下、腹股沟淋巴结肿大,无触痛,肝肋下 2cm,脾肋下 3.5cm。血常规:血红蛋白 120g/L,白细胞 8.0×10^9/L,血小板计数 105×10^9/L。该病人最可能的疾病诊断是
    A. 慢性淋巴细胞白血病　　　B. 慢性粒细胞白血病　　　C. 淋巴瘤
    D. 尿毒症　　　　　　　　　E. 肺结核

30. 孔某,女,39岁。2周前发现右侧颈部、右腋下及腹股沟多处淋巴结肿大,触之不痛,伴发热、夜间盗汗、食欲减退、腹痛、腹泻、肝大,诊断为淋巴瘤。该病人的临床分期属于
    A. Ⅰ B　　　　　　　　B. Ⅱ　　　　　　　　C. Ⅲ A
    D. Ⅲ B　　　　　　　　E. Ⅳ

31. 于某,女,52岁。诊断为非霍奇金淋巴瘤,临床分期为ⅡA,采用局部放疗。关于放疗后皮肤护理措施**不恰当**的是
    A. 尽量不用热水袋、冰袋　　　　　B. 沐浴水温以 41~45℃为宜
    C. 外出时避免阳光直接照射　　　　D. 不用刺激性化学物品,如肥皂
    E. 穿着宽大、质软的纯棉或丝绸内衣

32. 陈某,女,55岁。以非霍奇金淋巴瘤收入院,放疗后局部皮肤出现片状脱皮、渗液、化脓、刺痒。关于该病人的皮肤护理措施**不恰当**的是
    A. 皮肤损伤创面予中流量氧气(4~6L/min)治疗　　B. 重组人表皮生长因子均匀喷涂在创面上
    C. 清理创面　　　　　　　　　　　D. 含银敷料密闭覆盖创面
    E. 无须抗感染治疗

A₃ 型题

(1~4 题共用题干)

彤某，男，32 岁，教师。慢性周期性上腹痛 1 年余，头晕及活动后心悸、气促 1 周。血常规：红细胞 3.2×10^{12}/L，血红蛋白 72g/L，白细胞 6.0×10^9/L，血小板计数 140×10^9/L。粪便隐血试验（++）。

1. 该病人贫血的严重程度为
 A. 轻度   B. 中度   C. 重度
 D. 极重度   E. 轻至中度

2. 导致病人出现贫血的原因可能是
 A. 饮食不规律   B. 再生障碍性贫血 C. 钩虫病
 D. 消化性溃疡   E. 白血病

3. 该病人贫血的类型最有可能是
 A. 缺铁性贫血   B. 巨幼细胞贫血   C. 慢性病性贫血
 D. 溶血性贫血   E. 消耗性贫血

4. 该病人治疗的关键应为
 A. 口服铁剂   B. 补充叶酸和维生素 B_{12} C. 少量输血
 D. 驱虫   E. 消化性溃疡与出血的治疗

(5~6 题共用题干)

刘某，女，17 岁。身体评估：四肢皮肤多处瘀斑，牙龈出血。血常规：红细胞 3.7×10^{12}/L，血红蛋白 108g/L，白细胞 4.7×10^9/L，血小板计数 10×10^9/L，拟诊为 ITP 收入院。入院评估过程中，病人突然诉说头痛，烦躁不安。

5. 此时应警惕病人可能发生了
 A. 急性焦虑发作 B. 癔症发作   C. 颅内出血
 D. 颅内感染   E. 中枢神经系统免疫反应

6. 对明确上述临床判断最有意义的检查是
 A. 血压 B. 体温 C. 呼吸 D. 脉搏 E. 瞳孔

(7~9 题共用题干)

吴某，女，36 岁。诊断 ITP，经泼尼松治疗 6 个月，症状好转不明显，仍经常出血不止，最近出血更为严重，遂入院治疗。血常规：红细胞 2.6×10^{12}/L，血红蛋白 68g/L，白细胞 4.6×10^9/L，血小板计数 9.6×10^9/L。

7. 根据病例资料，该病人属于的临床类型是
 A. 新诊断 ITP   B. 持续 ITP   C. 重症 ITP
 D. 慢性 ITP   E. 轻症 ITP

8. 根据病人目前情况，下列治疗措施，首选的是
 A. 利妥昔单抗治疗 B. 血小板输注 C. 地塞米松口服
 D. 脾切除   E. TPO-RA 治疗

9. 下列对该病人的健康指导**错误**的是
 A. 避免外伤   B. 保证充足睡眠   C. 保持二便通畅
 D. 加强体育锻炼 E. 避免情绪波动

(10~12 题共用题干)

严某，男，18 岁。自幼常于外伤后局部肿胀，可自行消退。近 2 年常出现双侧膝关节肿痛。身体评估：一般状况尚可，肝、脾、淋巴结无肿大。实验室检查：血象正常，凝血时间（试管法）10 秒，出血时间 30 秒。

10. 该病人最可能的疾病诊断是
 A. 血友病   B. ITP   C. 关节型过敏性紫癜
 D. 急性白血病 E. 再生障碍性贫血

11. 为明确诊断,首先应进行的检查是
    A. 类风湿因子测定   B. 骨髓穿刺检查   C. 血浆凝血酶原试验
    D. 血块退缩试验   E. 活化部分凝血活酶时间

12. 该病人最重要的治疗措施是
    A. 去氨加压素   B. 氨甲环酸止血   C. 补充凝血因子
    D. 手术治疗   E. 家庭治疗

(13~15 题共用题干)

俞某,女,16 岁。阵发性腹痛、黑便 3 天。身体评估:双下肢可见散在紫癜,双膝关节肿胀、活动受限,腹软,右下腹轻压痛。血常规:红细胞 $3.7 \times 10^{12}/L$,血红蛋白 110g/L,白细胞 $12.9 \times 10^9/L$,血小板计数 $110 \times 10^9/L$。尿常规:尿蛋白(+),尿红细胞(+),透明管型 0~2 个/HP。

13. 下列与该病人病情最相符的疾病是
    A. 急性肾炎   B. ITP   C. 急性阑尾炎
    D. 过敏性紫癜   E. 炎性肠病

14. 下列叙述**不符合**该疾病特点的是
    A. 感染为最常见的病因   B. 为一种全身性小血管炎
    C. 多数可迁延转为慢性肾炎   D. 出血时间可延长
    E. 血小板计数和功能正常

15. 针对该病人的护理措施,**不恰当**的是
    A. 腹部热敷   B. 协助病人卧床休息   C. 按医嘱使用解痉镇痛药
    D. 禁食   E. 观察药物的不良反应

(16~18 题共用题干)

董某,男,35 岁。以面色苍白 1 个月,高热 3 天为主诉就诊。身体评估:体温 39.2℃,脉搏 120 次/min,呼吸 30 次/min;中度贫血貌,浅表多处淋巴结肿大;胸骨压痛明显,心尖部可闻及Ⅱ级收缩期杂音。血常规:血红蛋白 55g/L,血小板计数 $56 \times 10^9/L$,白细胞 $20.0 \times 10^9/L$,白细胞分类中出现幼稚细胞。

16. 该病人最有可能发生了
    A. 再生障碍性贫血   B. 急性白血病   C. 急性心包炎
    D. 心肌缺血   E. 肋间神经炎

17. 该病人目前首要的护理诊断/问题是
    A. 潜在并发症:猝死   B. 体温过高   C. 疼痛:骨骼疼痛
    D. 营养失调:低于机体需要量   E. 潜在并发症:颅内出血

18. 为确定该病人的疾病诊断,首选的检查是
    A. 染色体核型分析   B. 细胞化学染色   C. 骨髓穿刺活检
    D. 血细菌培养   E. 淋巴结活检

(19~21 题共用题干)

曲某,男,52 岁。诊断为急性早幼粒细胞白血病,予以维甲酸、三氧化二砷双诱导化疗。化疗第 9 天病人突然出现头痛、喷射性呕吐、视物模糊、烦躁。身体评估:体温 37.2℃,脉搏 95 次/min,血压 155/85mmHg,呼吸 18 次/min;血常规:白细胞 $31 \times 10^9/L$,血红蛋白 65g/L,血小板计数 $10 \times 10^9/L$。

19. 该病人最可能发生了
    A. 维甲酸综合征   B. 中枢神经系统白血病   C. 颅内出血
    D. 脑栓塞   E. 高血压脑病

20. 为明确临床判断,应进行的检查为
    A. 腰穿查脑脊液   B. 胸部 CT   C. 头颅 CT
    D. 胃镜   E. 骨髓穿刺活检

21. 该病人目前宜采取的体位是
    A. 去枕平卧位　　　　　B. 坐位　　　　　C. 中凹位
    D. 侧卧位　　　　　　　E. 俯卧位

(22~23 题共用题干)

瞿某,女,32 岁。诊断为急性单核细胞白血病,诱导化疗后完全缓解。出院后 1 个月出现头痛、呕吐伴四肢抽搐。身体评估:克尼格征(+)。血常规:血红蛋白 85g/L,白细胞 4.0×10^9/L,血小板计数 75×10^9/L。

22. 该病人最可能发生了
    A. 癫痫大发作　　　　　B. 中枢神经系统白血病　　　　　C. 颅内出血
    D. 脑栓塞　　　　　　　E. 化学性蛛网膜炎

23. 为明确病情,首选的检查是
    A. 血细菌培养　　　　　B. 脑电图　　　　　C. 脑脊液检查
    D. 胸部 CT　　　　　　 E. 头颅 CT

(24~26 题共用题干)

郑某,男,51 岁。诊断为急性单核细胞白血病,医嘱予以 HAD 标准方案化疗。化疗第 7 天病人自觉全身疲乏,神情紧张。复查血常规:白细胞 0.5×10^9/L,血红蛋白 60g/L,血小板计数 15×10^9/L。

24. 该病人目前的护理诊断/问题**不适合**的是
    A. 有感染的危险　　　　　　　　　　B. 有出血的危险
    C. 悲伤　　　　　　　　　　　　　　D. 潜在并发症:化疗药物的毒副作用
    E. 潜在并发症:颅内出血

25. 该病人化疗过程中**不会**出现的不良反应是
    A. 消化道反应　　　　　B. 肝功能受损　　　　　C. 心肌损害
    D. 末梢神经炎　　　　　E. 过敏反应

26. 该病人静脉注射化疗药过程中不慎发生药液漏出血管外,下列处理措施**错误**的是
    A. 尽量回抽局部渗液　　　　　　　　B. 局部用利多卡因封闭
    C. 局部热敷　　　　　　　　　　　　D. 遵医嘱局部注射解毒药
    E. 抬高患肢

(27~29 题共用题干)

秦某,男,51 岁。门诊拟诊为慢性粒细胞白血病慢性期。

27. 为该病人做身体评估的重点部位是
    A. 心脏　　　　　　　　B. 肺部　　　　　　C. 肝、脾
    D. 四肢　　　　　　　　E. 头部

28. 目前该病人首选的治疗是
    A. 造血干细胞移植　　　B. 靶向治疗　　　　C. 化学治疗
    D. 免疫治疗　　　　　　E. 放射治疗

29. 病人不慎跌倒后,诉腹部剧烈疼痛。身体评估:腹肌紧张,压痛及反跳痛明显,其最可能发生了
    A. 急性胰腺炎　　　　　B. 感染性腹膜炎　　　　　C. 脾破裂出血
    D. 肝破裂出血　　　　　E. 消化道穿孔

(30~31 题共用题干)

冯某,女,26 岁。确诊急性淋巴细胞白血病 3 个月,经治疗已完全缓解。现予以高剂量甲氨蝶呤进行缓解后治疗。

30. 治疗期间,应特别警惕的不良反应是
    A. 内脏出血　　　　　　B. 过敏反应　　　　　C. 口腔溃疡
    D. 脱发　　　　　　　　E. 末梢神经炎

31. 下列药物中,可以拮抗甲氨蝶呤上述作用的是
    A. 鱼精蛋白   B. 全反式维甲酸   C. 亚叶酸钙
    D. 亚砷酸   E. 泼尼松

(32~34 题共用题干)

陈某,女,29 岁。因发热、皮肤瘙痒半个月就诊。身体评估:右颈部淋巴结无痛性肿大,互相粘连。血常规:血红蛋白 100g/L,白细胞 9×10^9/L,中性粒细胞 65%,淋巴细胞 35%。骨髓涂片找到 R-S 细胞。

32. 与该病人病情最相符的疾病是
    A. 淋巴结结核   B. 非霍奇金淋巴瘤   C. 霍奇金淋巴瘤
    D. 转移癌   E. 急性白血病

33. 为明确该病人的诊断,首选的检查是
    A. 腹部 CT 检查   B. 胸部 CT 检查   C. 免疫球蛋白测定
    D. 淋巴结活检   E. 骨髓象检查

34. 该病人首选的治疗措施是
    A. 异基因造血干细胞移植   B. 自体造血干细胞移植   C. 放射治疗
    D. 联合化疗与放疗   E. 颈部淋巴结切除

(35~37 题共用题干)

赵某,女,52 岁。因腰背痛半年就诊。胸腰椎和肋骨 X 线摄片示:T_{10}、L_1、L_3 各椎体呈楔形压缩,肋骨多处呈溶骨性破坏。实验室检查:血红蛋白 82g/L,血沉 96mm/h;尿蛋白(+++),尿本周蛋白(+);血清白蛋白 31g/L,球蛋白 62g/L。

35. 与该病人病情最符合的疾病是
    A. 骨转移癌   B. 慢性肾炎伴肾性骨病   C. 骨结核
    D. 多发性骨髓瘤   E. 高球蛋白血症

36. 为进一步明确诊断,首选的检查是
    A. 肝功能检查   B. 骨髓象检查   C. 尿常规检查
    D. 腰椎 MRI 检查   E. 肾脏 B 超检查

37. 该病人目前除疼痛以外,首要关注的护理诊断/问题是
    A. 潜在并发症:骨折   B. 躯体活动障碍   C. 营养失调:低于机体需要量
    D. 有感染的危险   E. 潜在并发症:肾衰竭

A₄ 型题

(1~6 题共用题干)

左某,女,20 岁。因月经过多,反复多处皮肤瘀点、瘀斑半年,拟诊 ITP 收入院。

1. 下列对疾病最有确诊价值的检查是
    A. 血常规检查   B. 毛细血管脆性试验   C. 出血时间
    D. 骨髓象检查   E. 妇科 B 超

2. 病人血常规结果为红细胞 3.0×10^{12}/L,血红蛋白 90g/L,白细胞 4.2×10^9/L,血小板计数 12×10^9/L,该病人的首优护理诊断/问题是
    A. 活动耐力下降   B. 有出血的危险
    C. 有感染的危险   D. 营养失调:低于机体需要量
    E. 知识缺乏

3. 关于该疾病的描述**错误**的是
    A. 是一种获得性自身免疫性疾病   B. 骨髓中巨核细胞数量增加或正常
    C. 常伴有肝、脾肿大   D. 血小板计数 $\geq 30 \times 10^9$/L 时一般无须药物治疗
    E. 常有出血时间延长

4. 病人确诊为 ITP 后,首选的治疗措施是

    A. 丙种球蛋白   B. 脾切除   C. 糖皮质激素

    D. 免疫抑制药   E. 中西医结合治疗

5. 病人住院期间突然出现剧烈头痛、呕吐、视力障碍,下列处理措施**不妥**的是

    A. 保持呼吸道通畅   B. 实施布鲁津斯基征检查   C. 头部置冰袋

    D. 按医嘱快速滴注脱水药   E. 高流量吸氧

6. 经治疗病人病情稳定,准备出院,护士应告知其避免使用的药物是

    A. 达那唑   B. 泼尼松   C. 利妥昔单抗

    D. 环孢素   E. 阿司匹林

(7~10 题共用题干)

杜某,女,28 岁。自觉头晕、乏力伴反复鼻出血 1 个月,皮肤多处瘀点、牙龈肿痛 3 天,自服甲硝唑、对乙酰氨基酚等药物未能缓解而来院就诊。血常规:血红蛋白 80g/L,白细胞 25×10^9/L,血小板计数 15×10^9/L。经骨髓穿刺检查,确诊为急性单核细胞白血病。

7. 该病人目前最主要的护理诊断/问题是

    A. 潜在并发症:休克   B. 潜在并发症:颅内出血   C. 口腔黏膜完整性受损

    D. 皮肤黏膜完整性受损   E. 知识缺乏

8. 医嘱予以 DAE 方案治疗,该方案的药物有

    A. 高三尖杉酯碱 + 阿糖胞苷 + 阿克拉霉素   B. 柔红霉素 + 阿糖胞苷 + 依托泊苷

    C. 高三尖杉酯碱 + 阿糖胞苷 + 柔红霉素   D. 柔红霉素 + 长春新碱 + 门冬酰胺酶

    E. 柔红霉素 + 阿糖胞苷 + 地塞米松

9. 病人及家属希望进行异基因造血干细胞移植,其最佳的移植时期是

    A. 越早越好   B. 第一疗程化疗结束   C. 第二疗程化疗结束

    D. 第一次完全缓解期   E. 复发后再移植

10. 异基因造血干细胞移植术后,导致移植失败最常见的原因是

    A. 感染   B. 出血   C. 移植物抗宿主病

    D. 输血后肝炎   E. 肝静脉闭塞病

(11~13 题共用题干)

林某,男,73 岁。疲乏无力 3 月余,1 周前发现颈部、腋下、腹股沟处多个淋巴结肿大。

11. 与该病人病情**不符合**的疾病是

    A. 慢性淋巴细胞白血病   B. 再生障碍性贫血   C. 急性淋巴细胞白血病

    D. 淋巴瘤   E. 肺癌转移

12. 病人住院完善检查后,诊断为慢性淋巴细胞白血病,其首选的治疗药物是

    A. 氟达拉滨   B. 苯丁酸氮芥   C. 糖皮质激素

    D. 苯达莫司汀   E. 环磷酰胺

13. 住院期间病人突然出现血尿,抗人球蛋白试验阳性。其最可能发生了

    A. 血小板减少性紫癜   B. 自身免疫性溶血性贫血   C. 药物不良反应

    D. DIC   E. Richter 综合征

【简答题】

1. 简述血液系统疾病病人最常见的症状与体征。

2. 简述恶性血液病病人发生骨、关节疼痛的机制。

3. 简述血液病病人鼻出血的预防与护理要点。

4. 简述缺铁性贫血的主要原因。

5. 简述缺铁性贫血病人口服铁剂治疗的配合与护理措施。

6. 简述缺铁性贫血病人注射铁剂治疗的主要不良反应、治疗配合与护理措施。

7. 简述缺铁性贫血的预防措施。

8. 简述再生障碍性贫血病人预防感染的护理措施。

9. 简述出血性疾病临床常用的止血治疗措施。

10. 简述不同类型出血性疾病病人出血表现的异同点。

11. 简述血友病病人"有失用综合征的危险"的护理措施。

12. 简述 DIC 的临床表现特点。

13. 简述白血病肿瘤性发热的原因及特点。

14. 简述急性白血病继发感染的常见部位及表现。

15. 简述柔红霉素静脉用药时发生药液外渗的处理措施。

16. 简述慢性粒细胞白血病加速期的临床表现。

17. 简述伊马替尼的不良反应。

18. 简述淋巴瘤病人发热的特点。

19. 简述淋巴瘤病人淋巴结肿大的特点及主要临床表现。

20. 简述多发性骨髓瘤骨骼损害的临床表现。

21. 简述多发性骨髓瘤病人出现高黏滞综合征的原因及表现。

22. 简述多发性骨髓瘤引起肾损害的原因及临床表现。

23. 简述多发性骨髓瘤病人休息与活动的指导要点。

24. 简述 PICC 置管后的常见并发症。

25. 简述 PICC 置管后穿刺部位渗血的原因及预防。

26. 简述 PICC 置管后导管堵塞的表现、原因及预防。

27. 简述 PICC 正确的冲管方法及注意事项。

28. 简述对植入静脉输液港病人的健康指导要点。

29. 简述造血干细胞移植(HSCT)的分类。

30. 简述 HSCT 术后发生 GVHD 的类型及临床表现。

【论述思考题】

1. 张某,男,35 岁。头晕、乏力伴出血倾向半年,加重 1 周。半年前无诱因出现头晕、乏力,下肢皮肤有出血点,刷牙出血,服过 20 多剂中药不见好转,1 周来症状加重。病后无鼻出血和黑便,二便正常,睡眠可,体重无变化。既往体健,无放射线和毒物接触史,无药物过敏史。身体评估:体温 36℃,脉搏 100 次/min,呼吸 20 次/min,血压 120/70mmHg;贫血貌,双下肢散在出血点,浅表淋巴结未触及,巩膜无黄染,舌乳头正常;胸骨无压痛,心肺无异常;肝脾未触及;下肢无水肿。血常规:红细胞 1.5×10^{12}/L,血红蛋白 45g/L,网织红细胞 0.1%,白细胞 3.0×10^9/L,分类:中性粒细胞分叶 30%,淋巴细胞 65%,单核细胞 5%。

问题:

(1) 该病人初步诊断为再生障碍性贫血,为了进一步确诊,还需要做哪些检查?

(2) 如何指导病人预防出血?

2. 孙某,女,41 岁。因反复皮肤瘀点、紫癜伴月经量明显增多 2 月余,症状加剧 1 周,拟诊为 ITP 收入院。身体评估:中度贫血貌,牙龈渗血,全身皮肤可见散在、大小不一的瘀点、紫癜,以四肢为重,全身浅表淋巴结未及;胸骨无压痛;肝、脾肋下未触及。血常规:红细胞 2.8×10^{12}/L,血红蛋白 76g/L,白细胞 5.0×10^9/L,血小板计数 8.9×10^9/L。

问题:

(1) 该病人还需要完善哪些护理评估内容?

(2) 病人目前主要的护理诊断/问题有哪些?

(3) 经过 3 周住院治疗后,病人病情稳定拟出院,如何对其进行出院指导?

3. 王某,女,21 岁,大学生。诊断为急性淋巴细胞白血病。住院期间因无法面对化疗所致脱发而拒绝继续化疗,且拒见来访亲友。

问题:

(1) 该病人目前最主要的护理诊断/问题是什么?

(2) 针对上述护理诊断/问题,可采取的护理措施有哪些?

4. 陈某,男,28 岁,新婚。因疲乏、食欲减退、腹胀 3 个月就诊,经血液及骨髓病理检查诊断为慢性粒细胞白血病。

问题:

(1) 医嘱给予达沙替尼治疗。该药的药理作用是什么? 如何监测其治疗效果?

(2) 该病人想备孕生子,家人也十分焦虑。如何对其进行健康指导?

5. 张某,男,62 岁。1 个月前无明显诱因出现腰背部疼痛,尤以活动后为甚,卧床休息后缓解,无其他不适,未就诊。近 1 周来上述症状进行性加剧,并出现面色苍白、头晕、乏力,自觉活动后心悸、气促、胸闷。身体评估:体温 37℃,脉搏 95 次/min,呼吸 25 次/min,血压 100/70mmHg;身高 168cm,体重 60kg;神志清楚,贫血面容,活动稍受限,尚可平卧;浅表淋巴结无肿大;胸骨下段压痛,双肺呼吸音清;心率 95 次/min,律齐,各瓣膜听诊区未闻及杂音;肝、脾肋下未触及;胸腰椎局部压痛点;双下肢轻度水肿。血常规:红细胞 3.0×10^{12}/L,血红蛋白 80g/L,白细胞 8.0×10^9/L,淋巴细胞 56%,血小板计数 136×10^9/L。尿常规:尿红细胞(−),尿蛋白(++),尿本周蛋白(+)。血免疫学:免疫球蛋白 IgG 40g/L,IgM 10g/L,IgA 20g/L。胸腰椎 CT 示:T_5、L_1 压缩性改变。拟诊为多发性骨髓瘤收入院。次日,因弯腰提物,出现剧烈腰痛,跌倒在地,大小便失禁,下肢活动障碍。

问题:

(1) 请解释该病人于住院次日发生的现象。

(2) 针对病人目前的情况,请按优先原则提出 2 个护理诊断/问题,并列出相应的护理措施。

三、参 考 答 案

【名词解释】

1. 造血组织:包括骨髓、胸腺、肝、脾、淋巴结、胚胎及胎儿的造血组织。

2. 造血微环境:是造血干细胞定居、存活、增殖、分化和成熟的场所,主要由微血管系统、进入骨髓的神经、基质及其他结缔组织组成。造血微环境可直接与造血细胞接触或释放某些因子,影响或诱导造血细胞的生成。

3. 髓外造血:当骨髓没有储备又需要造血时,可由骨髓以外的造血组织(如肝、脾)参与造血,称为髓外造血。

4. 贫血:贫血是指人体外周血红细胞容量减少,低于正常范围下限,不能运输足够氧至组织产生的综合征。

5. 缺铁性贫血:指当机体对铁的需求与供给失衡,导致体内贮存铁耗尽,继之红细胞内铁缺乏,血红蛋白合成减少而引起的一种小细胞低色素性贫血。

6. 巨幼细胞贫血:指由于叶酸、维生素 B_{12} 缺乏或某些影响核苷酸代谢药物的作用,导致细胞核脱氧核糖核酸(DNA)合成障碍所引起的贫血。

7. 再生障碍性贫血:简称再障,是一种可能由不同病因和机制引起的骨髓造血功能衰竭症。临床主要表现为骨髓造血功能低下,可见进行性贫血、感染、出血和全血细胞减少。

8. 溶血性贫血:指红细胞遭到破坏、寿命缩短,超过骨髓造血代偿能力时发生的一组贫血。临床主要表现为贫血、黄疸、脾大、网织红细胞增高及骨髓红系造血细胞代偿性增生。

9. 出血性疾病:指由于多种因素导致止血机制缺陷或异常,而引起机体自发性出血或轻微损伤后过度出血为特征的一组疾病。

10. 抗凝血酶(AT):由肝脏及血管内皮细胞生成,为人体内最重要的抗凝物质,主要功能是灭活 FXa 和凝血酶,若与肝素结合,其灭活作用将显著加强。

11. 原发免疫性血小板减少症(ITP):又称为特发性血小板减少性紫癜,是一种复杂的、多种机制共同参与的获得性自身免疫性疾病,为临床最常见的血小板减少性疾病。

12. 重症 ITP:为病人确诊为 ITP,其血小板计数 $<10 \times 10^9/L$,且就诊时存在需要治疗的出血或常规治疗中有新发且较为严重的出血表现者。

13. 过敏性紫癜:是一种常见的血管变态反应性疾病,因机体对某些物质过敏而产生变态反应,导致毛细血管脆性和通透性增加,引起血液外渗,病人出现皮肤瘀点、紫癜和某些脏器出血,同时有血管神经性水肿和荨麻疹等过敏表现。

14. 单纯型过敏性紫癜:是过敏性紫癜临床最常见的类型。主要表现为皮肤瘀点、紫癜,多局限于四肢及臀部,且以下肢伸侧面最多见,呈对称性,常成批、反复发生。其形状大小不等,可融合成片形成瘀斑。躯干及其他部位极少累及。

15. 血友病 A:临床最常见的遗传性出血性疾病,即 FⅧ缺乏症。以阳性家族史、幼年发病、自发或轻微外伤后出血不止、血肿形成、关节腔出血为临床特征。

16. 弥散性血管内凝血(DIC):是在多种致病因素的作用下,以微血管体系损伤为病理基础,凝血和纤溶系统被激活,导致全身微血管血栓形成、凝血因子大量消耗并继发纤溶亢进,从而引起全身性出血、微循环衰竭的临床综合征。

17. 白血病:是一类造血干细胞的恶性克隆性疾病。其克隆中白血病细胞增殖失控、分化障碍、凋亡受阻,而停滞在细胞发育的不同阶段。在骨髓和其他造血组织中,白血病细胞大量增生累积,并浸润其他器官和组织,而正常造血功能受抑制,以外周血中出现形态各异、为数不等的幼稚细胞为特征。

18. 急性白血病:是造血干细胞的恶性克隆性疾病。发病时骨髓中异常的原始细胞及幼稚细胞(白血病细胞)大量增殖并广泛浸润肝、脾、淋巴结等脏器,抑制正常造血。临床上以进行性贫血、持续发热或反复感染、出血和组织器官的浸润等为主要表现,以骨髓和外周血中出现大量原始和/或早期幼稚细胞为特征。

19. 白血病微小残留病灶:急性白血病病人达到完全缓解后,体内尚有 $10^8 \sim 10^9$ 左右的白血病细胞,这些残留的白血病细胞称为微小残留病灶,是白血病复发的根源。

20. 白血病诱导缓解治疗:是急性白血病治疗的第一阶段。主要是通过联合化疗,迅速、大量地杀灭白血病细胞,恢复机体正常造血,使病人尽可能在较短的时间内获得完全缓解。

21. 化学性静脉炎:由于长期大剂量输入化疗性药物或反复静脉穿刺等机械、物理、化学等因素造成的静脉血管壁纤维组织增生、内皮细胞破坏、血管壁不同程度的炎性改变。

22. 维甲酸综合征:又称分化综合征,是采用维甲酸治疗急性早幼粒细胞白血病过程中最严重的不良反应,好发于治疗前后白细胞总数较高或明显增高的病人。

23. 白细胞淤滞症:是白血病的急性并发症之一,是指当循环血液中白细胞极度增高时($>200 \times 10^9/L$),病人可出现呼吸困难、低氧血症、头晕、言语不清、反应迟钝、颅内出血及男性阴茎异常勃起等。

24. 高尿酸性肾病:由于白血病细胞的大量破坏,尤其是化疗期间,可使血清及尿液中尿酸水平明显升高,尿酸结晶的析出可积聚于肾小管,导致少尿甚至急性肾损伤。

25. 淋巴瘤:为起源于淋巴结和淋巴组织的恶性肿瘤。其发生大多与免疫应答过程中淋巴细胞增殖分化产生的某种免疫细胞恶变有关。

26. 多发性骨髓瘤:是浆细胞恶性增殖性疾病。骨髓中有大量的异常浆细胞(或称骨髓瘤细胞)克隆性增生,引起广泛溶骨性骨骼破坏、骨质疏松,血清中出现单克隆免疫球蛋白或其片段(M 蛋白),正常的多克隆免疫球蛋白合成受抑制,尿中出现本周蛋白,从而引起不同程度的相关脏器与组织的损伤。

27. POEMS 综合征:部分多发性骨髓瘤病人可同时出现多发性神经病变(P)、器官肿大(O)、内分泌病(E)、单株免疫球蛋白血症(M)和皮肤改变(S)者,称之为 POEMS 综合征(骨硬化骨髓瘤)。

28. PICC 技术:即外周穿刺中心静脉导管技术。是经上肢的贵要静脉、肘正中静脉、头静脉、肱静脉,颈外静脉(新生儿还可通过下肢的大隐静脉、头部颞静脉、耳后静脉等)穿刺置管,尖端位于上腔静脉或下腔静脉的导管。

29. 植入式静脉输液港:是一种可以完全植入体内的闭合静脉输液系统,包括尖端位于上腔静脉的导管部分及埋植于皮下的注射座。

30. 造血干细胞移植:指对病人进行全身照射、化疗和免疫抑制预处理后,将正常供体或自体的造血干细胞经血管输注给病人,使其重建正常的造血和免疫功能。

【选择题】

A₁ 型题

1. C	2. B	3. D	4. B	5. D	6. C	7. A	8. E	9. D	10. B
11. B	12. D	13. B	14. D	15. C	16. B	17. C	18. D	19. B	20. E
21. C	22. D	23. C	24. C	25. D	26. A	27. C	28. A	29. A	30. A
31. D	32. C	33. C	34. D	35. D	36. C	37. A	38. B	39. A	40. C
41. B	42. B	43. D	44. A	45. D	46. D	47. B	48. C	49. B	

A₂ 型题

1. B	2. B	3. B	4. E	5. E	6. C	7. B	8. D	9. C	10. D
11. B	12. A	13. B	14. E	15. C	16. A	17. A	18. E	19. C	20. E
21. C	22. A	23. E	24. C	25. E	26. B	27. C	28. C	29. C	30. C
31. B	32. E								

A₃ 型题

1. B	2. D	3. A	4. E	5. C	6. E	7. C	8. E	9. B	10. A
11. E	12. C	13. D	14. C	15. A	16. B	17. B	18. C	19. C	20. C
21. A	22. B	23. C	24. C	25. D	26. C	27. C	28. B	29. C	30. C
31. C	32. C	33. D	34. D	35. D	36. B	37. A			

A₄ 型题

1. D	2. B	3. C	4. C	5. B	6. E	7. B	8. C	9. D	10. A
11. B	12. A	13. B							

【简答题】

1. 血液系统疾病病人最常见的症状与体征为:①出血或出血倾向;②发热;③骨、关节疼痛;④贫血。

2. 恶性血液病病人发生骨、关节疼痛的机制:①肿瘤细胞的过度增生或局部浸润,导致骨髓腔压力增高;②局部瘤块形成及压迫;③骨质疏松或溶骨性破坏;④病理性骨折。

3. 血液病病人鼻出血的预防与护理要点:①防止鼻黏膜干燥而出血。保持室内相对湿度 50%~60% 左右,秋冬季节可局部使用液状石蜡或抗生素眼膏。②避免人为诱发出血。指导病人勿用力擤鼻,以防止鼻腔内压力增大而导致毛细血管破裂出血或渗血;避免用手抠鼻痂或外力撞击鼻部。③少量出血时可用棉球或明胶海绵填塞,无效者可用 0.1% 肾上腺素棉球或凝血酶棉球填塞,并局部冷敷。出血严重时,尤其是后鼻腔出血,可用凡士林油纱条行后鼻腔填塞术,术后定时用无菌液状石蜡滴入,以保持黏膜湿润,3 天后可轻轻取出油纱条,若仍出血,需更换油纱条再予以重复填塞。

4. 缺铁性贫血的主要原因包括:①铁需求量增加而摄入不足,多见于婴幼儿、青少年、妊娠和哺乳期及月经量多的女性;②铁吸收障碍,主要见于胃大部切除后,胃酸分泌不足且食物快速进入空肠,绕过铁吸收的部位十二指肠,使铁吸收减少;③铁丢失过多,慢性失血是成人缺铁性贫血最常见和最重要的病因。

5. 缺铁性贫血病人口服铁剂治疗的配合与护理措施包括:①为预防或减轻药物的不良反应,应饭后或餐中服用,反应过于强烈者宜减少剂量或从小剂量开始;②为了促进铁的吸收,应避免与牛奶、茶、咖啡、抗酸药(碳酸钙和硫酸镁)以及 H₂ 受体拮抗药等同服,可服用维生素 C、乳酸等酸性药物或食物;③口服液体铁剂时须使用吸管,避免牙齿染黑;④服用铁剂期间,粪便会变成黑色,应做好解释;⑤强调要按剂量、按疗程服药,定期复查有关实验室检查,以保证有效治疗补足贮存铁,避免药物过量而引起中毒或相关病变的发生。

6. ①缺铁性贫血病人注射铁剂治疗的主要不良反应:注射局部肿痛、硬结形成,皮肤发黑和过敏反应。②治疗配合与护理措施:首次用药须用 0.5ml 作为试验剂量进行深部肌内注射,同时准备肾上腺素,做好急救准备,若1小时后无过敏反应即可按医嘱给予常规剂量治疗。采用深部肌内注射法,并要经常更换注射部位;为了避免药液的溢出而引起皮肤染色,不要在暴露部位皮肤注射,抽取药液后应更换注射针头,可采用"Z"形注射法或留空气注射法。

7. 缺铁性贫血的预防措施包括:①纠正不良的饮食习惯:均衡饮食,避免偏食或挑食;养成良好的进食习惯,定时、定量,细嚼慢咽,必要时可少量多餐;尽可能减少刺激性过强的食物。②增加含铁丰富食物的摄取:鼓励病人多吃含铁丰富且吸收率较高的食物(如动物肉类、肝脏、血、蛋黄、海带与黑木耳等)或铁强化食物;多吃富含维生素C的食物,如橙子、橘子、柚子、樱桃和甜椒等,促进铁的吸收。

8. 再生障碍性贫血病人预防感染的护理措施包括:①呼吸道感染的预防:保持病室内空气清新,物品清洁,定期使用消毒液擦拭室内家具、地面,定期用空气消毒机。秋冬季节要注意保暖,防止受凉。限制探视人数及次数,避免到人群聚集的地方或与上呼吸道感染的病人接触。严格执行各项无菌操作。粒细胞绝对值≤0.5×10^9/L 者,应给予保护性隔离,并向病人及家属解释其必要性,使其自觉配合。②口腔感染的预防:由于口腔黏膜和牙龈的出血、高热状态下唾液分泌减少以及长期应用广谱抗生素等原因,使细菌易在口腔内滋生、繁殖而继发感染。因此,必须加强口腔护理。督促病人养成进餐前、餐后、睡前、晨起用生理盐水等含漱。③皮肤感染的预防:保持皮肤清洁、干燥,勤沐浴、更衣和更换床上用品;勤剪指甲;蚊虫蜇咬时应正确处理,避免抓伤皮肤。女病人尤其要注意会阴部的清洁卫生,适当增加对局部皮肤的清洗。④肛周感染的预防:睡前、便后用 1∶5 000 高锰酸钾溶液坐浴,每次 15~20 分钟。保持大便通畅,避免用力排便诱发肛裂,增加局部感染的概率。⑤血源性感染的预防:肌内、静脉内等各种穿刺时,要严格无菌操作。中心静脉置管应严格按照置管流程,并做好维护。

9. 出血性疾病临床常用的止血治疗措施包括:①补充凝血因子或血小板;②止血药物:促进血管收缩、改善血管通透性的药物,维生素K,重组活化因子Ⅶ,促进止血因子释放的药物等;③局部处理:包括局部的加压包扎、肢体制动及手术结扎出血血管等。

10. 不同类型出血性疾病病人出血表现的异同点如下:①血管性疾病:皮肤黏膜出血以皮肤瘀点、紫癜为主,罕见血肿和关节腔、眼底出血,偶见内脏出血,月经过多和手术或外伤后出血不止少见。②血小板性疾病:皮肤黏膜出血以牙龈出血、皮肤瘀点、紫癜,大片瘀斑多见,可见血肿和手术或外伤后出血不止;罕见关节腔出血,重症常有内脏出血,眼底出血常见,月经过多多见。③凝血障碍性疾病:皮肤黏膜出血罕有瘀点、紫癜,可见大片瘀斑。血肿、内脏出血常见,眼底出血、月经过多少见,关节腔出血和手术或外伤后出血不止多见。

11. 血友病病人"有失用综合征的危险"的护理措施:①评估关节腔出血与病变:定期评估关节外形、局部有无压痛、关节活动能力有无异常等,以判断关节病变是否处于急性出血期、慢性炎症期,或病情进一步发展可导致关节纤维强直、畸形以致功能丧失。②关节康复训练:针对病变关节进行科学合理的康复训练,是预防血友病病人发生关节失用的重要措施。康复训练从出血停止、肿胀消退后开始。一是向病人及其家属解释康复训练的目的、意义、主要方法、注意事项与配合要求等;二是急性期应局部制动并保持肢体、关节处于功能位,以避免出血加重和促进关节腔内出血的吸收;三是在肿胀未完全消退、肌肉力量未恢复之前,切勿使患肢负重,适当增加卧床时间,避免过早行走,预防反复的关节腔出血;四是指导病人进行股四头肌收缩功能训练,以利局部肌力的恢复;五是关节腔出血控制后,帮助病人循序渐进地进行受累关节的被动或主动活动,也可给予理疗以促进受累关节功能的康复。

12. 除原发病的表现外,DIC 常表现为:①出血倾向,具有自发性和多发性的特点;②低血压、休克或微循环障碍,表现为一过性或持续性血压下降;③微血管栓塞,临床上较常出现因深部器官微血管栓塞而导致器官衰竭的表现,如顽固的休克、肾衰竭、呼吸衰竭、颅内高压等;④微血管病性溶血,DIC 时微血管管腔变窄,当红细胞通过腔内的纤维蛋白条索时,可引起机械性损伤和碎裂,而产生溶血。

13. 白血病肿瘤性发热:①原因:与白血病细胞的高代谢状态及其内源性致热原类物质的产生等有关。

②主要表现:持续的低度至中度发热,可有高热。常规抗生素治疗无效,但化疗药物可使病人体温下降。

14. ①急性白血病继发感染的部位以口腔黏膜、牙龈、咽峡最为常见,其次是呼吸道及肛周皮肤等;②局部可以表现为炎症、溃疡、坏死或脓肿形成,严重者可致败血症或脓毒血症。

15. 柔红霉素静脉用药时发生药液外渗的处理措施包括:①立即停止药物注入。②使用注射器回抽静脉通路中的残余药液后,拔除无损伤针。③深部组织发生中心静脉化疗药物外渗时,应遵医嘱行 X 线检查确定导管尖端位置。④评估肿胀范围及外渗液体量,确认外渗的边界并标记;观察外渗区域的皮肤颜色、温度、感觉、关节活动和外渗远端组织的血运情况。⑤遵医嘱可使用相应的解毒剂和治疗药物,常用解毒剂有右丙亚胺、50%~100% 二甲亚砜、1/6mmol/L 硫代硫酸钠、150U/ml 透明质酸。⑥遵医嘱应用利多卡因等进行局部封闭。⑦冷敷或热敷:化疗药物外渗发生 24~48 小时内,宜给予干冷敷或冰敷,每次 15~20 分钟,每天≥4 次;奥沙利铂、植物碱类化疗药物外渗可给予干热敷,成人温度不宜超过 50~60℃,患儿温度不宜超过 42℃。⑧应抬高患肢,避免局部受压,局部肿胀明显的可给予 50% 硫酸镁、如意金黄散等湿敷。⑨应记录症状和体征、外渗发生时间、部位、范围、局部皮肤情况、输液工具、外渗药物名称、浓度和剂量、处理措施。

16. 慢性粒细胞白血病加速期的临床表现包括:①出现原因不明的高热、虚弱、体重下降,脾迅速肿大,骨、关节痛以及逐渐出现贫血和出血;②白血病细胞对原来有效的药物发生耐药。

17. 伊马替尼的不良反应包括:①白细胞、血小板减少和贫血等血液学毒性;②水肿、肌肉痉挛、腹泻、恶心、肌肉骨骼痛、皮疹、腹痛、肝酶升高、疲劳、关节痛和头痛等非血液学毒性。

18. 淋巴瘤病人发热的特点:①热型多不规则,可呈持续高热,也可间歇低热,30%~40% 的霍奇金淋巴瘤病人以原因不明的持续发热为首发症状,少数霍奇金淋巴瘤病人出现周期热;②非霍奇金淋巴瘤一般在病变较广泛时才发热,且多为高热;③热退时大汗淋漓可为本病特征之一。

19. 淋巴瘤病人淋巴结肿大的特点及主要临床表现为:①最好发于颈部或锁骨上,其次是腋下、腹股沟等处的淋巴结肿大;②进行性、无痛性;③肿大的淋巴结可以活动,也可相互粘连,融合团块,触诊有软骨样的感觉;④咽淋巴环病变可有吞咽困难、鼻塞、鼻出血及颌下淋巴结肿大;⑤深部淋巴结肿大可引起局部的压迫症状。

20. 多发性骨髓瘤骨骼损害的临床表现为:①骨痛:是最常见的早期症状,随病情的发展而加重,疼痛部位多在腰骶部,其次是胸廓和肢体。②病理性骨折:若活动或扭伤后出现剧烈疼痛,可能为病理性骨折,多发生在肋骨、锁骨、下胸椎和上腰椎,可多处骨折同时存在。③局部肿块:骨髓瘤细胞浸润骨骼时可引起局部肿块,好发于肋骨、锁骨、胸骨及颅骨,胸、肋、锁骨连接处出现串珠样结节者为本病的特征。少数病例仅有单个骨骼损害,称为孤立性骨髓瘤。④高钙血症:可表现为疲乏、恶心、呕吐、多尿、脱水、头痛、嗜睡、意识模糊,严重者可致心律失常、昏迷等。

21. 多发性骨髓瘤病人出现高黏滞综合征的原因主要是由于血液中的 M 蛋白过多引起血液黏稠度增高,导致血液缓慢、组织缺血缺氧,在视网膜、中枢神经和心血管系统尤为显著。主要表现为:头昏、眩晕、眼花、耳鸣、手指麻木、冠状动脉供血不足、慢性心力衰竭、不同程度的意识障碍甚至昏迷。

22. 多发性骨髓瘤引起肾损害的原因:与骨髓瘤细胞直接浸润、M 蛋白轻链沉积于肾小管及继发性高钙血症、高尿酸血症等有关;脱水、感染和排泄性尿路造影等则是并发急性肾衰竭的常见诱因。主要表现为:程度不等的蛋白尿、管型尿以及急、慢性肾衰竭。

23. 多发性骨髓瘤病人休息与活动的指导要点:①病人易出现病理性骨折,故应注意卧床休息,应使用硬床垫。②适度活动可促进肢体血液循环和血钙在骨骼的沉积,减轻骨骼的脱钙。③协助病人定时变换体位;保持适度的床上活动,避免长久卧床而致加重骨骼脱钙。截瘫病人应保持肢体于功能位,定时按摩肢体,防止下肢萎缩。④应注意劳逸结合,尤其是中老年病人,要避免过度劳累、做剧烈运动和快速转体等动作。⑤若活动或扭伤后出现剧烈疼痛,可能为病理性骨折,应立即到医院就诊。

24. PICC 置管后的常见并发症包括:①穿刺部位渗血;②导管堵塞;③静脉炎;④静脉血栓形成;⑤导管异位;⑥导管相关血流感染;⑦导管脱出。

25. PICC 置管后穿刺部位渗血的原因:PICC 置管后穿刺部位渗血多发生在穿刺后 24 小时之内,常因肘关节伸屈活动,上肢支撑用力所致。预防指导:护士在置管结束后应嘱病人以前臂内旋和外旋活动为主,避免上肢用力和肘关节的伸屈活动。

26. ①PICC 置管后导管堵塞的表现:输液速度变慢、冲管时阻力大、回抽无回血或者回血不畅。②原因:血栓性堵塞常因封管方法不正确、冲管不及时或不彻底、病人血液黏滞性高(如老年人、糖尿病等)、穿刺侧肢体活动过度或冲管压力过大,造成局部血管内膜损伤等,导致管腔内形成血凝块或血栓。非血栓性堵塞主要原因为导管打折、扭曲,药物结晶沉积或异物颗粒堵塞等。③预防:化疗病人在 2 个疗程中停药期间应定期冲洗导管,以防导管内血栓形成。

27. PICC 正确的冲管方法及注意事项:①冲管注射器的选择:冲管和封管应使用 10ml 及以上注射器或一次性专用冲洗装置。②冲管液及量:常规采用生理盐水冲管,成人 20ml、儿童 6ml。③冲管时机及要求:治疗期间输入化疗药物、氨基酸、脂肪乳等高渗、强刺激性药物或输血前后,应及时冲管;治疗间歇期每 7 天须到医院冲管 1 次。④冲管方法:采用脉冲式方法,即冲—停—冲—停,有节律地推动注射器活塞,使盐水产生湍流以冲净管壁。如果遇到阻力或者抽吸无回血,应进一步确定导管的通畅性,不应强行冲洗导管。

28. 植入静脉输液港病人的健康指导包括:①日常活动:待伤口痊愈,病人可洗澡,日常生活可如常,但避免撞击穿刺部位;避免术侧肢体过度外展、上举或负重,如引体向上、托举哑铃、打球、游泳等活动度较大的体育锻炼。②定期冲管及复查:出院后每月到医院接受肝素稀释液冲洗导管 1 次,避免导管堵塞。建议每 3~6 个月复查胸片 1 次。③自我监测:局部皮肤出现红、肿、热、痛则表明皮下有感染或渗漏;肩部、颈部及同侧上肢出现水肿、疼痛时可能为栓塞的表现,均应立即回院就诊。

29. 造血干细胞移植的分类包括:①按造血干细胞取自健康供体还是病人本身,HSCT 被分为异体 HSCT 和自体 HSCT。异体 HSCT 又分为异基因移植和同基因移植。②按造血干细胞取自骨髓、外周血或脐带血,又分为骨髓移植、外周血干细胞移植和脐血移植。③按供受者有无血缘关系而分为有血缘移植和无血缘移植。④按人白细胞抗原配型相合的程度,分为 HLA 相合、部分相合和半相合移植。

30. HSCT 术后发生 GVHD 的类型及临床表现:①急性 GVHD,发生在移植后 100 天内,主要表现广泛性斑丘疹、持续性厌食和/或腹泻、发热、皮肤脱屑、水肿、黄疸与肝功能异常等。②慢性 GVHD,发生在移植 100 天后,临床表现类似自身免疫性表现,如局限性或全身性硬皮病、皮肌炎、面部皮疹、干燥综合征、关节炎、闭塞性支气管炎、胆管变性和胆汁淤积等。

【论述思考题】

答案略。

四、个案护理计划

【病例简介与护理计划一:再生障碍性贫血】

1. 病史　彭某,男,45 岁,初中文化,工人。因"反复头晕、乏力 10 年余,加重伴活动后气促 3 天"入院。病人 10 年前无明显诱因出现头晕、全身乏力,症状逐渐加重,出现耳鸣、活动后心慌、气促等不适。9 年前行骨髓细胞学检查,诊断为再生障碍性贫血,开始口服环孢素治疗,多次复查血常规显示,三系细胞无明显升高,之后定期入院输注红细胞及血小板治疗。3 天前病人头晕、乏力加重,伴有活动后气促。本次起病以来,无咳嗽、咳痰、腹痛、腹泻、血便、血尿;饮食、睡眠一般。已婚,育有 1 子,家庭关系融洽,经济状况一般。病人及家属对疾病相关知识掌握情况较好。

2. 身体评估　体温 36.8℃,脉搏 82 次/min,呼吸 20 次/min,血压 105/66mmHg。神志清楚,查体合作,对答切题。发育正常,体型匀称,步入病房,自主体位。重度贫血貌,口唇苍白。双肺呼吸音粗,未闻及干、湿啰音;心率 82 次/min,心律齐。腹平软,无压痛、反跳痛,肝、脾肋下未触及,移动性浊音(-)。双下肢无水肿。生理反射存在,病理反射未引出。

3. 实验室及其他检查　血常规:白细胞 2.13×10^9/L,分类:中性粒细胞 28.1%,淋巴细胞 60.1%,单核细胞 11.3%;红细胞 2.13×10^{12}/L,血红蛋白 74g/L,网织红细胞计数 26.6×10^9/L;血小板计数 10×10^9/L。尿常规:

潜血(+)。粪便常规、肝功能、肾功能正常。骨髓象示:骨髓增生重度低下。有核细胞增生明显减低;红系增生减低,成熟红细胞形态大致正常;散在血小板少见。

　　4. 护理计划

护理诊断/问题	目标	护理措施
1. 有感染的危险　与粒细胞减少有关	(1) 住院期间,病人未发生感染 (2) 病人及家属能说出预防感染的措施	(1) 加强营养支持:鼓励病人多进食高蛋白、高热量、适量纤维素、富含维生素的清淡食物 (2) 预防感染 　1) 呼吸道感染的预防:保持病室内空气清新,物品清洁,定期使用消毒液擦拭室内家具、地面,病房内使用空气消毒机,每天 2 次,每次至少 30min;限制探视人数及次数,避免到人群聚集的地方或与上呼吸道感染的病人接触 　2) 口腔感染的预防:加强口腔护理,督促病人餐前、餐后、睡前、晨起用生理盐水等含漱 　3) 皮肤感染的预防:保持皮肤清洁、干燥,勤沐浴、更衣和更换床上用品;勤剪指甲;蚊虫蜇咬时及时处理,避免抓伤皮肤 　4) 肛周感染的预防:睡前、便后用 1∶5 000 高锰酸钾溶液坐浴,每次 15~20min;保持大便通畅,避免用力排便诱发肛裂,增加局部感染的危险 　5) 血源性感染的预防:肌内、静脉内等各种穿刺时,要严格遵守无菌操作原则 　6) 病情监测:密切观察病人体温,一旦出现发热,提示有感染存在时,应寻找常见感染灶的症状或体征,如咽痛、咳嗽、咳痰、尿路刺激征、肛周疼痛等,并配合医生做好实验室检查的标本采集工作 (3) 健康教育:指导病人及家属掌握预防感染及自我监测感染征象的方法
2. 有出血的危险　与血小板减少有关	住院期间,病人能积极配合,采取正确、有效的预防措施,避免诱发或加重出血	(1) 出血情况的监测:观察病人出血的部位、范围和出血量,监测病人的自觉症状、情绪反应、生命体征、意识及血小板计数的变化等,及时发现新发的皮肤黏膜出血或内脏出血;观察有无突发视野缺损或视力下降等眼底出血表现;观察有无突然出现头痛、视力模糊、呼吸急促、喷射性呕吐、昏迷、双侧瞳孔变形不等大、对光反射迟钝等颅内出血表现;一旦发现严重而广泛的内脏出血或颅内出血,迅速通知医生,配合救治 (2) 避免诱发或加重出血 　1) 一般护理:卧床休息,协助做好各种生活护理;鼓励病人进食半流质或软食,禁食过硬、粗糙的食物;预防便秘 　2) 皮肤出血的预防:保持床单平整,衣着轻软、宽松;避免肢体的碰撞或外伤;沐浴或清洗时,避免水温过高和过于用力擦洗皮肤;各项护理操作动作轻柔;静脉穿刺时,避免用力拍打及揉擦局部,扎止血带不宜过紧和时间过长;注射或穿刺部位拔针后适当延长按压时间,必要时局部加压包扎;注射或穿刺部位应交替使用,以防局部血肿形成 　3) 鼻出血的预防:保持室内相对湿度在 50%~60% 左右;指导病人勿用力擤鼻;避免用手抠鼻痂和外力撞击鼻部 　4) 口腔、牙龈出血的预防:指导病人用软毛牙刷刷牙,忌用牙签剔牙;尽量避免食用煎炸、带刺或含尖硬骨头的食物、带硬壳的坚果类食品以及质硬的水果等;进食时要细嚼慢咽,避免损伤口腔黏膜 　5) 眼底及颅内出血的预防:保证充足睡眠,减少活动,避免情绪激动、剧烈咳嗽和屏气用力等,避免揉擦眼睛,以免诱发或加重出血
3. 潜在并发症:药物不良反应	住院期间,病人的药物不良反应能被及时发现和处理	(1) 环孢素:用药期间,配合医生监测血药浓度、骨髓象、血象、T 细胞免疫学改变,监测有无肝肾功能受损、牙龈增生及消化道反应等药物不良反应,根据监测结果调整环孢素用药剂量及疗程 (2) 雄激素:注射丙酸睾酮时,采取深部、缓慢、分层肌内注射,注意轮换注射部位,检查局部有无硬结,一旦发现须及时采取局部理疗等处理。长期应用雄激素时定期检查肝功能

【病例简介与护理计划二:原发免疫性血小板减少症】

1. 病史　王某,男,79岁,初中文化,农民。2个月前无明显诱因出现全身散在出血点、瘀斑,以四肢多见,不高出皮面,压之不褪色。当地医院行腹部B超检查未见异常,予口服药(具体不详)症状无明显缓解。近半个月来皮肤出血点、瘀斑增多,病人担心自己得了"白血病"前来医院就诊。自起病以来,精神可,食欲和睡眠一般,二便无异常,近期体重无明显变化。病人入院时反复询问自己是否得了"白血病",是否有治愈的可能。

2. 身体评估　体温36.8℃,脉搏75次/min,呼吸22次/min,血压152/80mmHg。神志清楚,精神紧张,查体合作;无贫血貌,全身皮肤见散在出血点和多处瘀斑,浅表淋巴结未触及,巩膜无黄染,咽无充血,口腔无溃疡,未见黏膜出血,扁桃体不大;胸骨无压痛,双肺呼吸音粗,未闻及干、湿啰音;心率75次/min,律齐,未闻及病理性杂音;腹平软,无压痛及反跳痛,肝、脾肋下未触及,移动性浊音(−),双肾无叩击痛;双下肢无水肿,四肢关节无肿胀;生理反射存在,病理反射未引出。

3. 实验室及其他检查　血常规:白细胞5.23×10^9/L,分类:中性粒细胞72.8%,淋巴细胞24.5%,单核细胞2.3%;红细胞4.9×10^{12}/L,血红蛋白151g/L;血小板计数22×10^9/L。骨髓象示:巨核细胞数量增多,成熟受阻,产血小板功能差。

4. 护理计划

护理诊断/问题	目标	护理措施
1. 有出血的危险与血小板明显减少有关	(1) 住院期间,病人能积极配合,采取正确、有效的预防措施,避免诱发或加重出血 (2) 皮肤黏膜新发出血和内脏出血能被及时发现并得到有效处理	(1) 严格卧床休息,保持床单平整,被褥衣裤轻软 (2) 指导病人预防或避免加重皮肤黏膜出血 (3) 各项护理操作动作要轻柔。尽可能减少注射次数。静脉穿刺时,避免用力拍打及揉擦病人的肢体,扎止血带不宜过紧和时间过长,注射或穿刺部位拔针后适当延长按压时间,必要时局部加压包扎。注射或穿刺部位交替使用,以防局部血肿形成 (4) 病情观察:①密切观察病人皮肤出血的发生部位、发展或消退情况,有无新出现的皮肤出血;②观察有无突发视野缺损或视力下降等眼底出血表现;③观察有无血尿、呕血和黑便等泌尿系统出血和消化道出血表现;④观察有无头痛、喷射性呕吐等颅内出血表现;⑤一旦发现严重而广泛的内脏出血或已发生颅内出血,迅速通知医生,配合救治
2. 焦虑　与病人缺乏疾病知识、担心预后有关	住院期间,病人能了解疾病的基本知识,正确对待疾病,焦虑情绪减轻或消除	(1) 关心病人,鼓励病人表达焦虑的原因和情绪 (2) 向病人及家属告知疾病的诊断,指导其了解本病的发病机制、主要表现、治疗方法、护理措施和预后,告知本病与白血病之间的区别,指导病人和家属了解配合疾病治疗和护理的要点 (3) 介绍已缓解的典型病例,组织病友之间进行康复体验的交流
3. 有感染的危险与糖皮质激素及免疫抑制剂治疗有关	(1) 住院期间,病人能认识到预防感染的重要性,并能积极配合做好身体的清洁卫生 (2) 未发生口腔、皮肤、肛周及外阴感染	(1) 告知病人此类药物使用的目的、重要性和不良反应,按医嘱、按时、按剂量、按疗程用药 (2) 解释注意身体卫生、预防感染的重要性 (3) 保持病室安静、整洁,定时通风,定期空气消毒,定期用消毒液擦拭家具及地面 (4) 尽量减少探视,避免交叉感染 (5) 加强口腔、皮肤、肛周及外阴等部位的清洁卫生。进餐前后、睡前、晨起漱口 (6) 尽量减少侵入性检查,各项治疗和护理严格遵守无菌操作原则 (7) 密切观察病人体温变化及局部感染征象,如咳嗽、咳痰、尿路刺激征、肛周疼痛等

【病例简介与护理计划三:急性白血病】

1. 病史　许某,男,27岁,初中文化,鞋厂工人。病人1月前无明显诱因出现面色苍白、乏力,颈部酸痛感,就诊于当地诊所,予理疗、推拿等治疗后颈部酸痛较前好转,但面色苍白、乏力进行性加剧,并出现活动后气促。半个月前无明显诱因出现反复高热,最高体温达39.5℃,同时发现皮肤青紫,排黑便,遂来医院就诊。起病以来无畏冷、寒战,无咳嗽、咳痰,无恶心、呕吐,无腹痛、腹胀等。病人未婚,父母均体健,家庭关系较紧张,生病以来经常与家人发生冲突,家庭经济状况一般。病人及家属对所患疾病的有关知识了解较少。

2. 身体评估　体温40.2℃,脉搏122次/min,呼吸22次/min,血压104/62mmHg。身高176cm,体重64kg。神志清楚,查体合作,反应性及定向力好。体型消瘦,半坐卧位,贫血面容,皮肤苍白,未见黄染,四肢及躯干可见散在点片状瘀点、瘀斑,直径0.5~5cm不等,不高出皮肤表面,压之不褪色。双侧颌下、颈部可触及多个散在淋巴结,约0.5cm×0.5cm大小,质中,活动度好,无触痛。呼吸运动对称,触觉语颤正常,双肺叩诊呈清音,双肺呼吸音粗,未闻及干、湿啰音,未闻及胸膜摩擦音。心浊音界正常,心率122次/min,律齐,各瓣膜听诊区未闻及杂音,未闻及心包摩擦音。腹平软,未见腹壁静脉曲张、胃肠型及蠕动波。四肢关节无红肿、畸形,活动无受限,双下肢无水肿。

3. 实验室及其他检查　血常规:白细胞$10.94×10^9$/L,分类:中性粒细胞53.6%,淋巴细胞21.8%,单核细胞24.6%。红细胞$1.23×10^{12}$/L,血红蛋白40g/L,血小板计数$19×10^9$/L。出血和凝血功能:凝血酶原时间(PT)16.6秒,国际标准化比值(INR)1.36,凝血酶原活动度63.0%,活化部分凝血酶原时间(APTT)47.3秒,D-二聚体11.92μg/ml,纤维蛋白(原)降解产物36.79μg/ml。3P试验(血浆鱼精蛋白副凝试验):(+)。肝功能:总蛋白53.7g/L,白蛋白31.4g/L,谷丙转氨酶70IU/L。胸部X线检查示:双肺炎症。骨髓象示:有核细胞增生明显活跃,原幼单核细胞占58.5%。

4. 护理计划

护理诊断/问题	目标	护理措施
1. 体温过高　与感染、肿瘤细胞代谢亢进有关	住院期间,病人体温能够逐渐降至正常范围	(1) 环境与休息:维持室温在20~24℃,湿度在55%~60%,并经常通风换气;嘱病人卧床休息,采取舒适的体位,减少机体氧耗,必要时予吸氧;协助做好各项生活护理 (2) 补充营养及水分:鼓励病人进食高热量、高维生素、营养丰富的半流饮食或软食。指导病人每天摄入水分至少2 000ml以防止脱水,必要时遵医嘱静脉补液,维持水和电解质平衡 (3) 降温:用冰敷前额及肘窝、腋窝、腘窝等部位物理降温,禁用酒精擦浴;或遵医嘱使用药物降温,密切观察病人的体温、脉搏及出汗情况,及时更换衣物,保持皮肤清洁干燥,防止受凉,观察病人降温后的反应,避免虚脱 (4) 病情观察与诊治配合:定时监测体温并记录,协助医生做好各种检验标本的采集及送检工作,遵医嘱正确配制和输注抗生素等药物,观察其疗效和不良反应 (5) 心理护理:向病人及家属解释发热的原因、治疗方法及配合要点,耐心倾听并安慰病人及家属,缓解其紧张、焦虑情绪
2. 有出血的危险　与血小板减少、凝血功能障碍有关	住院期间,病人不发生新的出血或出血能被及时发现并得到有效处理	(1) 避免出血诱因:①禁食过硬、粗糙、油炸食物;②勿用牙签剔牙,勿挖鼻孔或用力擤鼻,勿用力排便,便秘时酌情使用开塞露或缓泻药;③勿抓挠皮肤,穿棉质柔软衣物;④及时安抚病人的情绪,保持情绪稳定 (2) 病情观察:①观察病人出血的部位、主要表现形式、发展或消退情况,如黑便的次数、量及性状;②及时发现新的出血、重症出血及先兆 (3) 一旦发现颅内出血,做好抢救与配合:①立即去枕平卧,头偏向一侧;②随时吸出呕吐物,保持呼吸道通畅;③吸氧;④迅速建立2条静脉通道,遵医嘱使用20%甘露醇、地塞米松、呋塞米等,必要时进行输血或成分输血;⑤观察并记录病人的生命体征、意识状态以及瞳孔、尿量的变化,做好重病交接班 (4) 心理支持:加强与病人的沟通,耐心解释与疏导,关心病人,增加安全感

护理诊断/问题	目标	护理措施
3. 活动耐力下降 与贫血导致机体组织缺氧有关	住院期间,病人缺氧症状得以减轻,活动耐力逐步提高	(1) 休息:指导病人卧床休息,减少机体的耗氧量。根据贫血的程度、发生发展的速度及原发疾病等,与病人一起制订休息与活动计划,逐步提高活动耐力水平 (2) 氧疗护理:予常规氧气吸入,改善组织缺氧 (3) 遵医嘱进行成分输血,做好观察与记录

五、临床案例护理实践练习

练习方法和要求:学生每 2 人一组,依据提供的病人资料和临床背景进行角色扮演,2 人分别扮演病人和护士,针对病人的病情给予相应的评估与护理。

【临床案例一:缺铁性贫血】

1. 病史　王某,女,28 岁,大学文化。1 年来自觉头晕、乏力、精神差,时有心悸、气促感,以活动时为甚。平素爱挑食,近半年来为保持"良好身材"而刻意节食;月经不规则且量偏多。余无异常。

2. 身体评估　体温 36.5℃,脉搏 92 次/min,呼吸 18 次/min,血压 112/65mmHg。神情疲倦,脸色苍白,皮肤黏膜无出血,指甲薄而无光泽,浅表淋巴结未触及。胸骨无压痛,双肺呼吸音清。心率 92 次/min,心律齐,心尖部可闻及 2/6 级收缩期杂音。肝、脾肋下未触及。

3. 实验室检查　血象:红细胞 $2.8 \times 10^{12}/L$,血红蛋白 70g/L,白细胞 $5.0 \times 10^9/L$,血小板计数 $160 \times 10^9/L$。

入院初步诊断:贫血原因待查,缺铁性贫血?

入院后听闻相邻病房有一位白血病病人抢救无效死亡,病人深感恐惧及焦虑,反复追问自己是否也患上了同样的疾病。

> 护理要求:依据病人目前的情况,给予相应的心理护理。
> 主要护理操作:①评估病人的心理状态;②对病人实施心理疏导。

病人住院期间资料补充内容一:
经过进一步检查,确诊为缺铁性贫血,并给予口服铁剂治疗。

> 护理要求:根据病人目前的情况,给予相应的护理。
> 主要护理操作:对病人实施口服铁剂的用药指导。

病人住院期间资料补充内容二:
经过治疗,病人病情明显好转,准备带药出院。

> 护理要求:根据病人目前的情况,给予出院健康宣教。
> 主要宣教内容:①针对性解释该病人患病的可能原因;②指导病人掌握疾病预防的主要方法和措施;③指导饮食及药物治疗的注意事项;④告知并解释定期复查的目的与意义。

【临床案例二:弥散性血管内凝血】

1. 病史　张某,男,26 岁,大学文化,公司职员。病人 3 天前进食不洁食物后出现腹痛、腹泻伴发热,每天大便 10 余次,含黏液脓血。自服"阿莫西林"治疗,无明显效果。今晨开始出现牙龈出血、鼻出血,皮肤可见多处瘀斑,尿少,面色发青,急诊入院。病人平素体健,余无异常。

2. 身体评估　体温 38.8℃,脉搏 120 次/min,呼吸 28 次/min,血压 80/50mmHg。面色苍白,神志恍惚,皮肤有散在出血点。巩膜轻度黄染,双侧瞳孔等大等圆,对光反射灵敏。双肺呼吸音较粗,未闻及干、湿啰音。心率 120 次/min,律齐,各瓣膜听诊区未闻及杂音。腹软,左下腹有压痛,肝、脾肋下未触及。

3. 实验室检查　血象:红细胞 4.8×10^{12}/L,血红蛋白 140g/L,白细胞 12.0×10^9/L,血小板计数 23×10^9/L。血浆纤维蛋白原含量 1.3g/L,3P 试验(+),血浆 FDP 24mg/L。

入院初步诊断:弥散性血管内凝血?

> 护理要求:根据病人目前的情况,给予相应的护理。
> 主要护理操作:①评估病人的生命体征、意识、皮肤黏膜等情况;②协助医生正确进行鼻出血止血。

病人住院期间资料补充内容:
病人病情危重,予以特级护理。

> 护理要求:根据病人目前的情况,给予相应的护理。
> 主要护理操作:①密切观察及记录病人病情变化;②保持静脉通路通畅,遵医嘱用药;③做好生活护理。

【临床案例三:急性白血病】

1. 病史　张某,女,20 岁,大学二年级学生。1 个月前无明显诱因出现面色苍白、头晕、乏力,无活动后心悸、气促,坚持日常生活学习未就诊。7 天前出现畏寒、发热,体温最高达 40℃,伴咳嗽、咽痛,面色苍白、头晕、乏力症状加重,食欲减退,并出现鼻出血,量中等,经压迫止血,无牙龈出血、肉眼血尿、黑便。

2. 身体评估　体温 39℃,脉搏 106 次/min,呼吸 30 次/min,血压 100/70mmHg。神志清楚,面色苍白,体型消瘦,平车入院。全身皮肤黏膜可见散在的出血点和瘀斑,口腔黏膜可见 0.5cm×0.4cm 溃疡,咽部充血。胸骨下段有明显压痛,双肺可闻及少量湿啰音。心尖部可闻及 2/6 级收缩期杂音。肝肋下 3cm 触及,质中,无触痛,边钝;脾未触及。

3. 实验室检查　血象:红细胞 2.7×10^{12}/L,血红蛋白 60g/L;白细胞 3×10^9/L,分类:幼稚细胞 30%,分叶核粒细胞 30%,淋巴细胞 35%,单核细胞 5%;血小板计数 10×10^9/L。

初步诊断:急性白血病。

> 护理要求:依据病人目前的情况,给予相应的护理。
> 主要护理操作:①评估病人的生命体征、意识、皮肤黏膜等情况;②正确实施物理降温;③实施口腔护理;④指导病人掌握预防出血及感染的措施。

病人住院期间资料补充内容一:
入院后化疗第一疗程中,病人因严重脱发而拒绝接受治疗。

> 护理要求:依据病人目前的情况,给予相应的心理护理。
> 主要护理操作:①评估病人的心理状态;②向病人解释化疗的意义;③指导脱发的防护和选择假发等;④对病人进行心理支持。

病人住院期间资料补充内容二:
化疗后第 8 天,病人突然出现鼻出血,量中等。

> 护理要求:依据病人目前的情况,给予相应的护理。
> 主要护理操作:为病人实施鼻部止血措施。

(胡荣　陈三妹　周薇　谢伦芳)

URSING
第六章

内分泌与代谢性疾病病人的护理

一、学习要求与重点难点

（一）概述

学习要求

1. 了解主要内分泌激素的作用及内分泌系统的调节机制。

2. 了解内分泌系统疾病和营养代谢疾病的分类。

3. 熟悉内分泌与代谢性疾病病人护理评估的主要内容。

4. 具有尊重生命、关爱病人、保护病人隐私、科学严谨、慎独的职业精神。

重点难点

内分泌与代谢性疾病病人护理评估的主要内容。

（二）内分泌与代谢性疾病病人常见症状体征的护理

学习要求

1. 熟悉内分泌与代谢性疾病病人常见症状和体征。

2. 掌握身体外形改变、生殖发育及性功能异常病人的护理评估、常用护理诊断/问题及护理措施。

3. 具有尊重生命、关爱病人、保护病人隐私、科学严谨、慎独的职业精神。

重点难点

1. 内分泌与代谢性疾病病人常见症状和体征。

2. 身体外形改变、生殖发育及性功能异常病人的护理评估、常用护理诊断/问题及护理措施。

（三）腺垂体功能减退症

学习要求

1. 熟悉腺垂体功能减退症的概念。

2. 了解腺垂体功能减退症的病因与发病机制。

3. 掌握腺垂体功能减退症的临床表现。

4. 了解腺垂体功能减退症的实验室及其他检查的临床意义、诊断要点和治疗要点。

5. 熟悉腺垂体功能减退症激素替代治疗及注意事项。

6. 掌握垂体危象的诱因、病情监测及紧急处理措施。

7. 掌握腺垂体功能减退症病人的常用护理诊断/问题、护理措施及健康指导。

8. 具有尊重生命、关爱病人、保护病人隐私、科学严谨、慎独的职业精神。

重点难点

1. 腺垂体功能减退症的发病机制。

2. 垂体危象的诱因、病情监测及紧急处理措施。

3. 腺垂体功能减退症激素替代治疗及注意事项。

4. 腺垂体功能减退症病人的护理措施和健康指导内容。

(四) 甲状腺疾病

学习要求

1. 熟悉弥漫性非毒性甲状腺肿和非毒性多结节性甲状腺肿的概念、病因与发病机制。

2. 掌握弥漫性非毒性甲状腺肿和非毒性多结节性甲状腺肿的临床表现。

3. 熟悉弥漫性非毒性甲状腺肿和非毒性多结节性甲状腺肿的实验室及其他检查的临床意义、诊断要点与治疗要点。

4. 掌握非毒性甲状腺肿病人的常用护理诊断/问题、护理措施及健康指导。

5. 熟悉甲状腺功能亢进症的概念。

6. 了解甲状腺功能亢进症的病因与发病机制。

7. 掌握甲状腺功能亢进症的临床表现。

8. 熟悉甲状腺功能亢进症的实验室及其他检查的临床意义、诊断要点和治疗要点。

9. 掌握甲状腺危象的病情监测及紧急处理措施。

10. 掌握甲状腺功能亢进症病人的常用护理诊断/问题、护理措施及健康指导。

11. 熟悉甲状腺功能减退症的概念。

12. 了解甲状腺功能减退症的病因与发病机制。

13. 掌握甲状腺功能减退症的临床表现。

14. 熟悉甲状腺功能减退症的实验室及其他检查的临床意义、诊断要点和治疗要点。

15. 掌握黏液性水肿昏迷病人的病情监测及紧急处理措施。

16. 掌握甲状腺功能减退症病人的常用护理诊断/问题、护理措施及健康指导。

17. 具有尊重生命、关爱病人、保护病人隐私、科学严谨、慎独的职业精神。

重点难点

1. 弥漫性非毒性甲状腺肿和非毒性多结节性甲状腺肿的病因。

2. 非毒性甲状腺肿的预防和健康指导内容。

3. 甲状腺功能亢进症的发病机制。

4. 甲状腺功能亢进症的临床表现及特征。

5. 甲状腺功能亢进症的实验室及其他检查的临床意义。

6. 甲状腺危象的病情监测及紧急处理措施。

7. 甲状腺功能亢进症病人的护理措施和健康指导内容。

8. 黏液性水肿昏迷的诱因及护理措施。

9. 甲状腺功能减退症病人的护理措施和健康指导内容。

(五) 肾上腺皮质疾病

学习要求

1. 熟悉库欣综合征的概念。

2. 了解库欣综合征的病因与发病机制。

3. 掌握库欣综合征的临床表现。

4. 熟悉库欣综合征的实验室及其他检查的临床意义、诊断要点和治疗要点。

5. 掌握库欣综合征病人的常用护理诊断/问题、护理措施和健康指导。

6. 熟悉原发性肾上腺皮质功能减退症（艾迪生病）的概念。

7. 了解艾迪生病的病因与发病机制。

8. 掌握艾迪生病的临床表现。

9. 熟悉艾迪生病的实验室及其他检查的临床意义、诊断要点和治疗要点。

10. 掌握艾迪生病病人的常用护理诊断/问题、护理措施和健康指导。

11. 掌握肾上腺危象的诱因、病人的病情监测及紧急处理措施。

12. 具有尊重生命、关爱病人、保护病人隐私、科学严谨、慎独的职业精神。

重点难点

1. 库欣综合征的临床表现。

2. 库欣综合征实验室及其他检查的临床意义。

3. 库欣综合征病人的护理措施和健康指导。

4. 艾迪生病的临床表现。

5. 肾上腺皮质功能检查的临床意义。

6. 艾迪生病的激素替代治疗。

7. 肾上腺危象的诱因、病情监测及紧急处理措施。

8. 艾迪生病病人的护理措施和健康指导内容。

（六）嗜铬细胞瘤

学习要求

1. 了解嗜铬细胞瘤的概念、病因与发病机制。

2. 熟悉嗜铬细胞瘤的临床表现、实验室及其他检查的临床意义。

3. 了解嗜铬细胞瘤的诊断要点和治疗要点。

4. 掌握嗜铬细胞瘤病人的常用护理诊断/问题及护理措施。

5. 掌握嗜铬细胞瘤并发高血压危象病人的病情监测和紧急处理措施。

6. 熟悉嗜铬细胞瘤病人的健康指导。

7. 具有尊重生命、关爱病人、保护病人隐私、科学严谨、慎独的职业精神。

重点难点

1. 嗜铬细胞瘤高血压的临床特征及分型。

2. 嗜铬细胞瘤实验室及其他检查的临床意义。

3. 嗜铬细胞瘤并发症高血压危象的病情监测和紧急处理措施。

4. 嗜铬细胞瘤病人的护理措施和健康指导内容。

（七）糖尿病

学习要求

1. 熟悉糖尿病的概念。

2. 了解糖尿病的分型、病因与发病机制。

3. 掌握糖尿病的临床表现。

4. 熟悉糖尿病常见的急性和慢性并发症。

5. 掌握糖尿病酮症酸中毒的诱因、发病机制、临床表现及抢救措施。

6. 熟悉高渗高血糖综合征与糖尿病酮症酸中毒的区别。

7. 掌握低血糖反应的诱因、临床表现及紧急处理措施。

8. 熟悉糖尿病的实验室及其他检查的临床意义。

9. 熟悉糖尿病的诊断标准。

10. 熟悉糖尿病饮食治疗的目的与方法、运动治疗的作用及注意事项。

11. 掌握糖尿病常用口服药物治疗及常见不良反应。

12. 掌握糖尿病胰岛素治疗不良反应的观察及处理措施。

13. 掌握糖尿病病人的常用护理诊断/问题、护理措施和健康指导。

14. 具有尊重生命、关爱病人、保护病人隐私、科学严谨、慎独的职业精神。

重点难点

1. 糖尿病与糖耐量降低、空腹血糖调节受损的概念以及它们之间的关系。

2. 糖尿病酮症酸中毒的概念、常见诱因、临床表现及抢救措施。

3. 高渗高血糖综合征与糖尿病酮症酸中毒的区别。

4. 引起低血糖的常见原因、临床表现及紧急处理措施。

5. 糖尿病足的概念、临床表现及分类、预防和护理措施。

6. 口服葡萄糖耐量试验(OGTT)的临床意义、试验方法及注意事项。

7. 糖尿病的诊断标准。

8. 胰岛素制剂的常见类型、作用时间、适应证、用法、不良反应及处理措施。

9. 糖尿病综合治疗的内容。

10. 糖尿病病人饮食治疗的方法及注意事项。

11. 糖尿病病人运动治疗的作用、运动锻炼的方法及注意事项。

12. 糖尿病病人的血糖、血压、血脂等控制目标。

13. 糖尿病病人健康教育的重要性及主要内容。

(八) 血脂异常和脂蛋白异常血症

学习要求

1. 了解血脂异常的定义、病因、发病机制及临床分类。

2. 熟悉血脂异常的临床表现、实验室检查的临床意义。

3. 了解血脂异常的诊断要点和治疗要点。

4. 熟悉血脂异常的生活方式干预。

5. 掌握血脂异常病人的常用护理诊断/问题、护理措施及健康指导。

6. 具有尊重生命、关爱病人、保护病人隐私、科学严谨、慎独的职业精神。

重点难点

1. 血脂异常实验室检查的临床意义。

2. 血脂异常的生活方式干预。

3. 血脂异常病人的护理措施和健康指导内容。

(九) 肥胖症

学习要求

1. 了解肥胖症的定义、病因与发病机制。

2. 熟悉肥胖症的临床表现、常见并发症、实验室及其他检查的临床意义。

3. 了解肥胖症的诊断要点和治疗要点。

4. 熟悉肥胖症的医学营养治疗。

5. 掌握肥胖症病人的常用护理诊断/问题、护理措施及健康指导。

6. 具有尊重生命、关爱病人、保护病人隐私、科学严谨、慎独的职业精神。

重点难点

1. 肥胖症的临床表现及常见并发症。

2. 肥胖症的实验室及其他检查的临床意义。

3. 肥胖症的医学营养治疗。

4. 肥胖症病人的健康指导内容。

（十）高尿酸血症和痛风

学习要求

1. 了解高尿酸血症和痛风的定义、病因与发病机制。

2. 熟悉痛风的分期和临床特点。

3. 了解痛风的实验室及其他检查的临床意义。

4. 了解痛风的诊断要点和治疗要点。

5. 熟悉痛风病人的常用护理诊断/问题及护理措施。

6. 掌握高尿酸血症和痛风病人的健康指导。

7. 具有尊重生命、关爱病人、保护病人隐私、科学严谨、慎独的职业精神。

重点难点

1. 痛风的分期和临床特点。

2. 痛风与高尿酸血症的关系以及导致高尿酸血症的主要原因。

3. 痛风病人饮食的注意事项。

4. 痛风病人的用药护理。

（十一）骨质疏松症

学习要求

1. 了解骨质疏松症的分类、病因与发病机制。

2. 熟悉骨质疏松症的临床表现。

3. 了解骨质疏松症实验室检查的临床意义、诊断要点和治疗要点。

4. 掌握骨质疏松症病人的常用护理诊断/问题、护理措施及健康指导。

5. 具有尊重生命、关爱病人、保护病人隐私、科学严谨、慎独的职业精神。

重点难点

1. 骨质疏松症的临床表现。

2. 骨质疏松症的用药护理。

3. 骨质疏松症病人预防跌倒的措施。

二、习　　题

【名词解释】

1. 激素
2. 腺垂体功能减退症
3. 垂体危象
4. 非毒性甲状腺肿
5. 弥漫性非毒性甲状腺肿
6. 地方性甲状腺肿
7. 甲状腺毒症
8. 甲状腺功能亢进症
9. 甲状腺危象
10. 亚临床型甲亢
11. 甲状腺功能减退症
12. 呆小病
13. 库欣综合征
14. 艾迪生病
15. 肾上腺危象
16. 嗜铬细胞瘤
17. 高渗高血糖综合征
18. 妊娠糖尿病（GDM）
19. 胰岛素抵抗
20. 低血糖
21. 持续血糖监测
22. 糖尿病足
23. Somogyi 反应
24. 黎明现象
25. 糖耐量降低
26. 血糖指数
27. 随机血糖
28. 血脂异常
29. 肥胖症
30. 痛风
31. 骨质疏松症

【选择题】

A₁ 型题

1. 成人获得性腺垂体功能减退症最常见的病因是
 A. 原发性空泡蝶鞍综合征　　　B. 感染　　　　　　　　　C. 遗传
 D. 垂体瘤　　　　　　　　　　E. 垂体缺血性坏死

2. 下列**不符合**垂体危象的表现的是
 A. 高热　　　　　　　　　B. 低温　　　　　　　　C. 高血糖
 D. 低血压　　　　　　　　E. 水中毒

3. 腺垂体功能减退症病人的饮食原则是
 A. 高热量、高蛋白、低维生素饮食　　B. 低热量、低蛋白、高维生素饮食
 C. 高热量、低蛋白、高维生素饮食　　D. 低热量、高蛋白、高维生素饮食
 E. 高热量、高蛋白、高维生素饮食

4. 单纯性甲状腺肿甲状腺摄 ^{131}I 率
 A. 大多增高,高峰提前,不被 T_3 抑制　　B. 大多增高,高峰不提前,可被 T_3 抑制
 C. 大多正常,高峰提前,可被 T_3 抑制　　D. 大多正常,高峰不提前,不被 T_3 抑制
 E. 大多降低,无高峰,不被 T_3 抑制

5. Graves 病最重要的病因是
 A. 精神刺激　　　　　　　B. 自身免疫　　　　　　C. 细菌感染
 D. 病毒感染　　　　　　　E. 遗传因素

6. 下列属于甲亢病人高代谢综合征表现的是
 A. 神经兴奋性增高　　　　B. 甲状腺肿大　　　　　C. 怕热、多汗
 D. 突眼　　　　　　　　　E. 心动过速

7. 甲亢病人的饮食原则是
 A. 低脂、高蛋白、高纤维饮食　　　B. 高蛋白、高热量、高维生素饮食
 C. 低蛋白、高热量、低维生素饮食　　D. 高蛋白、高维生素、高纤维素饮食
 E. 低脂、低蛋白、高维生素饮食

8. 发生甲状腺危象时的抢救措施,**除外**
 A. 抑制甲状腺激素合成　　B. 抑制甲状腺激素释放　　C. 甲状腺次全切除术
 D. β 受体拮抗药　　　　　E. 糖皮质激素

9. 原发性甲状腺功能减退最早表现为
 A. T_3 降低　　　　　　　B. T_4 降低　　　　　C. TSH 升高
 D. TSH 降低　　　　　　　E. FT_3 降低

10. 引起地方性甲状腺肿最常见的原因是
 A. 碘缺乏　　　　　　　　B. 碘过多　　　　　　　C. 甲状腺激素合成障碍
 D. 致甲状腺肿物质　　　　E. 甲状腺激素需要量增加

11. 甲状腺功能减退症的面容特点是
 A. 面色苍白、唇舌色淡、精神亢奋　　B. 表情淡漠、颜面水肿、眉毛稀疏
 C. 面容惊愕、眼球突出、目光炯炯　　D. 面色晦暗、双颊暗红、口唇发绀
 E. 满月脸、皮肤发红,伴痤疮和胡须

12. 下列关于库欣综合征的饮食原则中**错误**的是
 A. 高蛋白　　　　　　　　B. 低钠　　　　　　　　C. 低碳水化合物
 D. 低钾　　　　　　　　　E. 高钙

13. 嗜铬细胞瘤最主要的临床表现为
    A. 低血压　　　　　　　　　B. 心力衰竭　　　　　　　　C. 高血压
    D. 心律失常　　　　　　　　E. 肺水肿

14. 按 Wagner 分级法,糖尿病足 3 级是指
    A. 表面溃疡,临床上无感染
    B. 较深的溃疡,常有软组织炎,无脓肿或骨的感染
    C. 深度感染,伴有骨组织病变或脓肿
    D. 局限性坏疽
    E. 全足坏疽

15. 糖化血红蛋白测定可反映病人取血前一段时间内的血糖平均水平,该时间段是
    A. 4~8 周　　　　　　　　　B. 8~12 周　　　　　　　　C. 12~16 周
    D. 16~20 周　　　　　　　　E. 20~24 周

16. 抢救糖尿病酮症酸中毒病人最首要和关键的措施是
    A. 治疗诱因　　　　　　　　　　　B. 使用小剂量胰岛素
    C. 补液　　　　　　　　　　　　　D. 纠正电解质紊乱及酸碱平衡失调
    E. 纠正脑水肿

17. 糖尿病饮食中碳水化合物应占总热量的
    A. 50%~65%　　　　　　　　B. 30%~45%　　　　　　　C. 20%~30%
    D. 15%~20%　　　　　　　　E. 10%~20%

18. 未开封的胰岛素的保存温度应为
    A. 0~4℃　　　B. 2~8℃　　　C. 18~22℃　　　D. 25~30℃　　　E. 常温

19. 糖尿病酮症酸中毒的特征性表现为
    A. 口渴、多饮、多尿　　　　B. 昏迷　　　　　　　　　　C. 呼吸深大
    D. 呼气有烂苹果味　　　　　E. 皮肤干燥、弹性差

20. 糖尿病病人服用 α- 糖苷酶抑制剂时,正确的方法是
    A. 早餐前半小时嚼服　　　　B. 餐前立即嚼服　　　　　　C. 与第一口饭同时嚼服
    D. 餐中或餐后嚼服　　　　　E. 餐后 2 小时嚼服

21. 糖尿病病人最佳运动时间是
    A. 餐前 1 小时　　　　　　　　　　B. 餐前 30 分钟
    C. 餐后立即　　　　　　　　　　　D. 餐后 1 小时(以进食开始计时)
    E. 餐后 2 小时(以进食开始计时)

22. 下列**不属于**血脂异常冠状动脉粥样硬化的危险因素的是
    A. 总胆固醇升高　　　　　　B. 甘油三酯升高　　　　　　C. 低密度脂蛋白升高
    D. 极低密度脂蛋白升高　　　E. 高密度脂蛋白升高

23. 下列指标常用于判断身体肥胖程度,**除外**
    A. 理想体重　　　　　　　　B. 腰围　　　　　　　　　　C. 腰/臀比
    D. 胸围　　　　　　　　　　E. 体重指数

24. 我国成年男性达到中心型肥胖是指腰围达到或超过
    A. 75cm　　　B. 80cm　　　C. 85cm　　　D. 90cm　　　E. 95cm

25. 下列为痛风首发临床表现的是
    A. 高尿酸血症　　　　　　　　　　B. 反复发作的痛风性关节炎
    C. 痛风石　　　　　　　　　　　　D. 间质性肾炎
    E. 尿酸性尿路结石

26. 痛风石好发的典型部位是

　　A. 手指　　　　　　　　　B. 鹰嘴　　　　　　　　　C. 髌骨

　　D. 耳郭　　　　　　　　　E. 跟腱

A₂型题

1. 吴某,男,30岁。因垂体瘤压迫垂体组织出现腺垂体功能减退症,GH、FSH、LH、TSH和ACTH均缺乏。该病人应首先使用的靶腺激素是

　　A. 性激素　　　　　　　　B. 甲状腺激素　　　　　　C. 促甲状腺激素

　　D. 糖皮质激素　　　　　　E. 促肾上腺皮质激素

2. 闻某,女,45岁。因甲状腺肿大10个月就诊。身体评估:甲状腺Ⅱ度弥漫性肿大,无结节。实验室检查:T_3、T_4、TSH正常。该病人最可能的疾病诊断是

　　A. 亚急性甲状腺炎　　　　B. 甲状腺功能减退　　　　C. 单纯性甲状腺肿

　　D. 慢性甲状腺炎　　　　　E. 甲状腺功能亢进症

3. 李某,女,35岁。自妊娠第6个月起出现心悸、气短、怕热、多汗。身体评估:甲状腺Ⅱ度肿大,心率96次/min。实验室检查:TT_3 2.3nmol/L(正常值1.7~2.3nmol/L),TT_4 185.5nmol/L(正常值68~150nmol/L)。为明确诊断,该病人需进一步检查

　　A. ^{131}I摄取率　　　　　　B. FT_3、FT_4　　　　　　C. BMR

　　D. TRH兴奋试验　　　　　E. HCG

4. 杭某,女,28岁。1年前诊断为甲状腺功能亢进症,痊愈后怀孕,现妊娠2个月,甲亢复发。该病人的治疗方式优先选择

　　A. 口服甲巯咪唑　　　　　B. 口服丙硫氧嘧啶　　　　C. 口服甲硫氧嘧啶

　　D. 甲状腺次全切除术　　　E. ^{131}I治疗

5. 陈某,女,42岁。因"怕热、多汗、反复腹泻3个月"入院。身体评估:甲状腺呈弥漫性、对称性肿大,双手轻微颤抖,双侧轻度突眼。实验室检查:FT_3、FT_4升高。对该病人采取的护理措施中,**错误**的是

　　A. 安置于光线较暗的单人间病房　　　　　B. 高热量、高蛋白、高维生素饮食

　　C. 每天饮水2 000~3 000ml　　　　　　　D. 避免食用高碘食品

　　E. 指导病人轻柔按摩甲状腺消肿

6. 谢某,男,23岁。因甲状腺功能亢进症收入院。治疗过程中突然出现烦躁不安、大汗淋漓、恶心、呕吐,继而昏迷。体温41℃,心率160次/min。首先考虑该病人可能出现了

　　A. 甲状腺功能亢进性心脏病　　B. 糖尿病酮症酸中毒　　C. 甲亢伴低血糖

　　D. 甲状腺危象　　　　　　　　E. 甲亢继发感染

7. 郑某,女,32岁。诊断为甲状腺功能亢进症入院治疗,病人突眼明显,其眼部护理的相关措施**不包括**

　　A. 外出佩戴深色眼镜　　　　　　　　　　B. 睡前涂抗生素软膏

　　C. 睡眠时抬高头部　　　　　　　　　　　D. 饮食中增加碘盐摄入

　　E. 加盖眼罩防止角膜损伤

8. 沈某,男,35岁。近2个月来发现记忆力下降,反应迟钝、疲乏、畏寒。既往体健。身体评估:体温35.2℃,脉搏56次/min,双下肢黏液性水肿。实验室检查:TSH增高,FT_4下降。该病人最可能的疾病诊断为

　　A. 甲状腺功能减退症　　　B. 垂体性痴呆　　　　　　C. 呆小病

　　D. 阿尔茨海默病　　　　　E. 甲状腺功能亢进症

9. 张某,女,40岁。因甲状腺功能亢进症入院接受^{131}I治疗。出院时,护士嘱其定期到医院复查,最主要的目的是及早发现有无

　　A. 甲状腺功能亢进　　　　B. 甲状腺功能减退　　　　C. 甲状腺癌变

　　D. 自身免疫性甲状腺炎　　E. 粒细胞减少

10. 章某，女，38 岁。因"肥胖伴月经量少且不规则 10 个月"就诊。身体评估：血压 160/110mmHg，向心性肥胖，满月脸。X 线示骨质疏松，CT 检查示垂体微腺瘤。该病人的疾病诊断初步考虑为

    A. 子宫肌瘤　　　　　　　B. 垂体缺血坏死　　　　　　C. 糖尿病

    D. 库欣综合征　　　　　　E. 原发性高血压

11. 张某，男，46 岁。因"全身皮肤颜色加深伴消瘦 1 年"就诊。身体评估：血压 80/45mmHg，体型消瘦，全身皮肤色素沉着。实验室检查：血糖 2.8mmol/L，皮质醇 72mmol/L。诊断为肾上腺皮质功能减退。为进一步鉴别原发性或继发性，下列检查最有意义的是

    A. ACTH 兴奋试验　　　　　　　　　　B. 测 24 小时尿 17-羟皮质类固醇

    C. 测血浆醛固酮　　　　　　　　　　　D. 卡托普利试验

    E. 盐水负荷试验

12. 黄某，女，56 岁。身高 156cm，体重 71kg，从事轻体力劳动。其理想热量供给应为每天每千克标准体重

    A. 84~105kJ　　　　　　　B. 105~126kJ　　　　　　C. 126~147kJ

    D. 147~167kJ　　　　　　E. 167kJ 以上

13. 吴某，男，46 岁。体检时行 OGTT 检查，结果示：空腹血糖 6.5mmol/L，糖负荷后 2 小时血糖为 7.2mmol/L。该病人目前的疾病诊断为

    A. 1 型糖尿病　　　　　　B. 2 型糖尿病　　　　　　C. 正常血糖

    D. 空腹血糖受损　　　　　E. 糖耐量降低

14. 梁某，男，83 岁。患糖尿病 25 年，因右足溃疡半月余就诊。身体评估：右足第四趾发黑、局部坏疽。根据 Wagner 分级，该病人的糖尿病足属于

    A. 1 级　　　　　　　　　B. 2 级　　　　　　　　　C. 3 级

    D. 4 级　　　　　　　　　E. 5 级

15. 李某，男，64 岁。有糖尿病肾病病史 2 年。近期尿常规检查出现持续微量蛋白尿，该病人目前可能处于糖尿病肾病的

    A. Ⅰ期　　　　　　　　　B. Ⅱ期　　　　　　　　　C. Ⅲ期

    D. Ⅳ期　　　　　　　　　E. Ⅴ期

16. 杨某，男，45 岁。确诊糖尿病 2 年。病人体型肥胖，仅采用改变生活方式进行治疗，但血糖控制不理想。对此应首先考虑

    A. 增加二甲双胍类药物治疗　　B. 继续增强运动疗法　　　C. 继续增强饮食疗法

    D. 改用胰岛素治疗　　　　　　E. 住院进一步检查

17. 林某，男，55 岁。因糖尿病酮症酸中毒入院，经注射胰岛素及静脉滴注生理盐水后，血糖降低并趋于平稳，脱水纠正，尿量增多。此时应注意预防病人发生

    A. 低血钠　　　　　　　　B. 低血钾　　　　　　　　C. 低血钙

    D. 低血糖　　　　　　　　E. 低血氯

18. 丁某，男，56 岁。患 2 型糖尿病 10 年，因急性上呼吸道感染诱发酮症酸中毒，急诊入院。予生理盐水大量补液和小剂量胰岛素治疗，急查动脉血气分析结果显示，pH 6.90，HCO_3^- 5mmol/L，此时应首先考虑

    A. 加快补液速度　　　　　　　　　　B. 加大胰岛素剂量

    C. 复查动脉血气分析　　　　　　　　D. 静脉补钾

    E. 静脉输注等渗碳酸氢钠溶液

19. 张某，男，30 岁。患 1 型糖尿病 15 年。餐前突感饥饿难忍、全身无力、心慌、出虚汗，继而神志恍惚。此时护士应立即采取的措施是

    A. 静脉采血测血糖　　　　B. 协助病人饮糖水　　　　C. 监测血压

    D. 建立静脉通路　　　　　E. 吸氧

20. 安某,女,66 岁。患 2 型糖尿病 11 年,自诉近 3 个月来出现手足麻木,伴烧灼感,夜间加重。导致病人发生手足麻木的主要原因可能是

    A. 糖尿病周围神经病变　　　B. 糖尿病自主神经病变　　　C. 糖尿病下肢动脉病变

    D. 糖尿病微血管病变　　　E. 糖尿病大血管病变

21. 汪某,男,48 岁。患 2 型糖尿病 10 年。近期清晨空腹血糖为 14.0mmol/L 左右,中晚餐前血糖控制满意。为了控制空腹高血糖,最佳治疗措施是

    A. 中晚餐前加用中效胰岛素　　　　　　B. 睡前增加一次短效胰岛素

    C. 晚餐减量　　　　　　D. 根据午夜及凌晨血糖调整胰岛素

    E. 睡前加用二甲双胍

22. 章某,女,48 岁。患有 1 型糖尿病,采用基础 + 餐时胰岛素治疗方案控制血糖。近日常于清晨 3 时左右出现手抖、心慌、饥饿感,晨起空腹血糖均在 11.0mmol/L 以上,睡前血糖 6.5mmol/L 左右。目前该病人的最佳处理措施是

    A. 减少晚餐热量　　　　　　B. 增加睡前长效胰岛素类似物用量

    C. 加用双胍类药物　　　　　　D. 减少睡前长效胰岛素类似物用量

    E. 睡前加餐

23. 林某,男,56 岁。因"多饮、多尿 2 周,嗜睡 2 天"入院。病人皮肤干燥、弹性下降,眼窝凹陷,自诉口干舌燥。实验室检查:血尿素氮 42.9mmol/L,血钠 150mmol/L,尿酮(−)。该病人目前的最佳治疗措施是

    A. 大剂量胰岛素 + 生理盐水　　　　　　B. 小剂量胰岛素 + 生理盐水

    C. 大剂量胰岛素 +5% 葡萄糖水　　　　　　D. 小剂量胰岛素 +5% 葡萄糖水

    E. 小剂量胰岛素 +10% 葡萄糖水

24. 李某,女,18 岁。诊断为 1 型糖尿病 6 年,BMI 23.0kg/m^2。其饮食原则正确的是

    A. 进餐热量分配为 1/5、2/5、2/5　　　　　　B. 以摄入高血糖指数的食物为宜

    C. 脂肪占总热量的 30% 以上　　　　　　D. 胆固醇的摄入量每天应超过 300mg

    E. 碳水化合物占总热量的 20%~30%

25. 王某,女,28 岁。确诊 2 型糖尿病 2 年,平日血糖控制良好。现怀孕 14 周,因餐后 2 小时血糖 15.2mmol/L 前来就诊。其最佳治疗方案为

    A. 密切监测血糖　　　B. 严格控制饮食　　　C. 口服磺脲类药物

    D. 皮下注射胰岛素　　　E. 运动疗法

26. 张某,男,72 岁。因"神志不清 3 小时"入院。身体评估:浅昏迷,皮肤弹性差。实验室检查:血糖 49.6mmol/L,有效血浆渗透压 380mOsm/L,尿糖强阳性,血酮正常,尿酮弱阳性,血 pH 7.37。予生理盐水大量补液,当病人血糖下降至一定数值时,需要改用葡萄糖溶液加胰岛素治疗,该数值是

    A. 16.7mmol/L　　　B. 13.9mmol/L　　　C. 11.1mmol/L

    D. 10.0mmol/L　　　E. 7.8mmol/L

27. 赵某,男,75 岁。确诊 2 型糖尿病 10 年。近 2 个月出现眼睑及下肢水肿、乏力、腰痛,血压 160/100mmHg,尿蛋白(++)。对该病人的处理措施中,正确的是

    A. 蛋白摄入以植物蛋白为佳　　　　　　B. 限制饮水,每天不超过 500ml

    C. 血压应控制在 140/90mmHg 以下　　　　　　D. 每天饮食中钠盐摄入量控制在 6g 以下

    E. 高嘌呤饮食

28. 许某,女,42 岁。确诊 2 型糖尿病 1 年,采用口服阿卡波糖治疗控制血糖。午餐因食欲不佳减少进食量,突感头晕、手抖、冷汗。其采取的最佳紧急应对措施是

    A. 进食饼干 3~4 块　　　　　　B. 进食馒头 1 个

    C. 口服 50% 葡萄糖溶液 20~40ml　　　　　　D. 进食巧克力 3~4 块

    E. 进食白米饭 1 碗

29. 秦某,男,70岁。诊断为2型糖尿病15年。因"双足多处皮下蜂窝织炎"入院,皮肤无溃烂。实验室检查:空腹血糖7.3mmol/L,肝、肾功能正常。应给予的最佳治疗措施是

    A. 饮食疗法+阿卡波糖   B. 饮食疗法+运动疗法   C. 饮食疗法+格列本脲

    D. 饮食疗法+二甲双胍   E. 饮食疗法+胰岛素

30. 李某,女,50岁。诊断为2型糖尿病5年。身高150cm,体重50kg,现空腹血糖为5.3mmol/L,餐后2小时血糖为10.5mmol/L。该病人最适宜的降血糖药是

    A. 二甲双胍   B. 格列本脲   C. 罗格列酮

    D. 瑞格列奈   E. 阿卡波糖

31. 王某,男,60岁。诊断为2型糖尿病3年。BMI 27.6kg/m^2。采用二甲双胍联合罗格列酮的治疗方案控制血糖。1个月前因"股骨颈骨折"行手术治疗,现血糖控制不佳前来就诊。对该病人的处理措施中,正确的是

    A. 同时加大两种降血糖药物的剂量   B. 停用罗格列酮,调整降血糖方案

    C. 加大罗格列酮的剂量   D. 增加中高强度运动

    E. 改用吡格列酮

32. 林某,男,70岁。有糖尿病和高血压病史。今天突发糖尿病酮症酸中毒昏迷,经补碱及静脉滴注小剂量胰岛素和大量补液后神志转清,之后又进入昏迷。此时考虑病人最可能发生的情况是

    A. 酮症酸中毒昏迷   B. 脑出血   C. 脑水肿

    D. 高渗性昏迷   E. 低血容量休克

33. 汪某,女,56岁。诊断为2型糖尿病8年。近日感休息时双足麻木、蚁行感。该病人应首先做下列检查中的

    A. 下肢血管B超   B. 肌电图   C. 腰椎X线检查

    D. 血生化检查   E. 肾功能测定

34. 刘某,男,38岁。1年前体检发现血尿酸升高,当时无症状,未予重视。1天前参加同学聚餐,吃较多海鲜及肉食,饮啤酒约500ml,晨起感觉右脚踇趾关节疼痛,局部肿胀、发热。该病人最可能的疾病诊断是

    A. 痛风   B. 类风湿关节炎   C. 糖尿病足

    D. 风湿性关节炎   E. 细菌感染

35. 张某,男,45岁。因反复关节疼痛4年,加重3天收入院。身体评估:急性痛苦面容,双足多处趾关节红肿、皮温升高、活动障碍。诊断为痛风。对该病人的护理措施中,正确的是

    A. 待关节疼痛缓解后立即进行关节活动指导,防止关节失用

    B. 给予双足热敷,以缓解疼痛

    C. 限制饮水,避免加重关节肿胀

    D. 观察病人体温变化

    E. 指导多进食酸性食物

36. 赵某,女,78岁。因"反复腰部疼痛3年、加重1个月"入院。胸部X线检查示胸12椎体、腰2椎体压缩性骨折,诊断为骨质疏松症。对该病人的健康教育,正确的是

    A. 出院后应减少运动,避免负重锻炼   B. 口服补钙最好在饭后进行

    C. 应多摄入动物蛋白补充蛋白质   D. 二膦酸盐应晨起空腹服用并多饮水

    E. 服用雌激素需定期检查肝功能

A$_3$型题

(1~3题共用题干)

郑某,男,40岁。患甲状腺功能亢进症2年,一直服用甲巯咪唑治疗。近日由于家庭遭遇变故,病人突然出现烦躁不安、四肢无力、心慌气短、多汗,急诊入院。身体评估:体温39.2℃,心率150次/min,嗜睡状态。

1. 该病人目前可能出现了

  A. 低血糖反应　　　　　　　B. 甲状腺危象　　　　　　　C. 急性心力衰竭

  D. 酮症酸中毒　　　　　　　E. 急性肺水肿

2. 下列对该病人的救治措施中，**错误**的是

  A. 给予β受体激动药　　　　B. 物理降温　　　　　　　　C. 监测生命体征

  D. 持续低流量给氧　　　　　E. 避免精神刺激

3. 该病人的首选药物是

  A. 甲状腺素　　　　　　　　B. 甲巯咪唑　　　　　　　　C. 甲硫氧嘧啶

  D. 卡比马唑　　　　　　　　E. 丙硫氧嘧啶

（4~5 题共用题干）

林某，女，30 岁。服用避孕药 3 年。因"怕热、多汗、心悸、睡眠差 2 个月"就诊。身体评估:甲状腺肿大Ⅱ度，未闻及血管杂音，心率 94 次/min。实验室检查:T_3 4.13nmol/L（正常值 1.7~2.3nmol/L），T_4 226.96nmol/L（正常值 68~150nmol/L）。

4. 对该病人最适宜的处理是

  A. 立即服用甲巯咪唑　　　　　　　　B. 立即查 FT_3、FT_4、TSH

  C. 服用谷维素、普萘洛尔　　　　　　D. 停用避孕药 1 个月后再复查 T_3、T_4

  E. 检查甲状腺抗体

5. 病人目前口服甲巯咪唑治疗，停药的最佳指标是

  A. FT_3、FT_4 正常　　　　　　B. T_3、T_4 正常　　　　　　C. TSH 正常

  D. TRAb 正常　　　　　　　E. 甲状腺 ^{131}I 摄取率正常

（6~7 题共用题干）

章某，女，42 岁。因"停经 2 个月"就诊。身体评估:满月脸、向心性肥胖、多血质，皮肤菲薄，下腹部和大腿外侧皮肤有紫纹。实验室检查显示，血浆皮质醇水平增高、昼夜节律消失，小剂量和大剂量地塞米松均可抑制，ACTH 兴奋试验阳性。

6. 该病人最可能的疾病诊断是

  A. 库欣病　　　　　　　　　　　　　　B. 异位 ACTH 综合征

  C. 异位促肾上腺皮质激素释放激素综合征　　D. 肾上腺皮质腺瘤

  E. 肾上腺皮质癌

7. 该病人的饮食护理原则**错误**的是

  A. 低钠　　　　　　　　　　B. 低钾　　　　　　　　　　C. 高蛋白

  D. 低碳水化合物　　　　　　E. 低热量

（8~9 题共用题干）

陆某，女，50 岁。因"食欲增强、饮食增多、体重明显下降 3 月余"入院。身体评估:体温 37.5℃，心率 110 次/min，眼球突出，甲状腺Ⅱ度肿大。

8. 为鉴别甲状腺毒症病因，可选择的检查是

  A. FT_3、FT_4　　　　　　　B. TT_3、TT_4　　　　　　　C. TSH

  D. 甲状腺摄 ^{131}I 率　　　　E. 眼部 CT

9. 出现下列表现可以考虑病人为浸润性突眼的是

  A. 瞬目减少　　　　　　　　B. 眼裂增宽　　　　　　　　C. 上眼睑移动滞缓

  D. 两眼内聚不能　　　　　　E. 眼睑肿胀、不能闭合

（10~11 题共用题干）

张某，女，26 岁。因"怕热、心慌、消瘦伴月经紊乱 3 个月"就诊。实验室检查:T_3、T_4 明显升高，基础代谢率增加 35%。

10. 对该病人疾病诊断最有意义的临床表现是

    A. 皮肤潮湿　　　　　　　　B. 双侧膝腱反射亢进　　　　C. 心率 100 次/min

    D. 双侧甲状腺闻及血管杂音　　E. 甲状腺Ⅱ度肿大

11. 对该病人的健康指导中,最重要的是

    A. 避免精神刺激　　　　　　B. 增加体力活动　　　　　　C. 加服碘剂

    D. 加强营养　　　　　　　　E. 加服镇静药

(12~14 题共用题干)

陆某,女,45 岁。2 个月前出现心慌、易饥多食,劳累后心慌、气短更加明显,夜间有时憋醒。身体评估:消瘦、皮肤潮湿、眼球突出、甲状腺Ⅱ度肿大、可触及震颤并闻及血管杂音,心率 150 次/min,心界向左扩大,超声心动图示存在心力衰竭。

12. 该病人最可能存在的问题是

    A. 甲状腺功能亢进症　　　　B. 肾上腺功能减退症　　　　C. 垂体功能亢进症

    D. 心包积液　　　　　　　　E. 心脏瓣膜病

13. 以下反映该病人甲状腺功能最敏感的检查是

    A. 血 TSH 测定　　　　　　　B. 甲状腺 B 超　　　　　　　C. 血 TT_3、TT_4 测定

    D. TRAb 测定　　　　　　　　E. ^{131}I 摄取率测定

14. 对该病人的处理措施中,**错误**的是

    A. 使用抗甲状腺药物治疗　　　　　　　　B. 给予利尿药减轻心力衰竭症状

    C. 使用 β 受体拮抗药　　　　　　　　　　D. 给予复方碘口服溶液

    E. 可予 ^{131}I 治疗

(15~17 题共用题干)

张某,女,34 岁。因"进食增多、多汗、闭经、体重减轻 3 个月"入院。身体评估:体温 37.2℃,皮肤潮湿,眼球轻度突出伴闭合障碍,甲状腺弥漫性Ⅱ度肿大,质软、无结节,双侧膝腱反射亢进。实验室检查:FT_3、FT_4 高于正常,TSH 低于正常。

15. 该病人最可能的疾病诊断是

    A. 肾上腺皮质功能减退症　　B. 甲状腺功能减退症　　　　C. 垂体功能减退症

    D. 皮质醇增多症　　　　　　E. 甲状腺功能亢进症

16. 该病人的治疗措施首选

    A. 放射性碘治疗　　　　　　B. 抗甲状腺药治疗　　　　　C. 口服甲状腺片

    D. 糖皮质激素治疗　　　　　E. 手术治疗

17. 下列对病人的治疗指导中,**错误**的是

    A. 发生中毒性肝炎立即停药　　　　　　　B. 用药疗程不能少于 1 年

    C. 轻度药疹不必停药,可用抗组胺药控制　　D. 需定期监测血常规

    E. 如果中性粒细胞计数低于 3.0×10^9/L 要停药

(18~20 题共用题干)

金某,男,30 岁。近 1 年发作性血压增高 3 次,最高达 220/120mmHg,伴头痛、面色苍白、出汗、心动过速,每次发作持续约数分钟至半小时,平时血压正常。

18. 该病人初步诊断最可能是

    A. 恶性高血压　　　　　　　B. 高血压脑病　　　　　　　C. 肾动脉狭窄

    D. 嗜铬细胞瘤　　　　　　　E. 原发性醛固酮增多症

19. 诊断该病最常用的检查是

    A. PRA 测定　　　　　　　　B. 血、尿儿茶酚胺测定　　　C. 尿 17-羟测定

    D. 肾动脉造影　　　　　　　E. 尿、血醛固酮测定

20. 为进一步确诊,该病人最需要进行的检查是
    A. PRA 测定   B. 肾上腺 CT 检查   C. 肾动脉造影
    D. 排泄性尿路造影   E. 地塞米松抑制试验

(21~23 题共用题干)

王某,女,14 岁。诊断 1 型糖尿病 7 年余。近日因感冒后血糖控制不佳收入院。身体评估:嗜睡,呼吸深快且呼气有烂苹果味,皮肤黏膜干燥。实验室检查:随机血糖 17.6mmol/L,血 HCO_3^-14.8mmol/L,pH 7.33,血钾 2.88mmol/L,HbA1c 17.2%,β-羟丁酸 1.8mmol/L,空腹和餐后 2 小时 C 肽 <0.05nmol/L。

21. 该病人目前可能发生了
    A. 糖尿病酮症酸中毒   B. 高渗高血糖综合征   C. 乳酸性酸中毒
    D. 糖尿病合并肺炎   E. 糖尿病合并肺结核

22. 对该病人应首先采取的抢救措施为
    A. 补碱   B. 禁食   C. 小剂量胰岛素治疗
    D. 大量补液   E. 停用感冒药

23. 预防病人再次发生这种情况的对策**不包括**
    A. 保持良好的血糖控制   B. 及时治疗感染
    C. 加强糖尿病教育   D. 增强病人及家属对疾病的认识
    E. 感冒后可自行增加胰岛素剂量

(24~27 题共用题干)

张某,女,68 岁。因"多饮、多尿 11 年,血糖控制欠佳"入院,予胰岛素泵强化治疗。今晨病人空腹私自外出运动,大汗淋漓返回病房后突发昏迷,手足冰冷。

24. 该病人突发昏迷的可能原因是
    A. 酮症酸中毒   B. 高渗高血糖综合征   C. 低血糖
    D. 脑梗死   E. 癫痫发作

25. 首要的紧急处理措施是
    A. 通知家属   B. 测指尖血糖并通知医生   C. 摇高床头
    D. 立即行 CPR   E. 书写护理记录

26. 对该病人应首先采取的抢救措施为
    A. 使用小剂量胰岛素   B. 进食饼干 3~4 块
    C. 喝橙汁 150ml   D. 口服 50% 葡萄糖溶液 20~40ml
    E. 静脉推注 50% 葡萄糖溶液 20~40ml

27. 预防病人再次发生昏迷的对策是
    A. 进食后再运动   B. 增加胰岛素用量   C. 控制癫痫发作
    D. 禁止病人外出活动   E. 积极治疗脑梗死

(28~29 题共用题干)

黄某,女,60 岁。因体检发现空腹血糖 6.8mmol/L 就诊。自诉未感特殊不适。身高 157cm,体重 80kg。高血压病史 10 年。平素很少运动。有糖尿病家族史。

28. 为明确该病人是否患有糖尿病,应进行的检查是
    A. 测尿糖   B. 24 小时尿糖定量   C. 测糖化血红蛋白
    D. 口服葡萄糖耐量试验   E. 测随机血糖

29. 目前该病人的首要护理诊断/问题是
    A. 有感染的危险   B. 知识缺乏:缺乏糖尿病相关知识
    C. 肥胖   D. 活动耐力下降
    E. 潜在并发症:糖尿病酮症酸中毒

（30~32 题共用题干）

林某，女，15 岁。因进食、饮水增多，排尿增多伴体重下降 1 个月，空腹血糖及尿糖均显著增高，诊断为 1 型糖尿病。病人身高 150cm，体重 35kg。入院后采用胰岛素笔注射速效胰岛素类似物治疗。

30. 下列关于该病人饮食总热量的计算方法中，正确的是
    A. 按实际体重计算再酌减　　　　B. 按实际体重计算再酌增　　　　C. 按标准体重计算
    D. 按标准体重计算再酌减　　　　E. 按标准体重计算再酌增

31. 下列胰岛素注射的护理措施中，正确的是
    A. 护士可根据病人血糖调整胰岛素剂量
    B. 速效胰岛素需餐前 1 小时注射
    C. 已开启的胰岛素必须保存在冰箱冷藏
    D. 胰岛素注射部位需经常更换
    E. 胰岛素笔注射针头应该每天更换 1 次

32. 针对该病人最首要的健康教育是
    A. 注意控制饮食　　　　B. 学会家庭监测血糖　　　　C. 学会胰岛素注射方法
    D. 观察低血糖反应　　　　E. 学会胰岛素储存方法

（33~35 题共用题干）

何某，男，56 岁。确诊 2 型糖尿病 10 年，采用二甲双胍联合基础胰岛素治疗控制血糖。身体评估：双足皮肤暗红、蹬外翻，左足足底胼胝，足背动脉搏动弱。实验室检查：空腹血糖 7.6mmol/L，餐后 2 小时血糖 12.9mmol/L，HbA1c 8.3%。

33. 该病人的空腹血糖控制目标应为
    A. 4.4~6.1mmol/L　　　　B. 4.4~7.0mmol/L　　　　C. 4.4~7.8mmol/L
    D. 6.1~8.0mmol/L　　　　E. 8mmol/L 以内

34. 自入冬以来，病人自诉双足趾有针刺样疼痛感，双足有袜套感，夜间加重，应考虑出现了
    A. 下肢动脉粥样硬化　　　　B. 糖尿病足　　　　C. 自主神经功能紊乱
    D. 下肢静脉血栓　　　　E. 周围神经病变

35. 为预防糖尿病足，下列护理措施中正确的是
    A. 每天热水烫脚，促进血液循环　　　　B. 每天检查 1 次足部
    C. 修剪趾甲宜短，利于清洁　　　　D. 足部发凉时，及时使用热水袋保暖
    E. 袜子破洞后及时缝补，避免足部外伤

（36~39 题共用题干）

叶某，女，55 岁。身高 160cm，体重 75kg。实验室检查：血甘油三酯（TG）和血浆总胆固醇（TC）水平均升高。

36. 该病人的饮食原则应为
    A. 低脂、低热量、高纤维素　　　　B. 低脂、高热量、高蛋白质　　　　C. 高脂肪、高热量、高维生素
    D. 低脂、低热量、低蛋白质　　　　E. 高蛋白、高脂肪、高热量

37. 根据体重指数，该病人属于
    A. 正常　　　　B. 超重　　　　C. 肥胖前期
    D. 肥胖　　　　E. 消瘦

38. 该病人最基本的治疗措施是
    A. 病因治疗　　　　B. 生活方式改变　　　　C. 药物治疗
    D. 手术治疗　　　　E. 血液净化治疗

39. 医生给予该病人他汀类药物治疗，该类药物的不良反应**不包括**
    A. 转氨酶升高　　　　B. 肌肉疼痛　　　　C. 横纹肌溶解
    D. 急性肾损伤　　　　E. 骨髓抑制

(40~43题共用题干)

王某,男,35岁。1天前饮啤酒约600ml,今晨起感觉右足踇趾、右膝关节剧痛,呈撕裂样,4小时后出现膝关节红肿热痛,无法走路。

40. 该病人饮食应避免

    A. 海鲜   B. 鸡蛋   C. 土豆

    D. 白菜   E. 番茄

41. 该病人目前的最佳休息与活动方式为

    A. 散步   B. 跑步   C. 卧床休息

    D. 瑜伽   E. 游泳

42. 疼痛缓解后,应指导病人

    A. 持续重体力劳动   B. 保持一个姿势拿重物   C. 尽量使用大肌群

    D. 关节肿胀时适度运动   E. 关节疼痛时适度运动

43. 病情缓解后,指导病人定期监测

    A. 血常规   B. 血尿酸   C. 血电解质

    D. 肝功能   E. 肾功能

A_4 型题

(1~5题共用题干)

章某,男,28岁。10岁起出现生长发育停滞,性发育迟缓,3个月前出现间断性头晕、呕吐、乏力、精神差。

1. 该病人最可能的疾病诊断是

    A. 腺垂体功能减退症   B. 库欣综合征   C. 甲状腺功能减退症

    D. 甲状腺功能亢进症   E. 艾迪生病

2. 下列检查中,对该病人的疾病诊断**无意义**的是

    A. 腺垂体激素测定   B. 皮质醇测定   C. 甲状腺激素测定

    D. 性腺激素测定   E. 甲状旁腺激素测定

3. 今天病人突然出现高热,体温42℃,伴有抽搐、头痛、嗜睡、皮肤苍白湿冷,其最有可能发生了

    A. 甲状腺危象   B. 肾上腺危象   C. 垂体危象

    D. 库欣综合征   E. 高血压危象

4. 该病人目前最主要的护理诊断/问题是

    A. 体象紊乱   B. 有窒息的危险   C. 体温过高

    D. 性功能障碍   E. 活动耐力下降

5. 下列针对该病人实施的紧急处理措施中,**错误**的是

    A. 保持呼吸道通畅   B. 使用镇静催眠药   C. 迅速建立2条静脉通路

    D. 使用抗生素控制感染   E. 给予降温处理

(6~10题共用题干)

郑某,男,40岁。因"怕热、多食、消瘦半年"入院。身体评估:甲状腺呈弥漫性、对称性Ⅲ度肿大,双手微抖,眼球稍突。拟诊甲状腺功能亢进症。

6. 为明确诊断,需进一步检查。下列检查中对病人明确诊断价值最小的是

    A. 甲状腺自身抗体测定   B. 血清 FT_3、FT_4 测定   C. TSH 测定

    D. ^{131}I 摄取率测定   E. 血常规检查

7. 该病人诊断为 Graves 病,予甲巯咪唑治疗后渐好转,病人自行停药。1天前与人吵架后突然出现恶心、呕吐、神志不清,体温达40℃,FT_3、FT_4 明显高于正常。病人此时最可能发生了

    A. 酮症酸中毒   B. 癌变   C. 甲状腺危象

    D. 低血糖反应   E. 抗甲状腺药过敏反应

8. 为紧急处理上述情况,应首先给予

    A. 抗甲状腺药　　　　　　　　B. 复方碘口服溶液　　　　　　C. β受体拮抗药

    D. 糖皮质激素　　　　　　　　E. 血液透析

9. 经积极治疗后,病人好转出院。出院前护士对其进行的健康教育中,**错误**的是

    A. 高热量饮食　　　　　　　　　　　　　B. 高纤维素饮食

    C. 坚持规律治疗,不自行停药　　　　　　D. 定期测量体重

    E. 自测脉搏

10. 病人出院后,继续甲巯咪唑治疗,2个月后复查发现,白细胞2.6×10^9/L,中性粒细胞1.4×10^9/L。此时应首先考虑

    A. 停用甲巯咪唑,调整治疗方案　　　　　　B. 甲亢加重

    C. 正常治疗反应,无须处理　　　　　　　　D. 甲巯咪唑药量不足

    E. 甲巯咪唑减量服用

(11~14题共用题干)

周某,男,38岁。7个月前无明显诱因出现全身皮肤色素进行性加深,以颜面部、双手等暴露处皮肤明显。3个月前出现食欲减退、乏力及体重下降。实验室检查提示,低钠低氯血症。

11. 该病人最可能的疾病诊断是

    A. 库欣综合征　　　　　　　　B. 甲状腺功能亢进症　　　　　　C. 艾迪生病

    D. 甲状腺功能减退症　　　　　E. 垂体功能减退症

12. 今晨病人突然出现高热、恶心、呕吐,血压80/48mmHg,可能是出现了

    A. 黏液性水肿昏迷　　　　　　B. 肝性脑病　　　　　　　　　　C. 垂体危象

    D. 甲状腺危象　　　　　　　　E. 肾上腺危象

13. 此时护士应首先实施的抢救措施是

    A. 遵医嘱补充糖皮质激素

    B. 监测病人意识、体温、脉搏、呼吸、血压变化

    C. 遵医嘱进行抗感染治疗

    D. 建立2条静脉通路并保持液体通畅

    E. 物理降温

14. 病人病情稳定后,护士对其进行健康教育,下列内容中**错误**的是

    A. 应终身应用糖皮质激素药物,不可自行减量或停药

    B. 糖皮质激素与食物或制酸剂一起服用

    C. 避免进食含钠高的食物

    D. 外出时应避免阳光直晒

    E. 避免感染、创伤和过度劳累

(15~18题共用题干)

杨某,男,16岁。近2年来经常头痛,伴有恶心、呕吐,血压200/150mmHg。近1周突然出现视物不清,腹部CT检查发现左肾上腺区有一肿块,并向内侧生长,与大血管相粘连。

15. 该病人最可能的疾病诊断是

    A. 高血压脑病　　　　　　　　　　　　　B. 原发性高血压

    C. 继发性肾上腺皮质功能减退　　　　　　D. 嗜铬细胞瘤

    E. 库欣综合征

16. 该病人目前最主要的护理诊断/问题是

    A. 疼痛　　　　　　　　B. 组织灌注无效　　　　　　C. 有受伤的危险

    D. 有电解质失衡的危险　　E. 焦虑

17. 上午病人突然出现剧烈头痛、面色苍白、大汗淋漓,伴有恶心、呕吐、视物模糊,应首先考虑发生了
    A. 高血压脑病 　　　　　　　 B. 垂体功能减退性危象 　　　　C. 甲状腺危象
    D. 高血压危象 　　　　　　　 E. 肾上腺危象

18. 抢救该病人最关键的护理措施是
    A. 卧床休息,吸氧 　　　　　　　　　　B. 快速建立静脉通道,给予快速降压药
    C. 持续心电、血压监测 　　　　　　　　D. 给予病人心理上的安慰与支持
    E. 舌下含服硝苯地平

(19~21题共用题干)

陈某,男,38 岁。患 1 型糖尿病多年,自诉"感冒"3 天,今天出现高热、食欲减退、恶心、呕吐及腹痛,由家人送入院。身体评估:嗜睡状态,呼吸深快,皮肤干燥。

19. 该病人最可能发生了
    A. 急性脑炎 　　　　　　　　 B. 急性肠炎 　　　　　　　　 C. 急性胃炎
    D. 低血糖 　　　　　　　　　 E. 酮症酸中毒

20. 为明确诊断,应首选的检查是
    A. 血酮体 + 动脉血气分析 　　B. HbA1c 　　　　　　　　　 C. OGTT
    D. 尿糖测定 + 随机血糖 　　　E. 胰岛 β 功能检查

21. 经治疗,病人病情逐渐平稳,现每餐餐前用门冬胰岛素 6U 皮下注射控制血糖。今天注射胰岛素 3 小时后突然出现头晕、心慌、出汗、无力,首先考虑病人是发生了
    A. 过敏反应 　　　　　　　　 B. 心律失常 　　　　　　　　 C. 自主神经功能紊乱
    D. 低血糖 　　　　　　　　　 E. 脑水肿

(22~24题共用题干)

周某,女,55 岁。诊断为糖尿病 5 年。因"咳嗽、咳痰伴发热 1 周,嗜睡 2 天,昏迷 5 小时"入院。身体评估:中度昏迷,皮肤干燥,呼吸 24 次/min,心率 120 次/min。实验室检查:白细胞 12×10^9/L,血糖 31.2mmol/L,尿酮(++),pH 7.10,血尿素氮 25mmol/L(正常值 3.2~7.1mmol/L)。

22. 目前该病人的最佳治疗措施为
    A. 立即补充 5% 碳酸氢钠 　　 B. 立即补充各种电解质 　　　C. 立即补充生理盐水
    D. 立即补充小剂量胰岛素 　　 E. 立即给予抗生素

23. 目前该病人最适宜的补充液体的措施是
    A. 坚持糖尿病普通饮食 　　　 B. 经胃管间断鼻饲流质 　　　C. 暂禁食,静脉输液
    D. 全静脉营养 　　　　　　　 E. 静脉输液和鼻饲温开水

24. 病人经治疗后意识恢复,血糖迅速降至正常范围,但 1 小时后又进入昏迷,此时应首选的处理措施是
    A. 静脉补钾 　　　　　　　　 B. 静脉补钙 　　　　　　　　 C. 大量补液
    D. 静脉滴注甘露醇 　　　　　 E. 高流量吸氧

【简答题】
1. 简述腺垂体功能减退症的常见病因。
2. 简述腺垂体功能减退症的典型临床表现。
3. 简述腺垂体功能减退症的治疗要点。
4. 简述腺垂体功能减退症病人的健康指导。
5. 简述垂体危象的常见诱因。
6. 简述垂体危象的紧急处理措施。
7. 简述弥漫性非毒性甲状腺肿的治疗要点。
8. 简述非毒性甲状腺肿的饮食指导。

9. 简述 Graves 病的常见病因。

10. 简述甲状腺功能亢进症高代谢综合征的表现。

11. 简述甲状腺危象的诱因。

12. 简述甲状腺危象的临床表现。

13. 简述甲亢浸润性突眼的临床表现。

14. 简述 Graves 病的主要治疗方法。

15. 简述甲状腺功能亢进症的饮食护理措施。

16. 简述甲状腺危象的紧急处理配合。

17. 简述抗甲状腺药物的常见不良反应及处理措施。

18. 简述 Graves 眼病的护理措施。

19. 对有生育需要的女性甲亢病人,如何进行生育指导?

20. 简述甲状腺功能减退症的常见病因。

21. 简述甲状腺功能减退症低代谢综合征的表现。

22. 简述甲状腺功能减退症的饮食护理措施。

23. 简述库欣综合征典型病例的临床表现。

24. 简述肾上腺皮质功能减退症最具特征性的临床表现及其特点。

25. 简述肾上腺危象的诱因。

26. 简述肾上腺危象的临床表现。

27. 简述肾上腺皮质功能减退症的饮食护理措施。

28. 简述肾上腺危象的急救护理措施。

29. 简述嗜铬细胞瘤并发高血压危象的急救护理措施。

30. 简述糖尿病的分型。

31. 简述糖尿病酮症酸中毒的诱因。

32. 简述高渗高血糖综合征的临床表现。

33. 简述糖尿病病人低血糖症的诱因。

34. 简述糖代谢状态分类。

35. 简述妊娠糖尿病的诊断标准。

36. 简述糖尿病足溃疡的危险因素。

37. 简述糖尿病病人运动时的注意事项。

38. 简述胰岛素的不良反应。

39. 简述抢救糖尿病酮症酸中毒的补液方法。

40. 简述低血糖症的紧急处理措施。

41. 简述糖尿病的足部护理措施。

42. 简述糖尿病口服降血糖药物的分类。

43. 简述口服葡萄糖耐量试验的方法和注意事项。

44. 简述糖尿病足 Wagner 分级标准。

45. 简述血脂异常的常用分类方法。

46. 简述血脂异常病人的饮食护理要点。

47. 简述痛风病人急性关节炎期的临床表现。

48. 简述痛风病人的饮食护理。

49. 简述骨质疏松症病人口服二膦酸盐的方法及注意事项。

【论述思考题】

1. 周某,女,42岁。因食欲减退、乏力、毛发脱落、经期延长3年,胸闷、憋气1个月就诊。平时怕冷、少言,记忆力减退,便秘,近 2 个月体重增加 3kg。身体评估:体温 35.6℃,心率 55 次/min、律齐,血压 90/60mmHg,甲状腺Ⅱ度肿大、质地中等、未闻及血管杂音,腹软,双下肢水肿。实验室检查:血清 FT_4 降低,TSH 升高。

问题:

(1) 该病人最可能的疾病诊断是什么?

(2) 对该病人最主要的治疗手段是什么?

(3) 如何对该病人进行用药指导?

2. 魏某,女,35 岁。2 个月前开始出现烦躁性急,常因小事与人争吵,难以自控。发病以来常感燥热多汗,失眠,食量增加,体重较前下降 5kg,大便次数增加。身体评估:体温 37.2℃,脉搏 92 次/min,呼吸 20 次/min,血压 130/70mmHg。眼球略突出,眼裂增宽,瞬目减少,甲状腺轻度弥漫性肿大,未扪及结节,可闻及血管杂音。

问题:

(1) 该病人目前最可能的疾病诊断是什么? 确诊还需做哪些检查?

(2) 病人目前存在哪些护理诊断/问题?

(3) 如何对该病人进行饮食指导?

3. 王某,男,42 岁。5 个月前出现烦躁、失眠、多食、消瘦,伴突眼来院就诊,诊断为 Graves 病。口服甲巯咪唑治疗 2 个月后,上述症状缓解,但渐感突眼加重,伴畏光、流泪及眼内异物感,并有复视。既往体健,平素吸烟,每天 2 包。身体评估:双眼裂增宽,眼球突出,双侧突眼度分别为 22mm 和 23mm,眼睑水肿,结膜充血,眼分泌物多,角膜透亮。甲状腺Ⅲ度肿大,闻及血管杂音,心率 110 次/min,双下肢无水肿。

问题:

(1) 该病人的眼部表现为单纯性突眼还是浸润性突眼? 依据是什么?

(2) 如何对该病人进行眼部的护理和指导?

(3) 如何对该病人进行用药指导?

4. 马某,女,55 岁。因"口渴、多饮 8 年余,加重伴乏力 9 天,昏迷 1 天"入院。8 年前于当地医院就诊发现血糖 16.4mmol/L,诊断为 2 型糖尿病。一直使用口服降血糖药,未监测血糖。9 天前因受凉后自觉口渴多饮,伴头晕、乏力症状加重,出现中上腹腹痛,伴恶心、呕吐,于当地医院治疗后无明显好转。1 天前突发昏迷,呼之不应,无抽搐、呕吐、大小便失禁等,急诊入院。身体评估:体温 36.8℃,脉搏 88 次/min,呼吸 20 次/min,血压 126/72mmHg,昏迷状态,急性病容。实验室检查:血糖 48.85mmol/L。尿糖(++++),尿酮(++++),尿蛋白(+),红细胞 4 个/HP。血常规示中性粒细胞 93%。血 pH 7.30,$PaCO_2$29.9mmHg,PaO_2 51.0mmHg,SpO_2 83%,血钠 146.9mmol/L(正常值 135~145mmol/L),血氯 124.9mmol/L(正常值 96~108mmol/L),血钾 2.7mmol/L(正常值 3.5~5.5mmol/L)。

问题:

(1) 该糖尿病病人可能发生了什么并发症? 其诱因是什么?

(2) 如何对该病人进行紧急处理?

(3) 该病人目前存在哪些主要的护理诊断/问题? 相应的护理措施有哪些?

5. 章某,男,62 岁。患糖尿病 9 年,使用多种口服降血糖药联合控制血糖,空腹血糖波动在 8~10mmol/L。1 周前因左足烫伤并发感染入院治疗。入院后改为胰岛素治疗(每天 4 次,皮下注射)。今天晚餐前,病人因左足疼痛难忍,注射胰岛素后晚餐进食仅半两,餐后半小时突然出现心慌、冷汗、意识模糊。测血压 128/74mmHg,脉搏 90 次/min,血糖 3.0mmol/L。

问题:

(1) 该病人目前可能出现了什么情况? 原因是什么?

(2) 如何对该病人进行紧急处理?

(3) 为预防此类情况再次发生,应如何对病人进行胰岛素使用的教育?

6. 林某,男,67 岁。7 年前体检发现空腹血糖 13.5mmol/L,诊断为糖尿病,一直采用胰岛素治疗,空腹血糖控制在 7.0mmol/L 左右,餐后血糖控制在 14.0mmol/L 左右。近半年来逐渐出现乏力、视物模糊,偶有双下肢水肿,为进一步诊治入院。身体评估:血压 135/90mmHg,BMI 25.4kg/m²。实验室检查:尿蛋白(+),红细胞 1 个/HP。眼底摄片可见微血管瘤和硬性渗出。

问题:

(1) 该病人目前最可能的疾病诊断是什么?

(2) 病人目前存在哪些主要的护理诊断/问题?

(3) 针对病人目前的情况,如何进行饮食指导?

7. 陈某,女,36 岁。因"多饮、多尿伴血压升高 2 年"入院。病人 2 年前无明显诱因出现多饮、多尿,无多食、尿急、尿痛等。于社区医院体检时发现血糖、血压升高,空腹血糖 7.0~8.0mmol/L,餐后血糖 14mmol/L,血压达 170/100mmHg。予格列齐特、阿卡波糖片、硝苯地平等降血糖、降血压治疗,病人未监测血糖,血压波动在 155~165/90~100mmHg。近 1 年病人诉容易出现皮下瘀斑。近 3 个月体重下降约 4kg,病人出现情绪低落,有厌世感,睡眠差,食欲欠佳。身体评估:血压 156/92mmHg,体重 68kg,身高 160cm,BMI 25.6kg/m²。皮肤菲薄,面部皮肤潮红,锁骨上窝脂肪垫,左侧前臂皮肤可见 3 个大小不等瘀斑,右侧大腿外侧皮肤可见 1 个瘀斑。四肢相对瘦小。随机血糖 11.6mmol/L。

问题:

(1) 该病人目前最可能的疾病诊断是什么?

(2) 病人目前存在哪些主要的护理诊断/问题?

(3) 针对病人目前的情况,如何进行健康指导?

8. 梁某,女,35 岁,工人。妊娠时期患有高血压,食欲较好,每餐进主食 500 克左右,大便干燥,两三天排便 1 次,运动较少。产后开始逐渐肥胖。月经周期正常,月经量略少。身体评估:血压 160/110mmHg,身高 156cm,体重 102kg,腹围 108cm,BMI 41.91kg/m²。实验室检查:血胆固醇升高,甘油三酯升高。半年前开始给予奥利司他治疗,3 个月体重降低 5kg,半年体重降低 7kg,继续服药治疗。

问题:

(1) 如何判断该病人现在的肥胖程度?

(2) 如何对病人进行饮食和运动指导?

(3) 如何对病人进行用药指导?

三、参 考 答 案

【名词解释】

1. 激素:是由细胞分泌的有机化学物质,通过各种方式到达靶器官或组织,实现相应的信息传递或功能调控。

2. 腺垂体功能减退症:多种病因引起的下丘脑、下丘脑-垂体通路、垂体受损,导致一种或多种垂体激素分泌不足或绝对缺乏所致的临床综合征。

3. 垂体危象:在全垂体功能减退症基础上,各种应激(如感染、腹泻、呕吐、脱水、饥饿、受寒、中暑、手术、外伤、酗酒等)、麻醉及各种镇静催眠药、降血糖药等均可诱发垂体危象。临床表现不一,可为高热(体温 >40℃)或低温(体温 <30℃)、低血糖、循环衰竭、水中毒等,可伴有精神异常、谵妄、恶心、呕吐、昏迷等症状。

4. 非毒性甲状腺肿:由非炎症和非肿瘤原因导致的甲状腺弥漫性或结节性肿大,无临床甲状腺功能异常表现。

5. 弥漫性非毒性甲状腺肿:指甲状腺弥漫性肿大,不伴结节及甲状腺功能异常。

6. 地方性甲状腺肿:某一地区儿童单纯性甲状腺肿的患病率超过 5%,称为地方性甲状腺肿。

7. 甲状腺毒症:血液循环中甲状腺激素过多,引起以神经、循环、消化等系统兴奋性增高和代谢亢进为主要表现的一组临床综合征。

8. 甲状腺功能亢进症:简称甲亢,指甲状腺本身产生过多甲状腺激素所致的甲状腺毒症。

9. 甲状腺危象:甲状腺毒症急性加重的综合征,发生原因可能与短时间内大量甲状腺激素释放入血有关,多发生于甲亢较重而未予治疗或治疗不充分的病人。

10. 亚临床型甲亢:血清 T_3、T_4 正常,TSH 降低,不伴或伴有轻微的甲亢症状。

11. 甲状腺功能减退症:各种原因导致的低甲状腺激素血症或甲状腺激素抵抗而引起的全身性低代谢综合征。

12. 呆小病:起病于胎儿或新生儿的甲状腺功能减退症,常伴有智力障碍和发育迟缓。

13. 库欣综合征:一组因下丘脑-垂体-肾上腺轴调控失常,分泌过多糖皮质激素而导致的以向心性肥胖、满月脸、多血质外貌、紫纹、高血压和骨质疏松等症状为表现的临床综合征。

14. 艾迪生病:由于肾上腺本身病变所致的肾上腺皮质激素分泌不足和反馈性血浆 ACTH 水平增高。

15. 肾上腺危象:若原发性慢性肾上腺皮质功能减退症急骤加重可出现肾上腺危象的表现。主要由于机体对各种应激的耐受性降低所致。当病人在感染、创伤、手术、过劳、分娩、大量出汗、呕吐、腹泻等应激状态下或突然中断肾上腺皮质激素替代治疗时,均可诱发危象。

16. 嗜铬细胞瘤:起源于肾上腺髓质、交感神经节或其他部位的嗜铬组织,肿瘤持续或间断地释放大量儿茶酚胺,引起持续性或阵发性高血压和多个器官功能及代谢紊乱。

17. 高渗高血糖综合征:临床以严重高血糖、高血浆渗透压、脱水为特点,无明显酮症,常有不同程度的意识障碍和昏迷。

18. 妊娠糖尿病(GDM):妊娠期间发生的不同程度的糖代谢异常,不包括孕前已诊断或已患糖尿病的病人。

19. 胰岛素抵抗:胰岛素作用的靶器官(主要是肝脏、肌肉和脂肪组织)对胰岛素作用的敏感性降低,是 2 型糖尿病的特性,也是多数 2 型糖尿病发病的始发因素。

20. 低血糖:对于非糖尿病病人,低血糖的诊断标准为血糖低于 2.8mmol/L,而接受药物治疗的糖尿病病人只要血糖≤3.9mmol/L 就属于低血糖范畴。

21. 持续血糖监测:对血糖进行全天连续监测,可获得全面、可靠的全天血糖信息,了解血糖波动的趋势,发现不易被传统监测方法所探测的隐匿性高血糖或低血糖。

22. 糖尿病足:指与下肢远端神经异常和不同程度的周围血管病变相关的足部感染、溃疡和/或深层组织破坏,是糖尿病最严重和治疗费用最高的慢性并发症之一。

23. Somogyi 反应:指夜间低血糖未被发现,导致体内胰岛素拮抗激素分泌增加,进而出现反跳性高血糖。

24. 黎明现象:指夜间血糖控制良好,仅黎明短时间内出现高血糖,可能由于清晨皮质醇、生长激素等胰岛素拮抗激素增多所致。

25. 糖耐量降低:葡萄糖不耐受导致血糖升高的一种类型,此阶段葡萄糖稳态受损。

26. 血糖指数:用于比较不同碳水化合物对人体餐后血糖的影响,是指进食恒量的某种碳水化合物类食物后(通常为 1 份 50g 碳水化合物的食物),2~3 小时内的血糖曲线下面积相比空腹时的增幅除以进食某种标准食物(通常为葡萄糖)后的相应增幅。

27. 随机血糖:一天当中任意时间的血糖而不考虑上次进餐的时间。

28. 血脂异常:通常指血浆中胆固醇和/或甘油三酯、低密度脂蛋白胆固醇升高,高密度脂蛋白胆固醇降低。由于在血浆中脂质以脂蛋白的形式存在,血脂异常实为脂蛋白异常血症。

29. 肥胖症:一种以体内脂肪堆积过多和/或分布异常、体重超常为特征的慢性代谢性疾病,由遗传和环境等因素相互作用而引起。

30. 痛风:嘌呤代谢紊乱和/或尿酸排泄障碍所致的一组异质性疾病,其临床特征为高尿酸血症、反复发作的痛风性关节炎、痛风石、间质性肾炎、关节畸形、尿酸性尿路结石。

31. 骨质疏松症:一种以骨量降低和骨组织微结构破坏为特征,导致骨骼脆性增加和易于发生骨折的代谢性疾病。

【选择题】

A₁ 型题

1. D	2. C	3. E	4. B	5. B	6. C	7. B	8. C	9. C	10. A
11. B	12. D	13. C	14. C	15. B	16. C	17. A	18. B	19. D	20. C
21. D	22. E	23. D	24. C	25. A	26. D				

A₂ 型题

1. D	2. C	3. B	4. B	5. E	6. D	7. D	8. A	9. B	10. D
11. A	12. B	13. C	14. C	15. C	16. A	17. B	18. C	19. D	20. B
21. D	22. D	23. B	24. A	25. C	26. B	27. C	28. C	29. C	30. E
31. B	32. C	33. B	34. C	35. C	36. D				

A₃ 型题

1. B	2. A	3. E	4. B	5. D	6. A	7. B	8. D	9. C	10. D
11. A	12. A	13. A	14. C	15. E	16. B	17. D	18. D	19. D	20. B
21. A	22. D	23. C	24. C	25. C	26. D	27. A	28. C	29. C	30. E
31. D	32. D	33. C	34. D	35. C	36. A	37. D	38. B	39. C	40. A
41. C	42. E	43. B							

A₄ 型题

1. A	2. E	3. C	4. C	5. B	6. C	7. C	8. A	9. B	10. A
11. C	12. E	13. D	14. C	15. D	16. B	17. D	18. B	19. E	20. A
21. D	22. C	23. E	24. D						

【简答题】

1. 腺垂体功能减退症的常见病因包括:①遗传因素:由于基因缺陷或基因突变导致腺垂体激素合成障碍或无生物活性激素产生;②肿瘤:垂体瘤是成人获得性腺垂体功能减退症最常见的原因;③垂体缺血性坏死;④手术、创伤或放射性损伤;⑤垂体感染和炎症;⑥下丘脑病变;⑦其他:如垂体梗死、缺血,长期使用大剂量糖皮质激素突然停药,自身免疫性垂体炎。

2. 腺垂体功能减退症的典型临床表现包括:①FSH、LH 分泌不足导致性腺(卵巢、睾丸)功能减退:女性乳腺萎缩、长期闭经与不孕;男性胡须稀少,性欲减退、阳痿等;男女均易发生骨质疏松和毛发脱落。②GH不足综合征。③TSH 分泌不足导致中枢性甲状腺功能减退。④ ACTH 缺乏导致继发性肾上腺皮质功能减退。⑤垂体功能减退性危象。

3. 腺垂体功能减退症的治疗要点包括:①病因治疗;②激素替代治疗:采用相应靶腺激素替代治疗,需要长期甚至终身维持治疗,包括糖皮质激素(最为重要,首选氢化可的松)、甲状腺激素、性激素、生长激素。

4. 腺垂体功能减退症病人的健康指导包括:①疾病知识指导:避免诱因,指导病人保持情绪稳定、生活规律,避免过度劳累;预防外伤和感染的发生;变换体位时动作应缓慢;外出时随身携带识别卡,备有糖皮质激素口服制剂。②饮食指导:指导病人进食高热量、高蛋白、高维生素,易消化的饮食,少量多餐;进食粗纤维食物预防便秘;保证充分的钠盐摄入。③用药指导与病情监测:指导激素替代治疗者定期随访,以了解替代剂量是否合适,调整至合适剂量后每 6~12 个月复诊。教会病人认识所服药物的名称、剂量、用法及不良反应,如糖皮质激素过量易致欣快感、失眠;学会监测体重指数、腰围、血压、血糖、血电解质及血脂水平;服甲状腺激素应注意心率、心律、体温、体重变化以及是否有心绞痛发作等。让病人知道不能随意停药,严格遵医嘱按时按量服用药物,不随意增减药物剂量。指导病人识别垂体危象的征兆,若出现感染、发热、外伤、腹泻、呕吐、头痛等情况,应立即就医。

5. 垂体危象的常见诱因包括:应激(如感染、腹泻、呕吐、脱水、饥饿、受寒、中暑、手术、外伤、酗酒等)、麻醉及各种镇静催眠药、降血糖药等。

6. 垂体危象的紧急处理措施如下:①补液:立即静脉注射 50% 葡萄糖溶液 40~80ml 纠正低血糖,继而给予 5% 葡萄糖氯化钠溶液持续静脉滴注。②激素补充:补液中加入氢化可的松静滴,200~300mg/d,以解除急性肾上腺功能减退危象。水中毒者可口服泼尼松或可的松或氢化可的松。③纠正周围循环衰竭及抗感染,有循环衰竭者按休克原则治疗;感染致败血症者应积极抗感染治疗。④低温者可用电热毯等使病人体温逐渐回升至 35℃ 以上,并在使用肾上腺皮质激素后开始用小剂量甲状腺激素治疗,高热者予物理和化学降温。⑤禁用或慎用吗啡等麻醉药、巴比妥等镇静催眠药、氯丙嗪等中枢性抑制药及各种降血糖药物,以防诱发昏迷。

7. 弥漫性非毒性甲状腺肿一般无须治疗,主要是改善碘营养状态,有明确病因者应针对病因治疗。①碘剂治疗:由碘缺乏所致者,应补充碘剂;②甲状腺制剂治疗:无明显原因的病人,可采用甲状腺制剂治疗;③手术治疗:对甲状腺肿明显、有压迫症状或增长过快者应采取手术治疗,术后需长期用甲状腺激素替代治疗。

8. 非毒性甲状腺肿的饮食指导为:①指导碘缺乏地区病人多进食含碘丰富的食物,如海带、紫菜等海产品,食用碘盐;②避免食用卷心菜、木薯、白菜、花椰菜、甘蓝等含致甲状腺肿物质的食物;③避免饮用含氟或钙过多的饮用水。

9. Graves 病的常见病因有:①遗传因素;②免疫因素:病人血清中存在甲状腺细胞 TSH 受体的特异性自身抗体;③环境因素:感染、碘摄入量、环境毒素、应激和精神因素等,都对本病的发生和发展有影响。

10. 甲状腺功能亢进症高代谢综合征的表现包括:疲乏无力、多汗、怕热、低热(危象时可有高热),糖耐量异常或糖尿病加重,负氮平衡,体重下降,尿钙、磷等排出量增高等。

11. 甲状腺危象的诱因有:①应激状态,如感染、手术、放射性碘治疗、精神刺激、过度劳累、急性创伤等;②严重躯体疾病;③口服过量 TH 制剂;④甲状腺手术准备不充分或术中过度挤压甲状腺等。

12. 甲状腺危象的临床表现如下:原有甲亢症状加重、高热(常在 39℃ 以上)、大汗、心动过速(140 次/min 以上)、恶心呕吐、腹痛腹泻、烦躁不安、谵妄,严重病人可有心力衰竭、休克及昏迷等。

13. 甲亢浸润性突眼常有眼内异物感、畏光、流泪、复视、视力下降、眼部静息或运动后疼痛等;检查可见眼球突出常不对称,突眼度超过参考值 3mm 以上,眼睑肿胀、不能闭合,结膜充血水肿,眼球活动受限;严重者眼球固定,视野缩小,角膜外露而形成角膜溃疡、全眼炎,甚至失明。

14. Graves 病的主要治疗方法包括抗甲状腺药物、^{131}I 治疗、手术治疗和 β 受体拮抗药。

15. 甲状腺功能亢进症的饮食护理措施为:①给予高热量、高蛋白、高维生素及矿物质丰富的饮食;②主食应足量,可以增加奶类、蛋类、瘦肉类等优质蛋白以纠正体内的负氮平衡,多摄取新鲜蔬菜和水果;③鼓励病人多饮水,每天饮水 2 000~3 000ml 以补充出汗、腹泻、呼吸加快等所丢失的水分,但对并发心脏疾病者应避免大量饮水,以防止因血容量增加而加重心力衰竭和水肿;④禁止摄入刺激性的食物及饮料,如浓茶、咖啡等,以免引起病人精神兴奋;⑤减少食物中粗纤维的摄入,以减少排便次数;⑥避免进食含碘丰富的食物,应食用无碘盐,忌食海带、海鱼、紫菜等,慎食卷心菜、甘蓝等易致甲状腺肿的食物。

16. 甲状腺危象的紧急处理配合:①立即吸氧:绝对卧床休息,呼吸困难时取半卧位,立即给予吸氧。②及时准确给药:迅速建立静脉通路,遵医嘱使用 PTU、复方碘溶液、β 受体拮抗药、氢化可的松等药物,严格掌握碘剂的剂量,并观察中毒或过敏反应;准备好抢救药物。③密切观察病情变化:定时测量生命体征,准确记录 24 小时出入量,观察神志的变化。

17. 抗甲状腺药物的常见不良反应及处理措施包括:①粒细胞减少:多发生在用药后 2~3 个月内,严重者可致粒细胞缺乏症,因此必须指导病人定期复查血常规。如病人伴有发热、咽痛等症状,外周血白细胞低于 $3×10^9$/L 或中性粒细胞低于 $1.5×10^9$/L 应停药,并遵医嘱给予促进白细胞生成的药物。②药疹:较常见,可用抗组胺药控制或换用另一种 ATD。如出现皮肤瘙痒、团块状严重皮疹等则应立即停药,以免发生剥脱性皮炎。③其他:若发生中毒性肝炎、肝衰竭、精神病、胆汁淤滞综合征、狼疮样综合征、味觉丧失等,应立即停药。支气管哮喘或喘息型支气管炎病人禁用 β 受体拮抗药。

18. Graves 眼病的护理措施包括：①预防眼睛受到刺激和伤害：外出戴深色眼镜，以眼药水湿润眼，睡前涂抗生素眼膏，眼睑不能闭合者用无菌纱布或眼罩覆盖双眼；指导病人当眼有异物感、刺痛或流泪时，勿用手直接揉眼，可用 1% 甲基纤维素或 0.5% 氢化可的松溶液滴眼；睡眠或休息时抬高头部。②用药护理：限制钠盐摄入，遵医嘱使用利尿药。③病情观察：定期至眼科行角膜检查以防角膜溃疡造成失明，如有畏光、流泪、疼痛、视力改变等角膜炎、角膜溃疡先兆，应立即复诊。

19. 对有生育需要的女性甲亢病人，可进行如下生育指导：告知妊娠可加重甲亢，宜治愈后再妊娠；妊娠期避免各种可能对母亲及胎儿造成影响的因素，选用抗甲状腺药物治疗，禁用 ^{131}I 治疗，慎用普萘洛尔，加强胎儿监测；产后如需继续服药，应在哺乳后服用，服药后 3 小时再行哺乳。

20. 甲状腺功能减退症的常见病因有：①自身免疫损伤：自身免疫性甲状腺炎最常见；②甲状腺破坏：甲状腺次全切除、^{131}I 治疗等；③下丘脑和垂体病变；④碘过量：碘过量可引起具有潜在性甲状腺疾病者发生甲减，也可诱发和加重自身免疫性甲状腺炎；⑤抗甲状腺药物的使用。

21. 甲状腺功能减退症低代谢综合征主要表现为易疲劳、畏寒、体重增加、行动迟缓，因血液循环差和热能生成减少，体温可低于正常。

22. 甲状腺功能减退症的饮食护理措施如下：给予高蛋白、高维生素、低钠、低脂肪饮食，细嚼慢咽，少量多餐；进食富含纤维素的食物，如蔬菜、水果等；桥本甲状腺炎所致甲状腺功能减退症者应避免摄取含碘食物和药物，以免诱发严重黏液性水肿。

23. 库欣综合征典型病例的临床表现为：①向心性肥胖、满月脸、多血质外貌；②皮肤菲薄，皮下毛细血管清晰可见，血管脆性增加，轻微损伤可引起瘀斑；③糖代谢异常：引起葡萄糖耐量降低、继发性糖尿病、低血钾、轻度水肿、骨质疏松；④高血压；⑤对感染的抵抗力减弱；⑥性功能障碍；⑦四肢肌肉萎缩、精神状态的改变。

24. 肾上腺皮质功能减退症最具特征性的临床表现为皮肤色素沉着，表现为全身皮肤色素加深，呈棕褐色且有光泽，不高出皮面，以暴露处及易摩擦部位更为显著，如脸、手、掌纹、乳晕、足背、瘢痕和束腰带等部位。黏膜色素沉着见于牙龈、舌表面、颊黏膜等处。

25. 肾上腺危象的诱因包括感染、创伤、手术、过劳、分娩、大量出汗、呕吐、腹泻等应激状态或突然中断肾上腺皮质激素替代治疗等。

26. 肾上腺危象的临床表现包括高热、恶心、呕吐、腹痛或腹泻、脱水、血压降低、心动过速、虚脱、极度虚弱无力、反应淡漠或嗜睡；也可表现为烦躁不安、谵妄、惊厥、精神失常；出现低血糖症、低钠血症，血钾可高可低；如不及时抢救，可发展至休克、昏迷，甚至死亡。

27. 肾上腺皮质功能减退症的饮食护理措为：合理安排饮食以维持钠钾平衡，进食高碳水化合物、高蛋白、高钠饮食，避免进食含钾高的食物；病情许可时，每天摄取水分 3 000ml 以上，保证摄取足够的钠盐。

28. 肾上腺危象的急救护理措施包括：①病情监测：观察病人意识、生命体征的变化，定时监测血电解质及酸碱平衡情况，尤其是血钾、血钠及血糖情况，必要时记录 24 小时出入量。②抢救配合：迅速建立两条静脉通道并保持静脉输液通畅；按医嘱补充生理盐水、葡萄糖液和糖皮质激素，注意观察用药疗效；保持呼吸道通畅并吸氧；危象缓解后，按医嘱予糖皮质激素和盐皮质激素口服。

29. 嗜铬细胞瘤并发高血压危象的急救护理措施包括：①吸氧，抬高床头以减轻脑水肿，卧床休息，加用床挡以防病人坠床；②按医嘱给予快速降压药物如酚妥拉明等；③持续心电监护，每 15 分钟监测血压 1 次并记录；④专人护理，及时安抚病人，告知头痛及其他不适症状在治疗后会逐渐缓解，避免情绪激动、焦虑加剧血压升高；⑤若出现心律失常、心力衰竭、高血压脑病、脑卒中和肺部感染者，积极协助医生处理并给予相应的护理。

30. 糖尿病的分型：根据病因学证据将糖尿病分为 4 种类型，即 1 型糖尿病、2 型糖尿病、其他特殊类型糖尿病和妊娠糖尿病。

31. 糖尿病酮症酸中毒的诱因包括感染（最常见）、胰岛素不适当减量或突然中断治疗、饮食不当、胃肠疾病、脑卒中、心肌梗死、创伤、手术、妊娠、分娩、精神刺激以及某些药物（如糖皮质激素）等。

32. 高渗高血糖综合征的临床表现为：起病缓慢，最初表现为多尿、多饮，但多食不明显或反而食欲减退。随病程进展逐渐出现严重脱水和神经精神症状，病人表现为反应迟钝、烦躁或淡漠、嗜睡、定向力障碍、偏瘫等，易被误诊为脑卒中。晚期逐渐陷入昏迷、抽搐、尿少甚至尿闭，无酸中毒样深大呼吸。血糖一般为 33.3~66.8mmol/L。

33. 糖尿病病人低血糖症的诱因包括：①使用外源性胰岛素或胰岛素促泌剂；②未按时进食或进食过少；③运动量增加；④酒精摄入，尤其是空腹饮酒；⑤胰岛素瘤、胰岛增生等疾病；⑥胃肠外营养治疗；⑦胰岛素自身免疫性低血糖；⑧肝衰竭、肾衰竭、心力衰竭、脓毒血症、营养不足、分娩、镇静药物的使用等。

34. 糖代谢状态分类包括：①正常血糖：空腹血糖 <6.1mmol/L，糖负荷后 2 小时血糖 <7.8mmol/L；②空腹血糖受损：空腹血糖 ≥6.1，<7.0mmol/L，糖负荷后 2 小时血糖 <7.8mmol/L；③糖耐量减低：空腹血糖 <7.0mmol/L，糖负荷后 2 小时血糖 ≥7.8，<11.1mmol/L；④糖尿病：空腹血糖 ≥7.0mmol/L，糖负荷后 2 小时血糖 ≥11.1mmol/L。

35. 妊娠糖尿病的诊断标准是：空腹血糖 ≥5.1mmol/L，和/或 OGTT 试验后 1 小时血糖 ≥10.0mmol/L，和/或 OGTT 试验后 2 小时血糖 ≥8.5mmol/L。

36. 糖尿病足溃疡的危险因素包括：①既往有足溃疡史或截肢史；②有神经病变的症状或体征（如下肢麻木，刺痛尤其是夜间的疼痛，触觉、痛觉减退或消失）和/或缺血性血管病变的体征（如间歇性跛行、静息痛、足背动脉搏动减弱或消失）；③足部皮肤暗红、发紫，皮温明显降低，水肿，趾甲异常，胼胝，皮肤干燥，足趾间皮肤糜烂，严重的足/关节畸形；④其他危险因素，如视力下降，膝、髋或脊柱关节炎，合并肾病变，鞋袜不合适，赤足行走等；⑤个人因素，如社会经济条件差、老年人或独居生活、拒绝治疗和护理等。

37. 糖尿病病人运动时的注意事项为：①运动前评估糖尿病的控制情况，根据病人年龄、病情及身体承受能力等决定运动方式、时间以及运动量。②运动中需注意补充水分。③在运动中若出现胸闷、胸痛、视力模糊等应立即停止运动，并及时处理。④运动后应做好运动日记，以便观察疗效和不良反应。⑤运动前、后要加强血糖监测。运动不宜在空腹时进行，防止低血糖发生。⑥运动禁忌证，包括空腹血糖 >16.7mmol/L、反复低血糖或血糖波动大、发生 DKA 等急性并发症、合并急性感染、增生型视网膜病变、严重肾病、严重心脑血管疾病等。待病情控制稳定后方可逐步恢复运动。

38. 胰岛素不良反应包括：①低血糖反应。②过敏反应：表现为注射部位瘙痒或荨麻疹样皮疹，严重过敏反应罕见。③注射部位皮下脂肪萎缩或增生：采用多点、多部位皮下注射和针头一次性使用可预防其发生。若发生则停止该部位注射后可缓慢自然恢复。④水肿：胰岛素治疗初期可因水、钠潴留而发生轻度水肿，可自行缓解。⑤视物模糊：部分病人出现，多为晶状体屈光改变，常于数周内自然恢复。

39. 抢救糖尿病酮症酸中毒的补液基本原则为"先快后慢，先盐后糖"。通常先使用生理盐水，补液量和速度视失水程度而定。如病人无心力衰竭，开始时补液速度应快，在 1~2 小时内输入生理盐水 1 000~2 000ml，前 4 小时输入所计算失水量 1/3 的液体，以后根据血压、心率、每小时尿量、末梢循环、中心静脉压、有无发热呕吐等决定输液量和速度。24 小时输液总量应包括已失水量和部分继续失水量。如治疗前已有低血压或休克，应输入胶体溶液并进行抗休克处理。鼓励病人喝水，昏迷病人可分次少量管喂温开水或生理盐水。

40. 低血糖症的紧急处理措施：一旦确定病人发生低血糖，应尽快补充糖分。神志清醒者，可给予 15~20g 糖类食品，如糖水、含糖饮料或饼干、面包等，葡萄糖为佳；15 分钟后测血糖如仍低于 3.9mmol/L，再给予葡萄糖口服或静脉注射。如病情重，神志不清者，应立即给予静脉注射 50% 葡萄糖 20~40ml，15 分钟后测血糖如仍低于 3.9mmol/L，继续给予 50% 葡萄糖静脉注射或胰高糖素 0.5~1.0mg 肌内注射。无论清醒或昏迷病人，如复测后血糖 ≤3.0mmol/L，则静脉注射 50% 葡萄糖 60ml。若血糖升至 3.9mmol/L 以上但距下次就餐时间在 1 小时以上者，应进食含淀粉或蛋白质食物，以防再度昏迷，并且应继续监测血糖 24~48 小时，同时注意低血糖诱发的心脑血管疾病等。长效磺脲类药物或中、长效胰岛素所致的低血糖不易纠正，且持续时间较长，可能需要长时间输入 5% 或 10% 的葡萄糖。同时应对病人实施低血糖相关知识介绍，调整用药，伴意识障碍者可放松短期内血糖控制目标。

41. 糖尿病的足部护理措施包括：①评估病人有无足溃疡的危险因素；②每天观察足部皮肤颜色、温度、感觉、动脉搏动，有无胼胝、脚癣等，定期做足部保护性感觉的测试；③保持足部清洁，避免感染；④预防外伤；⑤指导和协助病人采用多种方法促进肢体血液循环；⑥积极控制血糖，说服病人戒烟。

42. 糖尿病口服降血糖药主要包括促胰岛素分泌剂（磺脲类和非磺脲类药物、DDP-4 抑制剂）、增加胰岛素敏感性药物（双胍类、噻唑烷二酮）、α-糖苷酶抑制剂、SGLT-2 抑制剂。

43. 口服葡萄糖耐量试验当天晨，抽取静脉血送检空腹血糖，然后将 75g 无水葡萄糖（儿童为 1.75g/kg，总量不超过 75g）溶于 300ml 水中，协助病人于 5 分钟内服下，从服糖第一口开始计时，于服糖后 2 小时抽取静脉血测血糖。注意事项：嘱病人试验前禁食 8~10 小时、试验过程中禁烟、酒、咖啡和茶。不做剧烈运动。试验前 3~7 天停服利尿药、避孕药等药物，且试验前 3 天每天饮食需含碳水化合物至少 150g，试验当天晨禁止注射胰岛素。

44. 糖尿病足 Wagner 分级标准：0 级为有发生足溃疡的危险因素，但目前无溃疡；1 级为足部表浅溃疡，无感染征象，突出变现为神经性溃疡；2 级为较深溃疡，常合并软组织感染，无骨髓炎或深部脓肿；3 级为深部溃疡，有脓肿或骨髓炎；4 级为局限性坏疽（趾、足跟或前足背），其特征为缺血性坏疽，通常合并神经病变；5 级为全足坏疽。

45. 血脂异常的常用分类方法有表型分类、病因分类和临床分类。①表型分类：世界卫生组织根据脂蛋白的种类和严重程度将血脂异常分为 5 型（Ⅰ、Ⅱa、Ⅱb、Ⅲ、Ⅳ、Ⅴ型），其中第Ⅱ型又分为 2 个亚型；②病因分类：分为原发性和继发性血脂异常；③临床分类：临床上将血脂异常分为高甘油三酯血症、高胆固醇血症、混合型高脂血症和低高密度脂蛋白胆固醇血症。

46. 血脂异常病人的饮食护理要点包括：①避免高脂、高胆固醇饮食；②低热量饮食；③高纤维饮食；④戒烟限酒，禁用烈性酒。

47. 痛风病人急性关节炎期的临床表现为：一般在午夜或清晨突然起病，关节剧痛，呈撕裂样、刀割样或咬噬样疼痛；数小时内受累关节出现红、肿、热、痛和功能障碍；第 1 跖趾关节最常见；初次发作呈自限性；多于 2 周内自行缓解；可伴高尿酸血症，但部分急性发作时血尿酸水平正常；可伴有发热等。

48. 痛风病人的饮食护理：①热量不宜过高，应限制在每天 5 040~6 300kJ（1 200~1 500kcal）；②蛋白质控制在每天 1g/kg；③避免进食高嘌呤食物，如动物内脏、鱼虾类、蛤蟹、肉类、菠菜、蘑菇、豌豆、浓茶等；④饮食宜清淡、易消化，忌辛辣和刺激性食物，严禁饮酒；⑤多进食碱性食物，如牛奶、鸡蛋、马铃薯、各类蔬菜、柑橘类水果，减少尿酸盐结晶的沉积。

49. 骨质疏松症病人口服二膦酸盐的方法及注意事项：二膦酸盐应晨起空腹服用，同时饮清水 200~300ml，服药后至少半小时内不能进食或喝饮料，也不能平卧，应采取立位或坐位，以减轻对食管的刺激。同时，应嘱病人不要咀嚼或吮吸药片，以防发生口咽部溃疡。如果出现咽下困难、吞咽痛或胸骨后疼痛，警惕可能发生食管炎、食管溃疡和食管糜烂情况，应立即停止用药。

【论述思考题】

答案略。

四、个案护理计划

【病例简介与护理计划一：甲状腺功能亢进症】

1. 病史　张某，男，34 岁。5 个月来出现怕热、多汗、多食、体重下降、突眼、颈粗、脾气暴躁、心慌气短等症状，大便每天 2~3 次。近 1 周因劳累后出现发热、多汗、心悸加重，伴呼吸急促、烦躁不安、四肢无力等症状，初步诊断为"甲状腺功能亢进症，甲状腺危象，心房颤动"收治入院。

2. 身体评估　体温 39.1℃，脉搏 142 次/min，呼吸 32 次/min，血压 100/60mmHg。神志恍惚，消瘦，全身皮肤湿润，甲状腺肿大，可闻及血管杂音。突眼，突眼度为 22mm，眼内异物感、畏光、流泪、视力下降、眼部运动后疼痛。胸廓未见异常,无三凹征,双肺呼吸音清,未闻及干、湿啰音。心率 >150 次/min,心律不齐,心音强弱不等,各瓣膜听诊区未闻及杂音。

3. 实验室检查　甲状腺功能:FT₃8.3pmol/L(参考范围 3.1~6.8pmol/L),FT₄34.6pmol/L(参考范围 11.5~22.7pmol/L),TSH 0.05mU/L(参考范围 0.35~5.5mU/L),促甲状腺素受体抗体 5.39U/L(参考范围 0~1.75U/L)。

4. 护理计划

护理诊断/问题	目标	护理措施
1. 潜在并发症: 甲状腺危象	住院期间,病人甲状腺危象得到及时处理,能避免诱发甲状腺危象的因素或出现此症状时能及时发现	(1) 立即配合抢救,建立 2 条静脉通道,给氧 (2) 观察生命体征、心率和心律、神志、有无躁动、出入液量和血流动力学情况,注意有无心力衰竭、休克、严重心律失常等并发症 (3) 遵医嘱用药,及时通过管饲、静脉注射补充液体;注意观察有无碘剂中毒或过敏反应;监测凝血功能;准备好抢救药物和设备 (4) 行冷敷或酒精擦浴等物理降温 (5) 躁动不安时使用床挡加以保护;发生昏迷时做好口腔、皮肤护理,定时翻身,防止压力性损伤和肺炎发生 (6) 避免感染、精神刺激、创伤、用药不当等诱因;维持电解质和酸碱平衡,避免加重心律失常
2. 组织完整性受损　与浸润性突眼有关	(1) 住院期间,病人掌握保护眼睛的措施 (2) 双眼无感染发生,角膜无损伤	(1) 限制钠盐摄入,以减轻球后软组织水肿 (2) 指导病人在眼睛有异物感、刺痛或流泪时勿用手揉眼 (3) 使用眼药水湿润眼睛,防止角膜干燥,睡前涂抗生素眼膏,眼睑不能闭合时用无菌生理盐水纱布或眼罩覆盖双眼,睡眠和休息时抬高头部 (4) 外出时戴眼罩或深色眼镜,以减少强光刺激或异物的损伤
3. 营养失调: 低于机体需要量　与基础代谢率增高有关	住院期间,病人体重逐步增加,接近或达到正常体重	(1) 给予高热量、高蛋白、高维生素及矿物质、低纤维素的饮食,尤其要补充优质蛋白,以满足机体营养需要,多摄取蔬菜、水果 (2) 禁食含碘类食品,如海产品等,食用无碘盐,慎食甘蓝、卷心菜等易致甲状腺肿的食物;避免刺激性食物及饮料,如浓茶、咖啡等,以免引起精神兴奋,加重症状 (3) 每天饮水 2 000~3 000ml,以补充出汗、腹泻、呼吸加快等丢失的水分
4. 活动耐力下降　与蛋白质分解增加、肌无力有关	住院期间,病人能逐步增加活动量,活动时无明显不适	(1) 根据病人目前的活动量及日常生活习惯,与病人及家属共同制订个体化活动计划,活动不宜疲劳;适当增加休息时间,维持充足睡眠,防止病情加重 (2) 保持环境安静,避免噪声和强光刺激,相对集中时间进行治疗、护理;安排通风良好的环境,室温维持 20℃左右 (3) 指导和协助病人完成日常的生活自理,如洗漱、进餐、如厕等;大量出汗时加强皮肤护理,及时更换衣服及床单
5. 应对无效　与情绪改变有关	出院时,病人能恢复并保持足够的应对能力	(1) 向病人及家属解释病情,提高他们对疾病的认知水平,使其了解到病人目前情绪和性格的改变是暂时的,治疗后可逐渐改善;鼓励病人表达内心感受,家属应理解和同情病人,建立互信关系;与病人共同探讨控制情绪和减轻压力的方法,指导和帮助病人正确处理生活中的突发事件 (2) 提供有利于改善情绪的环境,如保持安静和轻松的气氛,避免谈论兴奋、刺激的消息 (3) 病情观察:观察病人精神状态和手指震颤情况,注意有无焦虑、烦躁、心悸等甲亢加重的表现,必要时使用镇静药

【病例简介与护理计划二:糖尿病】

1. 病史　李某,男,52 岁。因"口干、多饮、多尿、体重减轻 2 个月,血糖升高 2 天"入院,诊断为 2 型糖尿病。病人自患病以来食欲好,大便正常,睡眠可。自诉皮肤瘙痒。个性开朗豁达,已婚,育有 1 子,家庭关系融洽,经济状况良好。母亲 5 年前因糖尿病肾病去世。

2. 身体评估　体温 36℃,脉搏 90 次/min,呼吸 18 次/min,血压 115/80mmHg。身高 165cm,体重 74kg(较 2 个月前减轻 6kg)。四肢皮肤有明显抓痕,下肢感觉正常。

3. 实验室及其他检查　空腹血糖 8.7mmol/L,餐后 2 小时血糖 13.4mmol/L,HbA1c 7.5%,总胆固醇 5.85mmol/L,甘油三酯 2.43mmol/L,高密度脂蛋白胆固醇 0.74mmol/L,低密度脂蛋白胆固醇 4.28mmol/L。

4. 护理计划

护理诊断/问题	目标	护理措施
1. 营养失调:高于机体需要量 与胰岛素分泌或作用缺陷有关	住院期间,病人体重逐步减轻,血糖、血脂达到理想水平	(1) 遵医嘱及时准确使用降血糖药物,定时监测血糖,观察疗效和不良反应 (2) 待血糖平稳后,讲解糖尿病饮食治疗与运动锻炼的目的、重要性与配合要求等 (3) 与病人、家属及营养师、运动治疗师共同制订符合治疗需要且病人能接受的饮食和运动计划 (4) 饮食计划 1) 每天给予总热量 6 800kJ,以低脂肪、适量蛋白质和碳水化合物、高纤维素、清淡低盐膳食为原则 2) 按每天 3 餐 1/5、2/5、2/5 或各 1/3 分配热量。按配餐进食,如有剩余食物或有特别要求,及时与营养师联系 3) 严格限制各种甜食,禁止餐间未经同意自行进食 4) 每天饮食中含食用纤维素 16~23g 为宜,包括豆类、蔬菜、粗谷物、含糖分低的水果等,保持大便通畅 5) 饱和脂肪、多不饱和脂肪与单不饱和脂肪的比例为 0.7∶1∶1,每天胆固醇摄入量应在 300mg 以下 (5) 运动锻炼 1) 安排适宜的活动,循序渐进,长期坚持 2) 做有氧运动,如散步、慢跑、骑自行车、太极拳等。活动时间每次 30~40min,可根据病人情况适当延长,每天 1 次 3) 运动前评估血糖的控制情况,根据病人具体情况决定运动方式、时间以及所采用的运动量 4) 运动时随身携带糖果,当出现低血糖症状时及时食用。身体状况不良时应立即暂停运动,及时处理。当空腹血糖 >16.7mmol/L,不宜活动。运动时随身携带糖尿病卡以备急需 (6) 每周定期测量体重 1 次,体重未及时减轻则报告医生并协助查找原因,进一步减少饮食总热量
2. 有感染的危险 与血糖增高、脂肪代谢紊乱等因素有关	(1) 住院期间,病人未发生感染 (2) 出院前,病人能掌握预防感染的措施	(1) 给病人及家属讲解预防呼吸道、皮肤感染等的相关知识。注意保暖,防感冒;避免与肺炎、上呼吸道感染、肺结核等呼吸道感染者接触 (2) 观察病人体温、脉搏等变化 (3) 保持皮肤清洁,勤洗澡,勤换衣。洗澡时注意水温,不可过热,香皂选用中性为宜。内衣以棉质、宽松、透气为好。嘱其不要搔抓皮肤,将指甲剪短但不能太深 (4) 必要时用薄荷止痒药涂擦止痒

【病例简介与护理计划三:骨质疏松】

1. 病史　刘某,女,58 岁。反复腰痛 4 年,常于久坐后出现,呈阵发性胀痛,行走或卧位时缓解,平时生活能自理,翻身、行走不受影响。3 个月前意外跌倒后出现左侧腰痛,未就诊。1 周前于弯腰提物、腰背伸直时自觉疼痛较前明显加重,行走后持续针刺样疼痛,休息半小时后缓解。初步诊断为"骨质疏松,椎体压缩性骨折"收治入院。

2. 身体评估　体温 36.2℃,脉搏 80 次/min,呼吸 20 次/min,血压 152/89mmHg,BMI 24.0kg/m²。慢性病容。胸廓未见异常,双肺呼吸音清。心率 80 次/min,心律齐,各瓣膜听诊区未闻及杂音。四肢肌力正常。直腿抬高试验、托马斯征阴性。

3. 实验室检查　骨密度测定：$L_1 \sim L_4$、股骨颈、全髋骨密度 T 值分别为-2.3、-3.4、-3.8、-4.0、-1.8、-2.6。胸腰椎 CT 示：T_{11} 椎体压缩性骨折，$L_3 \sim L_5$ 椎间盘突出，腰椎退行性病变。

4. 护理计划

护理诊断/问题	目标	护理措施
1. 疼痛：骨痛　与骨质疏松、椎体压缩性骨折有关	住院期间，病人疼痛减轻	(1) 卧硬板床休息 (2) 对症护理：必要时使用背架、紧身衣等，以限制脊椎的活动度并给予脊椎支持。对疼痛部位给予湿热敷，超短波、低频及中频电疗法等 (3) 正确评估疼痛的程度，遵医嘱使用镇痛药。吲哚美辛、阿司匹林等应餐后服用，以减轻胃肠道反应 (4) 手术护理 1) 术前准备：指导病人练习俯卧位姿势及训练病人床上大小便；忌食糖类、豆类等易产气的食物；讲解手术相关知识及注意事项，消除病人的紧张情绪 2) 术后护理：术后 24h 内严密监测生命体征；仰卧休息 2~4h，注意观察创口疼痛、渗液情况；观察双下肢感觉和运动功能，逐步进行肢体功能锻炼
2. 有受伤的危险　与骨质疏松导致骨骼脆性增加有关	(1) 住院期间，病人未发生新的骨折 (2) 能够按医嘱正确服用药物	(1) 保持病房灯光亮度适宜和地面干燥，相关设施齐全。尽量将常用的私人物品放置在固定位置，保持过道通畅。离床活动时应有人陪同，选择合适的裤子并穿防滑鞋。在他人的陪同下使用助行器或轮椅。睡觉时将床挡拉起，加强巡视。在洗漱及用餐时段，加强意外的预防。当病人使用利尿药或镇静药时，严密防范其因频繁如厕以及精神恍惚引发的意外 (2) 用药护理 1) 钙剂宜空腹服用，多饮水，以增加尿量，减少泌尿系结石形成的机会。服用维生素 D 时不与绿叶蔬菜一起服用，以免形成钙螯合物而减少钙的吸收 2) 遵医嘱使用性激素、钙剂、维生素 D。服用雌激素后嘱病人定期进行妇科和乳腺检查，如出现阴道出血应减少用量甚至停药 3) 二膦酸盐应晨起空腹服用，同时饮清水 200~300ml，服药后半小时内不能进食或喝饮料，也不能平卧，应采取立位或坐位。不能咀嚼或吮吸药片，以防发生口咽部溃疡。如出现咽下困难、吞咽痛或胸骨后疼痛，应警惕可能发生食管炎、食管溃疡和食管糜烂等情况，应立即停止用药 4) 使用降钙素应注意观察不良反应，如食欲减退、恶心、颜面潮红等

五、临床案例护理实践练习

练习方法和要求：学生每 3 人一组，依据提供的病人资料和临床情景，以角色扮演的方式，1 人扮演病人，1 人扮演护士，1 人观察评判，针对病人病情进行相应的护理操作。

【临床案例一：甲状腺危象】

1. 病史　夏某，男，56 岁。1 年前无明显诱因出现怕热、乏力，在当地医院诊断为甲状腺功能亢进症。服用甲巯咪唑（30mg/d）后症状好转。2 个月前因皮肤瘙痒，自行停用抗甲状腺药。3 天前受凉后出现咳嗽、咳痰，无发热，未进行任何诊治。5 小时前出现呼吸困难，神志不清，大汗淋漓，急诊入院。患病后病人性格易怒、暴躁。已婚，配偶及子女均体健，家庭关系和睦。病人及家属对抗甲状腺药的使用注意事项了解不多。

2. **身体评估** 体温 39.2℃,脉搏 150 次/min,呼吸 26 次/min,血压 110/60mmHg。意识不清,皮肤潮红,甲状腺Ⅲ度肿大,质韧,局部可闻及持续性吹风样杂音。左下肺可闻及干、湿啰音。心率 160~180 次/min,心律不齐,第一心音强弱不等。

3. **实验室及其他检查** FT_3 9.2pmol/L(参考范围 3.1~6.8pmol/L),FT_4 37.3pmol/L(参考范围 11.5~22.7pmol/L),TSH 0.018mU/L(参考范围 0.35~5.5mU/L)。X 线胸片:左肺下叶炎症。

> 护理要求:依据病人目前的情况,给予相应的护理。
> 主要护理操作:①给病人取合适体位;②吸氧;③降温;④遵医嘱及时给药;⑤观察病情变化;⑥对症护理。

病人住院期间资料补充内容一:

经积极治疗与护理,病人病情改善。目前体温 37.2℃,脉搏 98 次/min,呼吸 24 次/min,血压 105/60mmHg。但护士观察到病人仍处于嗜睡状态。

> 护理要求:依据病人目前的情况,给予相应的护理。
> 主要护理操作:①给予正确的皮肤护理措施;②给予正确的胸部叩击、排痰措施;③口腔护理;④观察病情变化。

病人住院期间资料补充内容二:

继续治疗 2 天后,病人病情稳定,与人沟通良好,精神状态较好,家属陪在身边。

> 护理要求:依据病人目前的情况,给予病人及家属相应的健康教育。
> 主要护理操作:①抗甲状腺药物使用方法指导;②情绪护理指导;③甲状腺危象预防指导。

【临床案例二:糖尿病酮症酸中毒】

1. **病史** 张某,男,42 岁。因"恶心、发热 2 天,呕吐伴腹痛 1 天"入院。病人 2 天前晚餐与朋友聚餐,饮白酒 500ml,夜间出现恶心,未做处理。昨天晨起开始出现发热,伴恶心明显,中午进食瘦肉汤、白粥。今晨 3 点开始出现剧烈呕吐,同时伴有明显腹痛,意识模糊,急诊入院。既往体健,否认消化道疾病史。近 2 年喜饮含糖饮料,平时喜欢吃荤菜,少吃素菜。家族无遗传代谢疾病病史,生活环境及日常生活条件优良。

2. **身体评估** 体温 38.1℃,脉搏 115 次/min,呼吸 26 次/min,血压 93/42mmHg。意识模糊,嗜睡状态,面色苍白,呼吸深大,四肢凉,全身皮肤干燥无弹性。腹壁紧张,全腹压痛、反跳痛,采用数字评分法评估疼痛得分为 6 分。

3. **实验室及其他检查** 血糖 38.2mmol/L,血 pH 7.31,血清 HCO_3^- 15.8mmol/L,血清 β-羟丁酸 4.1mmol/L,血淀粉酶 679U/L,血脂肪酶 814U/L,甘油三酯 5.6mmol/L,HbA1c 8.7%。尿糖(+++),尿酮体(++)。腹部 CT 显示,胰腺形态饱满,胰周积液。

入院初步诊断:糖尿病酮症酸中毒,急性胰腺炎?

> 护理要求:依据病人目前的情况,给予相应的护理。
> 主要护理操作:①给病人取合适体位;②吸氧;③建立静脉通路;④遵医嘱及时给药;⑤留置胃管;⑥观察病情变化;⑦对症护理。

病人住院期间资料补充内容一:

经积极治疗和护理,病人病情改善。目前体温 37.6℃,血糖 12.5mmol/L,血 pH7.13。但病人仍处于嗜睡状态。

> 护理要求:依据病人目前的情况,给予相应的护理。
> 主要护理操作:①给予正确的皮肤护理措施;②口腔护理;③观察病情变化;④昏迷病人常规护理。

病人住院期间资料补充内容二：

经积极治疗和护理,病人病情稳定,神志清楚,与人沟通良好,精神状态较好。现予胰岛素皮下注射控制血糖。

> 护理要求:依据病人目前的情况,给予病人及家属相应的健康教育。
> 主要护理操作:①糖尿病相关疾病基础知识介绍;②胰岛素皮下注射及胰岛素使用方法指导;③糖尿病酮症相关预防知识指导;④急性胰腺炎相关预防知识指导。

【临床案例三:嗜铬细胞瘤】

1. **病史**　李某,男,14岁,初中生。2天前无明显诱因出现阵发性头晕、多汗、面色苍白等,每次持续数秒,伴怕热、活动后心悸、烦躁,1小时前呕吐胃内容物1次,非喷射状,无咖啡渣样物质,并出现嗜睡,遂急诊收入院。否认心血管疾病史。喜食高脂饮食,运动少,近1年体重增加13kg。无高血压家族史。

2. **身体评估**　体温36℃,脉搏110次/min,呼吸19次/min,血压160/120mmHg。嗜睡状态,口唇无发绀。心率110次/min,律齐,余心、肺、腹、四肢及神经系统检查未见明显异常。

3. **实验室及其他检查**　心电图:窦性心动过速,ST-T改变。心脏彩超:左心室流出道重度梗阻。血儿茶酚胺:去甲肾上腺素10 992ng/L,肾上腺素<25ng/L。腹部CT:左侧肾上腺类圆形软组织影。

> 护理要求:依据病人目前的情况,给予相应的护理。
> 主要护理操作:①给病人取合适体位;②吸氧;③建立静脉通路;④遵医嘱及时给药;⑤观察病情变化;⑥对症护理。

病人住院期间资料补充内容一：

经积极治疗和护理,病人病情改善。目前体温36℃,脉搏70次/min,呼吸20次/min,血压115/69mmHg。但病人感头痛明显,情绪较紧张。

> 护理要求:依据病人目前的情况,给予相应的护理。
> 主要护理操作:①观察病情变化;②心理护理;③给予疾病相关知识解释。

病人住院期间资料补充内容二：

继续治疗2天后,病人病情稳定,神志清楚,与人沟通良好,精神状态较好。现拟转外科行手术治疗。

> 护理要求:依据病人目前的情况,给予病人及家属相应的健康教育。
> 主要护理操作:①嗜铬细胞瘤相关疾病基础知识介绍;②降压药物使用方法指导;③高血压危象相关预防知识指导;④手术前相关知识指导。

(朱小平　侯云英　胡细玲)

URSING

第七章

风湿性疾病病人的护理

一、学习要求与重点难点

（一）概述

学习要求

1. 了解风湿性疾病的分类。

2. 熟悉风湿性疾病病人的护理评估。

3. 具有尊重病人、理解关爱病人、保护病人隐私、科学严谨、慎独的职业精神。

重点难点

1. 风湿性疾病的分类。

2. 风湿性疾病病人的护理评估。

（二）风湿性疾病病人常见症状体征的护理

学习要求

1. 掌握关节疼痛与肿胀、关节僵硬与活动受限、皮肤损害的特点。

2. 熟悉关节疼痛与肿胀、关节僵硬与活动受限、皮肤损害病人的护理评估。

3. 掌握关节疼痛与肿胀、关节僵硬与活动受限、皮肤损害病人的护理措施及依据。

4. 具有尊重病人、理解关爱病人、保护病人隐私、科学严谨、慎独的职业精神。

重点难点

1. 关节疼痛与肿胀病人的特点与护理。

2. 晨僵的概念及意义。

3. 关节僵硬与活动受限病人的主要护理措施。

4. 皮肤损害病人常用护理诊断/问题"皮肤完整性受损"的护理措施。

（三）系统性红斑狼疮

学习要求

1. 掌握系统性红斑狼疮的概念。

2. 了解系统性红斑狼疮的病因与发病机制及病理特征。

3. 掌握系统性红斑狼疮的临床表现。

4. 熟悉系统性红斑狼疮的实验室及其他检查的临床意义。

5. 熟悉系统性红斑狼疮的诊断要点与治疗要点。

6. 熟悉系统性红斑狼疮病人的护理评估要点。

7. 掌握系统性红斑狼疮病人的常用护理诊断/问题、护理措施和健康指导。

8. 具有尊重病人、理解关爱病人、保护病人隐私、科学严谨、慎独的职业精神。

重点难点

1. 系统性红斑狼疮的病因与发病机制及病理特征。

2. 系统性红斑狼疮的临床表现。

3. 系统性红斑狼疮的免疫学检查及其临床意义。

4. 系统性红斑狼疮病人常用护理诊断/问题"潜在并发症:慢性肾衰竭"的护理措施及依据。

5. 系统性红斑狼疮病人的健康指导。

(四) 强直性脊柱炎

学习要求

1. 了解强直性脊柱炎的病因、发病机制及病理特征。

2. 掌握强直性脊柱炎的临床表现。

3. 了解强直性脊柱炎的实验室及其他检查的临床意义。

4. 熟悉强直性脊柱炎的诊断要点与治疗要点。

5. 掌握强直性脊柱炎病人的常用护理诊断/问题、护理措施和健康指导。

6. 具有尊重病人、理解关爱病人、保护病人隐私、科学严谨、慎独的职业精神。

重点难点

1. 强直性脊柱炎的病理特点。

2. 强直性脊柱炎的临床表现。

3. 强直性脊柱炎的影像学检查方法、典型改变及临床意义。

4. 强直性脊柱炎病人的常用护理诊断/问题"躯体移动障碍"的护理措施。

5. 强直性脊柱炎病人的健康指导。

(五) 类风湿关节炎

学习要求

1. 了解类风湿关节炎的病因与发病机制及病理特征。

2. 掌握类风湿关节炎的临床表现。

3. 熟悉类风湿关节炎的实验室及其他检查的临床意义。

4. 熟悉类风湿关节炎的诊断要点与治疗要点。

5. 掌握类风湿关节炎病人的常用护理诊断/问题、护理措施和健康指导。

6. 具有尊重病人、关爱生命、保护病人隐私、科学严谨、慎独的职业精神。

重点难点

1. 类风湿关节炎的关节表现和关节外表现。

2. 类风湿关节炎的免疫学检查及关节影像学检查。

3. 类风湿关节炎病人的药物治疗。

4. 类风湿关节炎病人的常用护理诊断/问题"有失用综合征的危险"的护理措施。

5. 类风湿关节炎病人的健康指导。

(六) 特发性炎症性肌病

学习要求

1. 了解特发性炎症性肌病的定义、病因与发病机制。

2. 熟悉特发性炎症性肌病的分类及临床表现。

3. 了解特发性炎症性肌病的实验室及其他检查的临床意义。

4. 熟悉特发性炎症性肌病的诊断要点与治疗要点。

5. 掌握特发性炎症性肌病病人的常用护理诊断/问题、护理措施和健康指导。

6. 具有尊重病人、理解关爱病人、保护病人隐私、科学严谨、慎独的职业精神。

重点难点

1. 特发性炎症性肌病的分类及各类型的临床表现特点。

2. 特发性炎症性肌病病人的常用护理诊断/问题及护理措施。

3. 特发性炎症性肌病病人的健康指导。

二、习 题

【名词解释】

1. 风湿性疾病　　　　　2. 系统性红斑狼疮　　　　　3. 晨僵

4. "满堂亮"　　　　　5. 类风湿关节炎　　　　　6. 雷诺现象

7. 强直性脊柱炎　　　　　8. Gottron 疹　　　　　9. 特发性炎症性肌病

10. "技工手"

【选择题】

A₁ 型题

1. 系统性红斑狼疮的皮肤损害部位最常见于

　　A. 腹部　　　　　　　B. 暴露部位　　　　　　　C. 颈部

　　D. 前胸上部　　　　　E. 下肢

2. 系统性红斑狼疮心血管损害最常见的表现形式是

　　A. 心包炎　　　　　　B. 心肌炎　　　　　　　C. 心内膜炎

　　D. 肢端动脉痉挛　　　E. 闭塞性脉管炎

3. 类风湿关节炎最常累及的关节是

　　A. 肘关节　　　　　　B. 膝关节　　　　　　　C. 四肢小关节

　　D. 脊柱小关节　　　　E. 肩关节

4. 下列关节症状有助于护士判断类风湿关节炎处于病情活动期的是

　　A. 小关节受累　　　　B. 大关节受累　　　　　C. 关节僵硬畸形

　　D. 晨僵　　　　　　　E. 关节肿大

5. 风湿性疾病病人关节受累最常见的首发症状是

　　A. 关节疼痛　　　　　B. 关节活动受限　　　　C. 关节畸形

　　D. 关节僵硬　　　　　E. 关节肿大

6. 诊断 SLE 特异性抗体是

　　A. 抗 RNP 抗体　　　B. 抗 SSA(Ro)抗体　　　C. ANA

　　D. 抗 dsDNA 抗体　　E. 抗磷脂抗体

7. 关于急性期晨僵病人的护理措施描述**错误**的是

　　A. 注意肢体保暖　　　　　　　　　B. 保持关节功能位

　　C. 避免肢体受压　　　　　　　　　D. 加强关节活动,进行功能锻炼

　　E. 晨起后温水浸泡僵硬关节

8. 目前 SLE 首选的免疫学筛查项目是

　　A. 抗 RNP 抗体　　　B. 抗 Sm 抗体　　　　　C. ANA

　　D. 抗 SSA 抗体　　　E. 抗 Jo-1 抗体

9. 皮肌炎的典型皮疹表现为

    A. 面部蝶形红斑

    B. 各关节周围红斑

    C. 眶周、肘、膝、颈前、上胸及手等部位的特征性皮疹

    D. 背部盘形红斑

    E. 全身各部位皮疹

10. 雷诺现象的皮肤颜色变化顺序为

    A. 白→紫→红   B. 紫→红→白   C. 紫→白→红

    D. 红→紫→白   E. 红→白→紫

A_2 型题

1. 王某,女,27 岁。系统性红斑狼疮病史 4 年。近日出现体温升高,关节红肿有压痛、面部红斑及泡沫尿而入院治疗。下列护理措施正确的是

    A. 加强肢体锻炼   B. 安排在朝阳的病室   C. 给予高蛋白、高热量饮食

    D. 遵医嘱强化糖皮质激素治疗   E. 使用洗面奶勤洗脸

2. 张某,男,36 岁。8 年前跌伤腰骶部,后渐感腰部僵硬疼痛,昼轻夜重,且进行性加重,临床诊断为强直性脊柱炎。根据本病的发展规律,关节受累的顺序应为

    A. 骶髂关节—颈椎—腰椎—胸椎—四肢关节

    B. 骶髂关节—腰椎—胸椎—颈椎—四肢关节

    C. 骶髂关节—腰椎—颈椎—胸椎—四肢关节

    D. 骶髂关节—胸椎—颈椎—腰椎—四肢关节

    E. 骶髂关节—胸椎—腰椎—颈椎—四肢关节

3. 咸某,男,37 岁,工人。2 个月前无明显诱因出现四肢肌肉疼痛,逐渐加重,半月前双侧肘、膝关节伸侧面和内踝附近渐出现紫红色丘疹,逐渐融合成斑片,上覆细小鳞屑。经肌电图、肌酶谱等检查后,确诊为皮肌炎。该病人目前出现的皮疹为

    A. "技工手"   B. "披肩征"   C. Gottron 疹

    D. 雷诺现象   E. 鳞屑丘疹

4. 曾某,女,33 岁。患有系统性红斑狼疮 5 年,一直应用药物治疗,病人自诉最近视力下降。最可能引起此种不良反应的药物是

    A. 阿司匹林   B. 环磷酰胺   C. 羟氯喹   D. 贝利尤单抗   E. 泼尼松

5. 李某,女,48 岁。患类风湿关节炎 1 年,自诉最近 1 周晨僵较严重。为缓解病人不适,下列护理措施正确的是

    A. 晨起冷水浸泡僵硬关节后按摩   B. 夜间睡眠时戴弹力手套保暖

    C. 尽量不要活动僵硬的关节   D. 关节内注射透明质酸

    E. 禁用止痛药

6. 龙某,女,50 岁。确诊为类风湿关节炎。近 10 天来手、足及膝关节肿胀疼痛加剧,活动后疼痛减轻,伴有食欲减退、乏力等不适症状。下列护理措施正确的是

    A. 维持膝关节屈曲位   B. 取平卧位,保持肩关节外旋

    C. 足底放护足板   D. 绝对卧床休息

    E. 肿胀关节冷敷以缓解肿胀感

7. 肖某,男,66 岁。患有类风湿关节炎 2 年。病人腕及掌指关节偏向尺侧且关节活动障碍,影响日常生活。下列护理措施**错误**的是

    A. 锻炼强度循序渐进   B. 尽可能坚持长时间锻炼   C. 可热敷改善局部血液循环

    D. 保持关节的功能位   E. 必要时给予消炎止痛药

8. 魏某,女,25 岁。因"严重关节疼痛、全身乏力伴面部蝶形红斑 1 月余"入院。实验室检查:血红蛋白 90g/L,抗 Sm 抗体(+),抗双链 DNA 抗体(+)。该病人目前首要的护理诊断/问题是

    A. 疲乏   B. 皮肤完整性受损   C. 疼痛

    D. 有感染的危险   E. 营养失调:低于机体需要量

9. 朱某,女,57 岁。患类风湿关节炎 10 年。护士为其进行身体评估,以下属于该病的特征性关节病变的是

    A. 关节疼痛   B. 关节肿胀   C. 关节活动受限

    D. 关节热   E. 指关节尺侧偏向畸形

10. 兰某,男,20 岁。不明原因出现进行性腰背部疼痛、僵硬不适 8 月余,以夜间及晨起为重,自行翻身不便,但活动后可减轻。身体评估:腰部僵硬,腰椎各方向活动受限,双侧骶髂关节压痛。X 线检查显示:双侧骶髂关节面模糊,软骨下骨组织密度增高。临床诊断为强直性脊柱炎。下列关于姿势矫正与关节功能锻炼的护理措施**错误**的是

    A. 坐姿要正站立要直

    B. 锻炼活动前应先按摩松解椎旁肌肉

    C. 可进行深呼吸和扩胸运动锻炼

    D. 可适当进行颈椎、胸椎、腰椎的前屈和后伸锻炼

    E. 每天运动量以心率控制在 120~180 次/min 为宜

11. 韩某,女,25 岁。系统性红斑狼疮病史 5 年,半月前再度出现面部红斑,胸闷不适,全身关节酸痛,并伴有低热,疑似 SLE 活动期而入院。经治疗后病情控制准备出院。以下出院指导内容正确的是

    A. 如无生育计划,可口服常用避孕药避孕

    B. 如自觉不适可自行增加糖皮质激素用量,症状缓解后可自行减药

    C. 一旦怀孕即停服糖皮质激素并以免疫抑制剂替代

    D. 长期用药,定期随访,不可擅自改变药物剂量或突然停药

    E. 怀孕后停服糖皮质激素以外的一切药物,并每天晒太阳 30 分钟以上

12. 汪某,男,14 岁。5 个月前无明确诱因出现面部红斑,伴脱屑和瘙痒,当地医院以"湿疹"治疗,未见好转。3 周前出现眶周水肿性紫红色斑,视力无影响。10 天前行走时自觉左下肢无力,不能抬腿,后逐渐发展为四肢对称性近端肌无力,逐渐加重。1 天前出现呼吸肌无力、呼吸困难入院,诊断为皮肌炎。该病人目前最主要的护理诊断/问题是

    A. 低效性呼吸型态   B. 躯体移动障碍   C. 皮肤完整性受损

    D. 知识缺乏   E. 悲伤

13. 覃某,女,23 岁。面颊部对称性蝶形红斑、四肢关节疼痛、反复发作口腔溃疡 4 个月,诊断为"系统性红斑狼疮"入院。对该病人进行的健康指导**错误**的是

    A. 病情稳定后可以适当活动   B. 卧床休息   C. 接种疫苗提高抗病能力

    D. 避免日晒   E. 禁用碱性皂液清洁皮肤

14. 向某,男,19 岁。3 年前开始出现腰骶部疼痛及右膝关节疼痛,自服止痛片缓解。1 年前腰骶部疼痛加重,伴腰部僵硬,阴雨天尤甚,不能久坐久立,在某医院按风湿性关节炎治疗,疼痛暂时缓解,后时轻时重,呈进行性加重。身体评估:腰部活动明显受限。HLA-B27(+)。X 线检查显示:骶髂关节间隙模糊,轻度变窄。诊断为强直性脊柱炎。该病人骶髂关节 X 线表现分级为

    A. 0 级   B. Ⅰ级   C. Ⅱ级   D. Ⅲ级   E. Ⅳ级

15. 尚某,男,25 岁。无明显诱因出现腰、髋关节不适,晨起腰背僵板感,遇风遇冷疼痛加重。诊断为强直性脊柱炎。下列非药物治疗方法中**错误**的是

    A. 脊柱及髋关节功能锻炼   B. 水疗   C. 超声波疗法

    D. 负重跑步   E. 睡卧硬板床

A₃ 型题

(1~3 题共用题干)

张某,女,49 岁。对称性小关节肿痛伴晨僵 3 年,近 3 个月来症状加重,晨僵时间明显延长,并出现干咳、气短、活动后呼吸困难,无夜间阵发性呼吸困难。身体评估:双手腕关节、掌指关节肿胀,压痛(+),双手握力下降,双肘部发现无痛性皮下结节,双下肺可闻及 Velcro 啰音。

1. 该病人可能的疾病诊断是
   A. 类风湿关节炎活动伴肺间质病变　　　B. 类风湿关节炎活动
   C. 类风湿关节炎活动伴心功能不全　　　D. 类风湿关节炎
   E. 系统性红斑狼疮

2. 为进一步明确诊断,还需做的检查是
   A. 抗核抗体谱,肺功能测定,ESR,CRP,RF
   B. 双手 X 线检查,胸部 CT,肺功能测定,ESR,CRP,RF,血清补体测定
   C. 肺功能测定,ESR,CRP,RF,皮下结节活检
   D. 双手 X 线检查,X 线胸片,RF,ESR,CRP,肺功能测定
   E. X 线胸片,肺功能测定,RF

3. 以下针对该病人的护理措施**不正确**的是
   A. 卧床休息　　　　　　　　　　　　　B. 必要时足底放护足板
   C. 四肢应保持伸直位　　　　　　　　　D. 根据身体状况鼓励早期床上运动
   E. 脊柱应挺直

(4~6 题共用题干)

辛某,女,33 岁。因"腕及掌指关节肿痛、双膝关节疼痛、行走困难 1 月余"入院。身体评估:晨僵明显。血液检查:血沉 70mm/h,白细胞 4.1×10^9/L,红细胞 3.6×10^{12}/L,血红蛋白 110g/L。免疫学检查:C3、C4 均增高,RF(+),尿蛋白(−)。

4. 该病人最可能的疾病诊断是
   A. 类风湿关节炎　　　　B. 风湿性关节炎　　　　C. 骨性关节炎
   D. 干燥综合征　　　　　E. 系统性红斑狼疮

5. 下列对于该病人的护理措施,**不妥**的是
   A. 卧床休息,并保持正确的体位　　　　B. 遵医嘱给予消炎止痛药
   C. 定时定量服药,不可随意加减药量或停药　　D. 注意观察药物不良反应
   E. 加强小关节功能锻炼

6. 医嘱予以双氯芬酸钠、甲氨蝶呤、糖皮质激素等药物治疗。这些药物的不良反应**不包括**
   A. 胃肠道不适　　　　　B. 皮肤黏膜出血　　　　C. 骨髓抑制
   D. 骨髓活跃　　　　　　E. 肝功能异常

(7~8 题共用题干)

康某,女,40 岁。2 年前无明显诱因出现眼周、前额皮疹,呈现紫红色,不高出皮肤,压之褪色,未经诊断和治疗。近期颜面部皮疹逐渐扩大至耳前,继而出现四肢近端肌无力,伴有肌肉酸痛。门诊查肌酸激酶为584U/L,拟诊为皮肌炎。

7. 为进一步明确诊断,必须补充的检查是
   A. 甲状腺功能检查　　　　B. 胸部 CT 检查　　　　C. 肌电图检查
   D. 血常规和尿常规检查　　E. 自身抗体谱检查

8. 入院后经药物治疗,病人症状明显改善。下列针对该病人的出院指导**错误**的是
   A. 合理安排生活,劳逸适度　　B. 避免感染、创伤、寒冷等诱因　　C. 避孕
   D. 保持皮肤清洁干燥,避免擦伤　　E. 常晒太阳

(9~11 题共用题干)

江某,男,17 岁。半年前出现腰骶部隐痛,伴全身无力、多汗、低热。3 个月前出现腰背痛伴晨僵,活动后略有改善。拟诊为"强直性脊柱炎"入院。

9. 为进一步明确诊断,必须进行的检查是
   A. 骶髂关节 X 线检查　　　B. 类风湿因子检测　　　C. 红细胞沉降率检测
   D. C 反应蛋白检测　　　E. 免疫球蛋白检测

10. 与本病发病相关的因素一般**不包括**
    A. 遗传基因　　　B. 免疫力低下　　　C. 感染
    D. 环境因素　　　E. HLA-B27

11. 下列运动方式**不适合**该病人的是
    A. 扩胸运动　　　B. 下蹲运动　　　C. 跑步
    D. 太极拳　　　E. 瑜伽

A₄ 型题

(1~5 题共用题干)

谢某,女,35 岁。间歇性发热、食欲欠佳,伴腕膝关节酸痛 1 月余。病人体温波动在 37.6～39.2℃。身体评估:头发稀少,口腔多处溃疡灶;左膝及右腕关节局部红肿,压痛明显,活动受限,但无畸形。实验室检查:血白细胞 3.7×10^9/L,ALT 60U/L,血沉 45mm/h,抗 Sm 抗体(+),尿蛋白(+)。

1. 该病人可能的疾病诊断是
   A. 风湿性关节炎　　　B. 系统性红斑狼疮　　　C. 类风湿关节炎
   D. 急性肾小球肾炎　　　E. 病毒性肝炎

2. 有助于本病诊断的实验室检查结果**不包括**
   A. 血小板减少　　　B. 抗核抗体阳性　　　C. 抗 dsDNA 抗体阳性
   D. γ 球蛋白下降　　　E. 补体 C3 下降

3. 可以作为此类病人背景治疗药物、无禁忌证者全程长期使用的药物是
   A. 羟氯喹　　　B. 硫唑嘌呤　　　C. 泼尼松
   D. 环磷酰胺　　　E. 阿司匹林

4. 针对该病人的护理措施及健康指导**错误**的是
   A. 卧床休息
   B. 安置在没有阳光直射的病室
   C. 忌食烟熏及辛辣等刺激性食物
   D. 采用口服避孕药的方式避孕
   E. 漱口后用中药冰硼散或锡类散涂敷溃疡面

5. 近日病人面部出现蝶形红斑,以下护理措施**错误**的是
   A. 床上应阳光充足　　　B. 床单应清洁干燥　　　C. 病室空气流通
   D. 病室内温度 18~20℃　　　E. 病室内湿度 50%~60%

(6~9 题共用题干)

宋某,女,32 岁。面部水肿、疲倦、乏力半月,双侧面颊和鼻背部有蝶形红斑,表面光滑,指掌部可见充血红斑。实验室检查:血红蛋白 125g/L,白细胞 6.3×10^9/L,血沉 65mm/h,抗核抗体(+),抗 Sm 抗体(+),尿蛋白(+++)。

6. 该病人可能的疾病诊断是
   A. 肾病综合征　　　B. 狼疮肾炎　　　C. 系统性红斑狼疮
   D. 急性肾小球肾炎　　　E. 慢性肾炎

7. 目前病人的护理措施正确的是

A. 皮肤护理   B. 口服避孕药   C. 多在阳光下活动

D. 洗脸后涂一些营养霜   E. 可烫发

8. 目前护士病情观察的重点是

A. 肾功能变化   B. 有无消化道出血   C. 体温变化

D. 血红蛋白变化   E. 血白细胞变化

9. 住院治疗过程中,病人出现了胃肠不适、脱发、肝功能异常,血常规检查白细胞 2.5×10^9/L,此时可能发生了

A. 肝炎   B. 胃炎   C. 糖皮质激素的不良反应

D. 非甾体抗炎药的不良反应   E. 免疫抑制剂的不良反应

【简答题】

1. 简述系统性红斑狼疮皮疹特点(特异性皮疹与非特异性皮疹)。

2. 简述类风湿关节炎病人典型的关节表现。

3. 简述如何指导类风湿关节炎病人预防关节失用。

4. 简述常见关节炎的特点。

5. 简述晨僵病人护理。

6. 简述强直性脊柱炎病人的体位与姿势护理。

7. 简述强直性脊柱炎病人的关节功能锻炼护理。

8. 简述皮肌炎的皮疹特点。

9. 简述皮肌炎吞咽障碍病人的饮食护理。

10. 简述风湿性疾病常用药物的用药护理。

【论述思考题】

1. 王某,女,19 岁。持续发热 1 周,呈弛张热型;2 天前两面颊部出现对称性、水肿样红斑,伴指端及甲周红斑。实验室及其他检查:血红蛋白 90g/L,白细胞 3.4×10^9/L;尿蛋白(+++),管型 0~2 个/HP;ANA(+),LE 细胞(红斑狼疮细胞)(+)。

问题:

(1) 该病人可能的疾病诊断是什么?

(2) 针对病人的病情,药物治疗应首选何种药物?

(3) 如何对该病人进行皮肤护理?

2. 齐某,男,28 岁,已婚,公交汽车司机。2 年前无明显诱因出现腰、髋关节不适,晨起腰背僵板感,遇风遇冷疼痛加重,近 2 个月翻身困难,咳嗽时胸骨体剧痛,弯腰受限,睡眠欠佳。既往体健,无家族遗传性疾病史。X 线检查示:腰椎侧弯、骶髂关节炎。

问题:

(1) 该病人可能的疾病诊断是什么?

(2) 目前该病人主要的护理诊断/问题是什么?

(3) 针对上述护理诊断/问题应采取哪些相应的护理措施?

3. 陈某,女,45 岁。双颞颌关节、腕关节、膝关节对称性肿痛伴晨僵 3 个月。类风湿因子(+),血沉 34mm/h,C 反应蛋白 56mg/L。双手 X 线检查示:骨质疏松。初步诊断为类风湿关节炎。

问题:

(1) 为进一步明确诊断,还应补充做哪些检查?

(2) 目前该病人主要的护理诊断/问题是什么?

(3) 针对上述护理诊断/问题应采取哪些相应的护理措施?

4. 李某,男,39 岁。1 月前无明显诱因出现四肢肌肉疼痛,逐渐加重,开始以为工作劳累、着凉所致,按

"上呼吸道感染"用药后有所减轻,之后未予重视。2天前因"四肢肌肉疼痛加重、吞咽困难伴干咳"入院。身体评估:痛苦貌,精神差,少语寡言,双侧肘、膝关节皮肤粟粒疹,四肢关节、肌肉压痛。1天前出现背部大片红斑。实验室检查:尿常规、血电解质、血脂、血糖均正常。肌电图:双侧股四头肌肌源性、神经源性损害。

问题:

(1) 该病人可能的疾病诊断是什么?

(2) 病人目前最主要的护理诊断/问题是什么?

(3) 针对上述护理诊断/问题应采取哪些相应的护理措施?

三、参 考 答 案

【名词解释】

1. 风湿性疾病:泛指病变累及骨、关节及其周围软组织(如肌肉、肌腱、滑膜、滑囊、韧带和软骨等)及其他相关组织和器官的一组慢性疾病。其主要临床表现是关节疼痛、肿胀、活动功能障碍,部分病人可发生脏器功能损害,甚至功能衰竭。

2. 系统性红斑狼疮:是一种多系统受累、高度异质性的自身免疫性疾病,血清中存在抗核抗体为代表的多种自身抗体。

3. 晨僵:早晨起床后自觉关节及其周围僵硬感,称为晨僵,日间长时间静止不动也可出现此征象。晨僵常被作为观察滑膜关节炎症活动性的指标之一,只是主观性很强,其持续时间与炎症的严重程度相一致,晨僵持续时间1小时以上者意义较大。

4. "满堂亮":狼疮性肾炎病人典型的肾小球免疫病理表现为IgG、IgA、IgM、C3、C4、C1q均阳性,称为"满堂亮"。

5. 类风湿关节炎:是以侵蚀性、对称性多关节炎为主要临床表现的慢性、全身性自身免疫性疾病。

6. 雷诺现象:皮肌炎皮肤损害的部分病人因受寒冷或紧张的刺激后,肢端细动脉痉挛,使手指(足趾)皮肤突然出现苍白,相继出现皮肤变紫、变红,伴局部发冷、感觉异常和疼痛的现象。

7. 强直性脊柱炎:是一慢性炎症性疾病,主要侵犯骶髂关节、脊柱、脊柱旁软组织及外周关节,可伴发关节外表现,严重者可发生脊柱变形和强直;特征性标志和早期表现之一为骶髂关节炎,附着点炎为本病的特征性病理改变,脊柱受累晚期的典型表现为"竹节样"改变。

8. Gottron疹:皮肌炎病人四肢肘、膝关节伸侧面和内踝附近、掌指关节、指间关节伸面出现紫红色丘疹,逐渐融合成斑片,有毛细血管扩张、色素减退,上覆细小鳞屑,称Gottron疹。

9. 特发性炎症性肌病:是一组病因未明的以四肢近端肌无力为主的骨骼肌非化脓性炎症性疾病,包括多发性肌炎、皮肌炎、包涵体肌炎、非特异性肌炎和免疫介导的坏死性肌病等。

10. "技工手":为皮肌炎病人典型皮疹之一,病人手掌和手指纹表现为污黑肮脏状,甲根皱襞可见不规则增厚,甲周毛细血管扩张,其上常见瘀点。

【选择题】

A₁ 型题

1. B   2. A   3. C   4. D   5. A   6. D   7. D   8. C   9. C   10. A

A₂ 型题

1. D   2. B   3. C   4. B   5. B   6. C   7. B   8. C   9. E   10. E

11. D   12. A   13. C   14. C   15. D

A₃ 型题

1. A   2. B   3. C   4. A   5. E   6. D   7. D   8. E   9. A   10. D

11. C

A₄ 型题

1. B　　2. D　　3. A　　4. D　　5. A　　6. C　　7. A　　8. A　　9. E

【简答题】

1. 系统性红斑狼疮特异性皮疹可分为 3 种类型:①急性颊部红斑;②亚急性皮肤型红斑狼疮;③慢性皮疹,如盘状红斑、狼疮性脂膜炎、黏膜狼疮、肿胀性狼疮、冻疮样狼疮等。非特异性皮疹可出现光过敏、脱发、甲周红斑、网状青斑、雷诺现象等。

2. 类风湿关节炎病人典型的关节表现为对称性多关节炎,主要侵犯小关节,以腕关节、近端指间关节、掌指关节最常见,其次为足趾、膝、踝、肘、肩等关节。表现有:①晨僵。②关节痛与压痛。③关节肿胀。④关节畸形,最为常见的关节畸形有腕关节和肘关节强直、掌指关节半脱位、手指向尺侧偏斜而呈"天鹅颈"样及"纽扣花"样表现。⑤特殊关节症状:颈椎可动小关节及周围腱鞘受累出现颈痛、活动受限;肩、髋关节周围局部疼痛和活动受限;颞颌关节受累表现为讲话或咀嚼时疼痛加重,严重者张口受限。⑥功能障碍:关节活动障碍。

3. 类风湿关节炎病人预防关节失用指导:为保持关节功能,防止关节畸形和肌肉萎缩,应指导病人锻炼。在症状基本控制后,鼓励病人及早下床活动,必要时提供辅助工具(如滑轮、弹簧、沙袋等)。训练手的灵活性、协调性,可做日常生活活动训练,包括更衣、洗漱、进食、如厕等基本动作技巧,循序渐进,消除依赖心理,不断强化,提高熟练度和技巧性。肢体锻炼如摸高、伸腰、踢腿及其他全身性伸展运动等,由被动向主动渐进,配合理疗、按摩,以增加局部血液循环,松弛肌肉,活络关节,防止关节失用,活动强度应以病人能承受为限。

4. 常见关节炎的特点见下表:

项目	类风湿关节炎	强直性脊柱炎	骨关节炎	痛风	系统性红斑狼疮
周围关节炎	有	有	有	有	有
起病	缓	缓	缓	急骤	不定
首发部位	近端指间关节、掌指关节、腕	膝、髋、踝	膝、腰、远端指间关节	第一跖趾关节	手关节或其他部位
疼痛特点	持续、休息后加重	休息后加重	活动后加重	疼痛剧烈,夜间重	不定
肿胀特点	软组织为主	软组织为主	骨性肥大	红、肿、热	软组织为主
畸形	常见	部分	小部分	少见	偶见
受累关节分布	对称性多关节炎	不对称下肢大关节炎,少关节炎	负重关节明显	反复发作	部分病人会出现对称性多关节炎
脊柱炎和/或骶髂关节病变	偶有	必有,功能受限	腰椎增生,唇样变	无	无

5. 晨僵病人的护理措施:夜间睡眠时注意对病变关节保暖,预防晨僵。关节肿痛时,限制活动。急性期后,鼓励病人坚持每天定时进行被动和主动的全关节活动及功能锻炼,以逐步恢复受累关节功能;同时注意加强相邻肌肉力量与耐力锻炼。活动量以病人能够忍受为度,如活动后出现疼痛或不适持续 2 小时以上,应减少活动量。必要时给予帮助或提供适当的辅助性器材工具,如拐杖、助行器、轮椅等,并告知个人安全的注意事项。指导病人及家属正确使用辅助性器材,使病人能在活动时掌握安全措施,避免损伤。

6. 强直性脊柱炎病人的体位与姿势护理:应睡稍硬的床垫,多取仰卧位,避免促使关节屈曲畸形的体位。枕头要低,一旦出现胸椎或颈椎受累应停用枕头。为缓解腰背疼痛或疲劳感而长期采取不正确姿势,易加速脊柱及关节畸形。站立时应尽量保持挺胸、收腹和双眼平视前方的姿势。坐位也应保持胸部直立。

7. 强直性脊柱炎病人的关节功能锻炼护理:除急性期剧烈疼痛者外,鼓励病人根据体能状况和关节疼痛程度,坚持进行姿态矫正和关节功能锻炼,保持脊柱及关节的活动度和灵活性,防止关节挛缩畸形。每天进行关节活动度训练和牵拉练习,每周进行 3 次中等强度有氧训练,每次进行 30 分钟;每周进行至少 2 次包含全身大肌肉群的肌肉力量训练,进行深呼吸、扩胸和下蹲运动锻炼;进行颈椎、胸椎、腰椎的前屈、后伸、侧弯和转动等锻炼及髋关节的屈曲与伸展锻炼。每次活动量以不引起次日关节症状加重为限,活动前应先按摩松解椎旁肌肉,可减轻疼痛,防止肌肉损伤。避免过度负重和剧烈运动。

8. 皮肌炎的皮疹特点为:①以上眼睑为中心的眶周水肿性紫红色斑称为眶周皮疹;②四肢肘、膝关节伸侧面和内踝附近、掌指关节、指间关节伸面出现紫红色丘疹,逐渐融合成斑片,有毛细血管扩张、色素减退,上覆细小鳞屑,称 Gottron 疹;③颈前及上胸部呈 "V" 形红色皮疹,肩颈后的皮疹则呈披肩状("披肩征");④"技工手",即手掌和手指纹表现为污黑肮脏状,甲根皱襞可见不规则增厚,甲周呈毛细血管扩张,其上常见瘀点。本病皮疹常无瘙痒及疼痛,缓解期皮疹可完全消失或遗留皮肤萎缩、色素沉着或脱毛、毛细血管扩张或皮下钙化,可反复发作。

9. 皮肌炎吞咽障碍病人的饮食护理措施为:对吞咽困难者给予半流质或流质饮食,少量缓慢进食,以免呛咳或引起吸入性肺炎,必要时给予鼻饲。

10. 风湿性疾病常用药物的用药护理包括:①非甾体抗炎药:不良反应中较多见的是胃肠不适,少数可引起消化性溃疡;其他较少见的有心血管疾病如高血压等,可伴头痛、头晕,肝、肾损伤,血细胞减少,水肿及过敏反应等。指导病人饭后服药,可遵医嘱服用胃黏膜保护药、H_2 受体拮抗药或抗酸药等,以减轻药物不良反应。长期使用此类药物可出现肝肾毒性、抗凝作用以及皮疹等,故用药期间应严密观察有无不良反应,监测肝肾功能。②糖皮质激素:长期服用糖皮质激素可引起医源性库欣综合征,加重或引起消化性溃疡、骨质疏松,可诱发精神失常。服药期间应给予低盐、高蛋白、高钾、高钙饮食,补充钙和维生素 D;定期测量血压,监测血糖、尿糖的变化。做好皮肤和口腔黏膜的护理。强调按医嘱服药的必要性,不能自行停药或减量过快,以免引起 "反跳" 现象。③缓解病情抗风湿药:主要的不良反应有白细胞减少,可引起胃肠道反应、皮疹、肝肾功能损害、脱发等。应鼓励病人多饮水,观察尿液颜色,及早发现出血性膀胱炎。育龄女性服药期间应避孕。有脱发者,建议病人戴假发,以增强自尊,并做好心理护理。④生物制剂:主要的不良反应是感染、过敏等,使用时注意筛查感染,尤其是乙型病毒性肝炎和结核,以免出现严重不良反应。

【论述思考题】

答案略。

四、个案护理计划

【病例简介与护理计划:类风湿关节炎】

1. 病史　王某,女,38 岁,中学教师。5 年前无明显诱因出现双手指关节疼痛,晨起时感觉疼痛的指关节僵硬,之后发展至两腕关节也自觉疼痛,时轻时重。曾按风湿性关节炎进行 "抗风湿" 治疗,疗效不佳。近 1 年来病情逐渐加重,指关节与腕关节变形。病程中病人感觉全身不适,偶有咳嗽、发热、食欲减退。已婚,育有 1 女,配偶及女儿体健,家庭关系融洽,经济状况良好。父母均健在,均未患有此类疾病。病人及家属对所患疾病的有关知识了解较少。

2. 身体评估　体温 37.5℃,脉搏 90 次/min,呼吸 18 次/min,血压 110/80mmHg。发育正常,营养中等,自动体位。胸廓对称,双下肺闻及湿啰音。心率 90 次/min,心律齐,各瓣膜听诊区未闻及杂音。腹软、无压痛,肝、脾肋下未触及。两腕关节肿胀明显,手指关节梭状改变,指甲稍苍白。脊柱与下肢无异常。

3. 实验室及其他检查　血常规:白细胞 8.2×10^9/L,血红蛋白 105g/L。血沉 60mm/h。类风湿因子(+)。胸部 CT:双下肺渗出病变,提示间质性肺炎。关节 X 线检查:指关节与腕关节骨质疏松,关节间隙变窄。

4. 护理计划

护理诊断/问题	目标	护理措施
1. 疼痛:慢性关节疼痛 与关节炎性反应有关	(1) 病人关节疼痛逐渐缓解直至基本消失 (2) 学会应用减轻疼痛的技术和方法	(1) 帮助病人采取舒适体位,避免疼痛部位受压 (2) 协助并指导病人减轻疼痛:①创造适宜的环境;②非药物性止痛措施:如松弛术、皮肤刺激疗法、分散注意力;③按摩肌肉、活动关节,防止肌肉挛缩和关节活动障碍;④遵医嘱使用非甾体抗炎药,告诉病人按医嘱服药的重要性和药物的不良反应 (3) 监测疼痛症状、生命体征及各项检查的变化 (4) 疾病知识指导:向病人及家属解释疼痛发生的原因与相应措施的目的和方法及配合要求
2. 有失用综合征的危险 与关节炎反复发作、疼痛和关节骨质破坏有关	(1) 出院前,病人学会关节锻炼的方法 (2) 学会预防关节失用的相关知识及技术,能够维持体力和一定的工作能力	(1) 指导休息与体位:卧床休息,以减少体力消耗。限制受累关节活动,保持关节功能位 (2) 病情观察:注意关节外症状,如胸闷、心前区疼痛、腹痛、消化道出血、头痛、发热、咳嗽、呼吸困难等,提示病情严重,应尽早给予适当的处理 (3) 晨僵护理:鼓励病人早晨起床后行温水浴,或用温水浸泡僵硬的关节,之后活动关节。夜间睡眠戴弹力手套保暖,以减轻晨僵程度 (4) 预防关节失用:指导病人锻炼,循序渐进,活动强度应以病人能承受为限。配合理疗、按摩,以增加局部血液循环,松弛肌肉,活络关节

五、临床案例护理实践练习

练习方法和要求:学生每 2 人 1 组,依据提供的病人资料和临床情景,以角色扮演的方式,1 人根据提供的资料扮演病人,1 人扮演护士,针对病人的病情给予相应的护理操作。

【临床案例:系统性红斑狼疮】

1. 病史 王某,女,27 岁,大学专科学历,公务员。双膝及双手掌指关节疼痛 1 年。曾在当地医院就诊,查类风湿因子(+),服用布洛芬后疼痛缓解,但近期效果不佳。1 周前无明显诱因出现持续发热,体温波动在 38.2~39.8℃,伴干咳和右侧胸痛,关节症状明显加重入院治疗。否认传染病史、过敏史,否认疫区旅居史。无烟酒嗜好。病人性格内向,已婚 1 年,未育子女,与配偶同住,夫妻关系和睦。父亲有肺结核病史,姐姐 10 年前死于 SLE,病人对 SLE 有一定了解。

2. 身体评估 体温 38.5℃,脉搏 96 次/min,呼吸 24 次/min,血压 116/86mmHg。发育正常,营养中等,面色苍白,自动体位。气管左移,胸廓对称,右下肺叩诊呈浊音,听诊呼吸音消失。心率 96 次/min,心律齐,各瓣膜听诊区未闻及杂音。腹软、无压痛,肝、脾肋下未触及。双颧颊部少量红斑,双膝及双手小关节轻微肿胀,局部皮温升高并有压痛,活动无明显受限,无特殊畸形,指端皮肤可见红斑。

3. 实验室及其他检查 血常规:白细胞 3.2×10^9/L,红细胞 2.3×10^{12}/L,血红蛋白 6.5g/L,血小板 54×10^9/L,网织红细胞 1%。血沉 72mm/h。血液生化:谷丙转氨酶 60U/L,谷草转氨酶 90U/L,白蛋白 30g/L,球蛋白 39g/L,血肌酐 120μmol/L。肝炎病毒检查(−)。抗 dsDNA 抗体(+)。尿常规:红细胞(++),尿蛋白(++)。X 线检查:双手 X 线未见异常,胸片示右侧中等量胸腔积液。

初步临床诊断:SLE(活动期)。立即给予泼尼松、环磷酰胺联合治疗。

护理要求:依据病人目前的情况,给予相应的护理。

主要护理操作:①协助并指导病人缓解胸痛和关节疼痛;②指导病人避免加重肾损害的因素,预防慢性肾衰竭;③预防与观察药物不良反应。

病人住院期间资料补充内容一：

经治疗及护理，病人病情改善。目前体温 36.8℃，脉搏 90 次/min，呼吸 18 次/min。尿常规:红细胞(−)，蛋白(++)。X 线胸片示肺及胸膜无异常。护士发现病人出现口腔黏膜溃疡。

护理要求:依据病人目前的情况,给予相应的护理。

主要护理操作:①指导病人合理饮食;②实施口腔护理。

病人住院期间资料补充内容二：

病人病情稳定,准备出院。按医嘱要求,病人将继续维持糖皮质激素治疗。病人及其配偶计划孕育子女,共同咨询有关生育的问题。

护理要求:依据病人目前的情况,给予相应的护理。

主要护理操作:①疾病相关知识指导;②糖皮质激素用药指导;③对病人及其配偶进行 SLE 相关生育指导。

（李英丽　许　珂）

URSING
第八章

神经系统疾病病人的护理

一、学习要求与重点难点

(一) 概述

学习要求

1. 了解神经系统结构功能与疾病的关系。

2. 熟悉神经系统疾病实验室及其他检查的临床意义与护理配合。

3. 掌握神经系统疾病病人的护理评估要点。

4. 具有尊重生命、关爱病人、保护病人隐私、科学严谨、慎独的职业精神。

重点难点

1. 大脑半球的功能定位。

2. 脑神经的主要功能和受损后的表现。

3. 瞳孔的观察。

4. 神经系统疾病实验室及其他检查的临床意义与护理配合。

(二) 神经系统疾病病人常见症状体征的护理

学习要求

1. 熟悉神经系统疾病常见症状、体征的护理评估。

2. 熟悉运动障碍的常见类型。

3. 掌握意识障碍的判断和格拉斯哥昏迷评定量表的内容与意义。

4. 掌握神经系统疾病病人常见症状体征的临床特点、常用护理诊断/问题及护理措施。

5. 具有尊重生命、关爱病人、保护病人隐私、科学严谨、慎独的职业精神。

重点难点

1. 眩晕的分类与评估。

2. 意识障碍程度的划分与评估。

3. 认知障碍的类型与评估。

4. 失语症的类型与语言康复护理。

5. 深浅感觉的检查方法、感觉障碍的临床类型与评估。

6. 运动障碍的类型,上运动神经元性瘫痪和下运动神经元性瘫痪的鉴别。

7. 肌力、肌张力的评估。

8. 日常生活活动能力的评估及临床意义。

（三）脑血管疾病

学习要求

1. 掌握常见脑血管疾病的定义与分类。

2. 掌握短暂性脑缺血发作、脑梗死、脑出血、蛛网膜下腔出血的定义。

3. 熟悉脑的血液循环的特点。

4. 了解常见脑血管疾病（短暂性脑缺血发作、脑梗死、脑出血、蛛网膜下腔出血）的病因与发病机制。

5. 掌握常见脑血管疾病（短暂性脑缺血发作、脑梗死、脑出血、蛛网膜下腔出血）的临床表现、实验室及其他检查的临床意义。

6. 了解常见脑血管疾病（短暂性脑缺血发作、脑梗死、脑出血、蛛网膜下腔出血）的诊断要点。

7. 熟悉常见脑血管疾病（短暂性脑缺血发作、脑梗死、脑出血、蛛网膜下腔出血）的治疗要点。

8. 掌握脑血管疾病的危险因素、一级预防和二级预防。

9. 掌握常见脑血管疾病（短暂性脑缺血发作、脑梗死、脑出血、蛛网膜下腔出血）病人的常用护理诊断/问题、护理措施及健康指导。

10. 具有尊重生命、关爱病人、保护病人隐私、科学严谨、慎独的职业精神。

重点难点

1. 脑血管疾病的危险因素、一级预防和二级预防。

2. 短暂性脑缺血发作的临床表现和健康指导。

3. 脑血栓形成的临床特点及临床分型。

4. 脑梗死早期溶栓的意义和护理配合。

5. 吞咽障碍病人的病情观察与护理。

6. 不同部位脑出血的临床表现和治疗要点。

7. 脑疝病人的病情评估和急救措施。

8. 蛛网膜下腔出血的临床特点、并发症和再发出血病人的护理措施。

9. 脑出血和蛛网膜下腔出血的鉴别。

10. 出血性脑卒中和缺血性脑卒中的鉴别。

（四）多发性硬化

学习要求

1. 掌握多发性硬化的定义。

2. 熟悉多发性硬化的病因与发病机制。

3. 掌握多发性硬化的临床表现、实验室及其他检查的临床意义。

4. 了解多发性硬化的诊断要点。

5. 熟悉多发性硬化的治疗要点。

6. 掌握多发性硬化病人的常用护理诊断/问题、护理措施和健康指导。

7. 具有尊重生命、关爱病人、保护病人隐私、科学严谨、慎独的职业精神。

重点难点

1. 多发性硬化的病因与发病机制。

2. 多发性硬化的临床特点、临床症状与体征。

3. 多发性硬化病人发作期的主要护理措施和缓解期的自我护理指导。

（五）帕金森病

学习要求

1. 掌握帕金森病的定义。

2. 熟悉帕金森病的病因与发病机制。

3. 掌握帕金森病的临床表现、实验室及其他检查的临床意义。

4. 了解帕金森病的诊断要点。

5. 熟悉帕金森病的治疗要点。

6. 掌握帕金森病病人的常用护理诊断/问题、护理措施及健康指导。

7. 具有尊重生命、关爱病人、保护病人隐私、科学严谨、慎独的职业精神。

重点难点

1. 静止性震颤、慌张步态、面具脸、铅管样强直、齿轮样强直的定义。

2. 帕金森病病人运动障碍的护理与常见并发症的预防。

3. 帕金森病病人的用药护理。

4. 帕金森病病人的饮食护理。

(六) 发作性疾病

学习要求

1. 掌握癫痫和偏头痛的定义。

2. 熟悉癫痫和偏头痛的病因与发病机制。

3. 掌握癫痫和偏头痛的临床表现、实验室及其他检查的临床意义。

4. 了解癫痫和偏头痛的诊断要点。

5. 熟悉癫痫和偏头痛的治疗要点。

6. 掌握癫痫和偏头痛病人的常用护理诊断/问题、护理措施及健康指导。

7. 具有尊重生命、关爱病人、保护病人隐私、科学严谨、慎独的职业精神。

重点难点

1. 癫痫的发病机制及影响癫痫发作的因素。

2. 癫痫持续状态的定义和急救处理。

3. 癫痫发作间歇期药物治疗的原则。

4. 癫痫病人发作期的安全护理和发作间歇期的健康指导。

5. 不同类型偏头痛的临床特点。

(七) 急性脊髓炎

学习要求

1. 掌握急性脊髓炎的定义。

2. 了解急性脊髓炎的病因与发病机制。

3. 掌握急性脊髓炎的临床表现、实验室及其他检查的临床意义。

4. 了解急性脊髓炎的诊断要点。

5. 熟悉急性脊髓炎的治疗要点。

6. 掌握急性脊髓炎病人的常用护理诊断/问题、护理措施及健康指导。

7. 具有尊重生命、关爱病人、保护病人隐私、科学严谨、慎独的职业精神。

重点难点

1. 急性脊髓炎的病因与临床表现。

2. 截瘫病人的护理措施与健康指导。

3. 神经源性膀胱病人预防尿路感染的护理措施。

(八) 周围神经疾病

学习要求

1. 掌握三叉神经痛、特发性面神经麻痹、吉兰-巴雷综合征的定义。

2. 熟悉常见周围神经疾病(三叉神经痛、特发性面神经麻痹、吉兰-巴雷综合征)的病因与发病机制。

3. 掌握常见周围神经疾病(三叉神经痛、特发性面神经麻痹、吉兰-巴雷综合征)的临床表现、实验室及其他检查的临床意义。

4. 了解常见周围神经疾病(三叉神经痛、特发性面神经麻痹、吉兰-巴雷综合征)的诊断要点。

5. 熟悉常见周围神经疾病(三叉神经痛、特发性面神经麻痹、吉兰-巴雷综合征)的治疗要点。

6. 掌握常见周围神经疾病(三叉神经痛、特发性面神经麻痹、吉兰-巴雷综合征)病人的常用护理诊断/问题、护理措施及健康指导。

7. 具有尊重生命、关爱病人、保护病人隐私、科学严谨、慎独的职业精神。

重点难点

1. 三叉神经痛疼痛发作时的临床特点和护理措施。

2. 特发性面神经麻痹的主要护理措施。

3. 吉兰-巴雷综合征腰椎穿刺脑脊液检查结果的特点及临床意义。

4. 吉兰-巴雷综合征病人发生呼吸肌麻痹的病情观察与紧急处理。

(九) 神经-肌肉接头和肌肉疾病

学习要求

1. 掌握重症肌无力和周期性瘫痪的定义。

2. 熟悉重症肌无力和周期性瘫痪的病因与发病机制。

3. 掌握重症肌无力和周期性瘫痪的临床表现、实验室及其他检查的临床意义。

4. 了解重症肌无力和周期性瘫痪的诊断要点。

5. 熟悉重症肌无力和周期性瘫痪的治疗要点。

6. 掌握重症肌无力和周期性瘫痪病人的常用护理诊断/问题、护理措施及健康指导。

7. 具有尊重生命、关爱病人、保护病人隐私、科学严谨、慎独的职业精神。

重点难点

1. 重症肌无力危象的定义和紧急处理方法。

2. 重症肌无力和周期性瘫痪病人的用药指导。

(十) 神经系统常用诊疗技术及护理

学习要求

1. 了解腰椎穿刺术、脑室穿刺和持续引流术、数字减影血管造影、脑血管内介入治疗和高压氧舱治疗的目的、适应证与禁忌证。

2. 熟悉腰椎穿刺术、脑室穿刺和持续引流术、数字减影血管造影、脑血管内介入治疗和高压氧舱治疗的用物准备和病人准备。

3. 掌握腰椎穿刺术、脑室穿刺和持续引流术、数字减影血管造影、脑血管内介入治疗和高压氧舱治疗病人的护理措施。

4. 具有尊重生命、关爱病人、保护病人隐私、科学严谨、慎独的职业精神。

重点难点

1. 腰椎穿刺术的术中配合、压颈试验的临床意义和术后低颅压性头痛的预防。

2. 脑室穿刺引流脑脊液的性质及临床意义。

3. 数字减影血管造影和脑血管内介入治疗术后病人的病情监测、穿刺局部的护理和并发症的预防。

4. 高压氧舱治疗前病人的健康指导和加压过程的护理。

二、习　题

【名词解释】

1. 脑膜刺激征
2. 意识障碍
3. 昏睡
4. 意识模糊
5. 浅昏迷
6. 构音障碍
7. Wernicke 失语
8. 假性延髓麻痹
9. 感觉异常
10. 肌力
11. 痉挛性瘫痪
12. 静止性震颤
13. 共济失调
14. 肌张力
15. 扳机点
16. 呼吸肌麻痹
17. 蛋白-细胞分离
18. 脊髓休克
19. 脊髓横贯性损害
20. Willis 环
21. 后循环
22. 脑卒中
23. 卒中单元
24. 短暂性脑缺血发作
25. 脑栓塞
26. 脑梗死
27. 缺血半暗带
28. 原发性蛛网膜下腔出血
29. 面具脸
30. 开-关现象
31. 慌张步态
32. 癫痫
33. 癫痫持续状态
34. 全面强直-阵挛性发作
35. 重症肌无力
36. 重症肌无力危象
37. Jolly 试验
38. 低血钾性周期性瘫痪
39. 认知障碍

【选择题】

A₁ 型题

1. 下列属于混合神经的是
   - A. 舌下神经
   - B. 展神经
   - C. 副神经
   - D. 滑车神经
   - E. 舌咽神经

2. 动眼神经的主要功能**不包括**
   - A. 上提眼睑
   - B. 使眼球向上运动
   - C. 使眼球向下运动
   - D. 使眼球向外运动
   - E. 扩张瞳孔括约肌

3. 下列选项中,**不属于**舌咽神经损伤导致的临床表现是
   - A. 腮腺分泌障碍
   - B. 下颌下腺分泌障碍
   - C. 咽部感觉丧失
   - D. 咽反射消失
   - E. 舌后 1/3 味觉减退

4. 下列关于脑卒中的描述,**错误**的是
   - A. 症状持续时间至少 24 小时
   - B. 无头颅 CT 或 MRI 显示的结构改变
   - C. 由局部血液循环障碍所致
   - D. 急性起病
   - E. 缺血性脑卒中发病率高于出血性脑卒中

5. 下列关于短暂性脑缺血发作的描述,**错误**的是
   - A. 症状持续数分钟至数小时
   - B. 无头颅 CT 或 MRI 显示的责任病灶
   - C. 简称为 TIA
   - D. 发作后遗留神经功能缺损症状
   - E. 反复发作

6. 椎基底动脉系统 TIA 发作最常见的症状是
   - A. 面瘫
   - B. 头痛
   - C. 眩晕
   - D. 复视
   - E. 视物旋转

7. 病人侧卧时,脑脊液压力超过一定数值时,提示颅内压增高,该数值是
   - A. 80mmH₂O
   - B. 100mmH₂O
   - C. 120mmH₂O
   - D. 160mmH₂O
   - E. 200mmH₂O

8. 下列关于脑部血液循环的描述,**错误**的是
    A. 正常情况下脑血管具有自动调节能力
    B. 脑组织内几乎无葡萄糖和氧的储备,对缺血缺氧性损害十分敏感
    C. 如果脑组织血供完全中断,5分钟后会出现不可逆性损伤
    D. 脑部血液供应来自颈内动脉系统和椎基底动脉系统,两者之间不相通
    E. 脑血流量与脑动脉的灌注压成正比,与脑血管的阻力成反比

9. 腰椎穿刺后最常见的并发症为
    A. 低颅压头痛   B. 脑脊液漏   C. 脑出血
    D. 脑炎   E. 穿刺点感染

10. 下列疾病中,颈动脉彩超检查有助于其诊断的是
    A. 闭塞性脑血管病   B. 脑变性病   C. 脑炎
    D. 颅内肿瘤   E. 重症肌无力

11. 格拉斯哥昏迷评定中,最高得分为
    A. 8分   B. 10分   C. 15分
    D. 18分   E. 20分

12. 在感觉障碍的基础上,感觉的刺激阈增高,反应剧烈,时间延长,称为
    A. 感觉过度   B. 感觉过敏   C. 感觉减退
    D. 感觉异常   E. 感觉倒错

13. 下列属于复合觉检查的是
    A. 运动觉   B. 位置觉   C. 振动觉
    D. 温度觉   E. 实体觉

14. 下列有关特发性面神经麻痹临床表现的描述,**错误**的是
    A. 患侧表情肌瘫痪   B. 患侧鼻唇沟变浅   C. 鼓腮不能
    D. 眼睑闭合不能或闭合不全   E. 口角偏向患侧

15. 吉兰-巴雷综合征的首发症状常为
    A. 运动迟缓   B. 四肢对称性无力   C. 多汗、皮肤潮红
    D. 四肢感觉障碍   E. 一侧肢体无力

16. 脑血管疾病最常见的病因是
    A. DIC   B. 脑动脉炎
    C. 真性红细胞增多症   D. 血小板增多
    E. 高血压性动脉硬化和脑动脉粥样硬化

17. 关于脑血管疾病,**不可**干预的因素包括
    A. 糖尿病   B. 高血脂   C. 高血压
    D. 遗传   E. 吸烟

18. 下列选项中,**不属于**脑卒中一级预防的内容是
    A. 应用他汀类药物控制血脂   B. 治疗心房颤动   C. 防止卒中后认知障碍
    D. 戒烟限酒   E. 控制体重

19. 脑出血最常见的病因是
    A. 脑动脉炎   B. 脑动脉粥样硬化   C. 高血压合并细小动脉硬化
    D. 梗死后出血   E. 脑淀粉样血管病

20. 最常见的脑出血类型是
    A. 壳核出血   B. 丘脑出血   C. 脑干出血
    D. 小脑出血   E. 脑室出血

21. 对于脑血栓形成病人,下列调整血压的措施中**错误**的是
    A. 急性期应维持病人血压较平时稍高水平
    B. 血压≥220/110mmHg 者应在 2~6 小时内降至 140/90mmHg 左右
    C. 出现持续性低血压者,应补充血容量和增加心排血量
    D. 针对血压升高的相关因素采取措施
    E. 必要时可应用多巴胺、间羟胺等升压药物

22. 椎-基底动脉系统 TIA 可能出现的症状**不包括**
    A. 眩晕
    B. 短暂性全面遗忘症
    C. 平衡失调
    D. 恶心和呕吐
    E. 单眼一过性黑矇或失明

23. 脑出血常发病于下列情况,**除外**
    A. 用力排便时
    B. 剧烈运动时
    C. 安静或休息状态时
    D. 情绪激动时
    E. 大量进食后

24. 下列对脑出血与脑梗死的描述,正确的是
    A. TIA 病史:脑出血多见;脑梗死少见
    B. 意识障碍:脑出血无或轻;脑梗死多见(较重、持续)
    C. 头颅 CT:脑出血脑实质内低密度灶;脑梗死脑实质内高密度灶
    D. 常见病因:脑出血为高血压及动脉硬化;脑梗死为动脉粥样硬化
    E. 脑脊液:脑出血多正常;脑梗死压力增高,可为血性

25. 阿司匹林治疗脑动脉硬化的药理机制是
    A. 扩张小动脉
    B. 降低血黏度
    C. 降低毛细血管通透性
    D. 增加血管壁弹性
    E. 扩张小静脉

26. 下列关于脑栓塞的描述,**错误**的是
    A. 安静与活动时均可发病
    B. 起病缓慢
    C. 易导致多发性梗死、出血
    D. 当发生出血性梗死时,应立即停用抗凝血药
    E. 预后与被栓塞血管大小有关

27. 脑栓塞的主要表现是
    A. 发热
    B. 恶心、呕吐
    C. 偏瘫、失语等局灶定位症状
    D. 意识障碍
    E. 全身抽搐

28. 蛛网膜下腔出血确诊的首选检查方法为
    A. 头颅 CT
    B. DSA
    C. 腰椎穿刺取脑脊液检查
    D. 头颅 MRI
    E. 经颅多普勒超声

29. 关于脑出血的护理措施,下列叙述**错误**的是
    A. 绝对卧床休息 24 小时,此后可以缓慢活动
    B. 治疗和护理操作集中进行以减少刺激
    C. 早期将患肢置于良肢位
    D. 观察有无恶心、呕吐及呕吐物的性质与量
    E. 每 2~3 小时应协助病人变换体位 1 次

30. 引起蛛网膜下腔出血的最常见病因是
    A. 颅内动脉瘤
    B. 脑血管畸形
    C. 夹层动脉瘤
    D. 颅内静脉系统血栓形成
    E. 血液病

31. 脑出血急性期的处理中,**错误**的是
    A. 勤翻身拍背
    B. 控制血压
    C. 降低颅内压
    D. 适当使用止血药
    E. 全身和头部局部降温

32. 脑出血病人常见的死亡原因是
    A. DIC   B. 脑疝   C. 上消化道出血
    D. 窒息   E. 意识障碍

33. 对高血压脑出血病人急性期处理的最重要环节是
    A. 亚低温疗法   B. 用抗生素,防止继发感染
    C. 立即用药将血压降至正常范围   D. 抗脑水肿,降低颅内压
    E. 止血治疗

34. 多发性硬化的首发症状常见为
    A. 视力障碍   B. 肢体无力   C. 感觉异常
    D. 共济失调   E. 精神症状

35. 诊断癫痫最重要的检查方法是
    A. 血糖测定   B. 血液检查   C. 头颅 CT
    D. 脑电图   E. 磁共振成像

36. 关于抗癫痫药物治疗,下列叙述**错误**的是
    A. 从单一药物开始   B. 剂量由小到大,逐渐增加至最低有效量
    C. 长期规律服药   D. 常用药物有卡马西平、苯妥英钠、托吡酯等
    E. 发作停止后即可停用药物

37. 癫痫发作时最重要的护理措施是
    A. 安全护理   B. 病情观察   C. 心理护理
    D. 知识指导   E. 保持呼吸道通畅

38. 癫痫病人最常见的发作类型是
    A. 单纯部分性发作   B. 复杂部分性发作   C. 失神发作
    D. 全面强直-阵挛性发作   E. 癫痫持续状态

39. 癫痫病人出院时,健康教育**错误**的是
    A. 保持情绪稳定   B. 避免疲劳、烟酒   C. 定期查血常规及肝、肾功能
    D. 避免从事驾驶工作   E. 自我感觉良好及时停药

40. 对于癫痫持续状态的病人,控制发作的首要治疗措施是
    A. 10% 水合氯醛保留灌肠   B. 地西泮静脉注射   C. 20% 甘露醇静脉注射
    D. 鼻饲抗癫痫药   E. 50% 葡萄糖静脉注射

41. 癫痫全面强直-阵挛性发作可以减药的情况是
    A. 半年内癫痫发作小于 2 次   B. 2 年未发生癫痫发作   C. 脑电图正常
    D. 服药 4 年以上   E. 1 年内癫痫发作仅 1 次

42. 癫痫全面强直-阵挛性发作最具特征的表现是
    A. 发作性肢体麻木   B. 发作性意识障碍
    C. 发作性头痛   D. 发作性偏瘫
    E. 发作性强直、阵挛抽搐及意识障碍

43. 临床上最常见的偏头痛是
    A. 有先兆偏头痛   B. 无先兆偏头痛   C. 偏瘫性偏头痛
    D. 视网膜型偏头痛   E. 偏头痛持续状态

44. 关于偏头痛,下列描述**错误**的是
    A. 偏头痛与精神因素有一定关系   B. 偏头痛有一定的家族聚集性
    C. 妊娠期或绝经期后发作增加   D. 红酒可能是偏头痛发作的诱因
    E. 服用避孕药可引起发作

45. 下列关于重症肌无力的描述,**错误**的是
    A. 多数起病隐匿　　　　　　　B. 全身骨骼肌均可受累　　　　　C. 活动后症状减轻
    D. 晨轻暮重　　　　　　　　　E. AChR 抗体浓度增高

46. 低血钾性周期性瘫痪发作时病人的血清钾低于
    A. 2.5mmol/L　　　　　　　　B. 4.0mmol/L　　　　　　　　　C. 3.7mmol/L
    D. 3.5mmol/L　　　　　　　　E. 2.8mmol/L

47. 对周期性瘫痪典型症状的描述,**错误**的是
    A. 对称性肢体无力或完全瘫痪　　　　　　　B. 下肢重于上肢
    C. 远端重于近端　　　　　　　　　　　　　D. 常于饱餐后夜间睡眠或清晨起床时出现
    E. 瘫痪肢体肌张力降低

48. 脑室穿刺持续引流时间一般**不超过**
    A. 48 小时　　　　　　　　　　B. 72 小时　　　　　　　　　　C. 1 周
    D. 2 周　　　　　　　　　　　　E. 3 周

49. 急性缺血性脑卒中静脉溶栓的治疗时间窗最长**不超过**
    A. 3 小时　　　　　　　　　　　B. 4.5 小时　　　　　　　　　　C. 1 小时
    D. 6 小时　　　　　　　　　　　E. 24 小时

A_2 型题

1. 李某,男,29 岁。因车祸致脑外伤。检查发现其言语错乱、疼痛刺激才能睁眼及出现肢体退缩反应,该病人的格拉斯哥昏迷评分为
    A. 6 分　　　　B. 7 分　　　　C. 9 分　　　　D. 10 分　　　　E. 12 分

2. 黄某,男,68 岁。因家人发现其倒地、大小便失禁送入急诊。身体评估:呼之不应,压眶反射存在,双侧瞳孔 5mm,对光反射存在,鼾声呼吸,血压 170/108mmHg。其意识状态为
    A. 嗜睡　　　　　　　　　　　　B. 昏睡　　　　　　　　　　　　C. 意识模糊
    D. 深昏迷　　　　　　　　　　　E. 浅昏迷

3. 王某,男,28 岁。头痛、流涕、咽痛 1 周,1 天前出现四肢麻木无力、自远端向近端扩展,伴饮水呛咳、呼吸困难收治入院。以下护理措施最重要的是
    A. 亲切关怀、安慰病人,稳定其情绪　　　　B. 鼻饲流食,补充营养
    C. 维持呼吸功能,保持呼吸道通畅　　　　　D. 保护肢体,防止冻伤或烫伤
    E. 按摩四肢,增加血液循环

4. 文某,男,56 岁。因双下肢麻木伴小腿萎缩 2 年、加重 1 个月入院,既往无糖尿病病史,为明确诊断拟行神经活组织检查,护士给予的健康宣教中**错误**的是
    A. 活检有助于判断周围神经病的性质和病变程度
    B. 检查部位常为腓肠神经
    C. 术后需抬高患肢,24 小时后应尽早下床活动
    D. 术后观察局部有无肿胀、疼痛
    E. 术后观察伤口有无渗血,保持敷料干燥

5. 刘某,女,40 岁。左上肢有蚁走感 2 周,经检查无异物刺激存在。该病人可能出现的感觉障碍是
    A. 感觉异常　　　　　　　　　　B. 感觉过敏　　　　　　　　　　C. 感觉过度
    D. 感觉倒错　　　　　　　　　　E. 分离性感觉障碍

6. 吴某,女,69 岁。因突发右侧肢体无力 2 天入院。检查中发现病人不能说出物品的名称,但可说出该物品的用途及如何使用。该病人的失语类型是
    A. 布罗卡(Broca)失语　　　　B. 韦尼克(Wernicke)失语　　　C. 传导性失语
    D. 混合性失语　　　　　　　　　E. 命名性失语

7. 曹某,男,21岁。因突发双下肢无力、麻木伴踝部以下感觉减退1天入院。护士收集病史时应重点询问该病人起病前有无

    A. 感染史   B. 糖尿病病史   C. 药物过敏史

    D. 外伤史   E. 药物中毒史

8. 周某,男,61岁。因头痛、头晕伴走路不稳2天入院。既往有肺癌病史。MRI示颅内多发转移灶。怀疑其头痛与颅内压增高有关。针对这种情况,缓解头痛的最佳方法是

    A. 心理疏导   B. 服用麦角胺制剂

    C. 分散注意力   D. 头高卧位并快速静脉滴注20% 甘露醇

    E. 按摩头部

9. 李某,男,68岁。因突发左侧肢体瘫痪1天入院。身体评估:生命体征平稳,意识清楚,左侧肢体肌力2级,左侧痛觉明显减退,双眼同向偏盲。该病人病变部位应为

    A. 大脑皮质   B. 小脑   C. 丘脑

    D. 脑桥   E. 内囊

10. 邱某,女,45岁。清晨起床后发现右眼睑不能闭合,鼻唇沟变浅,口角向左歪斜,医生诊断为面瘫。急性期的下列治疗措施中,**不恰当**的是

    A. 物理治疗   B. 口服糖皮质激素

    C. 针灸治疗   D. 口服抗病毒药物

    E. 肌内注射维生素 B_1 和维生素 B_{12}

11. 郑某,女,56岁。因头痛、左侧肢体麻木3天入院,拟行MRI检查。护士对病人进行检查前宣教,下列内容**错误**的是

    A. 告知病人检查经过   B. 指导病人检查时安静平卧、全身放松

    C. 指导病人取下金属首饰   D. 指导病人勿带入手表、手机等电子产品

    E. 指导病人检查前禁食、禁饮

12. 黄某,男,51岁。自诉近1周来走路不稳,特别是夜晚黑暗时加重,无眩晕。身体评估:行走时双目注视地面,无眼球震颤,举足高、触地粗重。据此应考虑为

    A. 小脑性共济失调   B. 前庭性共济失调   C. 感觉性共济失调

    D. 下肢痉挛性轻瘫   E. 慌张步态

13. 黄某,女,64岁。因出现右眼上睑下垂和视物成双,被诊断为一侧动眼神经损害,该病人**不会**出现

    A. 眼外斜视   B. 瞳孔对光反射消失   C. 上睑下垂

    D. 瞳孔散大   E. 眼球突出

14. 董某,男,20岁。因突发右侧肢体瘫痪1小时入院。身体评估:病人处于沉睡状态,大声呼唤能唤醒,可做含糊、简单而不完全的答话,停止刺激后很快入睡。该病人的意识障碍属于

    A. 谵妄   B. 嗜睡   C. 昏睡

    D. 浅昏迷   E. 深昏迷

15. 董某,男,53岁。因右下肢无力2天,平车送入院。检查发现右下肢能抬离床面,但不能抵抗阻力。该病人右下肢肌力为

    A. 1级   B. 2级   C. 3级

    D. 4级   E. 5级

16. 某护士对一住院病人进行生活自理能力的评估,Barthel指数评分结果为75分,以此推断该病人

    A. 生活完全自理   B. 生活基本自理   C. 生活需要很大帮助

    D. 生活完全需要帮助   E. 生活不能自理

17. 赵某,男,62岁。因受凉后突然出现口角向左侧歪斜伴右侧眼睑闭合不全1天,诊断为特发性面神经麻痹。该病人急性期予糖皮质激素治疗的目的是

A. 减轻面神经水肿　　　　　　　　　　　B. 降低眼压,以避免眼部并发症

C. 抗细菌　　　　　　　　　　　　　　　D. 抗病毒

E. 降低面神经传导速度,促进髓鞘修复

18. 李某,男,53 岁。诊断为吉兰-巴雷综合征。下面对该疾病特征的描述,**错误**的是

A. 属于自身免疫性疾病　　　　　　　　　B. 可有明显的四肢弛缓性瘫痪

C. 可有手套-袜子型感觉障碍　　　　　　D. 可有明显的膀胱直肠功能障碍

E. 常有脑脊液蛋白-细胞分离

19. 王某,男,60 岁。因手足麻木 2 周,加重伴双侧面瘫 2 天入院,诊断为吉兰-巴雷综合征,该病人的脑脊液检查结果主要表现为

A. 细胞数增加　　　　　　B. 蛋白增高　　　　　　　C. 糖降低

D. 氯化物降低　　　　　　E. 脑脊液正常

20. 郑某,男,66 岁。诊断为吉兰-巴雷综合征,起病后第 5 天出现严重的面瘫、吞咽困难、严重的呼吸肌麻痹和语言含糊,此时首要的治疗是

A. 给予糖皮质激素　　　　B. 给予大剂量维生素 B_1　　　C. 抗生素治疗

D. 气管切开,呼吸机辅助呼吸　　　E. 血浆置换

21. 刘某,男,18 岁。突然出现四肢弛缓性瘫痪、双侧面瘫 1 周入院,无大小便失禁,无发热,脑脊液检查正常,病前无感染史。首先考虑的疾病诊断是

A. 吉兰-巴雷综合征　　　　B. 脊髓灰质炎　　　　　C. 重症肌无力

D. 周期性瘫痪　　　　　　E. 急性脊髓炎

22. 张某,女,22 岁。1 周前出现腹泻,近 2 日突发双下肢麻木无力就诊,拟诊急性脊髓炎入院。身体评估:生命体征平稳,双下肢肌力 3 级,尿潴留。对该病人的护理措施**错误**的是

A. 采取压力性损伤的防治措施　　　　　　B. 对症处理排尿障碍

C. 防止呼吸道感染　　　　　　　　　　　D. 肢体保持足下垂位

E. 预防尿路感染

23. 刘某,男,40 岁。1 周前淋雨后出现发热和全身不适,2 天前出现双腿无力麻木进行性加重,不能行走 1 天,急诊入院,初步诊断为急性脊髓炎。病人入院时处于脊髓休克期,此时的主要临床特点是

A. 弛缓性瘫痪、节段型感觉障碍、大小便正常

B. 弛缓性瘫痪、节段型感觉障碍、尿潴留

C. 痉挛性瘫痪、节段型感觉障碍、大小便失禁

D. 弛缓性瘫痪、手套-袜子型感觉障碍、大小便正常

E. 痉挛性瘫痪、手套-袜子型感觉障碍、大小便正常

24. 曾某,男,55 岁。1 年内出现 3 次突然说话不流利,每次持续 30 分钟左右,第 3 次发作时伴右侧肢体麻木,神经系统检查正常,有动脉硬化病史 2 年。最可能的疾病诊断是

A. 癫痫部分性发作　　　　B. 偏头痛　　　　　　　C. 蛛网膜下腔出血

D. 顶叶肿瘤　　　　　　　E. 短暂性脑缺血发作

25. 吴某,男,59 岁。因多次 TIA 发作入院治疗,下列诊治及护理措施**不恰当**的是

A. 发作时卧床休息

B. 加强头部运动,增加仰头和头部转动幅度

C. 进食低盐、低脂、清淡、易消化饮食

D. 合并高血压者可用钙通道阻滞药控制血压

E. 予抗血小板或抗凝治疗

26. 李某,男,59 岁。有阵发性心房颤动病史。清晨起床自行上厕所时跌倒,自觉左侧上下肢麻木,发病 1 小时到达医院急诊。身体评估:神志清楚,口角歪斜,左侧鼻唇沟变浅,左侧偏瘫。头颅 CT 检查未见异常。

最可能的疾病诊断是

    A. 脑出血　　　　　　　　　B. 脑挫伤　　　　　　　　　C. 脑震荡

    D. 蛛网膜下腔出血　　　　　E. 脑梗死

27. 宋某,女,67 岁。有脑动脉硬化病史 5 年,半天前与家人发生口角后突然出现眩晕、枕后痛、呕吐,伴共济失调和眼球震颤,很快出现意识模糊。头颅 CT 显示高密度影,根据临床特点,该病人的出血部位可能是

    A. 脑干　　　　　　　　　　B. 脑桥　　　　　　　　　　C. 内囊

    D. 小脑　　　　　　　　　　E. 蛛网膜下腔

28. 杨某,男,68 岁。因 1 小时前突然剧烈头痛伴呕吐,并迅速昏迷送入院。身体评估:体温 39℃,血压 195/140mmHg,呼吸慢,有鼾音,脉缓而有力,左上、下肢瘫痪,口角左斜,心肺未见异常。该病人护理措施**错误**的是

    A. 密切观察生命体征变化　　　　　　　B. 防止呕吐物误吸

    C. 发病 2 小时后可鼻饲流质　　　　　　D. 为迅速降温,额头置冰袋

    E. 注意脑水肿情况,防止脑疝

29. 陶某,女,38 岁。既往体健,2 小时前在提取重物后突然剧烈头痛,伴喷射性呕吐,呼吸减慢,心率减慢,血压升高。出现这种现象的可能原因是

    A. 急性颅内感染　　　　　　B. 脑神经受刺激　　　　　　C. 牵涉性头痛

    D. 颅内压增高　　　　　　　E. 神经症

30. 姚某,女,78 岁。1 小时前突发意识模糊,伴频繁呕吐,诊断为脑出血。身体评估:血压 162/106mmHg,右侧瞳孔大,左侧偏瘫。目前抢救措施中**不恰当**的是

    A. 绝对卧床休息,头偏向一侧　　　　　　B. 应用脱水剂降低颅压

    C. 将瘫痪肢体置于功能位　　　　　　　　D. 进行全身和头部局部降温

    E. 立即将收缩压降至 140mmHg 以下

31. 胡某,男,61 岁。近 1 年因 TIA 频繁发作,症状渐趋加重就诊。目前可采取的治疗措施**不包括**

    A. 抗血小板聚集　　　　　　B. 川芎、丹参等中药治疗　　　C. 扩容治疗

    D. 溶栓治疗　　　　　　　　E. 脑室引流

32. 龚某,女,27 岁。10 个月前疲劳后双眼视力减退,约 1 个半月后恢复。近 1 个月前感冒后出现双下肢麻木无力、步态不稳。近 1 周来出现视物双影,双眼视力 0.4。该病人最可能的疾病诊断是

    A. 系统性红斑狼疮　　　　　B. 球后视神经炎　　　　　　C. 多发性硬化

    D. 急性播散性脑脊髓炎　　　E. 吉兰-巴雷综合征

33. 王某,女,23 岁。多发性硬化病人,经住院治疗后症状缓解准备出院。护士对其进行有关防止复发的宣教,**错误**的是

    A. 避免感染、感冒　　　　　B. 劳逸结合,避免疲劳　　　　C. 首次发作 1 年内避免怀孕

    D. 缓解期坚持康复锻炼　　　E. 勿使用热敷

34. 李某,男,56 岁。近 1 月来出现动作缓慢和双手抖动,到医院检查后诊断为帕金森病。该病一般**不会**出现

    A. 面具脸　　　　　　　　　B. 静止性震颤　　　　　　　C. 肌肉强直

    D. 写字过小症　　　　　　　E. 偏瘫

35. 郭某,女,55 岁。因患帕金森病服用左旋多巴治疗 2 年,下列选项**不属于**左旋多巴副作用的是

    A. 恶心、呕吐　　　　　　　B. 腹胀　　　　　　　　　　C. 症状波动

    D. 幻觉　　　　　　　　　　E. 过敏性休克

36. 吴某,男,56 岁。走路不稳 3 年,表情淡漠,行走呈慌张步态,手指有细小节律性震颤。该病人最可能存在的阳性发现是

A. 齿轮样强直和写字过小症   B. 齿轮样强直和写字过大症

C. 肌张力和肌力下降   D. 折刀样强直和写字过小症

E. 折刀样强直和写字过大症

37. 吴某,男,75岁。因患帕金森病服用左旋多巴控释剂治疗12年,近日出现服用药物后2小时出现手足徐动样不自主运动伴肌强直,此情况提示病人出现了

A. 药物过敏   B. 药物疗效减退   C. 异动症

D. 药物不耐受   E. 开-关现象

38. 周某,男,61岁。近半年出现行走不灵活,转身困难,不能后退,面部表情少,步行时向前冲,但生活尚能自理。应首先考虑的疾病诊断是

A. 脑血栓形成   B. 帕金森病   C. 脑出血

D. 重症肌无力   E. 运动神经元病

39. 周某,男,70岁。四肢抖动,运动弛缓5年,诊断为帕金森病,服多巴丝肼片治疗过程中突然出现四肢不能运动,吞咽障碍,该现象可能是

A. 异动症   B. TIA   C. 剂末现象

D. 开-关现象(关期)   E. 精神症状

40. 金某,女,45岁。有头痛史多年,反复发作,常表现为一侧或双侧颞部搏动性头痛,发病前有视物模糊等症状,休息或服用止痛药物后可缓解。亲属中有3人有类似情况。该病人的头痛类型可能为

A. 偏头痛   B. 颅内压增高性头痛   C. 耳源性头痛

D. 鼻窦炎性头痛   E. 丛集性头痛

41. 张某,男,37岁。因偏头痛收治入院,发作时以左、右侧颞部,头顶痛为主,呈搏动性,无视物旋转,无耳鸣,头痛发作前无先兆症状。该病人的头痛与下列因素关系密切的是

A. 皮质扩展性抑制   B. 血管舒缩功能障碍   C. 视神经受刺激

D. 颅内压降低   E. 颅内感染

42. 王某,男,45岁。诊断为重症肌无力,予口服溴吡斯的明治疗,现病人出现呼吸困难、瞳孔缩小、多汗、唾液分泌增多等症状。该病人可能发生了

A. 肌无力危象   B. 胆碱能危象   C. 反拗危象

D. 高血压危象   E. 高血糖危象

43. 杨某,女,26岁。双眼复视2个月,双下肢无力1月余,诊断为重症肌无力。拟应用抗胆碱酯酶药治疗。以下属于抗胆碱酯酶药的是

A. 泼尼松   B. 二甲双胍   C. 溴吡斯的明

D. 苯妥英钠   E. 地西泮

44. 郭某,男,22岁。大量酗酒后突然出现肌无力,下肢重于上肢。考虑该病人可能发生了

A. 重症肌无力   B. 蛛网膜下腔出血   C. 脑血栓形成

D. 脑栓塞   E. 周期性瘫痪

45. 乐某,男,21岁。夜间饱餐后睡眠中突然感觉口渴、出汗、面色潮红、肢体酸胀、疼痛、麻木,随即出现下肢无力,继之上肢无力。对该病人的护理措施**错误**的是

A. 卧床休息   B. 指导病人进食低钾低钠饮食,少食多餐

C. 指导病人勿受凉和剧烈运动   D. 指导病人情绪调节,避免紧张、焦虑

E. 观察有无呼吸肌麻痹表现

46. 王某,男,26岁。4天前受凉后出现发热、咳嗽,随后双侧远端肢体乏力伴麻木,肌肉酸痛,呼吸费力,入院诊断为低血钾性周期性瘫痪。该病人的血清钾可能低于

A. 2.5mmol/L   B. 4.0mmol/L   C. 1.7mmol/L

D. 3.5mmol/L   E. 2.8mmol/L

47. 胡某,男,56 岁。脑出血病人。因出血量大,入院后给予血肿穿刺并持续引流,护士在进行脑室引流的护理时,**错误**的是

    A. 观察引流液的性质与量   B. 脑室引流 1 周后直接拔除引流管

    C. 防止引流管受压、扭曲、折叠或堵塞   D. 保持穿刺部位敷料干燥

    E. 保持引流系统密闭性,防止逆行感染

A₃ 型题

(1~2 题共用题干)

王某,女,45 岁。右侧面颊部疼痛 1 月余,加重伴口角和舌疼痛 3 天就诊,自诉半年前有类似疼痛发作。病人精神差,情绪低落,其他无阳性发现。

1. 护士判断该病人最可能的疾病诊断为

    A. 面瘫   B. 面肌痉挛   C. 三叉神经痛

    D. 牙痛   E. 舌咽神经痛

2. 本病治疗的关键是迅速有效止痛,首选药物为

    A. 卡马西平   B. 苯妥英钠   C. 氯丙嗪

    D. 氯硝西泮   E. 氟哌啶醇

(3~4 题共用题干)

黄某,男,28 岁。2 天前左耳后区疼痛,午睡后突然口角向右偏斜,查左额纹浅,闭目无力,左鼻唇沟浅,伸舌居中。

3. 该病人的疾病诊断应考虑为

    A. 右动眼神经炎   B. 右脑桥炎   C. 左中脑炎

    D. 右中脑炎   E. 左面神经炎

4. 该病人首选的治疗是

    A. 糖皮质激素口服   B. 针灸   C. 氨苄西林静脉滴注

    D. 维生素 C 肌内注射   E. 曲克芦丁肌内注射

(5~7 题共用题干)

郑某,男,21 岁。因四肢末端麻木无力 3 天入院。入院前 1 周有感冒病史,入院第 2 天出现四肢完全性下运动神经元瘫痪,呼吸困难,双眼闭合不全,面无表情,吞咽困难,伴构音障碍。

5. 该病人最可能的疾病诊断为

    A. 脑梗死   B. 重症肌无力   C. 周期性瘫痪

    D. 脊髓灰质炎   E. 吉兰-巴雷综合征

6. 该病人入院第 2 天出现呼吸困难,最可能的原因是

    A. 感冒症状加重   B. 合并肺部感染   C. 吸入异物

    D. 呼吸肌麻痹   E. 心肌受累

7. 该疾病的检查中最具特征性的改变是

    A. 脑脊液中 α-突触核蛋白增加   B. 脑脊液蛋白-细胞分离

    C. 神经电生理检查示 F 波传导速度增快   D. AChR 抗体浓度升高

    E. 新斯的明试验阳性

(8~9 题共用题干)

李某,男,32 岁。进行性四肢无力 2 天,进食咳呛 1 天。身体评估:神志清楚,声低哑,呈鼻音,双侧提腭差,咽反射消失,颈软,四肢肌张力降低,肌力Ⅰ~Ⅱ级,腱反射(−),双侧肘膝以下针刺觉减退,跖反射阴性。

8. 病人最可能的疾病诊断为

    A. 全身型重症肌无力   B. 吉兰-巴雷综合征   C. 椎基底动脉血栓形成

    D. 周期性瘫痪   E. 多发性肌炎

9. 目前对该病人较为适宜的治疗措施是

  A. 环磷酰胺静脉滴注   B. 溴吡斯的明口服   C. 氢化可的松静脉滴注

  D. 氯化钾口服   E. 大剂量免疫球蛋白治疗

（10~12 题共用题干）

  余某，男，23 岁。近 5 天来双下肢进行性无力，伴大小便潴留。发病前 2 周有腹泻病史。检查见 T_4 水平以下痛、温觉及深感觉障碍，双下肢肌力、肌张力减低。

10. 该病人最可能的疾病诊断是

  A. 周期性瘫痪   B. 急性脊髓炎   C. 吉兰-巴雷综合征

  D. 脊髓肿瘤   E. 脑出血

11. 本病最常累及的脊髓节段为

  A. 颈段   B. 胸段   C. 腰段

  D. 骶段   E. 尾段

12. 关于该病人尿潴留留置导尿管的护理，**错误**的是

  A. 鼓励病人多饮水，以自行冲洗膀胱

  B. 每天进行会阴护理

  C. 每天用抗生素冲洗膀胱 2 次，以预防感染

  D. 出现尿路感染症状，及时报告医生处理

  E. 拔除留置导尿管前无须夹闭导尿管

（13~15 题共用题干）

  刘某，男，30 岁。1 周前曾有过鼻塞、头痛、发热、周身不适，现已好转。1 天前出现双下肢无力，2 小时前出现双下肢完全瘫痪、尿便障碍。检查见 T_5 水平以下深浅感觉丧失。腰椎穿刺、压颈试验通畅，脑脊液化验正常。

13. 该病人首先应考虑的疾病诊断是

  A. 吉兰-巴雷综合征   B. 脊髓出血   C. 急性脊髓炎

  D. 脊椎转移瘤   E. 脊髓压迫症

14. 该病急性期治疗，**不必要**采取的措施是

  A. 根据药敏试验结果选择抗生素或抗病毒药物

  B. 大量使用脱水剂

  C. 使用糖皮质激素

  D. 早期康复训练

  E. 防治尿路感染、预防压力性损伤

15. 该病最常损害的节段是

  A. 颈膨大   B. T_{12}~L_2 节段   C. T_3~T_5 节段

  D. 腰膨大   E. 尾椎

（16~18 题共用题干）

  辜某，女，71 岁。有高血压病史近 10 年，3 小时前因情绪激动出现剧烈头痛、呕吐，继之昏迷送入院。身体评估：体温 36.3℃，血压 220/115mmHg，右侧上、下肢软瘫，肌力及肌张力消失。头部 CT 示出血性病灶。

16. 该病人的疾病诊断应首先考虑

  A. 蛛网膜下腔出血   B. 脑出血   C. 脑梗死

  D. 短暂性脑缺血发作   E. 脑血栓形成

17. 对明确该病人疾病诊断最具意义的检查是

  A. TCD   B. DSA   C. 头颅 MRI

  D. 头颅 CT   E. 腰椎穿刺取脑脊液检查

18. 下列急性期护理措施**错误**的是
    A. 监测生命体征、意识、瞳孔变化　　　　　　B. 保持呼吸道通畅
    C. 鼓励家属及朋友多探视,陪伴安慰病人　　　D. 绝对卧床休息
    E. 观察病人有无呕血、黑便、尿量减少

(19~21 题共用题干)

赵某,男,39 岁。3 小时前晚餐后拖地时突然出现剧烈头痛、喷射性呕吐,随后意识模糊被送入院。既往体健,否认高血压、糖尿病、冠心病病史。检查见脑膜刺激征阳性,无肢体瘫痪。行急诊头颅 CT 检查,局部呈高密度影。

19. 该病人最可能的疾病诊断是
    A. 脑出血　　　　　　　　B. 短暂性脑缺血发作　　　　C. 脑梗死
    D. 蛛网膜下腔出血　　　　E. 脑血栓形成

20. 对本病最具诊断价值和特征性的检查是
    A. 经颅多普勒超声　　　　B. 颈部血管超声　　　　　　C. 神经电生理检查
    D. AChR 抗体浓度测定　　 E. 腰椎穿刺取脑脊液检查

21. 下列本病治疗原则中,**错误**的是
    A. 脱水降颅内压　　　　　B. 防治再出血　　　　　　　C. 防治脑血管痉挛
    D. 早期进行床边肢体康复　E. 防治脑积水

(22~24 题共用题干)

董某,女,25 岁。8 个月前加班后视力减退,休息 1 个月后好转。1 个月前受凉感冒后出现双下肢麻木无力、步态不稳。近 1 周出现视物双影,视力明显下降。脑脊液 IgG 寡克隆区带阳性,血清检测为阴性。MRI 检查提示白质损伤。

22. 该病人最可能的疾病诊断是
    A. 系统性红斑狼疮　　　　B. 球后视神经炎　　　　　　C. 多发性硬化
    D. 急性播散性脑脊髓炎　　E. 吉兰-巴雷综合征

23. 对该病人的健康指导,**错误**的是
    A. 避免疲劳和情绪激动　　　　　　　　　　　B. 洗澡时避免水温过高
    C. 指导监测糖皮质激素的不良反应　　　　　　D. 3 个月内避免妊娠
    E. 急性期外出需有人陪伴,防止受伤

24. 本病最常见的临床类型是
    A. 原发进展型　　　　　　B. 复发缓解型　　　　　　　C. 继发进展型
    D. 良性型　　　　　　　　E. 进展复发型

(25~27 题共用题干)

李某,女,39 岁。因反复肢体麻木、无力、视力下降 3 年余,四肢无力加重 3 天入院。3 天前无明显诱因出现双侧肢体无力,以左侧明显,伴麻木感,行走困难,步态不稳,尚能持物,存在尿便障碍。磁共振成像检查发现:颅内及上胸髓内多发片状长 T_2 信号。脑脊液蛋白增高,寡克隆区带阳性。诊断为多发性硬化。

25. 目前该病人最主要的护理诊断/问题是
    A. 营养失调:低于机体需要量　　　　　　　　B. 有感染的危险
    C. 知识缺乏:缺乏疾病相关知识　　　　　　　D. 生活自理缺陷
    E. 疼痛

26. 目前该病人首选的治疗方案为
    A. 泮托拉唑保护胃黏膜　　　　　　　　　　　B. 20% 甘露醇降颅压
    C. 甲泼尼龙冲击治疗　　　　　　　　　　　　D. 补钾治疗
    E. 抗凝治疗

27. 护士给予该病人的护理措施,正确的是
    A. 低钾饮食
    B. 给予高蛋白、高脂、高热量饮食
    C. 避免受凉或体力活动过度
    D. 绝对卧床 2~4 周
    E. 密切观察生命体征变化

(28~30 题共用题干)

宋某,男,65 岁。双手颤抖和动作迟缓 6 年余。身体评估:面具脸,双手静止性震颤,右侧明显,右上肢肌张力"齿轮样"增高,手指扣纽扣、系鞋带等困难,慌张步态。

28. 根据上述临床表现,该病人最可能患的疾病是
    A. 肝豆状核变性
    B. 帕金森病
    C. 神经衰弱
    D. 周期性瘫痪
    E. 脑梗死

29. 本病最常见的首发症状是
    A. 静止性震颤
    B. 面部表情少
    C. 肌强直
    D. 运动迟缓
    E. 顽固性便秘

30. 关于该病人的治疗和护理,**错误**的是
    A. 药物治疗为主
    B. 疾病早期鼓励病人加强主动运动
    C. 药物治疗从大剂量开始,缓慢递减
    D. 给予低盐、低脂、低胆固醇、适量优质蛋白的清淡饮食
    E. 预防压力性损伤

(31~33 题共用题干)

刘某,男,63 岁。近 3 年来动作缓慢,始动、停步或转弯时困难,逐渐出现走路慌张不稳。无外伤及中毒史。神经系统检查发现肌张力增高。头颅 CT:脑萎缩和腔隙性脑梗死。患病以来一直服用多巴丝肼片,效果欠佳。

31. 该病人最可能的疾病诊断是
    A. 老年性震颤
    B. 甲状腺功能亢进症
    C. 帕金森病
    D. 多发性硬化
    E. 脑动脉硬化

32. 该病人最适宜的治疗方法是
    A. 手术治疗
    B. 药物治疗
    C. 功能锻炼
    D. 物理治疗
    E. 心理治疗

33. 针对该病人的病情和治疗情况,应考虑采取
    A. 增加多巴丝肼用药量
    B. 加用苯海索或其他药物辅助
    C. 立即换药
    D. 立即停药
    E. 增加心理治疗

(34~36 题共用题干)

杨某,男,24 岁。1 小时前突然出现意识丧失、全身抽搐、眼球上翻、瞳孔散大、牙关紧闭、大小便失禁,持续约 2 分钟,清醒后对发病过程全无记忆。

34. 根据其临床表现,该病人可能为
    A. 癔症
    B. 精神分裂症
    C. 癫痫
    D. 低钙性手足搐搦
    E. 肌阵挛发作

35. 针对该病人目前的情况,下列护理诊断/问题**不妥**的是
    A. 有窒息的危险
    B. 有受伤的危险
    C. 潜在并发症:脑水肿
    D. 体温过高
    E. 应对无效

36. 该病人发作时首要的急救处置是
    A. 遵医嘱迅速给药、控制发作
    B. 注意保暖,避免受凉
    C. 急诊做头颅 CT,查找病因
    D. 安全护理,防止外伤
    E. 保持呼吸道通畅,防止窒息

(37~40 题共用题干)

李某,女,32 岁。有癫痫病史 10 年,间断不规律使用抗癫痫药,具体用药不详,期间反复发作性意识丧失。2 小时前再次突发意识丧失伴四肢抽搐,发作间歇期仍呼之不应,呈喷射性呕吐 2 次。家人发现后急诊车床入院。

37. 该病人目前最有可能发生了
    A. 癫痫持续状态
    B. 难治性癫痫
    C. 脑疝
    D. 脑肿瘤
    E. 脑卒中

38. 控制发作的首选药为
    A. 甘露醇
    B. 水合氯醛
    C. 地西泮
    D. 巴比妥钠
    E. 卡马西平

39. 病人目前最主要的护理诊断/问题是
    A. 潜在并发症:脑水肿
    B. 有窒息的危险
    C. 知识缺乏:缺乏疾病相关知识
    D. 有受伤的危险
    E. 有感染的危险

40. 护士在实施急救中,首要的对症护理措施是
    A. 对家属的指导
    B. 血液生化检查
    C. 动脉血气分析
    D. 脑电监护
    E. 保持呼吸道通畅

(41~44 题共用题干)

张某,女,25 岁。1 年前骑摩托车时不幸被汽车撞伤头部,当时倒地,呼之不应,检查发现头枕部有 3cm×4cm 大小的头皮血肿,其他检查未见异常。近 1 个月来,病人因感冒后出现反复发作性意识丧失、四肢抽搐、牙关紧闭、双眼向上凝视,事后不能回忆。2 小时前淋浴时再次出现上述症状,一直未见缓解,家人遂送其入院治疗。

41. 该病人目前的疾病诊断最有可能是
    A. 脑出血
    B. 短暂性脑缺血发作
    C. 癫痫持续状态
    D. 低血钾性周期性瘫痪
    E. 吉兰-巴雷综合征

42. 对确诊最有价值的检查为
    A. CT
    B. MRI
    C. 肌电图
    D. 脑电图
    E. 腰椎穿刺取脑脊液检查

43. 该病人首选的治疗药物为
    A. 地西泮
    B. 丙戊酸钠
    C. 糖皮质激素
    D. 苯妥英钠
    E. 硫酸锌

44. 护士为病人提供的护理措施中,**错误**的是
    A. 密切观察病人生命体征、意识状态、呼吸道分泌物情况
    B. 按压抽搐四肢,防擦伤
    C. 遵医嘱给予地西泮缓慢静脉注射
    D. 必要时用约束带适当约束保护
    E. 保持室内安静,避免各种刺激

(45~47 题共用题干)

王某,女,40 岁。反复发作双侧额颞部搏动性头痛 1 个月,伴恶心、呕吐,无其他不适,症状常持续数天,

1 天前再次出现上述症状。

    45. 该病人目前最可能的疾病诊断是

      A. 无先兆偏头痛   B. 有先兆偏头痛   C. 慢性偏头痛

      D. 三叉神经痛   E. 基底动脉型偏头痛

    46. 该病人首选的预防性治疗药物是

      A. 普萘洛尔   B. 阿米替林   C. 托吡酯

      D. 丙戊酸钠   E. 维拉帕米

    47. 下列针对该病人的护理措施,**错误**的是

      A. 告知病人和家属避免诱发头痛的相关因素

      B. 评估病人有无焦虑、抑郁等心理反应

      C. 头痛反复发作时应加大服药剂量

      D. 指导病人疼痛发作时缓慢深呼吸、听轻音乐、按摩等

      E. 保持良好的情绪

(48~49 题共用题干)

    王某,男,54 岁。因"阵发性头痛半年,加重伴视物模糊 1 周"收治入院。病人半年前无明显诱因出现阵发性头痛,以左、右侧颞部,头顶跳痛为主,无视物旋转、耳鸣,严重时伴有恶心、畏声、畏光,无肢体麻木及抽搐。近 1 周上述症状加重伴视物模糊。头颅 CT 未见明显异常。

    48. 该病人可能的疾病诊断是

      A. 短暂性脑缺血发作   B. 耳源性头痛   C. 偏头痛

      D. 颅内压增高性头痛   E. 精神性头痛

    49. 针对该病人的护理措施,**错误**的是

      A. 动态评估病人头痛程度   B. 采取非药物方法缓解疼痛

      C. 遵医嘱应用镇痛药物   D. 多进食奶酪或巧克力

      E. 帮助病人积极调整心态,消除精神紧张

(50~53 题共用题干)

    李某,男,18 岁。早晨起床洗脸照镜子时发现右眼不能闭合,口角左歪,流涎,耳后轻微疼痛,四肢活动良好。

    50. 该病人最可能的疾病诊断是

      A. 腮腺炎   B. 面神经炎   C. 动眼神经麻痹

      D. 吉兰-巴雷综合征   E. 脑肿瘤

    51. 该病急性期治疗应首选

      A. 电刺激   B. 口服维生素 C   C. 口服糖皮质激素

      D. 口服抗生素   E. 针灸

    52. 该病人的主要护理诊断/问题是

      A. 疼痛   B. 焦虑   C. 应对无效

      D. 体象紊乱   E. 自尊低下

    53. 针对该病人的主要护理措施与健康教育,**错误**的是

      A. 急性期注意休息,面部防风防寒   B. 外出时可戴口罩、系围巾

      C. 饭后及时漱口,保持口腔清洁   D. 鼓励多用右眼,预防眼部并发症

      E. 指导尽早开始面肌的主动与被动运动

(54~56 题共用题干)

    朱某,男,59 岁。发现右上睑下垂 2 个月。起病前无明显诱因,上睑下垂下午比早晨明显。身体评估:右上睑下垂,右眼球各方向运动受限,瞳孔大小无改变,对光反射正常。

54. 该疾病的特征性表现是
   A. 上睑下垂　　　　　　　B. 眼球运动受限　　　　　　C. 肌无力症状晨轻暮重
   D. 咀嚼无力　　　　　　　E. 呼吸困难

55. 对病人进行胸部 CT 检查,主要目的是确定
   A. 是否合并结节病　　　　B. 是否有胸腺瘤或胸腺增生　　C. 是否有肺大疱
   D. 是否有肺结核　　　　　E. 是否有肺癌

56. 该病人首选治疗药物是
   A. 抗生素　　　　　　　　B. 胆碱酯酶抑制剂　　　　　C. 环磷酰胺
   D. 非甾体抗炎药　　　　　E. 地西泮

(57~60 题共用题干)

周某,男,25 岁。3 小时前起床时发现四肢乏力,双下肢明显,发病前 1 天体育活动后饮用大量碳酸饮料。既往曾发作 2 次。身体评估:四肢肌力 3 级,肌张力降低,腱反射减低,感觉正常。

57. 该病人最可能的疾病诊断为
   A. 急性脊髓炎　　　　　　B. 多发性硬化　　　　　　　C. 重症肌无力
   D. 周期性瘫痪　　　　　　E. 多发性肌炎

58. 对明确诊断最有帮助的检查是
   A. 检测血清抗心磷脂抗体　B. 头颅 CT　　　　　　　　C. 肌电图
   D. 检测血清钾　　　　　　E. 检测血清肌酶

59. 此病可继发于
   A. 糖尿病　　　　　　　　B. 肌营养不良　　　　　　　C. 胸腺瘤
   D. 甲状腺功能亢进症　　　E. 肺癌

60. 护士向病人讲解的健康教育内容,**错误**的是
   A. 发作的常见诱因为疲劳、寒冷、饱餐、酗酒、感染、创伤等
   B. 可口服乙酰唑胺或螺内酯预防发作
   C. 避免摄入高碳水化合物
   D. 此病预后良好,随年龄增长发作次数趋于减少
   E. 高钠、高钾饮食有助于减少发作

A₄ 型题

(1~4 题共用题干)

张某,男,62 岁,退休干部。近 1 年来经常出现头晕、单肢无力并有麻木感,一般持续 10~20 分钟后症状完全消失,未予重视。1 小时前中午睡醒突然发现右侧肢体无力,不能说话,但神志清楚。家人迅速将其送至医院。

1. 根据病史,考虑对病人此次发病最有提示意义的危险因素是
   A. 年龄、性别　　　　　　B. 糖尿病　　　　　　　　　C. 短暂性脑缺血发作
   D. 高血压　　　　　　　　E. 高脂血症

2. 进一步行 MRI 检查后发现:病人左侧大脑中动脉的供血区有梗死灶存在。结合病史,考虑病人目前的疾病诊断为
   A. 脑出血　　　　　　　　B. 脑血栓形成　　　　　　　C. 脑栓塞
   D. 蛛网膜下腔出血　　　　E. 腔隙性脑梗死

3. 经头颅 CT 证实,病人脑内无出血灶存在。病人发病至今仅 2 小时,目前最应该积极采取的治疗措施是
   A. 抗凝治疗　　　　　　　B. 抗血小板聚集治疗　　　　C. 脑保护治疗
   D. 早期溶栓治疗　　　　　E. 脱水降颅压治疗

4. 病人发病后 5 小时完成上述治疗后,评估发现病人神经功能缺损症状无缓解,此时可对病人进行下列治疗,**除外**

    A. 立即给予阿司匹林口服

    B. 进行血管内机械取栓治疗

    C. 给予胞磷胆碱、脑蛋白水解物等药物降低脑代谢

    D. 给予银杏叶制剂等改善脑循环

    E. 防治脑水肿

(5~8 题共用题干)

李某,男,67 岁。有风湿性心脏瓣膜病病史 20 年、高血压病史 13 年、阵发性心房颤动病史 8 年。1 周前因天气寒冷、心房颤动诱发心力衰竭而入院治疗。今天午休时,突发肢体抽搐、意识模糊,半小时后右侧肢体呈完全性弛缓性瘫痪状态,且出现严重感觉障碍,并伴失语。病人吸烟史 34 年,每天 20 支。

5. 病人目前最有可能是发生了

    A. 脑栓塞   B. 脑血栓形成   C. 短暂性脑缺血发作

    D. 蛛网膜下腔出血   E. 脑出血

6. 与该病人发病最密切相关的原因是

    A. 高血压   B. 天气寒冷   C. 心房颤动

    D. 吸烟   E. 高脂血症

7. 病人目前心率 110 次/min,脉搏 92 次/min,呼吸 24 次/min,血压 180/110mmHg。以下治疗原则**不适用**于该病人的是

    A. 积极治疗风湿性心脏瓣膜病   B. 积极抗凝治疗

    C. 防治脑水肿   D. 应用钙通道阻滞药

    E. 积极控制心力衰竭

8. 护士为病人提供的护理措施中,**错误**的是

    A. 密切观察病人生命体征、意识状态、皮肤黏膜情况

    B. 保持患肢关节功能位置

    C. 指导病人早期进行活动

    D. 用热水袋给病人取暖

    E. 指导病人避免各种诱因

(9~11 题共用题干)

王某,男,61 岁。双手抖动伴运动迟缓 5 年,加重 1 周就诊。身体评估:记忆力稍差,拇指与示指呈搓丸样静止性震颤,四肢肌强直,手指扣纽扣、系鞋带困难,写字越写越小。

9. 该病人最可能的疾病诊断是

    A. 特发性震颤   B. 周期性瘫痪   C. 帕金森病

    D. 抑郁症   E. 肝豆状核变性

10. 治疗该病人最基本、有效的药物是

    A. 青霉胺   B. 复方左旋多巴   C. 普萘洛尔

    D. 抗胆碱酯酶药   E. 抗胆碱能药物

11. 若病人在长期服用上述药物过程中出现开-关现象,可加用治疗的药物是

    A. 普拉克索   B. 苯海索   C. 盐酸金刚烷胺

    D. 司来吉兰   E. 恩他卡朋

(12~15 题共用题干)

陈某,女,42 岁。因四肢末端麻木无力 3 天入院,入院前 1 周有感冒病史,入院第 2 天出现下运动神经元完全性瘫痪,伴呼吸困难、构音障碍和饮水呛咳。

12. 该病人最可能的疾病诊断为
    A. 脑梗死 　　　　　　　　 B. 重症肌无力 　　　　　　　 C. 周期性瘫痪
    D. 脊髓灰质炎 　　　　　　　 E. 吉兰-巴雷综合征

13. 对确诊最有价值的检查为
    A. CT 　　　　　　　　　　　 B. MRI 　　　　　　　　　　　 C. 肌电图
    D. 肌肉活组织检查 　　　　　 E. 腰椎穿刺取脑脊液检查

14. 目前该病人的护理重点是
    A. 主动关心病人,给予心理支持 　　　　　 B. 防止尿路感染
    C. 呼吸功能监护及呼吸机的使用 　　　　　 D. 定时翻身拍背,预防压力性损伤
    E. 给予营养支持

15. 经治疗后病人病情好转准备出院,下列出院指导内容**错误**的是
    A. 加强营养,增强抵抗力 　　　　　　　　 B. 坚持运动锻炼,促进康复
    C. 注意防寒保暖,预防感冒 　　　　　　　 D. 睡眠不佳及时使用镇静催眠类药物
    E. 出现咳嗽、咳痰、发热及时就医

(16~19 题共用题干)

张某,女,40 岁。2 周前无明显诱因出现腹泻,后自行好转。3 天前出现四肢麻木无力并进行性加重。身体评估:生命体征平稳,脑神经正常,双下肢肌力 0 级,双上肢肌力 2 级,四肢腱反射减弱,病理反射阴性。

16. 该病人首先应考虑的疾病诊断是
    A. 重症肌无力 　　　　　　　 B. 周期性瘫痪 　　　　　　　 C. 急性脊髓炎
    D. 吉兰-巴雷综合征 　　　　　 E. 癔症发作

17. 为进一步明确诊断,以下检查最有必要的是
    A. 腰椎穿刺取脑脊液检查 　　 B. DSA 　　　　　　　　　　　 C. 诱发电位检查
    D. 头部 CT 　　　　　　　　　 E. 颈部血管彩超

18. 该病人目前主要的护理诊断/问题是
    A. 焦虑/恐惧 　　　　　　　　 B. 低效型呼吸型态 　　　　　 C. 营养失调:低于机体需要量
    D. 吞咽障碍 　　　　　　　　　 E. 躯体移动障碍

19. 呼吸肌麻痹是该病的主要危险,病人一旦发生呼吸困难,应立即采取
    A. 血浆置换 　　　　　　　　　 B. 免疫球蛋白治疗 　　　　　 C. 糖皮质激素治疗
    D. 呼吸机辅助呼吸 　　　　　　 E. 神经功能康复锻炼

(20~22 题共用题干)

张某,女,40 岁。有胸腺瘤病史。1 天前剧烈运动后,突然出现抬臂、上楼梯困难,感觉功能正常,继而咀嚼无力、饮水呛咳和发音障碍。

20. 该病人目前的疾病诊断可能为
    A. 脑出血 　　　　　　　　　　 B. 脑栓塞 　　　　　　　　　 C. 周期性瘫痪
    D. 癫痫 　　　　　　　　　　　 E. 重症肌无力

21. 入院第 5 天病人病情突然加重,出现发热、咳嗽、呼吸困难。病人可能出现了
    A. 进行性肌营养不良 　　　　　 B. 反拗危象 　　　　　　　　 C. 急性左心衰竭
    D. 重症肌无力危象 　　　　　　 E. 胆碱能危象

22. 下列针对该病人的护理措施中,**错误**的是
    A. 准备新斯的明、呼吸机等抢救物品 　　　　 B. 观察有无用药不足引起的胆碱能危象表现
    C. 密切观察病人呼吸的改变 　　　　　　　　 D. 鼓励病人咳嗽和深呼吸
    E. 抬高床头,及时清除病人口鼻腔分泌物

【简答题】

1. 简述脑干损伤的临床表现。

2. 简述脑神经的组成。

3. 简述面神经损伤的临床表现。

4. 简述迷走神经的主要功能及损伤后的临床表现。

5. 简述角膜反射和咽反射消失与脑神经损伤的关系。

6. 简述神经、肌肉活组织检查的临床意义。

7. 简述格拉斯哥昏迷量表的检查内容与临床意义。

8. 简述意识障碍程度的划分。

9. 简述嗜睡的临床特点。

10. 简述如何判断意识模糊。

11. 简述何谓谵妄。

12. 简述中昏迷的临床特点。

13. 简述深昏迷的临床特点。

14. 简述瞳孔对光反射的分类及临床意义。

15. 简述如何观察瞳孔。

16. 简述脑血管疾病的常见病因。

17. 简述脑血管疾病的危险因素。

18. 简述脑血管疾病的二级预防。

19. 简述短暂性脑缺血发作病人的安全护理要点。

20. 简述脑出血病人的护理要点。

21. 简述脑疝的先兆表现。

22. 简述脑血管疾病病人吞咽功能的评定时机及评定方法。

23. 简述脑血栓形成早期溶栓治疗的要点。

24. 简述脑血栓形成的主要临床特点。

25. 简述脑梗死溶栓和抗凝药物治疗的护理要点。

26. 简述吉兰-巴雷综合征的概念。

27. 简述吉兰-巴雷综合征的临床表现。

28. 简述吉兰-巴雷综合征的主要病理改变。

29. 简述脊髓横贯性损害的临床表现。

30. 简述帕金森病发病的主要因素。

31. 简述帕金森病的主要临床症状。

32. 简述帕金森病病人的护理要点。

33. 简述癫痫全面强直-阵挛性发作的临床特点和发作分期。

34. 简述癫痫持续状态的急救护理措施。

35. 简述呼吸肌麻痹病人的紧急处理。

36. 简述重症肌无力病人的临床特征。

37. 简述重症肌无力危象的处理。

38. 简述腰椎穿刺术后病人的护理。

39. 简述 DSA 检查的适应证。

40. 简述 DSA 检查前的护理。

41. 简述 DSA 检查中和检查后的护理。

42. 简述脑血管内介入治疗的适应证。

43. 简述脑血管内介入治疗的术前护理。

44. 简述脑血管内介入治疗的术后护理。

【论述思考题】

1. 丁某,男,19岁。2周前出现咽痛、咳嗽,发热38℃,自服感冒药后好转;3天前出现四肢末端麻木无力,逐渐加重;1天前四肢完全性下运动神经元瘫痪,呼吸困难,双眼闭合不全,吞咽困难,构音障碍。腰椎穿刺脑脊液检查显示蛋白质含量明显增高。

问题:

(1) 该病人最可能的疾病诊断是什么?

(2) 何谓下运动神经元瘫痪?

(3) 该病人感觉障碍有何特点?

(4) 该病人目前主要的护理诊断/问题和护理措施有哪些?

2. 谢某,男,70岁,高中学历,退休工人。1小时前晨起进餐时右侧肢体无力,继而跌倒在地,说话含糊不清,无头晕、头痛,无恶心、呕吐,无视物模糊,无吞咽困难及饮水呛咳。家属立即拨打"120",将病人送至急诊。既往有糖尿病病史10余年,高血压病史7年。身体评估:体温36.2℃,脉搏70次/min,呼吸20次/min,血压168/80mmHg。身高168cm,体重70kg。神志清楚,双侧瞳孔等大等圆,对光反射灵敏,直径3mm;讲话吐词不清;左侧肢体肌力5级、肌张力正常,右上肢肌力3级、右下肢肌力0级,右侧肌张力高。头颅CT检查未见出血灶。

问题:

(1) 急诊分诊护士应如何快速识别该病人病情?请简述评估工具、评估内容及判断依据。

(2) 该病人可能的疾病诊断及首选的治疗措施是什么?

(3) 该项治疗的护理要点有哪些?

3. 刘某,男,25岁。2小时前极度情绪激动时突发剧烈头痛、喷射性呕吐、意识不清、四肢抽搐急诊入院。身体评估:意识模糊,烦躁不安,颈强直,克尼格征(+),病理反射(−)。头颅CT显示蛛网膜下腔内高密度影像。初步诊断:蛛网膜下腔出血。

问题:

(1) 考虑该病人为蛛网膜下腔出血的依据是什么?如何与脑出血鉴别?

(2) 该病人病情监测的重点是什么?如何预防病人发生再出血?

(3) 对明确病因最有意义的检查项目是什么?

(4) 入院第2天病人进行脑血管造影,造影后如何对病人进行护理?

4. 周某,男,69岁。1小时前起床时感右侧肢体无力和言语不清,伴头晕,无头痛。既往有高血压病史17年,糖尿病史13年。身体评估:体温36℃,脉搏80次/min,呼吸18次/min,血压160/95mmHg。身高173cm,体重78kg。神志清晰,表情焦虑,运动性失语,右上肢肌力2级,右下肢肌力3级,巴宾斯基征(+)。

问题:

(1) 考虑该病人可能为何种疾病?何时进行头颅CT检查会有阳性发现?重点应与哪种疾病进行鉴别?如何鉴别?

(2) 病人存在哪些与疾病相关的危险因素?

(3) 病人最主要的3个护理诊断/问题是什么?如何对病人进行肢体和语言功能的康复训练?

5. 刘某,男,73岁。1小时前因情绪激动突发剧烈头痛,伴喷射性呕吐、右侧肢体瘫痪,继之出现意识障碍入院。既往有高血压病史25年。身体评估:体温39℃,脉搏54次/min,呼吸15次/min,血压230/120mmHg。深昏迷,双侧瞳孔不等大,右侧上、下肢肌张力增强,腱反射亢进,巴宾斯基征(+)。

问题:

(1) 考虑该病人所患为何种疾病?依据是什么?为明确诊断应首选哪种检查项目?会有何发现?

(2) 可能导致病人死亡的直接原因是什么?

（3）简述该病人最主要的 3 个护理诊断/问题及护理措施的重点。

6. 郑某,男,59 岁。2 小时前打扫卫生时突发左侧肢体偏瘫伴偏身感觉障碍急诊入院。身体评估:嗜睡状,脉搏 78 次/min,心率 116 次/min,心律不规则,第一心音强弱不等,右侧肢体肌力、肌张力正常,左侧上、下肢肌力约 3 级,肌张力降低,病理反射阳性。

问题:

（1）该病人目前可能发生了什么情况?

（2）导致目前情况的基础疾病是什么? 为什么? 应进行哪项检查以明确诊断?

（3）对该病人的健康指导要点是什么?

7. 殷某,女,69 岁。2 天前晾晒衣服时突发双下肢无力,跌倒在地,很快自行站起,无意识障碍,无呼吸困难。2 天内症状反复发作,多与转动头部和仰头有关。

问题:

（1）考虑该病人可能发生了什么情况? 为什么? 病史询问还应收集哪些方面的资料?

（2）该病人的主要治疗措施是什么?

（3）如何对病人及其家属进行健康指导?

8. 吴某,女,37 岁。1 年前无明显诱因出现双下肢无力,逐渐加重以致不能站立与行走。起病后 1 周相继出现双上肢无力,同时有尿频、尿急和尿失禁,当地医院按"多发性硬化"给予糖皮质激素等治疗后,自觉症状好转。近 1 个月上述症状加重,尤以双下肢无力和尿失禁明显。

问题:

（1）结合病例资料,阐述多发性硬化的临床特点有哪些?

（2）该病人目前主要的护理诊断/问题有哪些?

（3）针对该病人应采取哪些主要护理措施?

9. 钱某,女,69 岁。5 年前无明显诱因出现左手抖动,静止时明显。1 年前右手逐渐出现静止性震颤,且自感行走发僵,迈步困难。病人一直服用多巴丝肼治疗,近 2 周疗效减退,反复出现"开-关现象"。

问题:

（1）多巴丝肼可能出现哪些不良反应?

（2）何谓"开-关现象"?

（3）该病人目前主要的护理诊断/问题是什么? 应采取哪些护理措施?

10. 王某,男,29 岁。1 天前病人因强声刺激突发意识丧失、跌倒在地、全身对称性抽搐,伴双眼球凝视、口吐白沫、小便失禁、呼吸停止。症状持续 1 分钟左右逐渐减轻并恢复,意识清楚,呼吸正常,诉头痛、全身肌肉酸痛,对发作过程全然不知。

问题:

（1）根据病史,该病人最可能的疾病诊断是什么? 为何种类型? 有什么依据? 哪项重要的检查有助于明确诊断?

（2）病人发作时有哪些主要的护理诊断/问题? 如何医护合作尽快控制发作以避免发生危及病人生命和安全的情况?

（3）病人症状控制后可以停药吗? 为什么? 应如何对病人进行用药指导?

11. 李某,女,32 岁。2 周前曾有腹泻,经治疗痊愈。2 天前出现双下肢麻木、无力并进行性加重,半天前出现双下肢瘫痪。身体评估:体温 37.8℃,腰部以下皮肤痛、温、触觉消失,膀胱充盈但病人无尿意。

问题:

（1）为明确诊断,该病人应进行哪项重要的检查?

（2）该病人最可能的疾病诊断是什么?

（3）该病人目前主要的护理诊断/问题有哪些? 如何实施护理?

12. 张某,女,59 岁。因右眼睑下垂 2 个月来院就诊。病人自述 2 个月前无明显诱因出现右眼睑下垂及复视,下午较晨起时明显加重。身体评估:右上睑下垂,右眼球各方向运动受限,瞳孔大小无改变,对光反射灵敏。

问题:

(1) 该病人可能的疾病诊断是什么?

(2) 简述疲劳试验。

(3) 列举该病人目前主要的护理诊断/问题并给出相应的护理措施。

13. 文某,男,41岁。因进行性双侧上睑下垂、复视、抬头困难和四肢无力、饮水呛咳、吞咽困难1年,以重症肌无力收住入院。身体评估:双侧上睑下垂,持续向上凝视2分钟上睑下垂加重,用力睁闭眼10次后眼裂明显缩小;双上肢肌力约3级,双下肢肌力约4级;饮水试验阳性。血清AChR抗体浓度增高。

问题:

(1) 该病人因吞咽障碍和肌力减退致生活自理缺陷,如何进行护理?

(2) 入院第2天,病人因情绪激动突发严重呼吸困难,考虑病人可能发生了什么情况? 如何进行护理?

14. 许某,男,33岁。因腹泻2天、四肢无力进行性加重1天入院。身体评估:意识、发音、眼球运动、吞咽和咀嚼功能均正常;四肢呈弛缓性瘫痪,双上肢肌力约3级,双下肢肌力约2级,腱反射减弱,病理反射阴性。急查血清钾3.1mmol/L。心电图示:T波低平,出现U波,QT间期延长,ST段下移。

问题:

(1) 若给予静脉补钾后症状逐渐减轻,考虑病人所患为何种疾病? 如何与重症肌无力进行鉴别?

(2) 该病人病情观察的重点是什么?

(3) 应如何对病人的日常生活行为进行指导?

三、参考答案

【名词解释】

1. 脑膜刺激征:包括颈强直、克尼格(Kernig)征、布鲁津斯基(Brudzinski)征等,见于脑膜炎、蛛网膜下腔出血、脑炎、脑水肿及颅内压增高等。深昏迷时脑膜刺激征可消失。

2. 意识障碍:人对外界环境刺激缺乏反应的一种精神状态。

3. 昏睡:病人处于沉睡状态,正常的外界刺激不能唤醒,需大声呼唤或较强烈的刺激才能使其觉醒,可做含糊、简单而不完全的答话,停止刺激后很快入睡。

4. 意识模糊:表现为情感反应淡漠,定向力障碍,活动减少,语言缺乏连贯性,对外界刺激可有反应,但低于正常水平。

5. 浅昏迷:意识完全丧失,仍有较少的无意识自发动作,对周围事物及声、光刺激全无反应,对强烈的疼痛刺激可有回避动作及痛苦表情,但不能觉醒。吞咽反射、咳嗽反射、角膜反射及瞳孔对光反射存在,生命体征无明显改变。

6. 构音障碍:由于神经肌肉的器质性病变,造成发音器官的肌无力及运动不协调所致的语言障碍。

7. Wernicke失语:又称感觉性失语或听觉性失语。听理解严重障碍为其突出特点。系优势半球颞上回后部(Wernicke区)病变引起。病人听觉正常,却不能听懂别人和自己所说的话,口语表达为流利型,发音清晰,语言流畅,但言语混乱而割裂,缺乏实质词或有意义的词句,严重时说出的话,别人完全听不懂,答非所问。

8. 假性延髓麻痹:为双侧皮质延髓束损害时出现的构音障碍与吞咽困难,而咽反射存在。常见于两侧大脑半球的血管病变。

9. 感觉异常:指没有外界任何刺激而出现的感觉,如麻木感、蚁行感、紧束感等,客观检查无感觉障碍。常见于自主神经或周围神经病变。

10. 肌力:受试者主动运动时肌肉收缩所产生的力量。

11. 痉挛性瘫痪:又称上运动神经元性瘫痪、硬瘫或中枢性瘫痪,表现为瘫痪肢体肌张力增高,是由于二级运动神经元以上部位的传导束或一级运动神经元病变所引起。

12. 静止性震颤:多始于一侧上肢远端,呈现有规律的拇指对掌和手指屈曲的不自主震颤,类似"搓丸样"动作。具有静止时明显震颤,动作时减轻,入睡后消失等特征,是帕金森病的特征性体征。

13. 共济失调:由小脑、本体感觉以及前庭功能障碍导致的运动笨拙和不协调,累及躯干、四肢和咽喉肌时可引起身体平衡、姿势、步态及言语障碍。

14. 肌张力:肌肉在静止松弛状态下的紧张度。

15. 扳机点:三叉神经痛的病人,口角、鼻翼、颊部等部位对疼痛最敏感,轻触、轻叩即可诱发疼痛发作。

16. 呼吸肌麻痹:由于下运动神经元或肌肉疾病引起肋间肌、膈肌等呼吸肌运动严重障碍,以致影响肺的通气和换气功能而导致呼吸衰竭。

17. 蛋白-细胞分离:吉兰-巴雷综合征病人因为神经根的广泛炎症反应,脑脊液成分异常,表现为细胞计数正常,而蛋白含量明显增高。

18. 脊髓休克:严重脊髓横贯性损害急性期出现的损害平面以下弛缓性瘫痪、腱反射消失、肌张力低、病理反射不能引出、尿潴留等。休克期持续2~4周后,逐渐转为上运动神经元性瘫痪的表现。

19. 脊髓横贯性损害:急性脊髓病变时出现的损害平面以下各种感觉缺失,上运动神经元性瘫痪及括约肌功能障碍。

20. Willis环:由双侧大脑前动脉、双侧颈内动脉、双侧大脑后动脉、前交通动脉和双侧后交通动脉组成。两侧大脑前动脉之间由前交通动脉相连,两侧颈内动脉或大脑中动脉与大脑后动脉之间由后交通动脉相连,在脑底部形成的环状吻合即大脑动脉环,又称Willis环。

21. 后循环:两侧椎动脉起自锁骨下动脉,经枕骨大孔入颅后汇合成为基底动脉。椎基底动脉依次分出小脑后下动脉、小脑前下动脉、脑桥动脉、内听动脉、小脑上动脉和大脑后动脉,供应小脑、脑干和大脑半球后1/3部分的血液。

22. 脑卒中:各种原因引起的脑血管疾病急性发作,包括缺血性脑卒中和出血性脑卒中,其临床特征通常表现为病人迅速出现局限性或弥漫性脑功能障碍。

23. 卒中单元:指提高住院卒中病人疗效的医疗管理模式,专为卒中病人提供药物治疗、肢体康复、语言训练、心理康复和健康教育的组织系统。

24. 短暂性脑缺血发作:由于局部脑或视网膜缺血引起的短暂性神经功能缺损,临床症状一般不超过1小时,最长不超过24小时,且无责任病灶的证据。

25. 脑栓塞:指血液中的各种栓子(如心脏内的附壁血栓、动脉粥样硬化的斑块、脂肪、肿瘤细胞、纤维软骨或空气等)随血流进入脑动脉,使血管急性闭塞或严重狭窄,导致局部脑组织缺血、缺氧性坏死,而迅速出现相应神经功能缺损的一组临床综合征。

26. 脑梗死:又称缺血性脑卒中,指各种脑血管病变所致脑部血液供应障碍,导致局部脑组织缺血、缺氧性坏死,而迅速出现相应神经功能缺损的一类临床综合征。

27. 缺血半暗带:指急性脑梗死的梗死灶中心坏死区周围可恢复的部分血流灌注区,因此区内有侧支循环存在而可获得部分血液供给,尚有大量可存活的神经元,如血流迅速恢复,神经细胞可存活并恢复功能。

28. 原发性蛛网膜下腔出血:是脑底部或脑表面血管破裂后,血液流入蛛网膜下腔引起相应临床症状的一种脑卒中。

29. 面具脸:帕金森病病人面肌强直使面部表情呆板,双眼凝视和瞬目动作减少,笑容出现和消失减慢。

30. 开-关现象:指帕金森病病人长期服用多巴丝肼片等药物时出现的症状波动,表现为症状在突然缓解(开期)与加重(关期)之间波动,一般"关期"表现为严重的帕金森症状,持续数秒或数分钟后突然转为"开期"。

31. 慌张步态:帕金森病病人姿势步态异常,出现迈步后碎步往前冲,越走越快,不能立刻停步。

32. 癫痫:是多种原因导致的脑部神经元高度同步化异常放电的临床综合征,以发作性、短暂性、重复性及刻板性为临床特点。

33. 癫痫持续状态:指癫痫连续发作之间意识尚未完全恢复又频繁再发,或癫痫发作持续 30 分钟以上未自行停止。如病人出现全面强直-阵挛性发作持续 5 分钟以上即考虑癫痫持续状态。

34. 全面强直-阵挛性发作:癫痫发作时意识丧失、双侧强直后出现阵挛为主要临床特征。

35. 重症肌无力:是由自身抗体介导的获得性神经肌肉接头传递障碍的自身免疫性疾病,主要临床表现为部分或全身骨骼肌无力和极易疲劳,活动后症状加重,休息和应用胆碱酯酶抑制剂治疗后症状减轻。

36. 重症肌无力危象:重症肌无力累及呼吸肌出现咳嗽无力,甚至呼吸困难,严重时需呼吸机辅助通气称为重症肌无力危象,是重症肌无力致死的主要原因。

37. Jolly 试验:又称疲劳试验,是用于判断病人是否患有重症肌无力的特异性检查方法,具体做法是嘱病人用力眨眼 30 次后眼裂明显变小或两臂持续平举后出现上臂下垂,休息后恢复者为阳性。适用于病情不严重,尤其是症状不明显的病人。

38. 低血钾性周期性瘫痪:为周期性瘫痪中最常见的类型,以发作性肌无力、血清钾降低、补钾后症状迅速缓解为特征。

39. 认知障碍:指记忆、语言、视觉空间、执行、计算和理解判断等认知功能中的一项或多项受损。

【选择题】

A₁ 型题

1. E	2. D	3. B	4. B	5. D	6. C	7. E	8. D	9. A	10. A
11. C	12. A	13. E	14. E	15. B	16. E	17. D	18. C	19. C	20. A
21. B	22. E	23. C	24. D	25. B	26. B	27. C	28. A	29. A	30. A
31. A	32. B	33. B	34. E	35. D	36. E	37. E	38. E	39. E	40. B
41. B	42. E	43. B	44. C	45. C	46. D	47. E	48. C	49. D	

A₂ 型题

1. C	2. E	3. C	4. C	5. A	6. C	7. A	8. D	9. E	10. C
11. E	12. C	13. E	14. E	15. E	16. E	17. E	18. D	19. E	20. D
21. A	22. D	23. E	24. E	25. E	26. E	27. E	28. E	29. D	30. E
31. E	32. C	33. E	34. E	35. E	36. A	37. E	38. E	39. D	40. A
41. B	42. B	43. E	44. E	45. E	46. D	47. B			

A₃ 型题

1. C	2. A	3. E	4. A	5. E	6. E	7. E	8. E	9. E	10. B
11. B	12. C	13. E	14. B	15. C	16. B	17. E	18. C	19. E	20. B
21. E	22. E	23. E	24. E	25. E	26. C	27. E	28. E	29. A	30. C
31. C	32. B	33. B	34. C	35. D	36. E	37. A	38. E	39. E	40. E
41. C	42. E	43. E	44. E	45. A	46. E	47. E	48. C	49. E	50. E
51. C	52. D	53. D	54. C	55. B	56. E	57. E	58. E	59. E	60. E

A₄ 型题

1. C	2. B	3. D	4. A	5. A	6. C	7. B	8. D	9. C	10. B
11. A	12. E	13. E	14. E	15. D	16. D	17. A	18. E	19. E	20. E
21. D	22. B								

【简答题】

1. 脑干损伤的临床表现包括:①意识障碍;②交叉性瘫痪;③去大脑僵直;④定位体征(如两侧瞳孔极度缩小呈针尖样,两眼球同侧偏斜提示脑桥损伤;循环、呼吸功能严重障碍提示延髓损伤)。

2. 脑神经有 12 对,包括嗅神经、视神经、动眼神经、滑车神经、三叉神经、展神经、面神经、前庭蜗神经、舌咽神经、迷走神经、副神经、舌下神经。

3. 面神经损伤根据损伤部位不同分为中枢性和周围性面神经麻痹。下运动神经元损伤导致周围性面神经麻痹,临床表现为病灶同侧面肌瘫痪;上运动神经元损伤导致中枢性面神经麻痹,仅表现为病灶对侧下面部表情肌瘫痪。

4. 迷走神经的主要功能是支配咽部的感觉和运动,调节内脏活动以及与呕吐的反射活动有关。迷走神经麻痹时可表现为发音困难、声音嘶哑、呛咳、吞咽障碍、咳嗽无力、心动过速及内脏活动障碍等。

5. 角膜反射和咽反射消失与脑神经损伤的关系:角膜反射消失见于三叉神经损伤,咽反射消失为舌咽、迷走神经损伤。

6. 神经、肌肉活组织检查的临床意义:神经活组织检查有助于判断周围神经疾病的性质和病变程度,是周围神经疾病病因诊断的重要依据。肌肉活组织检查用于肌肉疾病的诊断,鉴别神经源性或肌源性肌损害,确定伴有肌无力的系统性疾病病人有无肌肉组织受累、肌肉间质有无血管炎症或异常物质沉积等。

7. 格拉斯哥昏迷量表的检查内容为睁眼反应、言语反应和运动反应。量表最高分为 15 分,最低分为 3 分,分数越低病情越重;通常 8 分以上恢复机会较大,7 分以下预后较差,3~5 分并伴有脑干反射消失者有潜在的死亡危险。

8. 意识障碍程度的划分:以觉醒度改变为主的意识障碍程度的划分,通常分为嗜睡、昏睡、浅昏迷、中昏迷和深昏迷。

9. 嗜睡是意识障碍的早期表现,是最轻的意识障碍,病人表现为睡眠时间过长,但能被唤醒,醒后可勉强配合检查及回答简单问题,停止刺激后病人又继续入睡。

10. 意识模糊表现为情感反应淡漠,定向力障碍,活动减少,语言缺乏连贯性,对外界刺激可有反应,但低于正常水平。

11. 谵妄是一种急性脑高级功能障碍,病人对周围环境的认识及反应能力均有下降,表现为认知、注意力、定向与记忆功能受损,思维推理迟钝,语言功能障碍,错觉、幻觉,睡眠觉醒周期紊乱等,可表现为紧张、恐惧和兴奋不安,甚至可有冲动和攻击行为。

12. 中昏迷:病人对外界正常刺激均无反应,自发动作少,对强刺激的防御反射、角膜反射及瞳孔对光反射减弱,大小便潴留或失禁,生命体征发生变化。

13. 深昏迷:病人对任何刺激均无反应,全身肌肉松弛,无任何自主运动,眼球固定,瞳孔散大,各种反射消失,大小便失禁,生命体征明显变化,如呼吸不规则、血压下降等。

14. 瞳孔对光反射指光线刺激瞳孔后引起瞳孔收缩的反应,分为直接对光反射和间接对光反射。感光瞳孔缩小称为直接对光发射,对侧未感光瞳孔也缩小为间接对光发射。

15. 观察瞳孔的方法与内容是:①用手电光从侧面照射瞳孔,检查瞳孔是否收缩,收缩是否灵敏、持久。②观察两侧瞳孔的形状、大小,两侧是否等大及边缘是否整齐。③正常瞳孔呈圆形,直径为 3~4mm,两侧等大等圆,位置居中,边缘整齐,对光反射灵敏。瞳孔直径小于 2mm 为瞳孔缩小,大于 5mm 为瞳孔扩大。

16. 脑血管疾病的常见病因为:①血管壁病变:高血压性动脉硬化和动脉粥样硬化(最常见)、动脉炎、先天性血管病、血管损伤等。②血液流变学及血液成分异常:高脂血症、高血糖症、高蛋白血症、白血病、红细胞增多症等所致血液黏滞度增高;血小板减少性紫癜、血友病、DIC 等所致凝血机制异常。③心脏病和血流动力学异常:高血压、低血压或血压的急骤波动、心脏功能障碍、传导阻滞、风湿性心脏病、心律失常(特别是心房颤动)等。④其他:颅外栓子(空气、脂肪、癌细胞、细菌栓子等)进入颅内,脑血管受压、外伤、痉挛等。

17. 脑血管疾病的危险因素为:①不可干预因素:年龄、性别、种族、遗传、出生体重等;②可干预因素:高血压、吸烟、糖尿病、心房颤动、血脂异常、缺乏体力活动等。

18. 脑血管疾病的二级预防:是针对发生过一次或多次脑卒中的病人,通过寻找卒中事件发生的原因,对所有可干预的危险因素进行治疗,以降低再次发生卒中的危险,减轻残疾程度。预防措施包括:①明确卒中类型及相关危险因素;②卒中后的血压管理;③抗血小板聚集;④抗凝治疗;⑤干预短暂性脑缺血发作;⑥卒中后血糖与血脂的管理;⑦防止卒中后认知障碍。

19. 短暂性脑缺血发作病人的安全护理:指导病人发作时卧床休息,枕头不宜太高(以 15°~20° 为宜),

以免影响头部的血液供应。仰头或头部转动时应缓慢且转动幅度不宜太大。频繁发作者避免重体力劳动，沐浴和外出应有家人陪伴，以防发生跌倒和外伤。进行散步、慢跑、踩脚踏车等适当的体育运动，以改善心脏功能，增加脑部血流量，改善脑循环。

20. 脑出血病人的护理包括：①生活护理：卧气垫床，保持床单位清洁、干燥，定时给予翻身、拍背；做好大小便的护理，保持外阴部皮肤清洁；每天口腔护理2~3次；加强病人安全管理，防止坠床。②饮食护理：给予高维生素、高热量饮食，补充足够的水分；必要时遵医嘱鼻饲流质；进食时及进食后30分钟内抬高床头防止食物反流。③保持呼吸道通畅。④病情监测：严密监测并记录生命体征及意识、瞳孔变化，观察有无恶心、呕吐及呕吐物的性状与量，准确记录出入水量。⑤预防并发症：a.预防脑疝：减少引起脑疝的诱因（如便秘、情绪紧张、血压升高等）。b.预防消化道出血：遵医嘱禁食，出血停止后给予清淡、易消化、营养丰富的温凉流质饮食；消除病人紧张情绪；提前应用保护胃黏膜药物。c.预防压力性损伤、肢体挛缩畸形、坠积性肺炎及泌尿系统感染等。

21. 脑疝的先兆表现有：剧烈头痛、喷射性呕吐、躁动不安、血压升高、脉搏减慢、呼吸不规则、意识障碍加重、双侧瞳孔不等大、呼吸不规则等。

22. 脑血管疾病病人吞咽功能的评定时机：在病人开始进食、饮水或接受口服药物治疗前进行吞咽困难筛查，可有效地判定病人是否有误吸风险。评定方法：吞咽障碍筛查主要包括反复唾液吞咽试验、洼田饮水试验、染料测试、进食评估问卷调查、多伦多床旁吞咽筛查试验等。如筛查结果显示有或高度怀疑有误吸风险，则需要进一步行临床功能评估和/或仪器检查，以便更直观、准确地评估口腔期、咽期和食管期的吞咽情况。吞咽造影是吞咽障碍诊断的金标准。

23. 脑血栓形成早期溶栓治疗要点：在发病后3~4.5小时以内进行溶栓使血管再通，及时恢复血流和改善组织代谢，可以挽救梗死周围仅功能改变的缺血半暗带组织。重组组织型纤溶酶原激活剂（rt-PA）和尿激酶（UK）是我国目前使用的主要溶栓药物。①rt-PA：剂量为0.9mg/kg（最大剂量90mg）静脉滴注，其中输注总量的10%在最初1分钟内静脉推注，其余静脉输注1小时。②UK：剂量为100万~150万IU，溶于生理盐水100~200ml中，持续静脉输注30分钟。应用溶栓药物期间应严密监护病人。

24. 脑血栓形成的主要临床特点：①多见于50岁以上有动脉粥样硬化、高血压、高血脂、糖尿病者；②安静或睡眠中发病，部分病人发病前有肢体麻木、无力等前驱症状或TIA发作；③起病缓慢，症状多在发病后10小时或1~2天达高峰；④以偏瘫、失语、偏身感觉障碍和共济失调等局灶定位症状为主；⑤部分病人可有头痛、呕吐、意识障碍等全脑症状。

25. 脑梗死溶栓和抗凝药物治疗的护理：应熟悉病人所用药物的药理作用、用药注意事项、不良反应和观察要点，遵医嘱正确用药。快速完成溶栓用药前准备，建立单独静脉通路输注溶栓药物。密切观察病情，如出现严重头痛、血压骤升、恶心、呕吐，或意识水平、言语、肌力等神经功能恶化表现，应立即询问医生是否停用溶栓药物，并做好再次行CT检查的准备。观察有无口鼻腔、呼吸道、消化道、皮肤、黏膜出血等表现，发现异常应及时报告医生处理。

26. 吉兰-巴雷综合征是一类免疫介导的急性炎性周围神经病，主要损害多数脊神经根和周围神经。临床特征为急性起病，临床症状多在2周左右达到高峰，表现为多发神经根及周围神经损害，常有脑脊液蛋白-细胞分离现象，多呈单时相自限性病程，静脉注射免疫球蛋白和血浆交换治疗有效。

27. 吉兰-巴雷综合征的临床表现主要包括：①病前1~3周常有呼吸道或消化道感染症状或疫苗接种史。②急性起病，大部分病人症状常在2周左右达高峰。首发症状常为四肢对称性弛缓性无力，自远端向近端发展或自近端向远端加重。③肢体感觉异常和/或手套、袜子样感觉减退。④脑神经损害以双侧面瘫多见，延髓性麻痹以儿童多见。⑤有多汗、皮肤潮红等自主神经症状。直肠和膀胱括约肌功能多无影响。⑥有脑脊液蛋白-细胞分离现象。

28. 吉兰-巴雷综合征的主要病理改变为周围神经广泛炎症性节段性脱髓鞘和小血管周围淋巴细胞及巨噬细胞的炎性反应。

29. 脊髓横贯性损害表现为损害平面以下各种感觉缺失、运动障碍（截瘫）、大小便障碍和自主神经功能障碍。

30. 帕金森病的病因可能与神经系统老化、环境因素（嗜神经毒1-甲基-4-苯基-1,2,3,6-四氢吡啶或与其结构类似的杀虫药、除草剂或某些工业化学品接触,黑质中复合物I活性和还原型谷胱甘肽等抗氧化物质含量降低)和遗传因素有关。

31. 帕金森病的主要临床症状有静止性震颤、肌强直、运动迟缓和姿势步态异常、感觉障碍、自主神经功能障碍、精神和认知障碍等。

32. 帕金森病病人的护理要点有:①指导和督促病人进行适当运动锻炼和日常生活动作训练,协助做好生活护理及安全护理;②指导合理饮食,给予高热量、高维生素、高纤维素、低盐、低脂、适量优质蛋白的易消化饮食,并根据病情变化及时调整和补充各种营养素,戒烟、酒,禁食槟榔;③指导合理用药,注意观察药物疗效和不良反应;④防治并发症,预防外伤、压力性损伤、感染和肢体畸形;⑤心理护理。

33. 全面强直-阵挛性发作临床特点为:意识丧失、双侧强直后出现阵挛。早期出现意识丧失、跌倒,其后的发作过程分为三期:强直期、阵挛期和发作后期。

34. 癫痫持续状态的急救措施为:①对症治疗:保持呼吸道通畅,迅速建立静脉通道,心电和脑电的监测;关注血气和血液生化指标变化;查找并去除癫痫发作的原因与诱因。②控制发作:遵医嘱给予地西泮、苯妥英钠、咪达唑仑等药物静脉输注、10% 水合氯醛加等量植物油保留灌肠。③防治并发症:脑水肿者快速静脉滴注甘露醇;应用抗生素控制感染;高热者物理降温;纠正酸碱平衡失调和低血糖、低血钠、低血钙、高渗状态等代谢紊乱;加强营养支持治疗。

35. 呼吸肌麻痹病人的紧急处理措施为:改善通气,纠正缺氧:持续低浓度、低流量给氧。保持呼吸道通畅:鼓励病人咳嗽和深呼吸;及时翻身、拍背、吸痰和气道雾化,预防和控制呼吸道感染。床头备好心电监护仪、吸引器、口咽通气管、气管切开包及机械通气设备等抢救用物。必要时给予重症监护,密切观察意识、血压、脉搏、呼吸、动脉血氧饱和度及情绪变化。当出现呼吸费力、出汗、口唇发绀等缺氧症状时,应立即报告医生建立人工气道,使用呼吸机辅助呼吸。

36. 重症肌无力的临床特征为:①起病形式和诱因:多数起病隐匿,呈进展性或缓解与复发交替性发展。部分初发或复发病人有感染、精神创伤、过度劳累、手术、妊娠和分娩等诱因。②肌无力分布:全身骨骼肌均可受累,眼外肌最易受累,多数首发症状表现为对称或非对称性上睑下垂和/或双眼复视。面肌受累可致眼睑闭合无力、鼓腮漏气、鼻唇沟变浅、苦笑或呈肌病面容。咀嚼肌受累可致咀嚼困难。咽喉肌受累可出现构音障碍、吞咽困难、鼻音、饮水呛咳及声音嘶哑等。颈肌受累可出现抬头困难或不能。肢体无力以近端为主,表现为抬臂、梳头、上楼梯困难,感觉正常。呼吸肌无力可致呼吸困难。肌无力常从一组肌群开始,逐渐累及到其他肌群,直到全身肌无力。部分病人短期内病情可出现迅速进展,发生肌无力危象。③肌无力特点:多数表现为肌肉持续收缩后出现肌无力甚至瘫痪,休息后症状减轻或缓解;晨起肌力正常或肌无力症状较轻,下午或傍晚肌无力明显加重,称为"晨轻暮重"现象;首次采用抗胆碱酯酶药治疗有明显效果(MG重要的临床特征)。④口咽肌和呼吸肌无力者易发生重症肌无力危象,可由呼吸道感染、手术、精神紧张、全身疾病等诱发。

37. 重症肌无力危象的处理:包括肌无力危象、胆碱能危象和反拗危象,不论何种危象均应保持呼吸道通畅,一旦发生呼吸肌麻痹,立即行气管切开,应用人工呼吸器辅助呼吸,积极控制感染、应用糖皮质激素,并依危象的不同类型采取相应处理方法:肌无力危象者加大新斯的明用量;胆碱能危象和反拗危象者暂停抗胆碱酯酶药的应用并对症治疗。

38. 腰椎穿刺术后护理:①指导病人去枕平卧 4~6 小时,卧床期间不可抬高头部,但可适当转动身体。②观察病人有无头痛、腰背痛、脑疝及感染等穿刺后并发症。穿刺后头痛最常见,也可有头晕、恶心或呕吐症状,直立和行走后加重,多发生在穿刺后 1~7 天,可能为脑脊液量放出较多或持续脑脊液外漏所致颅内压降低。应指导多饮水,延长卧床休息时间至 24 小时,严重者遵医嘱静滴生理盐水 1 000~1 500ml。③颅内压高者不宜多饮水,严格卧床,密切观察意识、瞳孔及生命体征变化。④保持穿刺部位的敷料干燥,观察有无渗液、渗血,24 小时内不宜淋浴。

39. DSA 检查适应证:①脑血管病的诊断和疗效随访,如动脉瘤、动静脉畸形、硬脑膜动静脉瘘、烟雾病、大动脉狭窄或闭塞、静脉窦狭窄或阻塞等;②了解肿瘤的血供情况,如脑膜瘤、血管母细胞瘤、颈静脉球瘤等;③颈、面、眼部和颅骨、头皮及脊髓的血管性病变。

40. DSA 检查前护理:①评估病人的文化水平和对造影检查的知晓程度,指导病人及家属了解脑血管造影的目的、注意事项、造影过程中可能发生的危险与并发症,消除紧张、恐惧心理,征得家属的同意并签字确认。完善各项检查,如肝肾功能,出、凝血时间,血小板计数;遵医嘱行碘过敏试验。②皮肤准备:按外科术前要求在穿刺侧腹股沟部位备皮。③用物准备:备好造影剂、麻醉药、生理盐水、肝素钠、鱼精蛋白、股动脉穿刺包、无菌手套、沙袋及抢救药物等。④术前 4~6 小时禁食、禁水,术前 30 分钟排空大小便,必要时留置导尿管等。

41. DSA 检查中及检查后护理:①密切观察意识、瞳孔及生命体征变化,注意病人有无头痛、呕吐、抽搐、失语、打哈欠、打鼾以及肢体活动障碍,发现异常及时报告医生。②术后平卧,穿刺部位按压 30 分钟,沙袋(1kg)压迫 6~8 小时,穿刺侧肢体继续制动(取伸展位,不可屈曲)2~4 小时。一般于穿刺后 8 小时左右可行侧卧位,24 小时内卧床休息、限制活动,24 小时后如无异常情况可下床活动。卧床期间协助生活护理。③密切观察有无并发症,并积极报告医生采取防治措施。观察造影剂过敏引起的速发和迟发过敏反应,如面红、瘙痒、皮疹等,严重者支气管痉挛、抽搐、意识丧失、心律失常、休克等;术后注意监测肾功能,警惕造影剂肾病;指导病人多饮水,以促进造影剂排泄。④密切观察双侧足背动脉搏动情况和肢体远端皮肤颜色、温度等,防止动脉栓塞;注意局部有无渗血、血肿,指导病人咳嗽或呕吐时按压穿刺部位,避免因腹压增加而导致伤口出血。

42. 脑血管内介入治疗的适应证包括:①大动脉狭窄,如颈动脉狭窄、颅内动脉狭窄、药物治疗无效的症状性颅外段椎动脉重度狭窄;②急性脑梗死;③出血性脑血管病,如脑动脉瘤、脑血管畸形等;④静脉性脑血管病,如静脉窦狭窄等。

43. 脑血管内介入治疗的术前护理:①评估病人的文化水平、心理状态以及对该项治疗技术的认识程度;指导病人及家属了解治疗的目的、过程、可能出现的意外事件或并发症,征得家属的理解和签字同意;为病人创造安静的休养环境,解除心理压力。②评估病人的基础状况,如一般状况、心肺功能、肾功能、出血风险等,以判断病人对手术的耐受性;对病变血管的评估有助于手术器材的准备及方案的设计;对脑血管储备力的差异性评估,有助于临床预后的判断。③遵医嘱执行围手术期用药,如抗血小板治疗、抗凝治疗、控制血压、他汀类治疗等。④做好各项化验检查,如肝肾功能,血型、血常规、出凝血时间;遵医嘱行碘过敏试验。⑤用物准备:介入器材(血管鞘、导丝、导管、附件等)、注射泵、监护仪、栓塞物品或药品(甘露醇、尿激酶)等。⑥建立可靠的静脉通路(套管针),尽量减少穿刺,防止出血及瘀斑。⑦遵医嘱备皮、沐浴及更衣。⑧遵医嘱禁食、禁水,局麻者 4~6 小时,全麻者 9~12 小时。⑨特殊情况遵医嘱留置导尿管或心电监护。

44. 脑血管内介入治疗的术后护理:①严密观察意识、瞳孔及生命体征变化,每 2 小时监测 1 次,连续 6 次正常后停测;密切观察病人四肢活动、语言状况等,并与术前比较,发现异常立即报告医生,以及早发现颅内高压、脑血栓形成、颅内血管破裂出血、急性血管闭塞等并发症。②术后平卧,穿刺部位按压 30 分钟,沙袋(1kg)压迫 6~8 小时,穿刺侧肢体继续制动(取伸展位,不可屈曲)2~4 小时。一般于穿刺后 8 小时左右可行侧卧位;24 小时内卧床休息,限制活动。③密切观察造影剂相关并发症,如造影剂过敏、造影剂肾病、造影剂脑病等。④密切观察与操作相关的并发症,如穿刺部位及邻近组织损伤,可出现穿刺局部血肿、动脉夹层、假性动脉瘤、动静脉瘘及后腹膜血肿以及脑缺血事件发作、血管迷走反射、脑过度灌注综合征、颅内出血等。⑤使用肝素和华法林时须监测凝血功能,注意有无皮肤、黏膜、消化道出血,有无发热、皮疹、哮喘、恶心、腹泻等药物不良反应。⑥术后休息 2~3 天,卧床期间协助生活护理。避免情绪激动、精神紧张和剧烈运动,防止球囊或钢圈脱落移位。鼓励病人多饮水,促进造影剂排泄。⑦术后病人注意预防随时间延长而发生的远期再狭窄。

【论述思考题】

答案略。

四、个案护理计划

【病例简介与护理计划一:脑梗死】

1. 病史　武某,男,61 岁,小学文化,农民,右利手。因突发右侧肢体活动障碍、言语不能 2 天收入院。

起病以来,自觉右侧上肢和下肢完全不能活动,不能讲话,进食少,饮水有呛咳现象。无幻觉、错觉、妄想,无头晕、呕吐,大小便及睡眠正常。有高血压病史5年余,曾间断服用"尼群地平""卡托普利"等降压药,具体用法用量不详。病前有烟、酒嗜好30余年,每天吸烟30余支,三餐必饮酒,每餐饮酒约半斤,喜食肥肉,以食用动物油为主。平时性格较急躁,易动怒。已婚,育有2子,配偶及子女均体健,家族中无类似病史。家庭关系融洽,经济状况一般,病人及家人对所患疾病的相关知识了解较少。

2. 身体评估　体温36.3℃,脉搏86次/min,呼吸18次/min,血压156/95mmHg。神志清楚,运动性失语,计算力无法查,定向力、记忆力尚可,自知力存在。双侧瞳孔等大等圆,对光反射灵敏,直径3mm。右侧鼻唇沟变浅,伸舌右偏。双肺呼吸音清,未闻及啰音。心率86次/min,律齐。肝、脾肋下未触及。右侧上肢、下肢肌力0级,肌张力增高,左侧上肢、下肢肌力、肌张力正常。右侧躯体及肢体触觉、痛觉明显减退。

3. 实验室及其他检查　血生化检查:尿酸506μmol/L(参考值155~428μmol/L),甘油三酯2.73mmol/L(参考值0.45~2.25mmol/L),高密度脂蛋白0.78mmol/L(参考值1.08~1.91mmol/L)。凝血功能检查:国际标准化比值1.07(参考值0.8~1.2INR),凝血酶原时间活动度90%(参考值70%~120%),凝血酶时间17.9秒(参考值14~21秒)。胸部X线检查:主动脉影增宽。心电图:Ⅱ、Ⅲ、aVF导联T波改变。头部MRI:脑内多发性腔隙性脑梗死。

4. 护理计划

护理诊断/问题	目标	护理措施
1. 躯体移动障碍　与脑梗死后右侧肢体偏瘫有关	(1) 住院期间,病人能够适应生活不能自理的状态,配合护理人员的照顾,日常生活需要得到满足 (2) 能配合肢体功能锻炼 (3) 不发生足下垂、髋关节外翻、肩手综合征和压力性损伤 (4) 出院前,病人躯体活动能力和生活自理能力增强	(1) 解释右侧肢体瘫痪的原因、疾病恢复的过程、时间以及早期康复训练的重要性 (2) 卧气垫床,加保护性床挡,呼叫器置于病人左手边 (3) 保持床单位整洁、干燥,每天进行晨间护理和晚间护理,满足病人基本生活需要,增进舒适 (4) 加强右侧刺激,按摩和温水擦洗右侧肢体,避免在右侧输液和使用热水袋热敷,防止烫伤 (5) 指导和协助病人翻身并保持右侧肢体功能位,防止关节变形 (6) 指导和督促病人进行肢体的主动与被动运动,如Bobath握手、桥式运动等,3~4次/d,每次20~30min (7) 练习向两侧翻身、床上起坐、床向轮椅转移、床旁站立及行走 (8) 训练病人左手进食,练习穿脱容易穿脱的套头衫、开襟衣服等,鼓励病人尽量完成自己的个人卫生,家属协助 (9) 创造安全方便的康复训练环境,提供轮椅、拐杖等辅助器具,防止运动中受伤 (10) 观察病情变化与肌力恢复情况,及时与医生、康复治疗师取得联系
2. 言语沟通障碍　与脑梗死后运动性失语有关	(1) 住院期间,病人能采取有效的沟通方式(左手手势、肢体语言)表达情感和基本需要 (2) 能掌握语言功能训练的方法并配合语言康复训练,语言交流能力逐步增强	(1) 告知不能讲话的原因,鼓励家属、朋友多与病人交谈,营造轻松、安静的语言交流环境 (2) 鼓励克服羞怯心理,大声说话,对点滴进步及时给予肯定和表扬 (3) 尽量让病人以"是""否"或摇头、点头来回答问题 (4) 与病人沟通时要有耐心,不催促病人 (5) 选择有效的沟通方法,如手势、卡片、唇语、表情等,努力使病人表达自己的意愿 (6) 指导病人缩唇、叩齿、卷舌、鼓腮、吹气、咳嗽等,进行肌群运动训练 (7) 训练发音,让病人指出常用物品的名称或看图说话 (8) 与语言治疗师联系,及时反馈病人的每一点进步,鼓励病人尽可能地多开口表达,学习必要的文字书写

护理诊断/问题	目标	护理措施
3. 吞咽障碍 与脑缺血后神经肌肉受损或延髓性麻痹有关	(1) 住院期间,病人能学会恰当的进食方法 (2) 不发生窒息和误吸 (3) 能积极配合吞咽康复训练 (4) 吞咽功能逐步恢复	(1) 解释吞咽困难的原因以及强行进食进水可能导致的后果 (2) 选择黏稠、糊状、冻状的软食或半流食物,饮水呛咳时尽量减少单纯的饮水,而以水泡食物等形式保证进水量 (3) 采取舒适的进餐体位,进食时至进食后30min应抬高床头或取坐位,防止食物反流,引起误吸 (4) 保持进食时环境安静、舒适,心情愉快 (5) 给病人充足的进餐时间:喂食速度宜慢,每次进食量要少,让病人充分咀嚼、慢咽,确定完全吞咽后再喂食 (6) 喂药时,应用汤勺将药片放入舌后根处再饮水,以利吞咽;避免使用吸水管吸水 (7) 指导多行舌体操和鼻咽腔闭锁功能锻炼,如伸、缩舌头,舌舔唇、绕口1周,弹舌,鼓腮,吹吸锻炼等,以帮助吞咽功能的恢复,有利于改善语言功能 (8) 观察吞咽困难有无改善,发现症状加重或呛咳严重时及时报告医生,遵医嘱胃管鼻饲或给予静脉营养支持 (9) 床旁备吸引装置,若出现呛咳、误吸或呕吐,应立即取头侧位,及时清除分泌物和痰液,保持呼吸道通畅,预防窒息和吸入性肺炎
4. 知识缺乏:缺乏脑梗死防治与康复知识	(1) 出院前,病人及家属能复述卒中再发的危险因素,并设法去除和避免 (2) 能积极配合和坚持康复训练,主动学习脑卒中相关知识,建立良好的生活方式	(1) 告知脑血管病的基本病因、主要危险因素和严重危害,指导病人及家属掌握避免诱发因素、预防复发的要点以及发生脑卒中后的应对 (2) 强调遵医嘱服药的重要性,不可擅自停药、换药、增减药物;尤其是降压药应该坚持长期不间断服用 (3) 指导家庭环境的适当改造,如去除门槛、改建坐厕、添置必要的辅助器械等,使之适合和方便病人日常生活活动 (4) 指导病人改变不健康的生活方式和饮食习惯,戒烟酒,少食肥肉、动物油等;日常生活不要依赖家人,做力所能及的家务,坚持肢体功能训练和适当运动 (5) 克服急躁和容易动怒的不良性格,保持情绪稳定和平衡心态 (6) 定期复查,监测血压和心电图变化。出现头晕、头痛、外伤、肢体麻木无力或症状加重时及时就诊

【病例简介与护理计划二:帕金森病】

1. 病史 吴某,男,75岁,初中文化,退休干部。因肢体抖动9年,加重伴步行困难1年就诊入院。病人于9年前无明显诱因出现右手抖动,静止时明显,活动及持物时减轻,继而渐出现右下肢和左侧肢体抖动。近1年来肢体抖动加重,感到步行困难,行走发僵,小步往前冲,持物、进食等均有困难。持续服用多巴丝肼治疗,近年来疗效减退,有时出现不能起床活动,进食缓慢。大小便尚可,怕热,出汗多,睡眠可。10年前曾患脑梗死,已治愈;否认高血压及心脏病病史。已婚,育有1子2女,配偶及子女均体健。家庭关系融洽,经济状况良好,个性乐观开朗。病人及家属对所患疾病的相关知识了解不多。

2. 身体评估 体温36.1℃,呼吸18次/min,脉搏74次/min,血压148/68mmHg。意识清楚,能回答问题,但语音断续,语调低,语速慢。双侧瞳孔等大等圆,直径2.5mm,对光反射灵敏;面部油脂多,表情呆板;咀嚼和吞咽缓慢,进食固体食物时明显。双肺呼吸音清,未闻及啰音。心率74次/min,律齐,各瓣膜听诊区未闻及杂音。肝、脾肋下未触及。四肢肌力正常,肌张力明显增高,呈齿轮样强直,右侧明显,可见手指"搓丸样"动作;不能扣纽扣和系鞋带,写字越写越小;步行时呈慌张步态;病理反射(−),腱反射(++)。

3. 实验室及其他检查 血常规检查:白细胞7.91×10^9/L,红细胞4.95×10^{12}/L,血小板332×10^9/L,血小板压积0.310(参考值0.108~0.282)。粪便常规、尿常规检查正常。肝功能、肾功能正常。心电图检查结果正常。胸部X线检查示:右下肺纹理增粗。头颅MRI未见明显异常。

4. 护理计划

护理诊断/问题	目标	护理措施
1. 躯体移动障碍　与肢体震颤、强直、体位不稳有关	(1) 住院期间，病人能够适应不能活动或暂时卧床的状态，能够接受医护人员的照顾，生活需要得到满足 (2) 能进行床上和床旁的主动运动 (3) 能复述压力性损伤和坠床的危险因素与预防措施，并能有效避免 (4) 出院前，病人躯体活动能力和生活自理能力增强 (5) 能复述烫伤、跌倒及其他意外伤害的危险因素与预防措施	(1) 卧气垫床或按摩床，按时翻身，按摩骨隆突和受压处，预防压力性损伤 (2) 穿柔软、宽松的棉布衣服；经常清洁皮肤，勤换被褥、衣服，勤洗澡，尤其是面部油脂多，要注意经常清洗；卧床期间给予床上擦浴，每天 1~2 次。保持会阴和皮肤清洁，增进舒适感 (3) 卧床期间给予舒适体位，被动活动关节，按摩四肢肌肉，注意动作轻柔，勿造成病人疼痛和骨折 (4) 教会和鼓励病人自行翻身、自我床上和床旁活动，尽可能自己洗脸、刷牙、进食等，以达到延缓运动功能减退，维持最佳运动水平的目的 (5) 协助病人日常生活活动，如帮助倒开水，为其准备大把手且不易破碎的餐具、茶杯等，防止烧伤、烫伤或刺伤 (6) 病人活动时陪伴在其身边，注意活动场所宽阔、无障碍物，地面防湿、防滑，穿橡胶底的防滑鞋，防止跌倒和受伤 (7) 步行方法指导：如思想放松，尽量跨大步伐；向前走时脚要抬高，双臂要摆动，目视前方，不要目视地面；转弯时不要碎步移动；护士或家人在协助病人行走时，不要强行拉着走；当感到脚粘在地上无法迈步时，指导和协助病人先向后退一步，再往前走 (8) 配备高位坐厕、高脚椅、手杖、床铺护栏、室内或走道扶手等必要的辅助设施，以确保安全；床的高度也要适中，以方便病人起坐；呼叫器及生活日用品如茶杯、毛巾、纸巾、便器、手杖等固定放置于病人伸手可及处，以方便取用
2. 营养失调：低于机体需要量　与肢体震颤引起高消耗和进食困难所致摄入减少有关	(1) 住院期间，病人能够适应进食困难的状态，并能采取有效方法保证营养供给，维持机体的正常需要量 (2) 出院前，病人未发生体液不足、电解质紊乱、便秘和体重明显下降	(1) 评估病人吞咽困难的程度、饮食习惯、进食量和营养状况 (2) 和营养师一起调整饮食结构，根据体重计算脂肪和蛋白质入量。提供适量优质蛋白，高热量、高维生素、营养丰富、易消化的食物，注意饮食的色、香、味，以增进食欲，预防便秘 (3) 指导和督促吞咽训练，鼓励进食 (4) 呛咳明显时，遵医嘱给予鼻饲流质和静脉营养支持，如复方氨基酸、脂肪乳、肠内营养混悬液等 (5) 监测血电解质和体重变化，注意观察精神状态、尿量、皮肤光泽与弹性，每周测体重 1 次
3. 知识缺乏：缺乏疾病相关知识和药物治疗知识	(1) 出院前，病人及家属能复述本病的病程、治疗与预后，并能积极应对 (2) 能复述遵医嘱正确服药的重要性、常用药物的用法、服药注意事项 (3) 能复述本病常见并发症监测和防治知识	(1) 向病人及其家属介绍本病的进程、治疗和预后，告知药物治疗只能改善症状，不能阻止病情发展，故需要终身服药，给予帮助和心理支持 (2) 介绍常用的药物种类、用法、服药注意事项、疗效及不良反应的观察与处理 (3) 告知长期服用多巴丝肼可能出现症状波动或疗效减退，应仔细观察肢体震颤、肌强直的改善程度，观察起坐的速度、步态姿势、讲话的音调与流利程度、写字、梳头、扣纽扣、系鞋带以及进食等，以确定药物疗效 (4) 观察生命体征变化及有无头晕、乏力、便秘、排尿困难和直立性低血压等，如出现运动障碍加重、发热、外伤或幻觉、妄想等严重精神症状时，应及时报告医生处理 (5) 告知病人及家属必须遵医嘱服药，不可自行加量、减量或停服、漏服 (6) 出院后定期门诊复查

护理诊断/问题	目标	护理措施
4. 潜在并发症:误吸、窒息、压力性损伤和肺部感染	(1) 住院期间,病人不发生误吸、窒息、压力性损伤和肺部感染 (2) 上述并发症能被及时识别并得以采取有效急救措施 (3) 出院前,病人能复述误吸、窒息、压力性损伤和感染的危险因素以及预防方法	(1) 提供安静的进餐环境,如进食时关闭电视机、不与病人交谈等,避免分散其注意力 (2) 协助病人进食时取半坐位 (3) 给予半流或糊状食物,避免干硬、粗糙和辛辣酸咸等刺激性食物 (4) 给予充足的进餐时间,不责怪病人进食慢或进餐时手抖使食物洒落 (5) 协助病人做好口腔、皮肤清洁,保持床单位整洁 (6) 鼓励并指导深呼吸和有效咳嗽,经常拍背排痰,卧床病人协助定时翻身 (7) 监测体温和血常规变化 (8) 制订误吸和窒息处理预案,必要时备好负压吸引装置
5. 言语沟通障碍 与咽喉和面部肌肉强直有关	(1) 住院期间,病人能采取恰当方法进行有效沟通 (2) 学会语言康复训练的方法并主动训练与沟通,生活和情感需要得到满足 (3) 出院前,病人语言沟通能力增强或恢复正常	(1) 关心体贴病人,提供良好的交流环境和氛围,耐心倾听,给予充足的时间沟通,不催促和打断病人说话,不表现出厌烦情绪 (2) 鼓励克服害羞心理,多讲多练,如每天进行面肌按摩、鼓腮、吹气和张口动作训练等 (3) 必要时可教会并鼓励病人借助手势、写画板等进行交流

【 病例简介与护理计划三:癫痫 】

1. 病史　张某,女,36 岁。1 年前因突发意识丧失、四肢抽搐、牙关紧闭,在当地医院诊断为"癫痫",给予抗癫痫药治疗(具体药物不详),近 1 周自行停药。2 小时前在家淋浴时突然倒地,呼之不应、四肢抽搐、牙关紧闭、双眼向上凝视,持续约 1 分钟后缓解。家属将其移至卧室后,再次出现意识丧失、四肢抽搐,家属立即将其送至医院治疗。既往有车祸致头部伤病史。入院后四肢抽搐再次发作,持续约 1 分钟。

2. 身体评估　体温 38.3℃,脉搏 96 次/min,呼吸 34 次/min,血压 130/85mmHg。呈昏睡状态,查体不合作,双侧瞳孔等大等圆,直径 3mm,对光反射灵敏。呼吸急促,气道痰鸣音明显,双肺未闻及啰音。心率 96 次/min,律齐,各瓣膜听诊区未闻及杂音。肝、脾肋下未触及。腱反射正常,双侧病理反射阴性。

3. 实验室及其他检查　血常规示:白细胞 12.06×10^9/L、中性粒细胞 89.8%、红细胞 3.39×10^{12}/L。胸部 X 线检查示:双肺纹理增多。头颅 CT 检查未见异常。脑电图监护显示:有癫痫放电。血氧饱和度 88%。

初步处理:持续心电监护、监测血氧饱和度、吸氧 3L/min,丙戊酸钠缓释片 750mg 每 12 小时 1 次,奥卡西平片 0.15g 每 12 小时 1 次。

4. 护理计划

护理诊断/问题	目标	护理措施
1. 有窒息的危险 与癫痫发作时口腔和气道分泌物增多有关	住院期间,病人呼吸道通畅,无窒息发生	(1) 体位:病人平卧或侧卧位,头偏向一侧 (2) 吸氧 3L/min (3) 保持呼吸道通畅:按需吸痰,及时清除口腔和鼻腔分泌物 (4) 建立双静脉通道,保持输液通畅,保证药物的及时应用 (5) 病情观察:密切观察病人的意识、生命体征、血氧饱和度和瞳孔的变化,床边心电监测、脑电监测;监测是否存在颅内压增高体征、癫痫发作、肢体功能,是否伴有尿便失禁、吞咽障碍等病情加重的体征

续表

护理诊断/问题	目标	护理措施
2. 有受伤的危险　与癫痫发作时意识突然丧失、判断力失常有关	住院期间,病人无受伤情况发生	(1) 发作期安全护理:病人卧床休息,意识清楚后,告知病人有前驱症状出现时立即平卧。发作时立即报告医生,并为病人采取保护措施,如专人守护,拉好床帘,避免出现意外受伤。若病人在活动时发作,陪护者立即将病人缓慢置于平卧位,防止外伤,勿用力按压病人抽搐肢体,以防骨折和脱臼;观察并记录发作的类型、发作频率与发作起始和持续时间;观察发作停止后病人意识完全恢复的时间,有无头痛、疲乏及行为异常。必要时遵医嘱用药 (2) 发作间歇期安全护理:给病人创造安全、安静的休养环境。保持室内光线柔和、无刺激;床两侧均安装带床挡套的床挡;床旁桌上不放置热水瓶、玻璃杯等危险物品。在病室内显著位置放置"谨防跌倒"的警示牌,提醒病人、家属及医护人员做好防止发生意外的准备
3. 知识缺乏:缺乏疾病及长期、正确服药的知识	出院前,病人能掌握癫痫疾病知识及相关药物知识	(1) 疾病知识指导:向病人及家属介绍疾病及其治疗的相关知识和自我护理的方法,养成良好生活习惯,清淡饮食,避免各种诱发因素 (2) 用药重要性告知:向病人及家属强调遵医嘱长期甚至终身用药的重要性,告知病人及家属少服或漏服药物可能导致癫痫发作,成为难治性癫痫或发生癫痫持续状态的危险因素 (3) 用药方法指导:向病人及家属介绍用药的原则、所用药物的常见不良反应和注意事项。用药必须在医护人员指导下增减剂量和停药,切勿自行减量、停药和更换药物。用药期间监测血药浓度并定期复查相关项目,及时发现肝损伤、神经系统损害、智力和行为改变等严重不良反应 (4) 出院后坚持随访,随身携带个人信息卡

五、临床案例护理实践练习

练习方法和要求:学生每 2 人一组,依据提供的病人资料和临床情景,以角色扮演的方式,1 人根据提供的资料扮演病人,1 人扮演护士,针对病人的病情给予相应的护理操作。

【临床案例一:脑出血】

1. 病史　秦某,女,78 岁,退休干部。入院前 4 小时突然感到头痛,同时发现左侧肢体乏力,左上肢不能持物,左下肢不能行走,恶心伴呕吐胃内容物数次。无意识丧失,无四肢抽搐,无大小便失禁,即送医院急诊。有高血压病史十余年,平时不规则服药,不监测血压。发病前无短暂性意识障碍、眩晕、四肢轻瘫及跌倒发作。

2. 身体评估　体温 36.5℃,脉搏 80 次/min,呼吸 18 次/min,血压 185/95mmHg。神志清楚,对答切题,双眼向右凝视,双侧瞳孔等大等圆,对光反射存在,左鼻唇沟浅,伸舌略偏左。双肺呼吸音清。心率 80 次/min,心律齐,各瓣膜听诊区未闻及杂音。左侧肢体肌张力增高,左侧腱反射略亢进,左侧肌力 3 级,右侧肢体肌张力正常,肌力 5 级。左侧巴宾斯基征(+),右侧病理征(−)。颈软,克尼格征(−)。

3. 实验室及其他检查　头颅 CT 示右侧颞叶血肿。

> 护理要求:依据病人目前的情况,给予相应的护理。
>
> 主要护理操作:①给予合适的体位(早期抬高床头 15°～30°,头偏向一侧);②病情观察,重点观察生命体征、意识、瞳孔的变化,观察大便的量、颜色和性状;③采取有效措施预防压力性损伤;④对病人及家属进行饮食指导,预防上消化道出血。

病人住院期间资料补充内容一:

经治疗和护理,病人病情改善。左侧上肢能持轻物,下肢能在床上活动。血压160/90mmHg,体温、呼吸正常,心率80次/min。左侧肌张力稍改善,腱反射稍亢进,肌力4级。

护理要求:依据病人目前的情况,给予相应的护理。

主要护理操作:①指导病人配合康复训练;②病情观察,重点观察血压;③采取有效措施预防下肢静脉血栓形成、坠积性肺炎等并发症的发生。

病人住院期间资料补充内容二:

病人病情稳定,准备出院。病人能下床活动,但左侧肢体仍不灵活。

护理要求:依据病人目前的情况,给予相应的护理。

主要护理操作:①指导病人建立良好的生活方式;②指导病人正确服药;③指导病人及家属掌握自我护理的方法。

【临床案例二:帕金森病】

1. **病史** 张某,男,68岁,高中文化,退休干部。因四肢抖动5年,加重伴步行困难、饮水呛咳1月余轮椅入院。病人于5年前无明显诱因出现右手抖动,静止时明显,活动及持物时减轻,继而渐出现右下肢和左侧肢体抖动。目前服用多巴丝肼治疗,近1个月来肢体抖动加重,体位不稳,步行困难。怕热,出汗多;小便可,大便干结;睡眠欠佳。病人已婚,配偶、子女健在,与配偶同住,家庭关系融洽,个性开朗,经济状况良好。

2. **身体评估** 体温36.8℃,脉搏82次/min,呼吸20次/min,血压138/78mmHg。意识清楚,双侧瞳孔等大等圆,直径为3mm,对光反射灵敏。面具脸,面部油脂多。洼田饮水试验3级。双肺呼吸音清,未闻及干、湿啰音。心率82次/min,心律齐,各瓣膜听诊区未闻及杂音。四肢肌力4^+级,肌张力明显增高,呈齿轮样强直,步行不能。病理征(−),腱反射亢进。

3. **实验室及其他检查** 血常规:血红蛋白140g/L,红细胞$5.12×10^{12}$/L,白细胞$9×10^9$/L,血小板$165×10^9$/L。尿常规(−)。肝、肾功能正常。心电图大致正常。X线胸片示肺纹理增粗。头颅MRI未见明显异常。

护理要求:依据病人目前的情况,给予相应的护理。

主要护理操作:①指导病人掌握自我翻身的方法,保持床上舒适体位;②评估病人有无吞咽障碍,指导正确进食,预防窒息与误吸;③指导正确使用护栏和呼叫器,防止坠床,防止因运动障碍引起的损伤,确保病人安全。

病人住院期间资料补充内容一:

经治疗和护理,病人病情改善。四肢肌力正常,肌张力仍高,能自行下床室内活动,行走呈慌张步态,大便3天未解。

护理要求:依据病人目前的情况,给予相应的护理。

主要护理操作:①指导病人室内活动,防止跌倒;②指导病人采取通便措施,指导合理饮食,预防便秘。

病人住院期间资料补充内容二:

病人病情基本稳定,双上肢不自主抖动较前明显减轻,四肢肌力正常,肌张力偏高,大便正常,拟次日出院。

护理要求:依据病人目前的情况,给予相应的护理。

主要护理操作:①指导病人及家属掌握正确服药的方法,学会观察和避免药物不良反应;②指导病人及家属了解预防跌倒、防止骨折和其他意外的措施,确保安全。

【临床案例三：癫痫】

1. **病史** 高某,女,27 岁。2 小时前突然出现四肢抽搐,双眼向上凝视,口吐白沫,牙关紧闭,随后出现口吐血性分泌物,小便失禁,发作时意识丧失,呼之不应,持续 3~4 分钟后,抽搐停止,意识逐渐恢复,但清醒后不能回忆整个发病过程,有短暂头痛,无呕吐、胡言乱语及行为异常表现,即送入医院。病人 10 年前曾患流行性乙型脑炎,近半年曾出现发作性抽搐、意识丧失现象 2 次,发作时四肢及面部抽搐,双眼上翻,无二便失禁,有跌倒发生,发作持续时间约 1 分钟。

2. **身体评估** 体温 37.6℃,脉搏 96 次/min,呼吸 28 次/min,血压 132/78mmHg。嗜睡状态,身体评估不合作。双侧瞳孔等大等圆,对光反射灵敏,腱反射(++),病理征(−)。

3. **实验室及其他检查** CT 检查未发现异常。脑电图检查显示痫样放电。

护理要求:依据病人目前情况,给予相应的护理。

主要护理操作:①保持呼吸道通畅,头偏向一侧。②病情监测:监测生命体征、意识、瞳孔等;密切观察有无癫痫发作,发作的类型、起始部位,记录发作的持续时间与频率,观察发作停止后病人的意识有无恢复。③快速建立静脉通道,遵医嘱给予抗癫痫药。④安全防护:防止跌倒、坠床、擦伤,预防并发症。

病人住院期间资料补充内容一:

遵医嘱给予口服卡马西平(200mg,bid),氯硝西泮(1mg,bid)抗癫痫治疗。目前病人意识清楚,腱反射正常,体温 36.5℃,呼吸、脉搏、血压均正常。

护理要求:依据病人目前情况,给予相应的护理。

主要护理操作:①指导病人正确的用药方法;②观察病人用药后的疗效、血药浓度,有无不良反应;③观察病人有无癫痫发作,安全护理。

病人住院期间资料补充内容二:

病人病情平稳,可以正常活动,住院期间未再发作,准备出院。

护理要求:依据病人目前情况,给予相应的健康指导。

主要护理操作:①指导病人建立良好的生活方式;②遵医嘱服药,坚持长期有规律服药,不可随意停药、增减药物剂量,预防癫痫发作;③定期复查:定期监测血药浓度、肝肾功能和血常规、尿常规;④增强机体抵抗力,预防感冒;⑤随身携带随访卡和联系方式,以备发作时及时联系与急救。

(李红梅 刘光维 沈 勤 常 红)

附录一　内科护理学见习指导（供参考）

一、见习总体目标

临床见习是尝试运用课堂所学的理论知识去解决临床实际问题的起始阶段,通过临床实际病例的见习,使课堂理论知识与临床实践相联系,以加强学生应用知识的能力。通过内科临床见习应能够:

1. 进一步了解内科各系统各专科常见病的发病过程、典型临床表现和诊疗原则。

2. 了解内科各专科护理中常用技术的操作流程和常用诊疗技术的护理配合。

3. 运用护理程序,对病人实施护理评估、提出护理诊断/问题、制订护理计划。

4. 初步建立以整体护理为理念、符合专业特点的临床思维方式。

5. 初步培养对病人病情的观察能力和与之沟通的能力。

6. 培养尊重生命、关爱病人、保护病人隐私、科学严谨、慎独的职业精神,增强维护人民健康的专业价值观和使命感。

二、见习教学方法与组织

1. 典型病例示教　带教老师选择各专科常见病种的典型病例,引导学生通过交谈、观察和身体评估,了解病人的身心状况,了解其疾病的发生、发展和转归过程,认识疾病的典型临床症状、体征、实验室及其他辅助检查的主要阳性结果的临床意义,了解疾病的诊疗和病人的护理方法。实际示教病种根据病区当时收治病人的情况而定。

2. 专科技术示教　示教各专科常用护理技术和诊疗技术。具体的示教项目根据病区当时的实际情况而定。

3. 护理评估和计划护理示教　带教老师选择各专科典型病例,示教以护理程序的方法对病人进行评估、提出护理诊断/问题和制订相应的护理计划。介绍临床路径管理下的护理工作方式。

4. 学生练习护理评估和计划护理　在各专科病区,学生 2~4 人为一组,对 1 位病人进行护理评估,每人完成 1 份护理计划。在老师的指导下,分组对拟订的护理计划进行讨论。

三、见习教学内容

(一) 呼吸系统疾病病人的护理

1. 常见病种　慢性阻塞性肺疾病、慢性肺源性心脏病、支气管扩张症、支气管哮喘、肺部感染性疾病、气胸、胸腔积液、支气管肺癌、呼吸衰竭等。

2. 专科技术　氧疗法；氧气雾化吸入疗法；胸腔穿刺术病人的护理；胸腔闭式引流病人的护理；胸部物理治疗(拍背排痰、机械振动排痰、体位引流)；动脉血气分析标本的采集和处理；有创机械通气和无创机械通气病人的护理。

（二）循环系统疾病病人的护理

1. 常见病种　心力衰竭、冠状动脉粥样硬化性心脏病、原发性高血压、心脏瓣膜病、心律失常、心肌疾病等。

2. 专科技术　床边心电监护仪的使用；常见异常心电图的阅读；心脏除颤器的使用；心脏介入检查及治疗病人的术前准备及术后护理。

（三）消化系统疾病病人的护理

1. 常见病种　消化性溃疡、上消化道出血、肝硬化、肝性脑病、急性胰腺炎、原发性肝癌、炎症性肠病等。

2. 专科技术　腹腔穿刺术病人的护理；三(四)腔双囊管的使用方法；消化道内镜检查及治疗病人的术前准备及术后护理。

（四）泌尿系统疾病与风湿病病人的护理

1. 常见病种　急性肾损伤、慢性肾小球肾炎、肾病综合征、肾盂肾炎、慢性肾衰竭、系统性红斑狼疮(以肾损害为主要表现)、类风湿关节炎等。

2. 专科技术　肾穿刺活组织检查术病人的术前准备及术后护理；腹膜透析病人的护理；血液透析病人的护理。

（五）血液系统疾病病人的护理

1. 常见病种　再生障碍性贫血、溶血性贫血、原发免疫性血小板减少症、弥散性血管内凝血(DIC)、白血病、淋巴瘤等。

2. 专科技术　成分输血；化疗药物配制及给药的过程；PICC 的使用及护理；静脉输液港的使用及护理；骨髓穿刺术病人的护理。参观无菌层流病房。

（六）内分泌与代谢性疾病病人的护理

1. 常见病种　甲状腺功能亢进症、糖尿病、库欣综合征等。

2. 专科技术　微量血糖仪的使用；四段血糖测定结果的记录方法；胰岛素注射技术及胰岛素笔和胰岛素泵的使用；糖尿病足的护理；糖尿病病人的健康教育方法。

（七）神经系统疾病病人的护理

1. 常见病种　脑梗死、脑出血、蛛网膜下腔出血、帕金森病、癫痫、重症肌无力、吉兰-巴雷综合征等。

2. 专科技术　减压床的使用；压力性损伤的预防及护理；瘫痪病人的身体转移方法；脑血管病后遗症病人的肢体功能和言语功能的康复训练；腰椎穿刺术病人的护理。参观高压氧舱。

四、教学时数安排

1. 每个专科的见习安排 4 单元(共 10~12 学时)，其中：

(1) 2 单元(共 6 学时)：带教老师示教。

(2) 1 单元(2~3 学时)：在带教老师的指导下，学生进行病史采集、病人身体评估、书写护理病历和制订护理计划。

(3) 1 单元(2~3 学时)：在老师的指导下，学生分组进行护理计划讨论。

2. 实践教学总时数为 70~84 学时，本课程理论教学与实践教学学时比为(1.2~1.6)：1。

五、考核

1. 内科见习考核成绩的构成　学生各自完成护理病历和计划 4~7 份，占 70%；参与护理计划的小组讨论占 20%；见习表现综合评价占 10%。

2. 内科见习考核成绩占《内科护理学》课程总评成绩 30%~40%。

（尤黎明　赵娟娟）

附录二　内科护理学实习指导（供参考）

一、实习目的

通过内科的临床实习，使学生加深对内科常见病、多发病的发病规律及其临床特点的认识，初步掌握其病情演变过程的观察方法和应急处理原则，更好地理解内科病人的身心特点，基本掌握将护理程序运用于内科病人的护理，以及基础护理技术、专科护理技术及仪器设备在病人护理中的使用。培养学生与其他医护人员及病人达成良好沟通的能力。进一步培养学生尊重生命、关爱病人、保护病人隐私、科学严谨、慎独的职业精神，增强维护人民健康的专业价值观和使命感。

二、实习时间安排

内科的临床实习时间共 8 周，每位学生轮转内科 2 个专科病区，每个病区实习 4 周。

三、总体实习内容与要求

1. 基本掌握护理程序在内科临床护理工作中的应用方法，能正确地运用健康评估技巧完成护理评估，作出护理诊断/问题，制订护理计划，实施护理措施和对护理过程作出评价；能按要求对进入临床路径管理的病人实施相应的护理。

2. 初步掌握内科常见病、多发病病人的病情观察、治疗配合和护理；能正确处理和执行各类医嘱；能运用专业知识正确书写护理记录；并能与其他医护人员有效沟通病人的情况。

3. 熟悉内科急危重症病人病情变化的特点和表现，能进行应急的处理和在老师的指导下配合进行抢救工作。

4. 熟悉内科常用药物的名称、剂型、剂量、给药方法及注意事项，熟悉其主要不良反应的观察、预防和处理方法。

5. 掌握内科常用实验室检查的标本采集方法；熟悉各项检验的主要目的和临床意义。

6. 了解内科各系统疾病常用的特殊检查、治疗的目的及意义；熟悉各项检查、治疗前的准备，检查、治疗过程的配合和检查、治疗后的观察及护理。

7. 初步掌握内科常用的专科护理技术的操作方法。

8. 尝试运用专业知识及沟通技巧，对病人及其家属进行心理护理；能根据病人的个体特点，制订和实施有针对性的健康指导计划。

9. 了解内科病房护理工作的管理原则；熟悉病区常用、贵重、剧毒药物；了解急救物品、贵重仪器等的领取及保管制度。

四、各系统各专科常见病病人护理的实习内容与要求

（一）呼吸系统疾病病人的护理

1. 熟悉呼吸系统常见疾病的临床表现、诊断和处理原则；掌握常用的护理诊断/问题和护理措施。常见病种如慢性阻塞性肺疾病、慢性肺源性心脏病、支气管扩张症、支气管哮喘、肺部感染性疾病、气胸、胸腔积液、支气管肺癌、呼吸衰竭等。

2. 掌握动脉血气分析检验值的临床意义，熟悉呼吸机工作参数的临床意义。

3. 掌握氧疗、物理排痰方法（包括有效咳嗽的指导、翻身拍背排痰、机械振动排痰、气道湿化、体位引流、机械吸痰）、氧气雾化吸入给药、胸腔穿刺术病人的护理、胸腔闭式引流病人的护理、动脉血气分析标本的采集、不同检验目的痰标本的采集等呼吸内科专科护理技术的操作方法；初步掌握有创呼吸机使用的配合及病人的气道护理方法；掌握高流量吸氧、无创呼吸机的使用方法及病人教育。

（二）循环系统疾病病人的护理

1. 熟悉循环系统常见疾病的临床表现、诊断和处理原则；掌握常用的护理诊断/问题和护理措施。常见病种如心力衰竭、冠状动脉粥样硬化性心脏病、原发性高血压、心脏瓣膜病、心律失常、心肌疾病等。

2. 掌握心电监护仪的使用及参数的临床意义;熟悉直流电除颤器使用的配合;熟悉常见异常心电图的典型特征。

3. 掌握急性左心衰竭病人的抢救配合;床边心电图的录图操作;冠状动脉介入性诊断及治疗病人的术前准备及术后护理;心脏起搏器植入术后病人的护理;输液泵的使用。

（三）消化系统疾病病人的护理

1. 熟悉消化系统常见疾病的临床表现、诊断和处理原则;掌握常用的护理诊断/问题和护理措施。常见病种如消化性溃疡、上消化道出血、肝硬化、肝性脑病、急性胰腺炎、原发性肝癌、炎症性肠病等。

2. 熟悉消化道内镜检查及常用消化功能实验室检查结果的临床意义。

3. 掌握上消化道出血病人的抢救配合;肝性脑病病人病情变化的观察方法;癌性疼痛病人的护理方法;腹腔穿刺术病人的护理。熟悉三(四)腔双囊管的插管准备、配合及护理;消化道内镜检查及治疗病人的术前准备及术后护理;肝穿刺活组织检查术病人的术前准备及术后护理。

（四）泌尿系统疾病与风湿病病人的护理

1. 熟悉常见泌尿系统疾病与风湿病的临床表现、诊断和处理原则;掌握常用的护理诊断/问题和护理措施。常见病种如急性肾损伤、慢性肾小球肾炎、肾病综合征、肾盂肾炎、慢性肾衰竭、系统性红斑狼疮、类风湿关节炎等。

2. 熟悉肾功能检查的临床意义、风湿病各项免疫学标志物的临床意义。

3. 掌握急性肾损伤、慢性肾衰竭病人救治的护理配合;肾功能检查、清洁中段尿培养标本的采集;肾穿刺活组织检查术病人的术前准备及术后护理。熟悉腹膜透析和血液透析病人的护理及病人教育。熟悉风湿病病人关节活动及功能锻炼的方法。

（五）血液系统疾病病人的护理

1. 熟悉血液系统常见疾病的临床表现、诊断和处理原则;掌握常用的护理诊断/问题和护理措施。常见病种如再生障碍性贫血、溶血性贫血、原发免疫性血小板减少症、弥散性血管内凝血(DIC)、白血病、淋巴瘤等。

2. 熟悉血常规检查、凝血功能检查的项目及临床意义。

3. 掌握成分输血的操作和病人的护理;化疗药物的配制与给药过程护理;血液病病人感染和出血的预防及护理;骨髓穿刺术病人的护理。熟悉 PICC 和静脉输液港的使用及护理。了解无菌层流病房的使用及管理。

（六）内分泌与代谢性疾病病人的护理

1. 熟悉常见内分泌与代谢性疾病的临床表现、诊断和处理原则;掌握常用的护理诊断/问题和护理措施。常见病种如甲状腺功能亢进症、糖尿病、库欣综合征等。

2. 掌握血糖、血酮、血钾检查的临床意义;常用内分泌功能检查的护理配合。

3. 初步掌握糖尿病酮症酸中毒病人的救治配合;糖尿病足的护理;低血糖的判断与处理;微量血糖测定的操作方法;胰岛素注射技术和胰岛素笔的使用。熟悉胰岛素泵的操作方法。

（七）神经系统疾病病人的护理

1. 熟悉常见神经系统疾病的临床表现、诊断和处理原则;掌握常用的护理诊断/问题和护理措施。常见病种如脑梗死、脑出血、蛛网膜下腔出血、帕金森病、癫痫、重症肌无力、吉兰-巴雷综合征等。

2. 了解 CT、DSA、MRI、脑电图检查的护理配合。

3. 掌握脱水剂的给药方法;气垫床的使用;瘫痪病人身体转移、肢体功能康复的训练;腰椎穿刺术病人的护理。

五、教学形式与要求

1. 临床护理实践　实习期间,每位学生分管若干张床位,在带教老师指导下,参与病人的日常护理工作,按护理程序为分管床位病人提供整体护理;完成若干个夜班工作。

2. 教学查房　在内科 8 周实习期间,教师组织 6 次教学查房,内容为内科各专科常见病病人的护理。

3. 小讲课 教师组织小讲课,各专科安排 1~2 次,内容为内科各专科护理和专科新知识、新进展。

六、作业与考核

1. 平时作业成绩占 10%。

(1) 在 2 个实习病区各完成完整护理病历 1 份(从病人入院到出院)。

(2) 在 2 个实习病区各完成完整交班记录 1 份(从病人入院到出院,含重症、抢救病人交班记录)。

(3) 在 2 个实习病区各完成个体化的病人健康指导计划 2 份(不同病种)。

2. 各专科护理操作项目的平时考核成绩占 10%。

3. 实习表现综合评价成绩占 20%。

4. 内科实习出科考核成绩占 60%。其中理论考核 40%,操作考核中基础护理项目及专科护理项目各占 30%。

(尤黎明 赵娟娟)

［1］尤黎明,吴瑛.内科护理学.7版.北京:人民卫生出版社.2022.

［2］尤黎明,吴瑛.内科护理学实践与学习指导.北京:人民卫生出版社.2018.

［3］林果为,王吉耀,葛均波.实用内科学[M].15版.北京:人民卫生出版社,2017.

［4］葛均波,徐永健,王辰.内科学[M].9版.北京:人民卫生出版社,2018.

［5］万学红,卢雪峰.诊断学[M].9版.北京:人民卫生出版社,2018.

［6］贾建平,陈生弟.神经病学[M].8版.北京:人民卫生出版社,2018.